现代中医诊断学

刘庆寿　编著

中医古籍出版社

图书在版编目（CIP）数据

现代中医诊断学/刘庆寿编著. －北京：中医古籍出版社，2009.6

ISBN 978－7－80174－745－7

Ⅰ.现...　Ⅱ.刘...　Ⅲ.中医诊断学　Ⅳ.R241

中国版本图书馆 CIP 数据核字（2009）第 085478 号

现代中医诊断学

刘庆寿　编著

责任编辑　黄　鑫
封面设计　陈　娟
出版发行　中医古籍出版社
社　　址　北京东直门内南小街 16 号（100700）
印　　刷　北京义飞福利印刷厂
开　　本　787mm×1092mm　1/16
印　　张　24.25
字　　数　560 千字
版　　次　2009 年 6 月第 1 版　2009 年 6 月第 1 次印刷
印　　数　0001～2000 册
ISBN　978－7－80174－745－7
定　　价　34.00 元

序

1985年在杭州召开了纪念伦琴发现X线100周年的放射学学术会议，100年来，X线学以及此后的超声学、核磁共振学为现代医学的飞跃发展做出了重大贡献。会议上介绍了笔者的论文《中医影像学初探》。文中提出：影像学作为现代医学一个重要组成部分，也可以为中医学的发展做出贡献，让影像学融入中医学的理论体系中，成为中医诊断学的一个有机的组成部分。1987年笔者在贵阳主持召开全国首届中医影像学的学术会议。1989年完成了《中医影像学研究》的书稿，因故未能出版。自从《中医影像学初探》在贵阳中医学院学报发表23年以来，杂志上发表了大量有关运用现代医学发展中医诊断学的论文，笔者将这些研究成果进行整理、分析、综合，提高到新的理论高度，提出并创建一个新的学科——现代中医诊断学，并编著了《现代中医诊断学》。

编写《中西医结合学》丛书是一项艰巨的工作，2004年以后笔者在许多论文集上，正式发表《中西医结合学概论》，《现代中医诊断学》是《中西医结合学》丛书中的第一本书。学习此书，读者首先需要了解笔者对"中西医结合学"的定义、概念及其研究范畴的认识，故将《中西医结合学概况》作为本书的附篇。《中西医结合学概论》代表一种学术思想，一个医学流派，提出了一条中国医学发展的道路。

1965年国内建立了一批中医学院，邓铁涛等专家教授将中医的诊断部分从中医基础理论中独立出来，创建一个新的学科"中医诊断学"，是对中医学的重大发展。中医诊断学水平最高的两本权威著作是邓铁涛、朱文锋教授分别于2004年、1999年主编出版的《实用中医诊断学》和《中医诊断学》，从传统中医学的角度，收集大量望闻问切、辨病及辨证方面的古今文献资料，进行认真的整理、分析和研究。两书的内容为诊法、辨病、辨证、诊断步骤、思维方法、病案书写及常见症状的鉴别诊断。《中医诊断学》和《实用中医诊断学》介绍了几十年来有关中医诊断学的一些现代研究成果，但仅将其作为附录，基本上没有把这些运用现代医学研究中医诊断学的成果融入中医诊断学理论体系中去。

本书提出了一门医学科学。介绍如何根据望闻问切及现代医学的诊断方法收集患者大量的临床资料，进行分析研究，从而对患者做出正确的中医学诊断。有时在没有望闻问切资料的情况下，根据现代医学提供的资料，也可以对患者做出正确的定性定量的中医学诊断。目前，中医需要实现现代化，在医学界已经取得共识。中医现代化包括中医理论现代化、中医诊断现代化及中医治疗现代化。解决中医诊断的现代化是中医现代化的重中之重。在编写本书的过程中，笔者强调运用现代医学发展中医学，突破了一些禁区，提出某些新的学术观点，涉及到中医理论现代化的问题。将中医诊断学的前面加上"现代"两字，体现了本书的深邃性、鲜明的时代性及中医现代化的特征。严格地说，《现代中医诊断学》的编著只是一个开始，要编出一本比较成熟的《现代中医诊断学》，使之成为高等中医药院校的参考书，任重而道远，没有几代人的共同努力是办不到的。希望此书能够对临床医务工作人员、从事中医诊断学研究及教学的工作者提供一点帮助。同时起到抛砖引玉的作用，引起医学界重视现代中医诊断学的研究工作。

刘庆寿

2009年元旦在贵阳市家中

目　录

上篇　绪　论

第一章　绪　论 ………………………………………………………………（1）
第一节　现代医学诊断学 …………………………………………………（2）
第二节　传统中医诊断学 …………………………………………………（2）
第三节　现代证名诊断学 …………………………………………………（3）
第四节　首证、主证、本证、标证、兼证及数证并存 ………………………（4）
第五节　病名诊断学 ………………………………………………………（5）
第六节　疾病分证诊断学 …………………………………………………（6）

中篇　证名诊断学

第二章　八纲证诊断学 ………………………………………………………（8）
第一节　表里证 ……………………………………………………………（8）
第二节　寒热证 ……………………………………………………………（10）
第三节　虚实证 ……………………………………………………………（17）
第四节　阳虚证 ……………………………………………………………（20）
第五节　阴虚证 ……………………………………………………………（33）
第三章　气血证诊断学 ………………………………………………………（36）
第一节　气虚证 ……………………………………………………………（36）
第二节　血瘀证 ……………………………………………………………（40）
第三节　血虚证 ……………………………………………………………（48）
第四章　心病诊断学 …………………………………………………………（51）
第一节　心虚证 ……………………………………………………………（51）
第二节　心气虚证 …………………………………………………………（53）
第三节　心阳虚证 …………………………………………………………（71）
第四节　心阴虚证 …………………………………………………………（72）
第五节　心血虚证 …………………………………………………………（77）
第六节　心血瘀证 …………………………………………………………（80）
第五章　肺病诊断学 …………………………………………………………（84）
第一节　肺气虚证 …………………………………………………………（84）
第二节　肺阳虚证 …………………………………………………………（92）
第三节　肺阴虚证 …………………………………………………………（94）

第四节 肺血瘀证 …………………………………………………………… (96)
第六章 脾胃病诊断学 ……………………………………………………… (99)
第一节 脾虚证 ……………………………………………………………… (99)
第二节 脾气虚证 …………………………………………………………… (111)
第三节 脾阳虚证 …………………………………………………………… (124)
第四节 脾阴虚证 …………………………………………………………… (129)
第五节 胃阴虚证 …………………………………………………………… (132)
第六节 脾胃湿热证 ………………………………………………………… (133)
第七章 肝胆病诊断学 ……………………………………………………… (135)
第一节 肝郁气滞证 ………………………………………………………… (135)
第二节 肝气虚证 …………………………………………………………… (141)
第三节 肝阴虚证 …………………………………………………………… (144)
第四节 肝血虚证 …………………………………………………………… (146)
第五节 肝血瘀证 …………………………………………………………… (149)
第六节 肝火证 ……………………………………………………………… (153)
第七节 肝郁脾虚证 ………………………………………………………… (154)
第八节 肝胆湿热证 ………………………………………………………… (158)
第九节 肝胃不和证 ………………………………………………………… (161)
第八章 肾病诊断学 ………………………………………………………… (163)
第一节 肾虚证 ……………………………………………………………… (163)
第二节 肾气虚证 …………………………………………………………… (169)
第三节 肾阳虚证 …………………………………………………………… (173)
第四节 肾阴虚证 …………………………………………………………… (193)
第五节 肾气阴两虚证 ……………………………………………………… (198)
第六节 肾阴阳两虚证 ……………………………………………………… (200)
第七节 肾湿热证 …………………………………………………………… (202)
第八节 肾血瘀证 …………………………………………………………… (209)
第九节 脾肾阳虚证 ………………………………………………………… (209)
第十节 肝肾阴虚证 ………………………………………………………… (215)
第十一节 心肾阳虚证 ……………………………………………………… (222)
第十二节 肺肾阳虚证 ……………………………………………………… (224)
第九章 其他的证名诊断学 ………………………………………………… (226)
第一节 胸胁苦满证 ………………………………………………………… (226)
第二节 痰证 ………………………………………………………………… (227)

下篇　疾病分证诊断学

第十章　肺胀病 …………………………………………………………（231）
第十一章　胃脘痛 ………………………………………………………（238）
第十二章　传染病 ………………………………………………………（243）
第一节　乙型病毒性肝炎 …………………………………………（243）
第二节　传染性非典型性肺炎 ……………………………………（270）
第十三章　呼吸系统疾病 ………………………………………………（271）
第一节　慢性支气管炎 ……………………………………………（271）
第二节　肺结核 ……………………………………………………（281）
第十四章　循环系统疾病 ………………………………………………（288）
第一节　慢性充血性心力衰竭 ……………………………………（288）
第二节　冠状动脉粥样硬化性心脏病 ……………………………（294）
第三节　高血压病 …………………………………………………（306）
第十五章　消化系统疾病 ………………………………………………（316）
第一节　萎缩性胃炎 ………………………………………………（316）
第二节　消化性溃疡 ………………………………………………（321）
第三节　胆囊炎与胆石症 …………………………………………（324）
第十六章　泌尿系统疾病 ………………………………………………（329）
第一节　原发性肾小球疾病 ………………………………………（329）
第二节　输尿管结石症 ……………………………………………（343）
第十七章　骨关节系统疾病 ……………………………………………（349）
第一节　脊柱结核 …………………………………………………（349）
第二节　腰椎间盘突出症 …………………………………………（350）
第十八章　不孕症分证诊断学 …………………………………………（358）
附篇
中西医结合学概论 …………………………………………………（365）

上篇 绪 论

第一章 绪 论

1996 年笔者提出创建中国新医学(Chinese New Medicine)，并开始编写《中西医结合学》一书。笔者曾在《中西医结合学概论》[1]中对中西医结合学做了介绍，主要由三个部分组成：①中国现代医学(Chinese Modern Medicine)，运用中医学发展现代医学，创建一门具有中医特色的现代医学。②现代中医学(Modern Traditional Chinese Medicine)，运用现代科学技术，特别是现代医学来发展中医学，创建现代中医学。③中西医结合治疗学(Therapeutics of Integrated Traditional Chinese and Western Medicine)，综合运用中药、西药、手术及针灸等方法治疗疾病。笔者建议中国每一个医师处理具体病例时，用中医理论来分析病情，做出中医诊断，考虑如何使用中药或针灸进行治疗；并用现代医学的理论来分析病情，做出现代医学的诊断，考虑如何使用西药或手术来进行治疗。根据病情、患者的喜好、经济条件等，选择使用一种方法治疗。也可以先后或同时使用针灸、中药及西药等几种方法治疗。《中西医结合学概论》代表一种学术思想，一个医学流派，提出中国医学发展的一个道路。中医现代化已经普遍被人们接受，1919 年五四运动提倡白话文，今天有必要在中医学界普及白话文，在运用现代医学发展中医诊断学的过程中，应尽可能使用现代医学的语言取代中医学的古汉语。例如，用食欲不振取代纳差、纳呆等等。此时会频繁地出现中医学和现代医学的词汇混合存在的局面，虽然中医学和现代医学常常共用一个名词，但内涵则完全不同。现代医学的肾、心、肝、肺、脾，代表五个解剖学器官。而中医学的肾、心、肝、肺、脾，代表五个生理概念。在英语文献中现代医学的肝译为 liver，中医学的肝则译为 Liver。然而，中文翻译都是“肝”，无法区别，有时会造成混乱，建议在特定的情况下，中医学中的肝写成黑体字**肝**，以资区别。**Spleen**，spleen，写成**脾**，脾；**Kidney**，kidney，写成**肾**，肾；**Heart**，heart，写成**心**，心。这样有利于中医学将现代医学信息纳人中医学时避免产生一些不必要的混乱。

中医诊断学的教材包括诊法、辨证及诊断综合运用 3 个部分。本书着重讨论辨证，即证名诊断学。

第一节 现代医学诊断学

现代医学传入中国后，我国医学家将 diagnostic 译为“诊断学”。诊，诊察了解；断，分析判断。诊断就是察看、询问、检查病人，掌握病情资料，从而对病人的健康情况和病情的本质做出概括性的判断。诊断学指的是现代医学的诊断学，是研究诊断疾病的基本理论、基本技能和临床思维方法的一门医学科学。研究的主要内容包括症状、体征、实验室及其他检查异常的发生规律及建立诊断的思维程序，从而以科学的态度在各种情况下去认识疾病，对病人的健康情况和病情的本质做出正确的诊断。诊断学为现代医学中极其重要的组成部分，包括症状诊断学、体格检查诊断学、检验诊断学、影像诊断学及心电图诊断学等等。

科学技术的发展不断促进现代医学的迅速发展。提高现代医学的诊断水平。例如，1885 年 8 月 11 日伦琴发现 X 线，次日为夫人照了一张手片，开辟了在活体上认识人体解剖的新纪元，第二年照了一张腹部平片，发现肾结石，后取石成功，出现了 X 线诊断学。一直发展到今天，形成影像学、影像诊断学。我们应该借助现代医学诊断学发展的经验，运用现代科学技术，特别是现代医学来促进中医诊断学的发展。

第二节 传统中医诊断学

1956 年我国建立一批中医学院。邓铁涛等主编《中医诊断学》，这是中医学的重大发展，中医现代化的一个重要标志，是运用现代科学，特别是现代医学发展中医学的具体范例。《中医诊断学》将传统中医学有关中医诊断学的古今文献进行整理、综合、分析后编写而成，除了“诊断学”三个字来自现代医学外，全书的内容均与现代医学、现代科学技术无关，故称之为传统中医诊断学。

现在中医药院校使用的教材《中医诊断学》主要包括诊法、辨病、辨证和病案书写等内容。

(一)诊法

传统中医诊断学的主要诊法包括望诊、舌诊、闻诊、问诊、脉诊及按诊。诊法，即诊断方法，也就是检查方法，用来获得某些临床资料的一个过程。此外，古今中外的中医学家以及民间还有各式各样的诊法。

(二)辨病

辨病即病的诊断，运用中医传统的望闻问切诊法，收集大量丰富的临床资料，运用中医理论来进行分析研究，对人体的健康状态及所患疾病做出概括性判断，对疾病做出判断的思维过程。对于临床上各种具体疾病，进行分析判断而做出中医学病名的诊断。如疟疾、痢疾、消渴病、胃脘痛、痛经、崩漏等病。因而病名是各种具体疾病的代名词。病名是对该疾病全过程特点与规律的概括和抽象。

（三）辨证

辨证论治是中医学的精华所在，具有很强的临床实用性。其中“证”是在中医理论指导下，通过综合分析望诊、闻诊、问诊、切诊四诊搜集的症状、体征等信息资料，而得出的诊断性结论，是疾病本质的反映，其内涵是疾病发展过程中某一阶段或某一侧面的质与量，它能不同程度地揭示疾病的病位、病因、病机等，为治疗提供依据。辨证即证的诊断，证是中医学一个特有的概念。

第三节　现代证名诊断学

中医诊断学作为远离现代科学技术的一门医学科学，违反了科学发展的规律，因而无法向前继续快速发展，提高水平。20 世纪 70 年代，笔者根据运用现代科学技术，特别是运用现代医学来发展中医学的观点，提出创建中医影像诊断学[2]，认为影像学既可以为现代医学的诊断服务，也可以为中医学的诊断服务。中医学家应该采用“拿来主义”的态度，将现代医学对中医学发展有用的东西拿过来，一旦纳入中医学的理论体系后，它就再不属于现代医学，而是中医学的一个有机的组成部分。在创建中医 X 线诊断学时，一个通俗的比喻是，X 线诊断学姓“西”，但也可以姓“中”。90% 的脾气虚证，钡餐时胃肠道的运动变快，这个 X 线征象对于现代医学来讲，有时没有什么太大的意义，而钡头于 6 小时以前到达脾曲却是脾气虚证的比“便溏”还要重要的一个诊断依据。同理，1991 年在贵阳市南明区医院建立了“中医影像检验学研究室”，创建中医检验学、中医检验诊断学，让检验学成为中医学的一个有机的组成部分。检验诊断学姓“西”，当然也可以姓“中”，人们将尿 17－羟明显下降看作是肾阳虚证的一个诊断指标，它也就不再是现代医学了。现代医学体检诊断学也可以姓“中”，体温、血压等体检资料也可以为中医诊断服务，从而创建中医体检诊断学。特别是体温诊断学中穴位皮温等的测定，是帮助寒热阴阳证诊断的一个简单易行的方法。

上述研究成果说明证名诊断学必须现代化，证的诊断不能再墨守成规，不仅要建立在传统中医望闻问切获得的临床资料的基础上，还要基于现代医学提供的临床资料，这样的证名诊断学就是现代证名诊断学。例如[1]，根据门脉主干内径明显增粗，门脉血流速度明显变慢及门脉血流量明显增加 3 个超声诊断学指标，可以做出肝血瘀证的诊断，给予血府逐瘀汤加减，治疗 1 个月后患者病情好转，门脉平均血流速度明显加快，门脉血流量明显下降。

对于望闻问切获得的资料，也要用现代医学诊断学的思维方法，研究它们的诊断价值。现代医学的症状诊断学也可以姓“中”，从而创建中医症状诊断学，不单单是一个问诊问题，而是从诊断学的角度对病人的症状进行观察和研究，如某一个症状的阳性率、正确率及假阳性率等等。例如，46 例口干的病例，其中 45 例为热证，仅 1 例为寒证，占 2.18%。有心气虚证的文献报道，100% 的病人有心悸，没有心悸基本上可以排除心气虚证。毛良等[1-4]观察了慢性肾炎病例中出现升火、烘热、怕热症状的 24 例，全系阴虚证，有怕冷的 48 例全系阳虚证，无相反者。

在临床实践中，多数中医师在现代医学提供资料的帮助下，按照中医传统的方法进行辨证，最后确定治疗方案，中医师应该不断总结自己的诊断经验，将之提高到理论的高度，写成论文。笔者1985年在贵阳中医学院学报上、1988年在辽宁中医杂志上撰文指出中医影像学研究的重点是证的影像诊断学研究，20多年来，杂志上已经刊登了许多证的诊断学研究方面的论文，现在辽宁中医杂志开辟了“证型和指标初探”专栏，中医杂志开辟了“证的研究”专栏，笔者认为，这是中医学发展中的一个重大事件，若能改名为“证的诊断学研究”、“证的影像诊断学研究”及“证的检验诊断学研究”则效果更好。每一个医学杂志都应该开辟这样的专栏。为了推广证的诊断学研究方面的成果，编写一本真正的现代中医诊断学来介绍现代证名诊断学是非常有必要的。

第四节 首证、主证、本证、标证、兼证及数证并存

（一）数证并存

只有得出正确的证名诊断，才能对病人采取正确的治疗方法。一个病人数证共存是一个普遍现象，最常见的是本证和标证，每一个中医师都知道：急则治其标，缓则治其本。笔者再提出首证、主证、兼证，还可以有虫证、疫毒证等其他各种证的共存。例如一个病人可以同时诊断为虚证、气虚证、血瘀证、心气虚证及心血瘀证。在临床实践中病人的情况十分复杂，在同时存在的诸证中，从哪一个证着手治疗，如何兼顾共存的其他诸证，有时会成为非常棘手的问题。

（二）首证

顾名思义，首证就是对病人做出的第一个证名诊断，根据首证进行治疗。面临一个病人，几个名老中医，常常会做出不同首证的诊断，而后进行治疗，有时都可以取得良好的治疗效果。每一个中医师对病人做出的第一个证名诊断，笔者称之为首证。在疾病的发展过程中，病情复杂的病人会出现新的首证，需要继续治疗。贵州已故的著名老中医、贵阳中医学院石玉书教授采取“剥皮”的治疗方法，确定首证，几味普通的药，就会取得良好的效果。一旦出现新的首证，继续治疗，直至治愈。当前由于各种复杂的原因，一张处方有十几味药，或者更多，有人认为现在药的质量不行，盲目加大药量，这种情况必须改变。复习经典古方，有的古方仅有两味药，照样可以治好病。古人治病，每天的处方都不一样，首证诊断不妥当，立刻更正。住院病人入院早期，应该争取做到一日一方，因为首证常常是不断变化的。各种中医诊断学及本书介绍的各种证名诊断学，不能轻易地作为首证的诊断依据，只能作为首证诊断的参考。例如史载祥等[5]记载的104例心气虚证患者中，心气虚证并不是某些患者的首证，按照首证治疗时，不一定取得良好的效果。如此类推，本书引用的大量各种证名诊断的文献资料，其证名常常不一定是患者的首证。

（三）本证

我们按照中医学的理论首先对患者做出了本证的诊断。本证的诊断十分重要，中医学强调治本，只有对本证进行治疗，才能从根本上解决患者的疾病问题。许多中西医结合学医学家对于许多重要而常见的本证进行了深入的研究，取得了丰硕的成果。本证多为正虚，例如治疗支气管哮喘肾阳虚证应以温肾为主，治疗得当，发病时的病情减轻，两次发

病的间隔时间加长，甚至可以治愈。

（四）标证

如果缺乏整体观念，没有全面考察患者的病情，忽视了标证等其他证的存在，仅按照本证的诊断进行治疗，不可能达到预期的治疗效果，甚至导致病情加重。中医学治疗过程中，提出标本兼治，急则治其标，缓则治其本。应该重视标证的诊断学研究，要注意标证和本证同时存在，治疗时应标本兼顾。

（五）主证

除了大家熟悉的标证和本证之外，应该注意疾病存在的主证问题。椎间盘突出症[6]的血瘀证通常被认为是标证、实证，但它也是贯穿椎间盘突出症全过程的主证。冠心病的血瘀证也是贯穿冠心病全过程的主证。所以椎间盘突出症兼冠心病患者可以获得各种证名的诊断，用药时常常使用治疗主证所需的活血化瘀之品。

温疫是感受疫疠之气而发生的急性热病，包括多种烈性传染病，由于湿热疫毒即致病微生物侵入人体而发病，传染病流行时，许多人没有染病，是因为正气充足，邪不可干。而湿热疫毒一旦侵入人体，易患湿热证。此时湿热证应该是主证，配合抗生素治疗，杀灭致病微生物，可以收到立竿见影的良效。可以运用清热利湿的方法治疗，许多清热药具备抗生素的功能，但是不能达到现代抗生素杀灭致病微生物的水平，解决主证湿热证的问题。温疫中的一些烈性传染病常常合并脱水、酸中毒、脑水肿等情况，如 2003 年治疗非典，使用中西医结合治疗的方法取得举世瞩目的疗效。在杀灭致病微生物后湿热证作为主证，继续存在，应进行清热利湿的治疗，否则湿热证易为致病微生物再次入侵人体提供条件。

关于乙型病毒性肝炎的治疗问题，唐智敏等诊断治疗乙肝血瘀证取得很好的疗效，可能阻断了轻度肝血瘀证发展为肝硬化的过程，但治疗好转以后的结局如何？是治愈、病情不再恶化或死亡，唐智敏等没有继续进一步的观察和研究。笔者认为唐智敏等治疗乙肝的标证肝血瘀证的效果是肯定的，但是还要紧紧抓住乙肝肝血瘀证患者的主证肝胆湿热证的治疗问题，必要时同时采用能够有效抑制乙肝病毒的西药进行治疗。

关于肺结核病诸证的诊断问题，肺阴虚证可以称之为肺湿热证，因为肺阴虚证的肺部必定有渗出性病灶，为湿证的一种表现。肺阴虚证或肺湿热证乃由湿热疫毒引起，湿热疫毒就是结核杆菌，所以肺阴虚证或肺湿热证是肺结核的主证。肺结核治疗的根本问题是杀灭结核杆菌，目前没有哪一种中药能够取代异烟肼、利福平等西药杀灭结核杆菌的优势，这就需要中西医结合治疗肺结核，解决主证的治疗问题。

（六）兼证

当我们对某疾病做出证名诊断时，常常需要考虑到其他同时存在的证，这些证均称之为兼证。治疗时必须兼顾。

第五节　病名诊断学

中西医结合辨证分型，在实质上是中医学发展的一种表现，应属于中医学的一个组成部分。中西医结合辨证论治的发展与完善，必然带来中医病名的变革。中医病名的诊断，或以病因命名，如中暑、伤食；或以病位命名，如舌疮、肠痈；或以症状命名，如呕吐、腹泻。而这显然不能适应中医学发展的需要，大量的中医病名必然被淘汰，实际上许多中医病名已经名存实亡。

中医和西医都存在病名的诊断问题。例如现代医学中的结核病可分为肺结核、腹膜结核；肺结核又可分许多型；中医学的消渴病也可以分许多证，然后辨证施治。两者区别在于现代医学各种病的证型之间没有共性。而各种中医学的病，如消渴病、胃脘痛、痛经、崩漏等也分许多证，但其证型是相通的，所谓异病同证，而后辨证施治。从运用现代医学发展中医的观点出发，可以运用现代医学的病名取代中医学的病名，如取消"消渴病"这个病名，采用"糖尿病"这个病名，或许可以将"消渴病"这个病名予以淘汰。但是用一个现代医学的病名取代中医学的病名，必须采取极其慎重的态度。

现代医学的一个优势就是病名具有高度的精确性，不仅定性而且予以量化，为现代医学的治疗提供重要的依据，当然也可以成为中医治病的重要依据。邓铁涛根据疫疠临床表现的不同将其分为温疫证、疫疹证、瘟黄证等。鉴于现代医学对于某些疫疠的病原学、流行病学、诊断学等方面的规定已较为明确，故其称谓亦可以现代医学病名为准，例如传染性非典型肺炎、流行性出血热、乙脑等。

用现代医学的病名取代中医学的病名，或将现代医学的病名大量应用于中医学书籍，让现代医学的病名成为中医学的一个组成部分，这是运用现代医学发展中医学的一个重要方面。中医学文献使用的病名大多数是现代医学的病名，许多中医学书籍已经大量使用现代医学的病名。浏览一下中医药学高级丛书中《中医内科学》[6]的 57 个病名，在中医临床实际工作中，几乎没有几个病名被临床使用，所以中医学大量使用现代医学的病名是一个必然的趋势。现代医学和中医学的病名合法地同时存在于中医学的书籍中，是中医学的重大发展，此时可以取消中西医结合分型的提法。本书的第三篇疾病的分证诊断学主要使用现代医学的病名，这是由于中医病名的分证诊断学研究资料太少的缘故。

第六节　疾病分证诊断学

疾病诊断的书写将病名放在前面，证名放在后面。例如乙型病毒性肝炎分为肝郁气滞证，肝湿热证，肝郁脾虚证，肝肾阴虚证，脾肾阳虚证及肝血瘀证。胃脘痛可以分为脾胃虚弱证，肝胃不和证，胃阴虚证，脾胃湿热证及胃血瘀证。

关于疾病的分证诊断问题，医学文献介绍了许多疾病的中西医结合辨证分型的方法，分证比分型的提法更好。各种疾病证型的诊断标准及治疗方法，都是全国知名的中医学专家在有关的学术会议上拟订的。笔者手边有一本《中医儿科临床手册》[8]介绍了慢性肾炎的证型：脾肾阳虚证；脾阳虚弱证；肝肾阴虚证；阴阳两虚证。分别提出各证相应的治疗方剂：真武汤合黄芪汤加减；黄芪补中汤引用加减；地黄饮子加减；金匮肾气丸加减。《中西医结合治疗·外科常见病》[9]一书中介绍了输尿管结石的证型：气滞证；湿热证；肾阴虚证；肾阳虚证。分别提出各证相应的治疗方剂：石苇散加减；八正散加减；六味地黄丸加减及济生丸加减。这些中西医结合分型诊断治疗的内容对一个初学者不能说没有帮助，但运用起来却有困难。而对于有经验的中医来讲，则是轻而易举之事。没有几个中医在实践中按照上述中西医结合辨证分型的方法来辨证施治。何况这两个病仅分 4 个型是不够的，不同的作者还会提出许多不同的分型，治疗时使用的方剂均不相同，某些方剂一旦加减使用，处方则更难掌握。

总的说来，中医学的特点是具体病人具体对待，证是不断变化的。目前这种中西医结合分型诊断治疗的方法是不符合中医学的基本理论及其哲学思想的。西医对某一个病的治疗，往往是千篇一律的，结核都用雷米封、利福平等抗痨药物治疗。中医治疗某病，在辨病后，还要运用中医学的理论，根据该病发生、发展、变化的整个过程，面对患者当时的各种临床表现，综合分析后做出证的诊断。所有的中医书籍都是列出中医病名，然后把这个病分为几个证型，进行辨证施治。至今，在浩如烟海的中医文献中，并没有，也无法由某一位中医学大师把病的分型统一起来，但是这并不影响中医师的诊断和治疗。

从《周易》理论的角度进行研究，将证作为部分，病的全部过程作为整体，在分型诊断过程中，从来没有脱离该病的整个病程进行思考。现在中西医结合分型诊断的方法并不是这样，其具体作法是：第一步是做出现代医学的诊断，如将上述慢性肾炎和输尿管结石机械地分成4个证，我们遇见这两种病人时，根据制订的诊断标准，做出证的诊断，而后进行治疗。制订诊断标准时，没有考虑这4个证之间的关系，这些证在该病发生、发展、变化的整个过程中，什么情况下出现的。《周易》指出整体分成部分，这些部分加起来就不是原来的整体。举例说明之：作为某一个现代医学诊断的疾病，100例是一个整体，机械地分成几个证，每一个证有几十例，再把这几个证的病例再加起来的100例，已经不再是原来的100例病人了，不是原来的那个整体。我们从《周易》理论出发，疾病作为一个整体，运用中医学的理论，根据该病发生、发展、变化的整个过程中，患者当时的各种临床表现，综合分析后，进行疾病分证的诊断学研究，在了解该病诸证之间关系的基础上，做出证名的诊断。只有这样，现代医学的病名才能融入中医学的理论体系中去。

参考文献

[1]王恩光，等．中国现代医学论文选．北京：中医古籍出版社，2004：131～139.
[2]刘庆寿．中医影像学初探．贵阳中医学院学报，1965(4)：4～6.
[3]唐智敏，等．肝病血瘀证与门脉血液动力学的关系．中国中西医结合杂志，1996，16(4)：216～217.
[4]徐敏，等．阳虚证和阴虚证体温临床研究现状和展望(1)．广西中医药，1995(4)：213～215.
[5]史载祥，等．“心气虚”患者左心室功能的研究．中医杂志，1982，23(12)：938～41.
[6]胡相伦，等．腰椎间盘突出症中医证型的影像分析．中国中西医结合影像学杂志，2007，5(3)：215～217.
[7]王永炎，等．中医内科学．北京：人民卫生出版社，1999.
[8]上海中医学院附属曙光医院．中医儿科临床手册，上海：上海科技出版社，1980.
[9]余绍源．中西医结合治疗外科常见病．广州：广东人民出版社，1996.

中篇　证名诊断学

笔者称“辨证”为证名诊断学，高等中医药院校的中医诊断学教材提到了122个证，本书重点介绍一些常见的、重要的证名诊断学。

第二章　八纲证诊断学

八纲辨证（Differentiating Pathological Conditions in accordance with the Eight Principal Zheng）就是八纲证诊断学，是证名诊断学的基本方法。阴阳证是八纲中的总纲，将八证分为两大类。表里是辨别病变部位的内外，说明病变位置的深浅。寒热是辨明疾病的性质。虚实介绍了正邪斗争的盛衰。“治病八字，阴阳表里寒热虚实，八字不分，杀人反掌。”说明八纲辨证在医疗实践中非常重要，常常不会单独提出八纲中的一个证来进行研究，也难离开气血、脏腑，来探讨八纲证的诊断。八纲证是从各种具体证的个性中抽象出来的概念，用八纲辨别归纳临床现象，是分析疾病共性的方法，在诊断疾病的过程中有执简驭繁、提纲挈领的作用。即任何一种疾病，从大体病位来说，总离不开表或里；从基本性质来说，离不开寒与热；从邪正斗争关系来说，离不开虚和实；从证的类别来说，离不开阴和阳。因此疾病的病理变化及其临床表现尽管极其复杂，但运用八纲对病情进行辨别归纳，就可以分为表证、里证、寒证、热证、虚证、实证、阴证和阳证。八纲是一个中医师需要掌握的重点内容之一，是学习辨证论治的理论基础，在临床诊断中有重要的指导意义。

《周易》认为宇宙是一个由许多部分组成的整体，各部分之间存在着密切的联系。一旦整体分解为部分，部分加起来不是原来的整体。《周易》是中医学的哲学基础，中医学强调整体观念，将其贯穿于整个《现代中医诊断学》之中。我们必须从八纲的整体来考察证的发生、恶化、好转、治愈的规律，以及诸证之间的关系、演变、鉴别诊断及其转化，特别是阴证及阳证的转化规律。

用八纲辨别归纳临床现象，是分析疾病共性的方法，这些临床现象都是用传统的望闻问切方法获得的。从现代医学的角度思考，缺乏在影像学、检验学等方面的八纲证，个别论文中病例又太少。要将八纲的证名诊断建立在传统的望闻问切和现代医学提供的大量信息上，需要对含有大量现代医学资料的病例做出八纲证的诊断，分析八纲证的规律，提高八纲证的诊断水平。

第一节　表里证

六淫、疫疠等外邪经皮毛、口鼻侵入，卫气抗邪，邪正相争于浅表，诊断为表证（Exterior Zheng）。多见于外感病初期阶段，起病急，病程短，病位浅。里证（Interior

Zheng）表明病变部位在脏腑，以脏腑的征象为主。里证的范围甚广，泛指病位在内，脏腑、气血、骨髓等受病。里证或因表邪内传入里，侵犯脏腑；或为外邪直中脏腑；或为七情刺激，饮食不节，劳逸过度等因素损伤脏腑所致。

（一）症状诊断学

表证有发热、恶风寒、头痛、全身酸痛，也常见鼻塞流涕，咽喉疼痛，咳嗽，苔薄白，脉浮。赵绷指出的1438例急性气管、支气管炎中94.16%属于咳嗽表证。1354例具有两寸口脉浮、流清涕、打喷嚏、鼻塞、恶寒、身痛等临床表现[1]。就诊时的平均病程为4.2天，其中咳嗽以夜间为著者774例，占53.82%。咳嗽以白天为著者426例，占29.62%。昼夜均咳者238例，占16.55%。

王鲁芬[2]指出表证见于外感病初起阶段，在《伤寒论》属太阳病范畴。《伤寒论·太阳病篇》说："太阳病，或已发热，或未发热，必恶寒。"《素问·调经论》指出："卫气不得泄越，故发热"。又明确指出："表证的寒热轻重，不仅与病邪性质有关，而且与正气的盛衰亦有密切关系"。证实了表证"正气抗邪则发热"认识的合理性、科学性。正气充盛，抗邪有力，则发热明显；正气亏虚，无力抗邪，则发热轻微，甚至不发热。临床上，体质虚弱者和老年人感冒往往发热轻微、或不发热，且病症缠绵难解，容易病情加重。邪正俱盛恶寒发热多较重，邪盛正衰恶寒重而发热轻。

里证病因复杂，临床表现多种多样。壮热不恶寒或但寒不热，烦躁神昏，口渴，腹痛，便秘或腹泻，呕吐，小便短赤，脉沉，黑苔多为里证。

（二）检体诊断学

赵绷指出[1]，1438例急支气管炎表证中，舌质红者565例，占39.29%；舌质淡者761例，占52.92%；舌质正常者112例，占7.79%；舌苔白者1362例，占94.71%；舌苔黄者76例，占5.20%；舌面津液多者627例，占43.60%；舌面乏津液者占29.28%；舌面津液正常者390例，占27.12%；唇色红者785例，占54.59%。伴随两寸口脉浮，同时有表证如流清涕、打喷嚏、鼻塞、畏寒、身痛等症状者1354例，占94.16%。魏晓萍[3]认为黑苔并非都属里证，2例表证也见黑苔。以往就诊患者舌质均红绛，苔薄腻或薄白，此次1例，女，30岁，主诉咽痛甚，鼻塞，咳嗽已3天，不发热，血常规正常。舌质仍红绛而舌苔黑腻。脉细弦略数。近期未服用西药秘剂及其他药物，无特殊饮食，可排除药物及染苔所致黑苔。感冒治愈，黑苔随之消失。因此黑苔并非均为主里证，亦可见于表证。

（三）体温诊断学

人体体温由视前区－下丘脑前部体温调节中枢进行调控。相对恒定的深部体温称之为核温，可变的表层温度称之为壳温。核温有舌下温、鼓膜温、腋温、直肠温、食道温等的不同。直肠温升高或降低时均有可能出现肢体皮温下降，鼓膜温与食道温的变化也可背道而驰[4]。

测定拇指、食指掌侧指端的皮肤温度为浴前温度，将指端浸入10℃的冷水中，两分钟后取出，吸干手上水分，测得的皮肤温度为浴后温度。再测得手指复温到25℃的时间为手指复温的时间。董子亮等[5]对92例寒热证的指端温度进行观察：①10例表寒证浴前温度较低，平均值为(33.38±2.29)℃，26例正常人为(33.53±2.83)℃。浴后温度较高，为(19.54 ±2.83)℃，正常人为(18.51 ±2.11)℃。手指复温时间明显延长为(10.50 ±7.29)min，正常人为(4.81 ±4.06)min。腋下温度明显上升为(38.2 ±1.2)℃。腋下温度明显上升，手指复温的时间明显延长可能为表寒证。②15 例表热证腋下温度明显增高为(38.3 ±0.9)℃。浴前温度明显上升为(35.53 ±2.13)℃，浴后温度明显上升为(22.54 ±4.95)℃，手指复温的时间明显缩短，平均值为(2.53 ±2.70)min。腋下温度、浴前温度、浴后温度明显上升，手指复温的时间明显缩短，可能为表热证。③24 例里寒证腋下温度不高，为(36.6 ±0.3)℃。指端皮肤的浴前温度明显降低为(27.55 ±4.13)℃。浴后温度明显下降为(15.2 ±1.92)℃。手指复温的时间明显延长为(17.29 ±5.34)min。腋下温度不高，指端的浴前、后温度明显下降，手指复温的时间明显延长。可能为里寒证。④43 例里热证腋下温度明显上升为(37.1 ± 0.7)℃。浴前温度稍低，为(33.10 ± 2.83)℃。浴后温度稍高，为(19.69 ±4.71)℃。手指复温的时间稍长，为(5.30 ±4.06)min。腋下温度明显上升，指端的浴前、后温度明显下降，手指复温的时间无明显改变，可能为里热证。

(四)微循环诊断学

表证的微循环变化不显著。曾昭俭等[6]观察一例双侧急性扁桃腺炎表证的甲皱微循环，视野底色红至微红，微循环排列整齐，管襻长 180 ~ 200μm，发夹型，微循环普遍痉挛，但血流充盈良好，流速特别快，血流均匀，无渗出与毛边现象。随着病情的发展，表证向里证变化，微循环可见视野底色苍白或微黄，管襻形态多样化，排列不齐，多有渗出或毛边，血流不均匀，缓慢，瘀阻，或有“空虚”“断流”现象。

参考文献

[1]赵缃．辨证治疗急性气管、支气管炎 1438 例临床分析．四川中医，2003，21(6)：25 ~ 26.
[2]王鲁芬．关于表证恶寒发热的探析，中医药学报，1999(4)：5 ~ 6.
[3]魏晓萍．黑苔并非都属里证．光明中医，2001，16(2)：8 ~ 9.
[4]徐敏，等．阳虚证和阴虚证体温临床研究现状和展望．广西中医药，1995(8)：263 ~ 264.
[5]董子亮，等．寒、热证与指端皮肤温度的关系．北京中医学院学报，1985，8(4)：32 ~ 35.
[6]曾昭俭，等．应用微循环于八纲辨证的初步观察．四川医学，1981(2)：264 ~ 267.

第二节　寒热证

寒热是辨别疾病性质的两个纲领，概括机体阴阳胜衰的两种情况，“阴胜则寒”、“阳胜则热”、“阳虚生寒”、“阴虚生热”。寒证(Cold Zheng)是感受寒邪，或阴盛阳虚。热证(Heat Zheng)是感受热邪、或阳盛阴虚，人体的机能活动亢进。寒证与热证互相交错，可表现为寒热错杂、寒热转化，真寒假热及真热假寒。

(一)症状诊断学

寒证表现为畏寒喜暖或肢冷，神疲乏力，面足虚浮，口淡不渴或喜热饮，便溏，尿清长或夜尿频。热证发热，恶热，喜凉，口渴欲饮，烦躁不宁，尿黄，便结，痰、涕黄稠，面赤。

(二)检体诊断学

寒证舌淡胖、嫩。苔薄白润，脉沉微迟或虚软无力。热证舌红，苔黄，脉数等。

(三)体温诊断学

许自成等[1]报道，66例溃疡病及慢性胃炎寒证的胃腔温度明显低于热证，$P<0.01$。

(四)血液检验诊断学

1. 白细胞诊断学

(1)胡筱娟[2]报道，实热证白细胞总数上升，占40.9%。嗜中性粒细胞增多，占53.01%。40例寒证白细胞总数上升，占5%。嗜中性粒细胞增多，占15%。

(2)李乾构等[3]报道，132例病人中包括急性呼吸道感染、肺炎127例，支气管炎50例，乙型肝炎52例，泌尿系感染65例，其它病种27例。①64例实热证白细胞总数上升，超过$10.0\times10^9/L$者占92.1%，超过$20.0\times10^9/L$者占45.3%，低于$10.0\times10^9/L$者占7.8%。明显高于低于$10.0\times10^9/L$者的7.8%，$P<0.001$。白细胞总数升高分类核左移占84.4%。②69例虚热证白细胞总数上升者占85.56%，$10.0\times10^9/L$以下者占14.44%。白细胞总数升高分类核左移者占71%。③106例气阴两虚证白细胞总数上升，超过$10.0\times10^9/L$者占92.1%，占71.68%，白细胞总数升高分类核左移者占71%。58.5%。④82例虚寒证白细胞总数上升者占19.51%，$10.0\times10^9/L$以下者占80.49%。白细胞总数升高分类核左移者占10.9%。虚寒证与实热证的总数升高相比较，虚寒证明显低于实热证，$P<0.001$。实热证分类核左移者，占89.5%，明显高于虚寒证的38.9%，$P<0.05$。说明总数上升、白细胞分类核左移是反映体内热象的一个显著的特征，在热证中具有较高的阳性率。白细胞总数上升及分类核左移，可以考虑为实热证或虚热证。

2. 血沉诊断学

李乾构等[3]的41例实热证，血沉升高者占90.2%，38cm/h以上者占68.3%。虚热证的血沉也有类似的上升趋势，但较实热证为次。虚寒证的血沉可正常，亦可升高。病情轻者，血沉多正常，病情重者，血沉多增高。80例虚寒证中，血沉在38cm/h以下者53例，占66.2%，而在38cm/h以上者27例占33.7%。因此，虚寒证在38cm/h以上者的阳性率明显低于实热证，$P<0.01$。

3. 肝功能诊断学

李乾构等[3]的42例肝病实热证中，血清谷丙转氨酶超过130U者达40例，占95.2%。而47例肝病虚寒证超过130单位者只有15例，占31.9%，虚寒证的阳性率明显低于实热证。42例实热证中，24例麝香草酚浊度在6U以下，18例为6单位以上。47例肝病虚寒证中却有40例在6U以上，异常率为85.1%，明显高于实热证的42.86%，$P<0.01$。

4. 血清甲状腺原氨酸诊断学

甲状腺激素的生理作用[4]主要是调节基础代谢率，促进氧消耗及热的产生，甲状腺功能减退时基础代谢或耗氧量减少，亢进时基础代谢或氧消耗升高，说明甲状腺激素可使体内热产生增多。甲状腺激素缺乏时，心率减慢，心输出量及皮肤、脑及肾血流量均明显降低。血清三碘甲状腺原氨酸(T_3)、血清四碘甲腺原氨酸(T_4)或游离三碘甲状腺原氨酸

(FT_3)、游离四碘甲腺原氨酸(FT_4)升高时，基础代谢率升高，氧消耗增加而热产生增多，表现为热证；而降低时表现为寒证。实寒证明显高于虚寒证，$P<0.01$。

黄俊山等的202例住院病人中包括56例实热证、51例虚热证、52例虚寒证及43例实寒证。有感染性疾病、脑血管意外、冠心病、病毒性心肌炎、高血压病、类风湿性关节炎、肝硬化、慢性胃炎、上消化道出血等疾病，排除内分泌疾病如甲状腺、肾上腺、性腺疾病及应用激素治疗的患者等其他干扰因素。测定其血清甲状腺原氨酸的各种数据如下：①实寒证 T_3 下降，其平均值为(1.25±0.46)nmol/L，正常人为(2.31±0.95)nmol/L，$P<0.05$。实寒证明显低于虚热证的(3.29±0.72)nmol/L，$P<0.01$。实寒证明显低于实热证的(3.18±1.03)nmol/L，$P<0.01$。②虚寒证 T_3 明显下降为(1.08±0.35)nmol/L，$P<0.05$，虚寒证明显低于虚热证及实热证，$P<0.01$。虚寒证明显低于实寒证，$P<0.05$。上述数据反映了基础代谢率在寒证与热证的差异方面的基本规律，提示虚热消耗最大而虚寒正好与之相反，热证基础代谢及氧消耗升高而寒证正相反。③实寒证的 T_4 明显下降为(79±45)nmol/L，正常人为(118±42)nmol/L。实寒证明显低于虚热证的(169±39)nmol/L，$P<0.05$。实寒证明显低于实热证的(115±48)nmol/L，$P<0.01$。④虚寒证的 T_4 明显下降为(56±36)nmol/L，$P<0.01$。虚寒证明显低于虚热证及实热证，$P<0.01$。虚寒证明显低于实寒证，$P<0.01$。⑤实寒证的 FT_3 明显下降为(4.5±3.2)pmol/L，正常人为(6.5±2.3)pmol/L，$P<0.01$。实寒证明显低于虚热证的(9.3±2.5)pmol/L，$P<0.01$。实寒证明显低于实热证的(7.5±2.3)pmol/L，$P<0.01$。⑥虚寒证的 FT_3 明显下降为(2.8±1.5)pmol/L，$P<0.01$。实寒证明显低于虚热证和实热证，$P<0.01$。虚寒证明显低于实寒证，$P<0.05$。⑦实寒证的 FT_4 明显下降为(13.5±4.3)pmol/L，正常人为(17.3±5.7)pmol/L。实寒证明显低于虚热证和实热证的(29.8±5.7)pmol/L、(20.4±3.5)pmol/L，$P<0.01$。⑧虚寒证的 FT_4 明显下降为(8.7±5.8)pmol/L，$P<0.01$。实寒证明显低于虚热证和实热证，$P<0.01$。虚寒证明显低于实寒证，$P<0.05$。

血清 T_3、T_4、FT_3、FT_4 值变化表现为寒证低而热证高，虚寒证<实寒证<正常人<实热证<虚热证，此4值的依次明显下降有利于寒热证诊断和鉴别诊断。

5. 血清皮质醇诊断学

黄俊山等的202例住院病人，上午8时的皮质醇明显上升，下午4时下降。①实寒证上午8时皮质醇明显上升，其平均值为(890.58±168.54)nmol/L，正常人为(621.18±150.25)nmol/L，$P<0.01$。实寒证明显高于虚热证的(3.29±0.72)nmol/L，$P<0.01$。实热证为(889.58±170.35)nmol/L。实寒证明显高于虚热证的(475.33±125.67)nmol/L，$P<0.01$。②虚寒证上午8时皮质醇明显下降为(450.28±130.38)nmol/L，$P<0.01$。虚寒证明显低于实热证，$P<0.01$。虚寒证明显低于实寒证，$P<0.01$。③实寒证下午4时皮质醇较高，为(452.79±170.23)nmol/L，正常人为(313.47±128.58)nmol/L。实寒证明显高于实热证的(430.56±113.85)nmol/L，$P<0.01$。实寒证明显高于虚热证的(232.57±137.36)nmol/L，$P<0.01$。④虚寒证下午4时皮质醇较低，为(208.34±98.56)nmol/L。虚寒证明显低于实热证，$P<0.01$。虚寒证明显低于虚热证，$P<0.01$。虚寒证<虚热证<正常人<实热证<实寒证。皮质醇明显下降可以作为虚寒证的诊断依据。皮质醇明显上升可以作为实寒证的诊断依据。说明皮质醇在实证时处于高值，虚证时处于低值，且虚寒低于虚热，肾上腺皮质激素可能为构成虚证实证的因素之一，其次才是与寒热的关系。

6. 血清性激素诊断学

热证时睾酮(T)均为高值，而寒证时均为低值。因为男性血浆中具有生理活性的雄激素几乎全是T，95%以上由睾丸分泌，由肾上腺分泌的量甚少，T可使血循环加快，皮脂腺分泌增加，促进血红素生成，提高血红蛋白含量，这些变化符合热证的特征。血中的雌激素主要为雌二醇(E_2)及孕酮，而以E_2的生理活性最大，E_2可使基础体温降低，具有对抗雄激素的作用，符合寒证的特点。黄俊山等的202例住院病人性激素在寒热证中的变化：①12例男性实寒证T上升，其平均值为(4.385±1.247)μg/L，25例正常男性为(4.157±1.525)μg/L。25例实热证明显上升为(5.916±1.025)μg/L，$P<0.01$。22例虚热证明显上升为(5.325±1.536)μg/L，$P<0.05$。②20例男性虚寒证的T值明显下降为(3.183±1.323)μg/L，$P<0.01$。明显低于虚热证、实热证，$P<0.01$。③12例男性实寒证E_2明显下降为(32.565±16.197)ng/L，正常男性为(35.237±18.235)ng/L，$P<0.05$。实寒证明显低于实热证、虚热证的(59.285±15.238)、(57.813±13.157)ng/L，$P<0.01$。④20例男性虚寒证E_2明显下降为(24.183±15.257)ng/L，$P<0.01$。虚寒证明显低于实热证、虚热证，$P<0.01$。虚寒证E_2明显低于实寒证。⑤31例女性实寒证T上升为(0.579±0.134)μg/L，正常女性为(0.566±0.136)μg/L。明显低于实热证、虚热证的(0.932±0.213)、(0.925±0.181)μg/L。⑥32例女性虚寒证T明显下降为(0.239±0.157)μg/L，$P<0.01$。明显低于实热证、虚热证，$P<0.01$。虚寒证T明显低于实寒证，$P<0.01$。⑦女性实寒证E_2明显上升为(275.005±28.588)ng/L，正常女性为(151.385±20.246)ng/L，$P<0.01$。实寒证明显高于实热证、虚热证的(53.258±34.139)、(48.934±25.238)ng/L，$P<0.01$。⑧女性虚寒证E_2明显上升为(215.584±30.287)ng/L，$P<0.01$。虚寒证明显高于实热证、虚热证，$P<0.01$。

无论男女，T在热证时为高值，寒证时为低值。提示T值高为构成热证、T值低为构成寒证的因素之一。T值低为构成寒证的因素之一。分泌入血的E_2在女性可使基础体温降低，并有对抗雄激素的作用，寒证时为高值，热证为低值。但男性热证时E_2为高值而寒证时为低值。检测血清性激素，有利于寒热证的鉴别。

7. HSP70、P53表达素诊断学

生物体在高温、应激或其他因素刺激下会诱导基因开放而合成一组新的蛋白质，称热休克蛋白(HSPs)，参与细胞的修复和热耐受过程。P53为一种生长抑制性蛋白。王洪琦等[5]的53例恶性肿瘤中包括热证30例，非热证23例。结肠癌23例，鼻咽癌21例，肺癌9例。恶性肿瘤热证HSP70、P53阳性表达率明显增高，其平均值分别为84.62%、88.46%，明显高于非热证的44.44%、55.56%，$P<0.01$、0.05。热证HSP70、HSP70mRNA的表达含量分别为(197.839±103.352)、(1.28±0.10)μg/L，明显高于非热证的(175.219±8.940)、(0.71±0.14)μg/L，$P<0.01$。

（五）尿检验诊断学

1. 尿儿茶酚胺诊断学

（1）梁月华等[6]的12例寒证尿肾上腺素（A）、去甲肾上腺素（NE）及17羟皮质类固醇（17－OHGS）明显下降，分别为（6.16±7.76）、（15.54±4.87）μg/d及2.38mg/d，正常人为（12.6±5.79）、（23.58±14.38）μg/d及（6.2±4.57）mg/d，$P<0.01$。多巴胺（DA）下降为（110.10±66.63）μg/d，正常人为（116.83±74.02）μg/d。病人尿中的A、NE及17－OHGS明显下降可以作为寒证的诊断依据。12例寒证中药治疗后，尿中的NE、17－OHGS及DA均上升。

28例热证尿A、NE、DA及17－OHGS增多，肺热咳喘证、湿热阻滞证的A明显上升，分别为（39.93±14.78）、（35.45±14.05）μg/d，$P<0.01$。胃热出血证NE明显增多为（73.34±54.10）μg/d，$P<0.05$。湿热中阻证的DA明显增多为（116.83±74.02）μg/d，$P<0.05$。湿热中阻证和胃热出血证的17－OHGS亦有所增加，分别为（9.88±5.27）、（11.68±4.87）μg/d。A、NE、DA及17－OHGS明显增多可以作为热证的诊断依据。

（2）谢竹藩等[7]的11例虚寒证中有5例肾阳虚证，6例其他阳虚证。有冠心病、慢支炎、支扩、席汉综合征、慢性胆道感染、脂肪肝、十二指肠溃疡、胃肠神经官能症、慢性结肠炎等。临床表现为畏寒喜暖，形寒肢冷，神疲乏力，面目虚浮或面色㿠白，舌淡胖嫩，苔薄白润。其次症包括口淡不渴，或喜热饮，尿清长或夜尿频多，脉沉迟或虚软无力。晨8～11时3个小时虚寒证尿A明显下降、平均值为（0.78±0.20）μg，正常人为（1.75±0.14）μg，$P<0.001$。NE、DA均有明显下降，分别为（3.51±0.48）、（18.57±1.13）μg，正常人分别为（5.16±0.33）、（26.53±1.80）μg，$P<0.01$。

21例虚热证有高血压病、结核病、糖尿病、甲状腺功能亢进、神经衰弱、神经性皮炎、复发性口腔溃疡等，多为心、肝、肾、胃之阴虚火旺证。临床表现为五心烦热，心烦易激动，咽干口燥，舌红少苔或无苔。其次为头痛目赤，颧红，心悸，夜寐不安或多梦，尿短赤，便干，脉细或细数。29例实热证中有肺炎、糖尿病、高血压病、胆囊炎、肝脓肿、上呼吸道感染，急性支气管炎、支气管扩张合并感染、肺脓肿。蜂窝织炎等。其中包括肺热9例，肝热6例，胃热12例，其他2例。临床表现为发热或恶热喜凉，口渴喜饮冷或口干苦，舌红，苔黄厚、黄干或黄腻，脉数有力。其次面血红目赤，心烦易怒，口臭或痰稠色黄，尿短赤，便干结。虚热证晨8～11时尿A明显上升为（4.61±0.93）μg，$P<0.01$。NE及DA均有增加，分别为（5.48±0.54）及（29.45±2.20）μg。实热证的A、NE及DA明显上升，分别为（4.46±0.66）、（10.03±0.67）、（40.58±1.97）μg，$P<0.001$。尿中A、NE及DA明显增加可以作为热证的诊断依据。

2. 尿环核甙酸和肌酐诊断学

谢竹藩等的11例虚寒证晨8～11时尿的环－磷酸腺甙（cAMP）下降，其平均值（0.228±0.04）μmol，25例正常人为（0.340±0.036）μmol。虚寒证尿的环－磷酸鸟甙（cGMP）明显上升为（0.163±0.025）μmol，18例正常人为（0.061±0.004）μmol，$P<0.001$。虚寒证尿的cAMP/肌酐的比值下降为（2.40±0.38）μmol/g，25例正常人为（2.59±0.20）μmol/g。虚寒证尿的cGMP/肌酐明显上升为（1.68±0.20）μmol/g，18例正常人为（0.55±0.005）μmol/g，$P<0.001$。虚寒证尿的cAMP/cGMP明显下降为1.97±0.48，18例正常

人为4.91±0.64，$P<0.001$。得出结论：尿cAMP、cAMP/cGMP、cGMP/肌酐明显下降，cGMP、cGMP/肌酐明显上升可以作为虚寒证的诊断依据。

虚热证、实热证尿中儿茶酚胺和cAMP、cGMP明显上升，但虚热证增高的程度不如实热证，可以作为热证诊断依据。虚寒证尿中儿茶酚胺均明显下降，cGMP明显上升，cAMP/cGMP明显下降，寒热证不难鉴别。虚热证、实热证的尿中儿茶酚胺和cAMP、cGMP明显上升，不会因为现代医学病种的不同而性质发生改变，无论是高血压病、糖尿病还是感染性疾病，只要临床上存在着热象，均有类似的变化。

3. 尿前列腺素E_2及前列腺素$_{2a}$诊断学

郭宇光等[8]的17例虚寒证中有慢性结肠炎5例，消化性溃疡4例，慢性浅表性胃炎3例，慢性前列腺炎、慢性风湿性关节炎、月经失调、神经衰弱及慢性萎缩性胃炎合并消化性溃疡各1例。脾胃虚寒证9例，脾肾阳虚证4例，肾阳虚证3例及脾阳虚证1例。15例虚热证中有神经衰弱6例，甲状腺功能亢进2例，慢性咽炎2例，植物神经功能紊乱3例，结节性甲状腺肿1例，口腔溃疡合并植物神经紊乱1例。肾阴虚证6例，心肾不交证5例，肺阴虚、心阴虚、胃阴虚及肝肾阴虚证各1例。①虚寒证尿前列腺素E_2(PGE_2)明显下降，晨8~11时尿PGE_2的平均值为(149.2±18.2)ng，19例正常人为(192.1±17.3)ng，$P<0.05$。15例虚热证明显上升为(348.5±20.4)ng，$P<0.01$。②尿前列腺素$_{2a}$(PGF_{2a})排出量明显上升为(70.9±9.7)ng，19例正常人为(30.6±2.8)ng，$P<0.01$。虚热证下降为(28.3±3.4)ng。③虚寒证PGE_2/PGF_{2a}明显下降为2.8±0.4，正常人为6.6±0.5，$P<0.01$。虚热证明显上升为14.0±1.2。尿PGF_{2a}明显上升，PGE_2及PGE_2/PGF_{2a}明显下降可以作为虚寒证的诊断依据。尿PGE_2及PGE_2/PGF_{2a}明显上升可以作为虚热证的诊断依据。虚寒证、虚热证不难鉴别。

（六）免疫诊断学

T细胞亚群是根据T细胞表面膜上不同的抗原，用分化群(CD)单克隆抗体来检测T细胞表面膜上不同的抗原，用CD_3、CD_4、CD_8来命名这些抗原，现已命名了247个抗原。采用间接免疫荧光法检测T细胞亚群CD_3等阳性细胞数，计算出它们的阳性率(%)。刘亚梅[9]的62例热证中，包括27例实热证其中有急、慢性胃炎7例，上呼吸道感染10例，胆囊炎、胆石症2例，脑血管意外4例。肺脓肿1例，糖尿病1例，支气管扩张合并感染1例，高血压病1例。35例虚热证中有慢性肝炎5例，慢性胃炎5例，十二指肠球部溃汤4例，肠激惹综合征2例，高血压病4例，神经官能症2例，糖尿病5例，冠心病1例，复发性口腔溃汤1例，慢性结肠炎1例，痛风1例，帕金森病1例，更年期综合征1例，慢性粒细胞性白血病1例，双耳慢性卡他性中耳炎1例，正常对照组30例。测定T细胞亚群的阳性率：①实热证、虚热证的CD_3明显下降，其平均值分别为(28.09±5.96)、(21.82±6.20)%，对照组为(35.63±3.68)%，$P<0.05$、0.01。虚热证明显高于实热证，$P<0.05$。②实热证、虚热证的CD_4明显下降，分别为(43.22±4.63)、(42.69±5.98)%，对照组为(62.58±3.70)%，$P<0.05$。③实热证的CD_8明显上升为27.57±7.70，对照组为(22.82±3.50)%，$P<0.01$。虚热证下降为(22.36±5.46)%。④实热证、虚热证的CD_4/CD_8明显下降，分别为1.01±0.31、0.98±0.28，对照组为(1.56±0.29)%，$P<0.05$。CD_3、CD_4、CD_4/CD_8明显下降可以作为热证的诊断依据。实热证与

虚热证也不难鉴别。

（七）植物神经功能诊断学

每日或间断测量患者的唾液量（X_1ml/min）、血压（X_2 为收缩压的 mm 汞柱、X_3 为舒张压的 mm 汞柱）、心搏间隔（X_4）、呼吸间隔（X_5）及口腔温度（X_6）℃，以衡量植物神经系统的机能状态。将这些数据代入一个回归方程式（$Y = -28 - 0.194X_1 + 0.031X_2 + 0.025X_3 - 0.792X_4 - 0.131X_5 + 0.649X_6$）内得出一个总和，称之为植物神经平衡指数（Y）。测定 165 例正常人的 Y 值为 0 ± 0.56。如 Y 为正值，表示交感神经系统活动增强；如为负值，则表示交感神经系统活动减弱或副交感神经系统活动增加。

梁月华等的 12 例寒证为类风湿性关节炎、慢性胰腺炎、溃疡病。寒痹证，或为脾肾阳虚证，或为脾胃虚寒证。其 Y 值明显下降，其平均值为 -0.66 ± 0.86，$P < 0.01$。Y 值明显下降可作为寒证的诊断的依据。

28 例热证中有 12 例肺炎，都有发热症状，体温 38～40.2℃，中医诊断为肺热咳喘证。其 Y 值明显上升，其平均值为 1.90 ± 0.86，正常人为 0 ± 0.56，$P < 0.01$。8 例为急性胰腺炎患者，除有许多热象外，上腹剧痛拒按，4 例体温在 37.4～38℃之间，4 例在 36.3～37.0℃之间，中医诊断为肝郁气滞证，湿热阻滞证，其 Y 值明显上升为 1.67 ± 1.26，$P < 0.01$。8 例为溃疡病出血，其原发病的中医诊断或为脾胃虚寒证，或为气滞证，或兼有血瘀证，但出血时都有口干苦、尿短赤、苔黄脉数等热象，体温在 36.5～37.2℃之间，中医诊断为胃热出血证，其 Y 值为 0.32 ± 0.46。

金敬善等[8]测定 25 例虚热证的皮肤电位明显上升，其平均值为 48.0 ± 8.2mV，而 30 例正常人的平均值为 31.9 ± 4.5mV。

（八）寒热证转化诊断学

梁月华等肺热证服中药后，体温、血压、心率、呼吸频率迅速下降，唾液量则见增多，故植物神经平衡指数 Y 值降低，湿热中阻证和胃热出血证临床生理指标的变化与此类似。这 3 组热证随着病情好转和热象消退，其植物神经平衡指数分别由 1.90、1.67、0.32 下降到 −0.30、−0.82、−0.63。与此同时，尿中肾上腺素、去甲肾上腺素、多巴胺亦减少。寒证经治疗后，血压的上升较明显，体温和心率虽有波动，但最后也都有所上升，而唾液量则逐渐减少，植物神经平衡指数逐步增高，尿中肾上腺素、去甲肾上腺素、多巴胺亦在用药后第一天即有不同程度的增多，其中以肾上腺素和 17－羟的增多较为显著，此后肾上腺素、多巴胺的波动较大，但最后仍然升高。

寒证与热证的转化：有 7 例患者在入院时表现为热证，给予清热药后，病情缓解，热象渐退，各项生理、生化指标也见恢复。因治疗有效而未更换方剂，日久转而出现寒象，如脘腹痛，喜暖畏寒等，此时 Y 值明显呈负值，尿儿茶酚胺的排出量也平行下降。改服温补药后，寒象缓解，各项指标又平行地回升。

参考文献

[1]徐敏张，等．阳虚证和阴虚证体温临床研究现状和展望(1)．广西中医药，1995(4)：213～215.
[2]胡筱娟．几种中医证型简易指标初步研究．陕西中医，1990，11(10)：461～462.
[3]郭宇光，等．虚寒证、虚热证患者尿 PGE_2、PGF_{2a} 排出量的临床观察．中西医结合杂志，1990，

10(10)：593～595.
[4]李乾构，等．证的客观化探讨．北京中医杂志，1988(6)：15～17.
[5]黄俊山，等．从检测血中 FT_3、FT_4、T、E_2 及皮质醇等指标探讨寒证热证的本质．中国中西医结合杂志，2002，22(2)：113～115.
[6]王洪琦，等．恶性肿瘤组织中 HSP70、P53 表达与中医热证的关系．中国中西医结合杂志，2004，24(10)：897～900.
[7]梁月华，等．中医寒热本质的初步研究．中华医学杂志，1979(59)：705～709.
[8]谢竹藩，等．从尿中儿茶酚胺及 cAMP、cGMP 的排出量探讨中医寒证、热证的本质，中西医结合杂志，1986(6)：651～654.
[9]刘亚梅．实热证、虚热证患者 T 淋巴细胞亚群的对比性研究．中医杂志，2005，46(4)：289～290.
[10]金敬善，等．有关脾气虚实质的临床观察和实验研究．中华医学杂志，1982(62)：22～26.

第三节　虚实证

人体正气虚弱，出现以不足、松弛、衰退为特点的各种临床现象，诊断为虚证(Deficiency Zheng)。虚证多因先天不足，后天失养，久病、重病所致，是阴、阳、气、津液、精、髓以及脏腑等虚损。虚证是由于神经功能降低或处于抑制状态，副交感神经紧张度异常上升，使心肌功能低下，循环的血量不足，血压及基础代谢率下降，与甲状腺功能状态异常及血清微量元素水平异常亦密切相关。人体感受外邪，邪气盛，正气不衰，或体内病理产物蓄积产生的有余、结实、强盛为特点的各种临床表现，诊断为实证(Excess Zheng)。实证夹虚、虚证夹实、虚实并重为虚实错杂的 3 种类型。由于邪正斗争，虚证与实证可互相转化。虚实真假为中医鉴别诊断学中最大的难点。实证是指体内有痰凝、饮停、水泛、血瘀、虫积等表现的一类症状。一般新起，暴病，病情急剧者多为实证。声高气粗，疼痛剧烈，拒按。舌象：虚证胖嫩，实证苍老。脉象：虚证无力，实证有力。实热证：发热喜冷，口渴思饮及便干。尿短赤、舌红苔黄、脉弦数。

(一)症状诊断学

虚证的临床表现可概括为虚损的两类症状，即阳气虚与阴血虚。虚证常见精神萎靡，面色苍白，身倦无力，形体消瘦，声低息微，气短，多汗，便溏，尿频数。实证在体内有痰凝、饮停、水泛、血瘀、虫积等表现。

虚证为不足、衰退、松弛的表现，实证为有余、结实、强壮的表现，病程短；内伤久病多属虚证，外感初起多属实证。气息：虚证声低气短，实证声高气粗。疼痛：虚证喜按，实证拒按。舌象：虚证胖嫩，实证苍老。脉象：虚证无力。实证有力。

真虚假实的表现有；腹满有时减轻，不像实证的常满不减。腹胀有时和缓，不像实证的常胀不缓。疼痛，按之痛减。脉弦，重按无力。真实假虚的表现有：神情默默，不欲多言，但语声高亢气粗。身体倦怠，但稍动即觉舒适。大便下利，但得泄反快。脉沉细，但按之有力。虚证与实证可从表现特点、病程、气息、疼痛、舌、脉等方面加以鉴别。

王金荣等[1]的 1138 例老年虚证中有冠心病 256 例，高血压病 317 例，心律失常 276 例，慢性支气管炎 283 例，动脉硬化 214 例，慢性胃炎 131 例，胆囊炎胆石症 127 例，其它疾病1052例，人均患病2.3种。阴阳气血辨证：气虚证529例(46.5%)，阴虚证248例(21.8%)，阳虚证117例(10.3%)，血虚证106例(9.3%)，出现兼证138例(12.1%)。脏腑辨证：心虚证539例(59.2%)，心气虚证253例，心阳虚证86例，心阴虚证50例，心血虚证16例。肾虚证414例(45.4%)，肾气虚证202例，肾阳虚证63例，肾阴虚证57例，肾血虚证34例，肾阴阳两虚证23例。肺虚证375例(41.2%)，肺气虚证239例，肺阳虚证7例，肺阴虚证8例，肺气阴虚证59例，肺阴阳两虚证7例。肝虚证259例(28.4%)，肝气虚证15例，肝阴虚证120例，肝血虚证67例，肝气阴虚证6例，肝气血虚证8例。脾虚证237例(26.0%)，脾气虚证127例，脾阳虚证55例，脾阴虚证4例，脾气阴虚证6例。胃虚证57例(6.3%)，胃气虚证2例，胃阳虚证6例，胃阴虚证9例，胃气阴虚证34例。大肠虚证13例(1.4%)，大肠气虚证8例，大肠阳虚证3例。小肠虚证12例(1.3%)，小肠气虚证7例，小肠阳虚证2例。膀胱虚证17例(1.9%)，膀胱气虚证10例。

1138例老年虚证出现52个症状，其中神疲乏力804例(70.7%)，少气懒言666例(58.5%)，心悸胸闷616例(54.1%)，头晕目眩494例(43.4%)，失眠或多梦450例(39.5%)，尿后余沥不尽或尿失禁407例(35.8%)，气短喘促396例(34.8%)。以神疲乏力、少气懒言、心悸胸闷的检出率最高。与100例健康老年对照组相比，以上均有显著性差异，$P<0.01$。

(二)检体诊断学

王金荣等虚证中包括舌色淡白473例(41.56%)，正常淡红苔247例(21.70%)，舌红418例(36.73%)。白苔600例(52.72%)，黄苔225例(19.77%)，薄苔954例(83.83%)，厚苔133例(11.69%)，剥苔177例(15.56%)，光苔59例(5.18%)。以淡白苔及正常的薄白苔为主。对照组中舌色淡白32例(32%)，淡红苔63例(63%)，舌红5例(5%)，舌质与虚证有显著差异，$P<0.01$。对照组中白苔84%，黄苔16%，薄苔89%，厚苔%，剥苔4%，舌苔与对照组比较无显著差异。

脉象分虚实两类，虚证以虚脉为主836例(73.5%)，明显高于对照组的48%，$P<0.01$。实脉为主268例(23.55%)，平脉34例(2.98%)，明显低于对照组的37%，$P<0.01$。其中以细、濡脉为主，兼脉以细弦为主。

(三)影像诊断学

王金荣等的虚证中包括633例(55.6%)正常，505例(54.4%)异常，其中慢性支气管炎273例，肺气肿94例，肺心病41例，陈旧性肺结核89例，心脏扩大145例，主动脉圆椎凸出69例，其它66例。以慢性支气管炎、心脏扩大为主。100例对照组中正常者88例(88%)，异常12例(12%)，明显低于虚证组，$P<0.01$。

(四)肺功能诊断学

王金荣等对103例虚证进行肺功能测定，肺活量的平均值为(3.70±0.55)升，残气容积为(1.92±0.65)升，第一秒呼吸量(1.82±0.35)升。41例对照组的平均值为(3.92±0.47)升，残气容积为(1.56±0.42)升。肺活量和残气容积减少，残气容积增高，$P<0.05$。

（五）微循环诊断学

蔡辉等[2]的128例老年虚证及68例老年血瘀证的甲皱微循环检查：①老年虚证中，23例未见血细胞积聚现象，19例有轻度血细胞积聚现象，6例有中度血细胞积聚现象，2例有重度血细胞积聚现象。②28例老年本虚标实证中，13例未见血细胞积聚现象，11例有轻度血细胞积聚现象，3例有中度血细胞积聚现象，1例有重度血细胞积聚现象。老年本虚标实证血细胞积聚现象与单纯老年虚证的情况差不多。③50例虚中夹瘀，其中4例未见血细胞积聚现象，23例有轻度血细胞积聚现象，14例有中度血细胞积聚现象，9例有重度血细胞积聚现象。老年虚中夹瘀证重度血细胞积聚现象的阳性率明显高于单纯老年虚证，$P<0.05$。④68例老年血瘀证中，5例未见血细胞积聚现象，32例有轻度血细胞积聚现象，20例有中度血细胞积聚现象，11例有重度血细胞积聚现象。老年虚血瘀证重度血细胞积聚现象的阳性率明显高于单纯老年虚证，$P<0.05$。根据血细胞的积聚现象，老年虚证与血瘀证不难鉴别。⑤50例老年虚证中，27例呈线状流，19例呈粒线流，4例呈粒缓流，无一例血流停滞。⑥28例本虚标实证中，15例呈线状流，11例呈粒线流，2例呈粒缓流，无一例血流停滞。本虚标实证的微血流流态与单纯老年虚证无明显差异。⑦50例虚中夹瘀证，6例呈线状流，18例呈粒线流，24例呈粒缓流，2例血流停滞。老年虚中夹瘀证血流停滞的阳性率明显高于老年虚证和老年本虚标实证，$P<0.05$。⑧68例老年血瘀证，8例呈线状流，25例呈粒线流，23例呈粒缓流，2例血流停滞。老年血瘀证血流停滞的阳性率明显高于老年虚证和老年本虚标实证，$P<0.05$。老年血瘀证血流停滞的阳性率明显低于老年虚中夹瘀证和老年本虚标实证，$P<0.05$。

（六）心电图诊断学

王金荣等1138例老年虚证心电图，342例正常，占30.1%；796例异常，占69.9%，其中以缺血性改变，传导阻滞，各种早搏为主。对照组79%正常，明显高于虚证的30.1%，$P<0.01$。

（七）免疫诊断学

1. E淋巴细胞玫瑰花环诊断学

章育正等[3]346例虚证的E淋巴细胞玫瑰花环形成率明显下降，其平均值为21.8%～39.51%，30例正常人为58.19%。53例实证的E－花环形成率略有下降。说明E－花环试验可以对虚证和实证病人的鉴别提供帮助。

2. 免疫分子诊断学

（1）免疫球蛋白诊断学

章育正等[3]346例虚证的血清IgG明显下降，其平均值为601～625mg/dl，18例正常人的平均值为（742±199）mg/dl。74例实证病人血清IgG明显上升为793～940mg/dl，其中46例上升明显。20例肿瘤虚证的IgM明显下降为92.75mg/dl，正常人为106.9mg/dl。26例肿瘤实证明显上升为116.6mg/dl，$P<0.05$。

（2）血清补体诊断学

补体（C）是正常人及动物血清中存在的一组具有酶活性的、不稳定的、无抗体活性的，但能帮助抗体溶解靶细胞的一组蛋白，称补体系统，至少有30多种，补体以C_1～C_9

命名。章育正等虚证的 C_3 明显下降，其平均值为 0.63 ~ 0.78U，45 例正常人为 0.995U。实证血清补体 C_3 无明显改变。

（八）微量元素诊断学

郑觉风等[4]的 57 例虚证中锌明显升高，其平均值为(176.41 ± 11.15) μg/g，48 例正常人为(144.97 ± 4.80) μg/g，$P < 0.05$。虚证中铜的含量升高，为(14.59 ± 0.80) μg/g，48 例正常人的平均值为(13.35 ± 1.48) μg/g。55 例虚证中 Fe 的含量明显下降为(15.68 ± 1.39) μg/g，47 例正常人为(30.08 ± 3.69) μg/g，$P < 0.01$。51 例虚证中铬明显降低为(8.02 ± 0.91) μg/g，38 例正常人为(16.32 ± 1.87) μg/g，$P < 0.01$。50 例中镍上升为(5.35 ± 0.65) μg/g，34 例正常人为(16.32 ± 1.87) μg/g。57 例中钙明显下降为(398.67 ± 46.33) μg/g，正常人为(1279.45 ± 68.60) μg/g，$P < 0.01$。22 例中锰明显下降为为(5.51 ± 1.54) μg/g，正常人为(10.98 ± 1.07) μg/g。

（九）心机图诊断学

王金荣等用心脏血管功能检测仪对 313 例老年虚证进行血流动力学检测：①每搏心输出量明显下降，其平均值为(63.86 ± 12.69)毫升/搏，80 例对照组为(68.80 ± 18.37)毫升/搏。②心搏指数明显下降为(39.80 ± 16.74)毫升/搏/平方米，对照组为(50.90 ± 16.74)毫升/搏/平方米。③心脏指数明显下降为(3.45 ± 1.03) L/(min · m^2)，对照组为(3.94 ± 2.01) L/(min · m^2)。④血液循环总外周阻力(TRP)明显增加为(921.33 ± 58.74) dyn · s · cm^{-5}，对照组为(897.33 ± 97.41) dyn. s. cm^{-5}。虚证与对照组有明显差异，$P < 0.05 \sim 0.01$。

（十）血液流变诊断学

王金荣等对 265 例老年虚证进行血液流变学的检测：①全血黏度比为 4.22 ± 0.51，还原比黏度为 7.36 ± 0.58，纤维蛋白原为(5.05 ± 1.42) g/L，血沉为(12.46 ± 7.7) mm/h。与对照组 80 例比较，具有显著差异 $P < 0.05 \sim 0.001$，而血浆比黏度、红细胞电泳时间、红细胞压积无显著差异。

参考文献

[1]王金荣，等. 1138 例老年虚证的临床研究. 浙江中医杂志，1994，29(10)：461 ~ 463.
[2]蔡辉，等. 老年虚证甲皱微循环检查的研究. 黑龙江中医药，1996(2)：6 ~ 7.
[3]章育正，等. 虚证和实证病人的免疫状态. 上海中医药杂志，1984(6)：44 ~ 45.
[4]郑觉凤，等. 虚证病人头发微量元素含量的改变. 上海中医药杂志，1988(2)：9 ~ 10.

第四节 阳虚证

认识阴证和阳证，首先必须了解阴阳学说。“阴阳者，天地之道也，万物之纲纪，变化之父母，生杀之本始。神明之府也。”阴阳互根的关系，表现为“阳生阴长，阳杀阴藏”，“阴在内，阳之守也，阳在外，阴之使也”。阳极是阴，寒极是热，热极是寒。阴阳学说，具有自己的规律，不能用矛盾概念所取代。例如水与火、寒与热，虚与实，表与里，动与静，浮与沉，聚与散等等，概括为阴和阳。阴阳互相转化，阴阳消长，运动变化都是有其规律性。人之阴阳亦如此，外为阳，内为阴，背为阳，腹为阴。脏为阴，腑为阳。背为阳，心为阳中之阳。背为阳，肺为阳中之阴。腹为阴，肝为阴中之阳，肾为阴中之阴。阴中有阳，阳中有阴，无穷无尽。

阴和阳是对立统一的，二者既相互对立，又相互依存，互根互用，任何一方不能脱离另一方而单独存在。所以“人生有形，不离阴阳”，“人生之水火，即阴阳也，即气血也，无阳则阴无以生，无阴则阳无以化”。“阳无以化”的意思是阳气无法产生。以五脏而言，心有心阴心阳，肝有肝阴肝阳，肾有肾阴肾阳，脾有脾阴脾阳，五脏皆有阴阳，肺有肺阴，就应有肺阳。

阴阳将各种疾病均分为两大类。由于阴、阳分别代表事物互相对立的两个方面，故疾病的性质、临床的证候，一般都可以归属于阴或阳的范畴。所以阴阳是辨证的基本大法。由于阴阳是从整体上对各种病情做出的最基本概括，因此根据阴阳的基本属性，可以对疾病的症状、病位、病性、病势等，进行阴阳分类。

凡见兴奋、躁动、亢进、明亮等表现的表证、热证、实证，以及症状表现于外的、向上的、容易发现的、病情变化较快等，均属阳证范畴。而抑制、沉静、衰退、晦暗等表现的里证、寒证、虚证，以及症状表现于内的、向下的、不易发现的、病情变化较慢等，均属阴证范畴。

阴盛则阳微，法当温阳化气以祛寒邪，如桂枝加附子汤，四逆汤、当归四逆汤、金匮肾气丸等方均可选用。热胜则身热，甚而伤阴，法当养阴清热。如热在气分，白虎汤、白虎人参汤，生脉散等可以选用。如热入营血，伤津耗血，则用六味地黄汤、犀角地黄汤、紫雪丹等。

体内阳气亏虚，机体温煦，推动、蒸腾、气化等作用减退，产生虚寒现象，诊断为阳虚证(Dificiency of Yan)。许多中医学家认为阳虚证就是寒证，笔者认为两证的鉴别有待进一步研究。不过，阳虚证和里寒证在临床表现十分类似。里寒证以邪实为主，寒邪藏于脏腑经络之间，阴寒内胜，气机郁滞，津血不畅，或挟气滞或挟瘀阻或挟寒湿而成邪实之证，常见机能障碍、拘急疼痛、瘀血内阻、水湿痰饮、阳虚不温等症状。若仅有面白肢冷、畏寒、尿清、便溏等阳虚症状尚不算里寒证。里寒证多发生于素体阳虚之人，且寒为阴邪，必伤阳气，故里寒证时阳气必虚。因此，里寒证虽为实证，但属本虚标实，只是以标实为主。

阳虚证以正虚为主，全身性阳气不足，脏腑机能低下，代谢相对缓慢，对疾病的反应性下降，多见肾阳虚，与体质有关。常见畏寒怕冷，神疲乏力，阳痿滑精，宫寒不孕，腰膝冷痛，尿清便溏等症状。可进一步影响到心脾二脏，导致心肾阳虚或脾肾阳虚。另外，在阳虚的基础上也常产生水湿痰饮等阴寒之邪，但仍以阳虚为主，阴寒为次[1]。

(一)症状诊断学

畏寒的表现包括性功能障碍，小便清长、夜尿次数增多或尿少，浮肿虚胖，阳痿等性功能减退或月经量少，大便溏薄，口淡不渴或喜热饮，自汗，病程较长，神疲乏力，喜卧嗜睡，少气懒言，气短或喘促多痰[2]。

1. 畏寒诊断学

畏寒表现为经常怕冷，衣服比别人穿得多，以冬天为甚，夏天不怕热，个别人甚至盛夏需着棉衣。畏寒是阳虚证必须具备的症状。但是，也有例外，个别情况下没有畏寒，反而是高热。杨淑芳等[3]介绍了3例高热的阳虚证，均是先按阴虚证治疗失败而后才诊断为阳虚证，用真武汤治愈。例1，患者感受风邪，高热达40℃，静滴青霉素、链霉素、氟美松，肌注安基比林等药物十余天，高热持续不退，咳嗽，微喘，大便溏薄，小便清长，面色苍白无华，舌质淡白，无苔，脉细数。标热本虚而用真武汤，方药：茯苓15g，焦白术10g，白芍15g，制附子15g，生姜15g。患者见方中姜附并用，恐有助热之弊，始拒服。经与其解释“甘温能除大热”道理而后服之。药进1剂，果获神效，热退，神清，食增，继服6剂而愈。例2，4月婴儿，肺炎，咳喘，发烧，体温持续在40℃以上，经输液、肌注退烧药，口服抗生素与安宫牛黄丸等药物，及物理降温，热势不减，危在旦夕。检体：面色苍白，神态嗜睡，微有咳喘，手足欠温，腹软微胀，两目干涩，舌赤口糜，大便溏薄，脉迟而弱。用真武汤以温补脾肾。方药：茯苓10g，焦白术10g，生白芍10g，制附子3g，生姜10g。服1剂诸症悉减，体温降至37℃。改用异功散加白豆、山药、莲子肉、五味子、桔梗调理之，4剂而愈。例3，数日高烧不退，20余日体温39~40℃，经诊治体温不降，面青黄而暗淡，全身虚浮似肿，神疲体倦，目不欲睁，大便溏薄，小便短少，舌质淡白无苔，全身可见散在性紫斑，因气虚而血瘀所致。脾脏肿大3横指，体温39℃。方药：白术6g，茯苓10g，生白芍10g，制附子3g，生姜10g，红参4g。服6剂，热退肿消，紫斑消失，精神转佳，食欲大增，面转红润，脉稍数然较前有力。仍自汗、盗汗，此乃久病气虚营弱，卫外不固。用上方加黄芪益气固表，肉桂、当归助芍药敛阴止汗。服3剂后诸症皆除。再以十全大补丸以善其后。3例均有大便溏薄等许多阳虚证的表现。

2. 阴茎勃起功能障碍诊断学

阴茎勃起功能障碍，属于男科常见病，以阳虚证为多，主要有肝阳虚证、肾阳虚证和脾肾阳虚证。①肝阳虚证：主症为阳痿，丸冷囊湿，阴器萎缩。次症为畏寒肢冷，神疲乏力，胁下作痛，忧郁善恐，舌淡苔白，脉沉细弦迟，左关沉弱。②肾阳虚证：主症为阳痿，腰膝酸软，畏寒肢冷。次症为神疲乏力，夜尿频数或小便清长，舌淡苔白，脉沉细迟。③脾肾阳虚证：主症为阳痿，腰膝酸软，大便溏泄。次症为畏寒肢冷，神疲乏力，小腹冷痛，夜尿频数或小便清长，脉沉迟细弱。用复方壮阳合剂治疗，合剂主要由黄芪、白术、当归、红花、仙灵脾、鹿角片、菟丝子、蛇床子、熟地、蜈蚣等20种中药组成，具有温肾暖肝、益气健脾、活血强阴等作用，取得满意疗效[4]。

(二)检体诊断学

秦吉华等的82例中包括51例阳虚证，31例阴虚证。表现为疲乏无力，少气懒言，畏寒肢冷，口淡不渴，尿清长，便溏，嗜睡，面色皖白，舌质淡胖、边有齿痕、苔白，脉沉迟，或细弱无力。其中肾脏疾病25例，白血病6例。31例阴虚证中有肾脏疾病18例，恶性肿瘤10例，心血管疾病7例，白血病7例，妇科及其他疾病9例。70例正常人舌面PH值为7者，占64.3%，阴虚证中PH<7者占56.8%，阳虚证中PH>7者占51.6%[5]。

正常人舌涂片上以角化前细胞为主，阴虚证、阳虚证均有舌上皮细胞过度角化倾向，角化前细胞减少，不全角化细胞和完全角化细胞明显增多。阳虚证以完全角化细胞为主，无角化前细胞，不全角化细胞多于50%者，占51.8%，完全角化细胞多于10%者，占

100%。正常人角化前细胞多于50%者，占52.8%；不全角化细胞多于50%者，占28.6%；完全角化细胞多于50%者，占41.4%。阴虚证以不全角化细胞为主，角化前细胞多于50%者，占5.9%；不全角化细胞多于50%者，占74.5%；完全角化细胞多于50%者，占52.9%。两证不难鉴别。舌面细胞学变化与舌象有密切关系，特别是受舌苔的影响比较明显。阴虚证以少苔、无苔、剥苔为主，所以多背景清晰上皮细胞常成片分布；上皮细胞、白细胞、细菌数都较少，有时见到中层细胞。而阳虚证厚苔者背景较脏，上皮细胞、白细胞及细菌较多，凡薄白苔者细胞数较少。

正常人舌上皮细胞不含糖原，糖原阳性细胞在1%～24%之间，平均值为6.9%。阳虚证舌苔糖原阳性细胞上升为11.2%，高于阴虚证的8.4%。

正常人8.6%未见白细胞；全部为脂肪阴性白细胞者，占4.2%；脂肪阳性细胞不足10%者，占8.6%，脂肪阳性细胞的胞浆内含有脂类颗粒；脂肪阳性细胞在10%～50%之间者，占10.0%；脂肪阳性细胞在50%以上者，占68.6%。阳虚证的脂肪阳性细胞减少，12.9%者未见白细胞；全部为脂肪阴性白细胞者，占22.6%；脂肪阳性细胞不足10%者，占32.2%；脂肪阳性细胞在10%～50%之间者，占22.6%；脂肪阳性细胞在50%以上者，占9.7%。阴虚证的脂肪阳性细胞减少更明显，15.7%者未见白细胞；全部为脂肪阴性白细胞者，占11.8%；脂肪阳性细胞不足10%者，占13.7%；脂肪阳性细胞在10%～50%之间者，占51.9%；脂肪阳性细胞在50%以上者，占7.8%。两证不难鉴别。

阳虚证舌苔上皮细胞非特异性酯酶阳性率明显下降，阴虚证明显上升。

体温诊断学

卢文等[6]让就诊者静坐10min以上，擦干双侧腋窝汗液，将两支甩到35℃以下的体温计分别放在病人腋窝正中，让其端坐，双臂自然贴紧腋中线，双手掌心向上平放于大腿上，5min后将体温计按放入的先后顺序取出，由专人记录当时的时间及温度，温度精确到0.01℃。测量单纯性肥胖与黄褐斑患者的左右腋温，发现大多数单纯性肥胖者为右侧腋温偏高，少部分为左侧偏高，无左右完全等高者。黄褐斑患者90%以上为右侧腋温偏高，为阳虚阴盛证。反之，左侧腋温偏高，为阴虚阳盛证。右侧腋温偏高要考虑阳虚证。

丁伟璜等11例慢性肾炎阳虚证的腋温平均(36.2±0.11)℃，明显低于20例慢性肾炎阴虚证的(36.7±0.07)℃，$P<0.01$。上海中医学院报告一组溃疡病患者，体温测定结果均属正常范围，偏阳虚者明显低于偏阴虚者，$P<0.01$。扬蓁等的87例溃疡病中，阳虚证的舌下温度明显低于阴虚证，$P<0.01$[7]。

（三）影像诊断学

1. 超声诊断学

韩家强等[8]用彩色超声多普勒诊断仪测定30例慢性肾衰脾肾阳虚证的下列数据：①肾动脉收缩期峰值血流速度(SR)明显下降，其平均值为(48.42±17.23)cm/s。中西医结合治疗4周后SR明显上升。②B助指数(收缩期峰值血流速度与舒张期血流速度之差/收缩期峰值血流速度)明显上升为0.87±0.43，治疗后明显下降。③血流峰速加速度明显下降为(326.52±38.42)cm/s，治疗后明显上升。

肾动脉收缩期峰值血流速度明显下降、B助指数明显上升和血流峰速加速度明显下降可以作为脾肾阳虚证的诊断依据。

2. 放射性核素肾图诊断学

王新礼等[9]的62例肾病综合征阳虚证肾图各种数据：①肾图中峰时(t_b)的平均值为(3.14±0.48)min，明显低于33例非阳虚证的(3.49±071)min，$P<0.05$。②半排时间($c_{1/2}$)(7.27±1.02)min，明显低于非阳虚证的(7.89±1.11)min，$P<0.05$。③15min残存率为(40.98±3.64)%，明显低于非阳虚证的(44.79±3.77)%，$P<0.01$。④肾脏指数(RI)为(72.51±2.46)%，明显高于非阳虚证的(71.21±2.27)%，$P<0.01$。说明肾病综合征中肾阳虚证的肾损程度较轻，非肾阳虚证中多为肾阴虚证。

(四)血液检验诊断学

1. 红细胞诊断学

(1)红细胞血红蛋白诊断学

阳虚证红细胞血红蛋白浓度下降，明显低于阴虚证，$P<0.01$。阳虚证红细胞体积增大，明显大于阴虚证，$P<0.05$[10]。

(2)血色素诊断学

刘福春等[11]的40例老年阳虚证、20例老年对照组及20例正常人的血色素(Hb)分别为(10.5±1.1)、(11.0±0.9)及(13.2±1.3)g/dl。

(3)红细胞超氧化物歧化酶诊断学

张载信[12]的68例阳虚证超氧化物歧化酶明显上升，其平均值为(158.5±22.05)U/ml，服用古井春30天后明显下降为(130.92±21.51)U/ml，$P<0.01$。

超氧化物歧化酶的测定

刘福春等20例正常人的超氧化物歧化酶含量平均为(1249±127)ng/mgHb，20例老人为(1206±123)ng/mgHb；20例老人阳虚证明显下降为(994±129)ng/mgHb。

2. 血清蛋白结合碘诊断学

邝安堃等[13]24例内分泌异常阳虚证的血清蛋白结合碘明显下降，其平均值为2.6μg/dl。血清蛋白结合碘的正常值为5.74μg/dl。17例内分泌无异常阳虚证的血清蛋白结合碘4例偏低，其平均值为5.4μg/dl。

3. 血浆前列腺素诊断学

朱玫等[14]的72例虚证中，5例阳虚证的血浆前列腺素E(PGE)明显下降，其平均值为(149.0±28.1)pg/ml，9例正常人为(190.0±20.8)pg/ml，19例阴虚证明显上升为(220.0±42.4)pg/ml。

10例男性阳虚证的$PGF_{2\alpha}$下降为(288.5±32.0)pg/ml，13例正常人为(321.0±23.3)pg/ml，5例气阴两虚证明显上升为(374.4±48.4)pg/ml，9例阴虚证明显上升为(457.7±58.2)pg/ml。男性$PGF_{2\alpha}$依下降次序下降：阴虚证>气阴虚证>正常人>阳虚证。

6例女性阳虚证的$PGF_{2\alpha}$上升为(277.0±41.6)pg/ml，8例正常女性为(255.3±23.2)pg/ml，15例女性阴虚证明显上升为(457.7±58.2)pg/ml，13例女性气阴两虚证明显上升为(333.9±58.2)pg/ml，9例女性气虚证明显上升为(366.6±50.5)pg/ml。女性$PGF_{2\alpha}$依下降次序下降：阴虚证>气虚证>气阴虚证>正常人>阳虚证。

PGE、$PGF_{2\alpha}$明显下降可以作为阳虚证的诊断依据。阳虚证的血浆PGE及$PGF_{2\alpha}$明显低于阴虚证，两者不难鉴别。

4. 环核甙酸诊断学

(1)邝安堃等的42例阳虚证血浆环核甙酸的测定：①环－磷酸腺甙(cAMP)明显下降，其平均值为17.45pmol/ml，其正常值为(23.9±5.3)pmol/ml，$P<0.05$。②血浆环－磷酸鸟甙(cGMP)明显上升为8.88pmol/ml，其正常值为(6±2.2)pmol/ml，$P<0.05$。③cAMP/cGMP明显下降为2.37，其正常值为4.95±0.04，$P<0.05$。cAMP、cAMP/cGMP明显下降，cGMP明显上升可以作为阳虚证的诊断依据。④血清蛋白结合碘，明显下降，其平均值为2.6μg/dl。血清蛋白结合碘的正常值为5.74μg/dl。17例内分泌无异常的阳虚病人的血清蛋白结合碘，4例偏低，其平均值为5.4μg/dl。

(2)郑俐利等[15]测定虚证的血浆环核苷酸：①30例阳虚证cAMP明显下降，其平均值为(9.29±5.27)pmol/ml，44例正常人为(15.63±3)pmol/ml，$P<0.001$。33例阴虚证明显上升为(18.75±5.21)pmol/ml，$P<0.05$。44例单纯气虚证明显下降为(12.18±4.37)pmol/ml，$P<0.05$。阳虚证＜气虚证＜正常人＜阴虚证。②阳虚证的cGMP明显上升为(5.38±3.09)pmol/ml，正常人为(3.57±1.3)pmol/ml，$P<0.01$。阴虚证明显上升为(7.50±5.93)pmol/ml，$P<0.001$。44例单纯气虚证明显下降为(2.97±1.32)pmol/ml，$P<0.05$。阴虚证明显下降，与单纯气虚证无明显差异。阳虚证明显低于单纯气虚证，$P<0.001$。③阳虚证的cAMP/cGMP明显下降为2.16±1.36，$P<0.001$。明显低于气虚证的4.69±2.39，$P<0.001$。阴虚证明显上升为7.50±5.93，$P<0.001$。阴虚证明显高于阳虚证，$P<0.001$。

(3)李澄贻等[16]的34例阳虚证血浆cAMP明显下降，其平均值为(11±1.1)pmol/ml，59例正常人为(12±3)pmol/ml，64例阴虚证为(12±1.0)pmol/ml。41例阳虚证尿cAMP明显下降为(5.1±0.44)pmol/d，63例阴虚证尿cAMP明显上升为(6.1±0.40)pmol/d，58例正常人为5.7±2.1pmol/d。

(五)唾液诊断学

1. 秦吉华的51例阳虚证唾液中的钠明显下降，其平均值为(9.26±1.34)mmol/L，70例正常人为(13.96±1.13)mmol/L，$P<0.01$。明显高于31例阴虚证的(5.42±0.81)mmol/L，$P<0.01$。阳虚证唾液中的钾上升为(29.25±1.24)mmol/L，70例正常人为(27.53±0.89)mmol/L。明显低于阴虚证的(42.05±3.80)mmol/L，$P<0.01$。阳虚证唾液中的尿素氮明显上升为(16.73±3.02)mg/dl，正常人为(9.08±0.35)mg/dl，$P<0.01$，高于阴虚证的(12.34±1.95)mg/dl。唾液蛋白含量明显降低，而阴虚证则较正常人无显著差异。

2. 阳虚证唾液中纳明显高于阴虚证。日全食时阳虚证垂体一肾上腺皮质功能低下，而唾液中钠排出更多[17]。

3. 王锦丽等[18]的76例慢性肾炎中包括肾阳虚证44例，非肾阳虚证32例。肾阳虚证唾液白蛋白明显下降，其平均值为(26.74±1.02)ng/ml，非肾阳虚证为(27.61±2.17)ng/ml，$P<0.01$。

4. 副交感神经兴奋可增加唾液分泌量以及钠与碳酸氢盐的含量。阳虚证唾液钠明显高于阴虚证。

（六）内分泌素诊断学

1. 下丘脑－垂体－肾上腺皮质轴功能诊断学

（1）血浆皮质醇诊断学

谢淑仪等的84例肾阳虚证的血浆皮质醇明显下降，其平均值为（12.84±3.9）μg/dl，对照组为（16.7±2.97）μg/dl。

（2）糖皮质激素受体诊断学

下丘脑－垂体－肾上腺皮质轴功能减退，但并不是所有阳虚病人血中的皮质醇浓度都降低，皮质醇的生物效应必须通过与靶细胞胞液中的糖皮质激素受体（GR）结合才能发挥作用，由此推想，即使血中皮质醇浓度正常或偏高，但由于胞液中GR减少，仍可能表现为肾上腺皮质功能低下。刘福春等的33例老年阳气虚证的血液中糖皮质激素水平与健康老年人比较差异无显著性，但患者白细胞中GR含量却明显低于健康对照组，认为这是老年患者肾上腺皮质功能减退的主要机理之一。张家庆等29例阳虚证外周血单个核、多形核及混合白细胞GR明显低于正常对照组，其中以单个核白细胞GR下降最为明显。凌昌全等26例阳虚证白细胞的GR明显下降，其平均值为（2338.9±234.8）位点/细胞，20例正常人为（4433.5±1079.3）位点/细胞，$P<0.01$。阴虚证明显高于阳虚证，为（3288.1±1081.6）位点/细胞，$P<0.05$。但是阴虚证、阳虚证的血浆皮质醇反而高于正常的（336.5±112.4）nmol/L，分别为（444.3±183.9）nmol/L及（422.7±145.0）nmol/L。

阳虚证的CO可以明显上升，白细胞的GR明显下降才是阳虚证可靠的诊断依据。阳虚证的GR明显低于阴虚证，有利于两者的鉴别。

（3）尿17－羟皮质类固醇、17－酮类固醇诊断学

邝安堃等的46例阳虚证24小时尿的17－羟皮质类固醇及17－酮类固醇下降，38例24小时尿17－羟皮质类固醇明显下降，39例17－酮类固醇明显下降，$P<0.01$。

上海中医学院万叔援等[19]的10例阳虚证尿17－羟皮质类固醇明显下降，其平均值为（7.2±2.7）mg/24h，33例阴虚火旺证明显上升为（11.24±6.4）mg/24h，42例正常人为（6.7±1.95）mg/24h，大于9mg者为高于正常。阳虚证尿17－酮类固醇明显下降为（5.2±2.0）mg/24h，33例阴虚火旺证为（6.9±4.6）mg/24h，42例正常人为（7.1±2.23）mg/24h。尿17－羟皮质类固醇、17－酮类固醇明显下降可以作为阳虚证的诊断依据，阳虚证和阴虚证也不难鉴别。

2. 下丘脑－垂体－性腺轴功能诊断学

（1）血清睾酮、雌二醇诊断学

雌激素中主要有雌二醇（E_2）、雌酮和雌三醇，E_2的生物活性最强。王文健等[20]10例平均为39岁男性的肾阳虚证血清睾酮（T）略为上升，其平均值为（602±39）ng/dl。正常值为（584±57）ng/dl。血清E_2显著升高为（65.1±4.2）pg/ml，但仅有4例高于正常范围（30～72pg/ml），正常人为（50.7±2.2）pg/ml。

（2）血清促黄体激素－绒毛膜促性腺激素诊断学

用血清促黄体激素－绒毛膜促性腺激素（LH－HCG）浓度的测定来反映男性血清促黄体激素的水平是可靠的，王文健等10例男性肾阳虚证的LH－HCG基值明显上升为（1.35±0.15）pg/ml，正常人为（0.96±0.10）pg/ml，$P<0.05$。

(3)促黄体激素释放激素(LRH)兴奋试验诊断学

王文健等10例肾阳虚男性患者进行LRH兴奋试验，5例呈延迟反应。正常人无一例呈延迟反应。

3. 下丘脑－垂体－甲状腺轴功能诊断学

(1)邱保国等[21]的31例阳虚证血清三碘甲状腺原氨酸(T_3)、总甲状腺素(T_4)均明显下降，其平均值分别为(0.84±0.20)ng/ml、(6.40±2.64)ng/ml，30例正常人分别为(1.68±0.39)ng/ml、(9.34±1.94)ng/ml，$P<0.001$。16例阴虚证分别为(0.85±0.73)ng/ml、(4.00±12.40)ng/ml。阳虚证T_3明显低于阴虚证，$P<0.05$，阳虚证T_4明显低于阴虚证，$P<0.01$。血清T_3、T_4均明显下降可以作为阳虚证的诊断依据，由于阳虚证比阴虚证下降得更明显，两者不难鉴别。

(2)有研究表明阳虚证血清rT_3下降，治疗后上升，血清rT_3较T_3、T_4更敏感和准确[22]。

4. 下丘脑－垂体－肾上腺髓质轴功能诊断学

上海中医学院10例阳虚证的尿儿茶酚胺明显下降，其平均值为(46.3±17.3)μg/d，30例正常人为(59.3±10.97)μg/d，明显低于阴虚证，$P<0.01$。尿儿茶酚胺明显下降可以作为阳虚证的诊断依据。

阳虚证血管紧张素II(ATII)下降[22]。

(七)免疫诊断学

慢性支气管炎阳虚证患者免疫功能大多低下，其他阳虚证病人的免疫功能也大多低下，细胞免疫功能比体液免疫功能低更多些。

邝安坤等37例阳虚证的T－淋巴细胞玫瑰花环形成率下降，其平均值为57.37%，正常值为62.2%。35例阳虚证病人的B－淋巴细胞玫瑰花环形成率明显下降为16.65%，正常值为23.3%。

(八)微量元素诊断学

1. 朱玟等[23]的51例阳虚证中有甲状腺机能减退症11例，阿狄森氏病3例，席汉氏综合症2例，原发性醛固酮增多症、嗜铬细胞瘤，甲状旁腺机能减退症、手足搐搦症、垂体机能减退症各1例，冠心病5例，心肌梗塞3例，病态窦房结综合症、高血压病各1例，慢性支气管炎9例，溃疡性结肠炎1例，慢性腹泻2例，尿毒症5例，其它疾病3例。36例阴虚证中有甲状腺机能亢进症20例，柯兴氏综合症5例，糖尿病8例，原发性醛固酮增多症、慢性细菌性痢疾，阿米巴痢疾各1例。①阳虚证血清锌(Zn)轻度下降，其平均值为(90±25)μg/dl，正常人为(97±15)μg/dl。36例阴虚证轻度下降为(91±20)μg/dl。②阳虚证血清铜(Cu)明显升高为(126±25.8)μg/dl，正常人为(112.7±14)μg/dl，$P<0.01$。阴虚证明显升高，为(152±38)μg/dl，$P<0.001$。阴虚证明显高于阳虚证，$P<0.001$。③阳虚证、阴虚证Zn/Cu比值明显下降，分别为0.72±0.19、0.62±0.17，正常人为0.88±0.16，$P<0.001$。阳虚证明显高于阴虚证，$P<0.02$。④阳虚证血清Fe升高为(1.41±0.50)μg/dl，正常人为(1.35±0.41)μg/dl，阴虚证明显上升为(1.84±0.5)μg/dl，$P<0.001$。⑤阳虚证血清溴明显下降为(3.75±0.95)μg/ml，正常人为(4.33±0.75)μg/dl，$P<0.01$。阴虚证血清溴的含量接近正常，为(4.32±1.48)μg/dl。

2. 刘福春等[24]60例60岁以上老年阳虚证的血清Zn明显下降为(63.6±12.1)μg/dl，正常老年人为(70.0±11.5)μg/dl，33例气阳虚证为(61.3±13.2)μg/dl。老年阳虚证的血清Cu明显下降为(72.6±12.1)μg/dl，正常老年人为(89±18.2)μg/dl，老人气阳虚血清铜为(70.5±11.4)μg/dl。

3. 张祥德[25]对80例来自不同疾病的虚证血浆镁的含量进行测定，平均年龄为39.48岁。18例阳虚证血浆镁明显上升为2.36mg/dl，正常人为(2.0±0.2)mg/dl，$P<0.01$。14例阴虚证明显下降为(1.67±0.25)mg/dl，$P<0.01$。血浆镁明显上升可以作为阳虚证的诊断依据，也有利于与阴虚证的鉴别。48例气虚证明显下降为(2.09±0.20)mg/dl。

(九)植物神经功能诊断学

检查植物神功能的指标：①平静卧位心率：平卧心率即平卧心搏间距：让受检者取平卧位，在平静呼吸情况下，记录Ⅱ导联心电图30秒钟，算出每分钟心率，为平卧心率。②呼吸差：在深呼吸状态(每分钟呼吸6~8次)心电图记录30s，测深呼吸时最大与最小的心搏间期时间，算出深吸气与深呼气时每分钟心率之差，为呼吸差。③立卧差：从卧位于5s内突然直立，心率明显增加，记录心电图一分钟，用R－R间距算出立位与卧位时每分钟心率之差，为立卧差。④30/15比值：测定卧位突然起立后心电图第30次与第15次心搏间期时间的比值，称为30/15比值。⑤卧立位血压差：测定卧位时和站立后即刻的血压，血压下降，计算出卧位和立位的收缩压之差，为卧立位血压差。阳虚证基础代谢多低下，血压、心率低下，汗液分泌减少。尿儿茶酚胺减少。慢性支气管炎肾阳虚证血柠檬酸降低，乳酸增加。红细胞中三磷酸腺苷减少，糖酵解率较正常减少24%。阳虚证血铜增加，阴虚证增加得更多，两证锌/铜比值明显下降，阴虚证下降得更多。阳虚证血清溴明显下降。阳虚证皮肤电位明显下降为9.8，正常人为31.0，阴虚证明显上升为48.0。阳虚证温阳治疗后，皮肤电位明显上升。阳虚证常有贫血，助阳药治疗往往有效。

吉凤霞[26]40例阳虚证主要病种为支气管哮喘、胃十二指肠溃疡、慢性腹泻、慢性盆腔炎。平卧时阴虚证阳虚证和正常人的血压无明显差异。①阳虚证卧位收缩压的平均值为(111.30±10.06)mmHg，3~5s内转为立位，血压立刻明显下降(4.75±9.64)mmHg，1、3、5、7、10min分别下降(6.25±8.06)mmHg、(6.80±7.26)mmHg、(6.40±8.10)mmHg、(6.80±8.01)mmHg、(6.25±7.63)mmHg，不能恢复到正常水平。3~5s内转为卧位，血压立刻明显上升(0.60±7.57)mmHg，(4.75±9.64)mmHg，1、3min分别上升为(0.05±6.95)mmHg、(0.05±7.26)mmHg，5、7、10min下降(1.20±6.28)mmHg、(1.55±5.94)mmHg、(1.60±5.28)mmHg。②33例正常人收缩压的平均值为(110.73±8.22)mmHg，3~5s内转为立位，血压立刻明显上升(5.64±4.28)mmHg，1、3、5、7、10min分别上升(3.21±5.74)mmHg、(2.30±6.52)mmHg、(1.39±6.52)mmHg、(0.97±6.84)mmHg、(0.85±6.32)mmHg，恢复到正常水平。3~5s内转为卧位，血压立刻上升(0.36±5.99)mmHg，1min上升(0.12±6.38)mmHg，3、5、7、10min下降(0.54±6.04)mmHg、(1.21±6.05)mmHg、(1.39±5.31)mmHg、(1.09±5.05)mmHg。③40例阴虚证收缩压的平均值为(111.95±9.72)mmHg，3~5s内转为立位，血压立刻明显上升(3.20±6.93)mmHg，1、3、5min分别上升(13.5±0.13)mmHg、(0.60±5.41)mmHg、(0.20±6.03)mmHg。7min下降(0.15±6.64)mmHg，10min上升(0.20±6.16)mmHg。3

~5s 内转为卧位，血压立刻上升(4.40 ±5.85)mmHg，1、3、5、7、10min 上升(4.40 ±5.54)mmHg、(4.25 ±5.59)mmHg、(3.70 ±5.43)mmHg、(3.25 ±5.49)mmHg、(3.10 ±5.51)mmHg。

由卧位转为立位，阳虚证的收缩压明显下降，10 分钟不能恢复到正常水平，与正常人有明显差异，$P<0.05$。由立位转为卧位，阳虚证与正常人无明显差异。

阳虚证平卧心率稍快，为(71.95 ±9.72)次/分钟，正常人为(69.33 ±7.57)次/分钟，阴虚证明显加快为(76.75 ±9.44)次/分钟。阳虚证转立位，心率增加为(89.85 ±13.22)次/分钟，正常人为(76.12 ±8.29)次/分钟，阴虚证为(88.90 ±10.21)次/分钟。阳虚证立卧差明显大于阴虚证，更大于正常人。

(十)微循环诊断学

阳虚证微循环的主要改变是血流速度减缓，其次是襻间出血，渗出率和畸形率增加。正是这些改变，引起临床上畏寒、手足冰冷、头昏、乏力、便溏等一系列症状。

(十一)血液流变诊断学

1. 刘素蓉等[27]的 260 例中有 26 种疾病，阳虚证 150 例，全血还原高低切黏度比、全血高低切黏度比、红细胞电泳时间、红细胞压积、血小板聚集率均明显上升，$P<0.05$ ~ 0.01。血浆黏度比明显下降，$P<0.05$。血沉及血沉方程 K 值，阳虚证与正常人无明显差异。

110 例阴虚证，全血还原高低切黏度比、血浆黏度比、红细胞电泳时间、血沉、血小板聚集率均高于正常人，$P<0.05$ ~ 0.01。红细胞压积明显低于正常人，$P<0.01$。血沉方程 K 值，阴虚证与正常人无明显差异。

阳虚证的血浆黏度比、红细胞电泳时间、血沉明显低于阴虚证，$P<0.01$。红细胞压积明显高于阴虚证，$P<0.01$。阴虚证、阳虚证均表现为血液黏度的增高，红细胞电泳时间延长，血小板聚集率增高。说明两证的基本病理特点是阴虚证、阳虚证均存在血瘀的情况，与正常人相比有着显著差异。

这说明，阴虚证主要是血浆成份的增高，即血浆黏度增高，血球成份下降，而阳虚证恰恰与阴虚证相反，血浆黏度比明显下降。红细胞压积明显上升，说明阳虚证主要是血球成份增高，即红细胞压积增高，血浆成份下降，血浆黏度比降低。阴虚证、阳虚证的全血比黏度、全血还原比黏度、血沉方程 K 值、血小板聚集率均无明显差异。血浆黏度阳虚证明显低于阴虚证，$P<0.01$。阴虚证血浆黏度的增高，使红细胞在自身高黏度的血浆中泳动变慢，使红细胞电泳时间明显长于阳虚证，$P<0.01$。阳虚证的红细胞压积明显高于阴虚证，$P<0.01$，使阳虚证的血沉明显低于阴虚证，$P<0.01$。血沉方程 K 值，两证则无明显差异。

2. 李学玉等[28]的 58 例阳虚证中有慢性肺源性心脏病 19 例，慢性结肠炎 14 例，慢性肾炎 12 例，脑血管病后遗症 11 例，肺癌 1 例，肝癌 1 例。其血液流变学表现：①全血黏度比明显上升，其平均值为 5.89 ±0.72，30 例正常人为 4.26 ±0.25，$P<0.001$。②血浆黏度比明显上升为 1.99 ±0.18，正常人为 1.65 ±0.042，$P<0.001$。③全血还原黏度比明显上升为 10.98 ±1.34，正常人为 7.4 ±0.75。④血沉明显上升为(37 ±18.66)mm/h，正常人为(11.5 ±3.75)mm/h。⑤血沉方程 K 值明显上升为 109.8 ±44.09，正常人为 38.24

±11.33。⑥血浆纤维蛋白原明显上升为(539.44±181)mg%，正常人为(389±73)mg%，$P<0.001$。⑦红细胞压积明显下降为(38.88±2.66)%，正常人为(44.1±3)%，$P<0.001$。

全血黏度比、血浆黏度比、红细胞压积、纤维蛋白原明显增高，可望能成为阳虚证定性定量的诊断依据。与刘素蓉等观察不一致，其血浆黏度比下降可能是错误的，红细胞压积上升可能是对的。

3. 阴阳是一个整体综合平衡体系，首先表现在气和血两种流体物质的流动变化过程中，这一过程失常，阴阳就失去平衡。在疾病治疗，调整患者阴阳平衡的过程中病情好转，阴阳趋于平衡，如果按照“效不更方”的原则，继续按原方治疗，会出现阴阳转化，发生另一种阴阳失衡。

黄松章等[29]对56种疾病450例患者进行血液流变学的测定：①60例男性阳虚证全血黏度比明显上升，其平均值为5.03±0.82，正常男性为4.03±0.35，$P<0.01$。11例阳虚证治疗前为5.18，治疗后下降为4.14。57例阴虚证明显上升为3.78±0.46，$P<0.05$。3例阴虚证治疗前为3.84，治疗后上升为4.03。②36例女性阳虚证全血黏度比明显上升为4.64±0.45，正常女性为3.67±0.38，$P<0.01$。5例阳虚证治疗前为4.91，治疗后下降为4.62。59例阴虚证为3.57±0.39。4例阴虚证治疗前为3.69，治疗后下降为3.59。③94例阳虚证血浆黏度比明显上升为1.73±0.09，正常人为1.65±0.042，$P<0.01$。14例阳虚证治疗前为1.66，治疗后下降为1.72。114例阴虚证明显上升为1.86±0.2，$P<0.01$。7例阴虚证治疗前为1.91，治疗后下降为1.75。④95例阳虚证全血还原黏度比明显上升为8.25±0.9，正常人为7.4±0.68。14例阳虚证治疗前为8.35，治疗后下降为7.56。116例阴虚证上升为8.61±6.49。7例阴虚证治疗前为8.23，治疗后下降为7.50。⑤60例男性血沉上升为(6.2±5)mm/h，正常人为(7.4±6)mm/h。12例阳虚证治疗前为5.0mm/h，治疗后上升为6.8mm/h。55例阴虚证明显上升为36±18.2，$P<0.01$。4例阴虚证治疗前为35.7mm/h，治疗后下降为25.5mm/h，但仍旧高于正常。⑥36例女性阳虚证血沉下降为(9.1±6.2)mm/h，正常女性为(13.4±5.1)mm/h。6例阳虚证治疗前为7.2mm/h，治疗后上升为18.2mm/h。55例阴虚证明显上升为32.5±17.1mm/h，$P<0.01$。5例阴虚证治疗前为38.8mm/h，治疗后下降为19.8mm/h。但仍旧高于正常。⑦97例阳虚证血浆纤维蛋白原明显下降为(355.6±62.8)mg%，正常人为(389±73)mg%，$P<0.01$。115例阴虚证明显上升为(519±173.4)mg%，$P<0.01$。⑧77例阳虚证红细胞平均体积(MCV)明显增大为108.2±17.4，正常人为89.0±4.5，$P<0.01$。88例阴虚证明显缩小为84.46±10.07，正常人为89.0±4.5，$P<0.05$。⑨77例阳虚证红细胞平均血红蛋白浓度(MCHC)明显下降为27.65±2.9，正常人为42±2.4，$P<0.01$。56例阴虚证明显下降为33.13±4.52。⑩60例男性红细胞压积明显上升为(48.97±4.25)%，正常人为(44.1±3)%，$P<0.01$。12例阳虚证治疗前为52.6%，治疗后下降为42.9%。56例阴虚证明显下降为(33.33±4.52)%，$P<0.01$。4例阴虚证治疗前为33.8%，治疗后上升为39.8%。⑪36例女性红细胞压积明显上升为(44.34±3.36)%，正常人为(36.4±2.56)%，$P<0.01$。59例阴虚证明显下降为31.24±4.07，$P<0.01$。

阳虚证具有红细胞压积、全血黏度、红细胞平均体积上升及红细胞平均血红蛋白浓度下降4个主要特征，可作为阳虚证的诊断依据。血浆蛋白胶体渗透压偏低，尿17－羟、

17-酮也明显下降，其平均值分别为3.22mg/d及4.53mg/d。

阴虚证具有红细胞压积明显下降、血浆纤维蛋白原含量明显上升、血浆黏度比明显上升及血沉明显加速4个主要特征，$P<0.01$。可作为阴虚证的诊断依据。此外，血浆蛋白胶体渗透压偏高，21例平均值为28.805mmHg，尿17-羟、17-酮也明显上升，其平均值分别为12.2mg/d及14.5mg/d。由于血浆中纤维蛋白原、球蛋白等大分子增多，胶体渗透压相应增高，水钠外排，细胞内液相对浓缩，使红细胞体积缩小，含蛋白质浓度提高，可能是阴虚证形成的部分原因。

阴阳两虚证、气阴虚证患者相对占多数，阴阳两虚证普遍有3、4个以上的指标异常，尤其是红细胞电泳时间明显延长，还原黏度比及血浆黏度比明显上升，充分说明血液处于"高凝状态"，可以是阴阳两虚证的诊断依据。气阴虚证一般仅有1、2个指标异常。

临床疗效指标和血液流变学指标两者的变化，存在较高的一致性，血液流变学指标恢复正常的病例，其病情大多得到临床控制或好转。用调节阴阳的方法治疗60例呼吸系统疾病，23例血液流变学指标恢复正常，其中临床控制16例，好转7例。异常指标减少3/4以上的9例患者中，临床控制2例，好转7例。异常指标减少1/2以上的7例患者中，临床控制2例，好转5例。异常指标减少1/4以上的10例患者均属好转，异常指标无改变的5例中，2例好转，3例无效。201例阳虚证及阴虚证治疗效果好，只有9例阴虚证的血沉虽然下降，仍旧高于正常。阴阳两虚证的治疗效果差，85例血液流变学指标未能恢复正常。

（十二）阳虚证、阴虚证转化诊断学

从血液流变学指标变化可以判断诸证的疗效，并了解阴阳转化的规律，具体分析7例治疗中出现阴阳变化，其中有2例阴阳转化。血液流变学的各项指标多有较大的变动，可以继续调节阴阳治疗至正常。例1，男，43岁，慢支炎并肺气肿。全血黏度比、还原黏度比、血浆黏度比、纤维蛋白原、血沉明显上升，诊断：阴阳两虚证，治疗后阴阳平衡，全部指标正常，达到临床控制。例2，支气管哮喘并肺气肿。红细胞压积明显增加，全部指标正常，诊断：阳虚证。治疗后阴阳平衡，达到临床控制4个月未发作。例3，柯兴氏综合征、肾结石。血浆黏度比、纤维蛋白原、血沉明显上升，诊断：阴虚证，治疗后病情好转，血浆黏度比、血沉仍旧明显增高，诊断为气阴两虚证。例4，不育症。红细胞压积、全血黏度比明显上升，诊断：阳盛证。治疗后好转，血浆黏度比仍旧明显增高，17-酮为(2.5~8.0)mg/d，17-羟为(3.7~9.1)mg/d，诊断为气阴两虚证。例5，冠心病，红细胞压积明显下降，全血黏度比、血浆黏度比、纤维蛋白原、血沉明显上升，诊断：阴阳两虚证。治疗后明显好转，红细胞压积明显下降，纤维蛋白原、血沉明显上升，诊断为阴虚证。例6，心肌梗塞，红细胞压积、全血黏度比明显上升，诊断：阳虚证。治疗后病情好转，红细胞压积转变为明显下降，纤维蛋白原、血沉由正常转变为明显增高，阴阳转化，诊断为阴虚证。例7，糖尿病、慢支炎继发感染，血沉明显增高，诊断：阴虚证。治疗后红细胞压积转变为明显上升，阴阳转化，诊断为阳虚证。继续治疗，纤维蛋白原转变为明显上升，其余指标正常，诊断为气阴两虚证。

我们需要大量的病例，以研究阴阳转化的过程中血液流变学的变化，使血液流变学的变化对证名诊断提供帮助。

参考文献

[1]傅杰英．里寒证与阳虚证的治法异同．新中医，1994 增刊：83.

[2]张家庆．“阳虚”的临床和实验研究．中医杂志，1981，22(10)：793~795.

[3]杨淑芳，等．真武汤治疗阳虚高热临床体会．河南中医药学刊，2002，17(5)：69~70.

[4]顾文忠，等．复方壮阳合剂治疗阴茎勃起功能障碍临床研究．实用中医学杂志，2003，19(12)：622~624.

[5]秦吉华，等．阴虚阳虚病人舌象客观指标的初步分析．中医杂志，1987，28(2)：137~140.

[6]卢文，等．左右腋温与阴阳的关系及其对针灸诊疗的指导作用．中国针灸，2005，25(7)：495~497.

[7]徐敏张，等．阳虚证和阴虚证体温临床研究现状和展望(1)．广西中医药，1995(4)：213~215.

[8]韩家强，等．温脾汤治疗慢性肾衰脾肾阳虚证对肾血流动力学的影响．黑龙江中医药，2001(1)：11~12.

[9]王新礼，等．肾病综合征阳虚证与肾图的关系．辽宁中医学院学报，1999(4)：22.

[10]黄松章，等．从血液流变学探讨阴阳转化的某些原理．上海中医药杂志，1982(10)：46~48.

[11]刘福春，等．老年阳虚患者超氧化物歧化酶和血清锌铜关系的初步研究．中西医结合杂志，1991，11(8)：473，4.

[12]张载信．“古井春”对 68 例阳虚证的异病同治观察．安徽中医学院学报，1995，14(1)：95.

[13]邝安堃，等．阳虚病人内分泌、免疫和环核甙酸变化的初步观察．中华内科杂志，1979(18)：105~108.

[14]朱玟，等．中医虚证与血浆前列腺素含量的变化．中医杂志，中医杂志，1983(24)：75~77.

[15]郑俐利，等．气虚患者血浆环核苷酸的对比研究．中西医结合杂志，1989，9(1)：13.

[16]李澄贻，等．环腺苷酸与中医阴虚阳虚关系的初步探讨．新医学，1980，11(5)：237~240.

[17]张家庆．“阳虚”的临床和实验研究．中医杂志，1981，22(10)：793.

[18]王锦丽，等．慢性肾炎阳虚证与唾液白蛋白的关系．辽宁中医杂志，1997，24(8)：75.

[19]上海中医学院．阴虚火旺与肾上腺皮质、髓质激素关系的初步探讨．上海中医药杂志，1979，52(5)：8~11.

[20]王文健、沈自尹，等．肾阳虚患者和老年人(男性)的下丘脑－垂体－性腺轴功能初步观察．中西医结合杂志，1982(2)：149~152.

[21]邱保国，等．阳虚证与甲状腺素的关系探讨．中西医结合杂志，1983(3)：168~170.

[22]朱翠玲，等．阳虚证微观辨证新进展．河南中医，1996，16(5)：320.

[23]朱玟，等．阴虚、阳虚病人血清中微量元素变化的初步观察．中医杂志，1981，22(8)：586~590.

[24]刘福春等，微量元素与免疫、受体，酶学的相关性在虚证研究中的应用·微量元素，9(1)：32~34.

[25]张祥德．80 例虚证血浆镁含量的检测分析．江苏中医杂志，1988(4)：182~183.

[26]吉凤霞．对阴虚证和阳虚证患者应用卧立、立卧试验的研究．北京中医学院学报，1982(1)：18.

[27]刘素蓉，等．阴虚阳虚证与血液流变学研究．中国医药学报，1989，4(2)：92~94.

[28]李学玉，等．中医阳虚证血液流变学观察．徽循环技术杂志，1996(2)：103.

[29]黄松章，等．从血液流变学探讨阴阳转化的某些原理．上海中医药杂志，1982(10)：46，8.

第五节 阴虚证

体内津液精血等阴液亏少，无以制阳，滋润、濡养等作用减退，产生虚热现象，诊断为阴虚证(Dificiency of Yin)。属虚证、热证的性质。

(一)症状诊断学

五心烦热，咽燥口干，潮热颧红，大便干结，尿短赤，盗汗，身倦乏力，形体消瘦，失眠，月经少或闭经，病程长，病势缓。阴虚火旺时，心烦易激动，烘然升火，夜寐不安或多梦，心悸，头痛，面红，口苦。

(二)检体诊断学

舌红，少津，或少苔、无苔，阴虚火旺时，舌质红绛。脉细数。

(三)红细胞纳泵活性诊断学

时毓民等21例阴虚火旺证患儿的红细胞纳泵活性明显上升，其平均值为(0.465 ± 0.026) mmolesRb/L. RBC/h，19例正常小儿的红细胞纳泵活性为(0.374 ± 0.016) mmolesRb/L. RBC/h，其中14例用玄参9g，知母9g，甘草4.5g，黄精12g及黄柏9g治疗，半数有改善。2例治疗后阴虚火旺的症状完全消失，1例红细胞纳泵活性治疗后由0.587mmolesRb/L. RBC/h下降为0.348mmolesRb/L. RBC/h。红细胞纳泵活性的明显上升，可作为阴虚火旺证的诊断依据。

(四)尿羟脯氨酸排量诊断学

顾文聪等[1]观察甲亢阴虚火旺证尿羟脯氨酸排量，明显增加。

(五)尿17羟皮质类固醇、17酮类固醇诊断学

上海中医学院万叔援等[2]的33例阴虚火旺证有高血压、神经衰弱、肝炎恢复期、更年期综合征及甲状腺腺瘤等。24小时的尿17－羟皮质类固醇明显上升，其平均值为(11.24 ±6.4) mg/d。正常人为(6.7 ±1.95) mg/d，$P < 0.05$，(大于9mg/d为高于正常)。11例阴虚肝火旺证的尿17－羟明显上升为(11.2 ±3.9) mg/d，$P < 0.05$。10例阴虚心火旺轻度增多为(7.14 ±2.0) mg/d，P >0.05。阴虚火旺证24小时的尿17－酮类固醇稍下降为(6.9 ±4.6) mg/d。40例正常人的平均值为(7.1 ±2.23) mg/d。

(六)血清甲状腺原氨酸诊断学

赵伟康等[3]观察了7例甲亢阴虚火旺证患者治疗前后血清总甲状腺素(T_3)的变化，治疗前明显上升，其平均值为(30.93 ±18.25) μg/dl，正常范围为(4 ~ 13) μg/dl，治疗后明显下降，其平均值为(20.27 ±14.15) μg/dl。

(七)肾素、血管紧张素诊断学

唐树德等[4]的27例将原发性高血压分为阴虚火旺证与非阴虚火旺证。立位采血时，19例原发性高血压阴虚火旺证的血浆肾素活性(PRA)及血管紧张素Ⅱ(ATⅡ)明显上升，其平均值分别为(3.0 ±2.8) ng/(ml·h)、(41.9 ±33.79) pg/ml。33例正常人分别为(1.1

±0.71)ng/(ml·h)、(30.0±14.2)pg/ml。33例原发性高血压非阴虚火旺证分别为(0.4±0.4)ng/(ml·h)、(16.2±8.1)pg/ml。立位血浆肾素活性及血管紧张素II明显上升可以作为阴虚火旺证的诊断依据。

卧位采血时27例原发性高血压阴虚火旺证的PRA明显上升为(1.4±2.5)ng/(ml·h)，ATII为(20.1±28.5)ng/ml，96例正常人的PRA、ATII分别为(0.5±0.5)ng/(ml·h)、(20.2±14.2)pg/ml。160例原发性高血压非阴虚火旺证分别为(0.4±0.6)ng/(ml·h)、(14.3±18.5)pg/ml。

(八)尿儿茶酚胺诊断学

(1)万叔援等[5]的高血压中，43例阴虚火旺证尿儿茶酚胺明显上升，其平均值为(82.1±24.6)μg/d，正常人为(59.3±10.97)μg/d。尿17-羟皮质类固醇明显上升为(9.59±2.0)mg/d，正常人为(6.7±1.95)mg/d。20例非阴虚火旺证的尿17-羟皮质类固醇和儿茶酚胺均接近正常，分别为(9.59±2.0)mg/d，正常人为(6.7±1.95)μg/d。单纯阴虚证和阴虚火旺证的区别在于尿儿茶酚胺和/或尿17-羟皮质类固醇是否明显上升。

阴虚火旺证分为阴虚心火旺证、阴虚肝火旺证及阴虚心肝火旺证。16例阴虚心火旺证中15例尿儿茶酚胺增高，1例尿17-羟皮质类固醇、尿儿茶酚胺两项同时增高，没有1例尿儿茶酚胺正常。15例阴虚肝火旺证中有12例尿17-羟皮质类固醇值增高，1例两者同时增高，2例两者均在正常范围。12例阴虚心肝火旺证中10例的两者均增高，1例尿17-羟皮质类固醇增高，1例尿儿茶酚胺增高。

(2)万叔援等的20例阴虚肝火旺证有高血压、神经衰弱、肝炎恢复期、甲状腺机能亢进、胃溃疡及更年期综合征，其尿17-羟皮质类固醇明显上升为(11.23±3.49)mg/d，其中15例明显上升。

25例阴虚心火旺证有高血压、神经衰弱、肝炎恢复期、甲状腺机能亢进、胃溃疡、慢性咽喉炎、肺结核、冠心病、更年期综合征及甲状腺囊肿等，其尿儿茶酚胺明显上升为(93.03±29.74)μg/d，其中20例明显上升。7例(高血压、神经衰弱、肺结核、更年期综合征)采用滋阴泻心火法，给予黄连、生地、玄参、麦冬等药物，治疗2个月后症状明显改善，尿儿茶酚胺由101.46μg/d明显下降到65.53μg/d，接近正常。部分阴虚心火旺患者尿儿茶酚胺上升，而尿17-羟下降，用交通心肾法给予肉桂、黄连、玄参、生地、麦冬等药物治疗1个月后，症状明显改善，尿儿茶酚胺下降，而尿17-羟上升，有一例改用黄连、玄参、生地、麦冬等药物治疗后，尿17-羟又下降，说明肉桂可以提升尿17-羟。

16例阴虚心肝火旺证有高血压、神经衰弱、肝炎恢复期、甲状腺机能亢进、更年期综合征、尿路结石及甲状腺腺瘤等，尿儿茶酚胺明显上升为(95.82±59.84)μg/d，尿17-羟皮质类固醇明显上升为(13.34±5.78)mg/d，两者均上升者12例。

同意上述结论：尿儿茶酚胺明显上升要考虑阴虚心火旺证，尿17-羟皮质类固醇明显上升要考虑阴虚肝火旺证。两者均上升，考虑阴虚心肝火旺证。谢竹藩等认为除了心、肝阴虚火旺证，还有肾、胃阴虚火旺证。

(九)免疫诊断学

陈松涛等[6]102例阴虚证的3H-胸腺嘧啶核苷淋巴细胞转化试验值明显下降，其平

均值为 29.8×10^4，65 例正常人为 $(50.9 \pm 3.8) \times 10^4$，$P < 0.01$。

（十）植物神经功能诊断学

陆启滨等[7]159 例绝经前后阴虚火旺证 Y 的平均值为 0.625 ± 0.845，40～60 岁正常女性的 Y 为 0.0154 ± 0.719。用滋水清火法（生地、女贞子、丹皮、钩藤、酸枣仁、合欢皮等）治疗 30 例重症更年期综合征阴虚火旺证，Y 值由 0.923 ± 0.7692 下降为 0.205 ± 0.6695。

159 例患者中包括交感神经功能增强或亢进 96 例，正常 50 例，副交感神经功能亢进 13 例。30 例重症更年期综合征阴虚火旺证中包括交感神经功能增强或亢进 20 例，正常 10 例，治疗后交感神经功能增强 4 例，正常 17 例，副交感神经功能增强或亢进 9 例。

参考文献

[1]顾文聪，等．阴虚火旺甲亢患者尿羟脯氨酸排量的初步观察．上海中医药杂志，1983(9)：46.

[2]上海中医学院．阴虚火旺与肾上腺皮质、髓质激素关系的初步探讨．上海中医药杂志，1979，52(5)：8～11.

[3]赵伟康，等．甲亢患者阴虚火旺证的初步研究．上海中医药杂志，1982(7)：43～45.

[4]唐树德，等．阴虚火旺与肾素、血管紧张素系统的初步探讨．陕西中医，1984，5(2)：43～44.

[5]万叔援，等．高血压阴虚火旺证的研究．上海中医药杂志，1983(1)：44～46.

[6]陈松涛，等．中医虚证理论的初步步探讨．中西医结合杂志，1982(2)：140～141.

[7]陆启滨，等．159 例绝经前后诸证阴虚火旺型患者的植物神经功能观察．上海中医药杂志，1990(2)：12～14.

第三章　气血证诊断学

气是指维持人体生命活动的基本物质，如呼吸之气、水谷之气，同时也指人体脏腑组织的机能活动。脏腑之气又称五脏六腑之气，即泛指脏腑的功能而言。血是人体的重要组成部分，含有丰富的营养，由气推动，循着血脉运行于周身，以维持人体各组织器官的功能。气血证诊断学是根据气血的生理活动和病理特点，分析、判断疾病中有无气血亏损和/或运行障碍的情况。气血之间密切相关，在病理上常互相影响，或同时发病，或互为因果。气血的病变常与脏腑的病理失调密切相关。

第一节　气虚证

气虚证(Deficiency of Qi)是指元气不足，气的推动、温煦、固摄、防御、气化等功能减退所表现的虚弱现象的概括。形成气虚证的病因病机为久病、重病、劳累等耗伤元气；先天不足、后天失养，而致元气匮乏；或因年老体弱，脏腑机能减退而元气自衰等。由于元气不足，脏腑机能衰退，故出现气短、声低、懒言、神疲、乏力；气虚不能上荣，则头晕目眩；卫气虚弱，不能固护肤表，故自汗；“劳则气耗”，故活动劳累则使诸症加重；气虚鼓动血行之力不足，故脉象虚弱。由于元气亏虚，往往导致脏腑的机能活动减退，故气虚的常见证有心气虚证、肺气虚证、脾气虚证、肾气虚证、胃气虚证、肝胆气虚证等。并常见几个脏腑的气虚同时存在，而表现出这些脏腑的气虚症状。气陷、气不固、气脱等常是气虚的发展，或为其特殊表现。气虚可由多种原因导致，而气虚又可能导致多种病理变化。如气虚而机能减退，运化无权，推动无力，可导致血虚、阳虚、生湿、生痰、水停、气滞、血瘀，易感外邪，食积、虫积等。同时气虚可与血虚、阴虚、阳虚、津亏等兼并为病，而为气血两虚证、气阴两虚证、阳气亏虚证、津气亏虚证等。

阳虚证指久病而虚损所致，多由气虚发展而来，故有“气虚者阳虚之渐，阳虚者气虚之甚”的说法[1]，后面有研究资料说明许多疾病病情恶化，由气虚证发展为阳虚证。

(一)症状诊断学

声低气短，少气懒言，神疲乏力，或有头晕目眩，自汗。动则诸症加重。

(二)检体诊断学

脉虚无力，弱、软、濡，舌质淡嫩、胖且有齿印。

(三)免疫诊断学

陈辉等[2]100 例气虚证的病程为 2 个月～3 年，平均 16 个月。有慢性支气管炎肺气肿 25 例，冠心病 20 例，高血压性心脏病 15 例，脑梗塞 18 例，脑动脉硬化 12 例，贫血 4 例，全血细胞减少 4 例，植物神经功能紊乱 2 例。气虚证 T 细胞亚群的表现：①OKT_3 明显下降，男性的平均值为$(46.37\pm5.52)\%$，女性为$(47.56\pm4.42)\%$，男女 25 例正常人

OKT_3 均为(59.80 ±9.06)%。②OKT_4 明显下降，男性为(37.15 ±4.70)%，女性为(35.93 ±4.66)%，男女正常人 OKT_3 均为(45.60 ±7.10)%。③OKT_8 明显下降，男性为(24.26 ±9.93)%，女性为(23.60 ±3.62)%，男女正常人 OKT_3 均为(26.90 ±4.20)%。OKT_3、OKT_4、OKT_8 明显下降，$P<0.01$，可以作为气虚证的诊断依据。

淋巴细胞转化率明显下降，男性为(47.03 ±1.07)%，女性为(48.80 ±0.53)%，正常人淋巴细胞转化率均为(65.00 ±5.02)%，$P<0.01$。

血清免疫球蛋白 IgM、IgG、IgA 均下降。男性 IgA 明显下降为(1.50 ±0.44)g/L，女性 IgA 明显下降为(1.46 ±0.37)g/L，正常人为(1.85 ±0.56)g/L，$P<0.01$。男性 IgM 明显下降为(0.78 ±0.15)g/L，女性 IgM 明显下降为(0.82 ±0.18)g/L，正常人为(1.42 ±0.59)g/L，$P<0.01$。男性 IgG 下降为(10.83 ±2.02)g/L，女性 IgG 下降为(10.56 ±2.07)g/L，正常人为(11.25 ±3.20)g/L。

男性患者的血清补体 C_3 的含量明显下降为(1.21 ±0.22)g/L，女性下降为(1.07 ±0.21)g/L，正常人为(1.14 ±0.54)g/L。

(四)微量元素诊断学

1. 铜锌诊断学

刘福春等[3]22 例白血球减少症气虚证的血清锌(Zn)明显下降，其平均值为(77 ±11)μg/dl，36 例正常人为(124 ±21)μg/dl，$P<0.01$。血清铜(Cu)明显下降为(86 ±13)μg/dl，正常人为(137 ±22)μg/dl，$P<0.01$。Mg 为(2230 ±183)μg/dl，正常人为(2300 ±172)μg/dl。

2. 锰铬诊断学

罗陆一等[4]的 52 例气虚证中有慢性胃炎 24 例，胃溃疡 2 例，结肠炎 2 例，慢性肾炎 19 例，慢性肾盂肾炎 2 例，冠心病，脑出血后遗症 1 例，男性不育症 1 例。①气虚证血清锰明显上升为(37.65 ±26.06)PPb，正常人为(12.37 ±3.64)PPb，$P<0.001$。②气虚证血清铬明显上升为(59.57 ±26.69)PPb，正常为(37.74 ±4.94)PPb，$P<0.01$。③气虚证血清锌明显下降，平均值为(90 ±31)μg/ml，正常人为(118 ±15)μg/ml，$P<0.001$。④气虚证血清铜下降为(0.92 ±0.29)μg/ml，正常人为(0.95 ±0.169)μg/ml。⑤气虚证铜/锌上升为(1.17 ±0.65)μg/ml，正常人为(0.82 ±0.10)μg/ml。

(五)微循环诊断学

1. 甲皱微循环诊断学

被检测者安静休息 15～30 分钟，期间不喝水、不进食、不抽烟、不洗手，并让被检测者热悉方法，消除紧张情绪，手的姿势自然，左手无名指与心脏处于同一水平，放入手指固定架上，并在指甲皱襞处涂上香柏油观察皱襞循环全貌。选择标志血管，作 3 个高倍视野连续观察记录，室温控制在 20～24℃。

(1)胡国庆等[5]的 160 例气虚证中有冠心病 24 例，肺心病 18 例，慢性支气管炎 21 例，慢性肾炎 12 例，慢性结肠炎 15 例，肝炎恢复期 28 例，贫血 14 例，血小板减少症 2 例，口腔黏膜溃疡 7 例，三叉神经痛 5 例，诊断不明 4 例。①微循环血管轮廓模糊者明显增多，占 25%，22 例正常人占 4.55%，$P<0.05$。②血色鲜红者占 20.62%，正常人占 90.91%；血色暗红者占 38.13%，正常人未见血色暗红者；血色淡红者占 41.25%，正常

人占9.09%，血色淡红和暗红多见，$P<0.01$。③血流呈线状者占3.75%，呈粒状者占2.5%，呈瘀滞者占11.875%，呈虚线状者占30.625%，呈断线状者占51.25%，正常人分别为52.38%、0%、0%、28.57%、23.81%。气虚证的正常线状血流明显低于正常人，$P<0.05$。④微循环血流速度明显减慢为(0.23±0.05)mm/s，正常人为(0.32±0.09)mm/s，$P<0.01$。⑤微循环血管血液流量明显下降为(12.82±4.65)$\mu m^3/s$，正常人为(18.41±5.95)$\mu m^3/s$，$P<0.01$。⑥正常发夹状管襻明显下降为(16.79±7.42)%，正常人为(29.27±6.5)%，扭曲管襻明显上升为(8.03±5.08)%，正常人为(2.55±2.6)%，$P<0.01$。

心气虚证、肺气虚证、脾气虚证、肾气虚证之间微循环血管的轮廓、排列、血色、流态、形态、血流速度等方面无明显差异，说明微循环血管的这些改变是各脏气虚证的共性。各脏气虚证在血液流量、血管直径、横截面积等方面，存在着明显差别。①微循环血管轮廓模糊者肾气虚证占32.5%，心气虚证占20%。②脾气虚证血色鲜红者占35%，肾气虚证占12.5%，心气虚证占12.5%。③心气虚证血流呈瘀滞者占22.5%，肺气虚证、肾气虚证仅占5%。④心气虚证血液流量为15.18$\mu m^3/s$，肺气虚证、脾气虚证、肾气虚证分别为11.8$\mu m^3/s$、11.35$\mu m^3/s$、12.95$\mu m^3/s$。⑤心气虚证微循环血管管径为9.2μm，脾气虚证为8.2μm。⑥心气虚证微循环血管横截面积为67.7mm^2，脾气虚证为52.8mm^2。后3项$P<0.01$。

随机取40例患者进行治疗，处方：黄芪30g，党参15g，白术15g，郁金10g，丹参10g，每日一剂煎汤口服，30剂为一疗程。治疗后微循环血管轮廓模糊者由9例下降为7例，血色鲜红者由12例增加为15例，排列正常者由25例增加为30例，血流呈线状者由3例增加为9例，呈瘀滞者由2例下降为0例，发夹状管襻由(18.88±6.55)%明显增加为(21.85±5.86)%，$P<0.01$，血管血流速度由(0.23±0.07)mm/s明显增加为(0.30±0.15)mm/s，血管血液流量由(13.79±6.67)$\mu m^3/s$明显上升为(18.53±7.78)$\mu m^3/s$，$P<0.05$。

(2)姚丽珍等[6]的气虚证148例，有脾气虚证，脾肾气虚证、心脾气虚证及肺气虚证。91例气滞证包括气滞血瘀证及肝郁气滞证。检查双侧无名指甲皱微循环：①气虚证视野清晰者明显下降，其平均值占38.51%，正常人为95.45%，$P<0.01$。气滞证有较为明显的瘀血，因而视野相对较为清晰，视野清晰者明显增多为62.64%，$P<0.001$。②血球悬浮状态：气虚证血球悬浮呈粗颗粒状占28.38%。悬浮呈细颗粒状为主，占39.19%。气滞证血球悬浮多呈粗颗粒状，占60.44%。悬浮呈细颗粒状为主，占38.46%。③气虚证多见明显断线血流，占32.43%。气滞证血流呈断线状者明显少于气虚证，为10.99%，$P<0.001$。④气虚证的血流速度缓慢，行进0.3mm的时间超过5s者，气虚证占79.93%，气滞证血流速度缓慢者占60.44%，$P<0.05$。气虚证的血流速度，行进0.3mm的时间不足5s者，气虚证占20.27%，气滞证占39.56%。⑤管襻畸变程度：气虚证多数为轻度迂曲，占64.86%，扭绞者占27.03%，树支状或梅花重度畸变者占8.10%。气滞证多数为扭绞者占35.16%，树支状或梅花重度畸变者占35.61%，$P<0.001$。可见气滞证微血管襻畸变数目及其畸变严重程度远比气虚证多见。⑥乳头下血管丛的可见度：正常人乳头下血管丛只有少数人可以见到，27.03%的气虚证可以见到乳头下血管丛。气虚证血管丛明显充血扩者占8.10%。23.08%的气滞证可以见到乳头下血管丛。气滞证血管丛明显充血

扩者占 43.965%，$P<0.001$。⑦气虚证的管襻动脉臂平均口径为(7.09 ± 0.38)μ，正常人为(6.92 ± 0.39)μ，气滞证明显增粗为(12.71 ± 2.36)μ，$P<0.001$。⑧气虚证的管襻静脉臂平均口径为(9.25 ± 0.46)μ，正常人为(9.1 ± 0.92)μ，气虚证明显低于气滞证的(12.71 ± 2.36)μ，$P<0.001$。⑨气虚证微血管襻顶平均宽度为(23.99 ± 1.16)μ，正常人为(23.90 ± 1.9)μ。气滞证明显增宽为(32.76 ± 1.16)μ，$P<0.001$。⑩气滞证每视野可见微血管襻(23.99 ± 1.16)条，气虚证每毫米可见微血管襻(7.65 ± 2.69)条，正常人为 8 ~12 条，$P<0.01$。气滞证增多为(10.05 ± 1.99)条，$P<0.01$。根据上述微循环的 10 项表现，两证不难区别。

(六)鼻腔腺体分泌功能的测定

王东方等[7]对 100 例慢性单纯鼻炎的鼻腔腺体分泌功能进行检测，取医用脱脂纱布棉线一根，反折长约 10cm，置入温箱内烘干，一端浸染荧光素液长 1cm，置于干燥处备用。要求受检者在检查前 10 分钟自行清理鼻腔分泌物，将棉线着染段置于鼻下甲前段黏膜处，令受检者头稍前倾位，静止不动，5 分钟后取下棉线，即刻测量棉线荧光素染色长度。鼻腔腺体分泌率计算：棉线的吸收率为每分钟 0.054μl/min，测得荧光棉线染色长度乘以棉线吸收率，再除以 5min，结果就是鼻腔腺体分泌率。56 例慢性单纯鼻炎气虚证的染色长度明显延长，其平均值为(45.12 ± 16.08)mm，明显长于 44 例慢性单纯鼻炎非气虚证的(49 ± 14.26)mm，$P<0.01$。62 例非慢性单纯鼻炎气虚证的染色长度仍旧明显长于 38 例非慢性单纯鼻炎非气虚证，分别为(28.63 ± 12.4)mm、(21.54 ± 10.27)mm，$P<0.01$。说明不管有无慢性单纯鼻炎，气虚证的染色长度明显长于非气虚证，$P<0.01$。

慢性单纯鼻炎气虚证的鼻腔腺体分泌率明显上升为(0.49 ± 0.17)μl/min，明显长于慢性单纯鼻炎非气虚证的(0.37 ± 0.15)μl/min，$P<0.01$。非慢性单纯鼻炎气虚证、非慢性单纯鼻炎非气虚证的鼻腔腺体分泌率，分别为(0.31 ± 0.13)μl/min、(0.23 ± 0.11)μl/min，$P<0.01$。非慢性单纯鼻炎气虚证的鼻腔腺体分泌率明显高于非慢性单纯鼻炎非气虚证，$P<0.01$。慢性单纯鼻炎气虚证的鼻腔腺体分泌率明显高于非慢性单纯鼻炎气虚证，$P<0.01$。

棉线荧光素染色长度明显增长、鼻腔腺体分泌率明显上升可以作为气虚证的诊断依据。

(七)植物神经功能诊断学

张镜人等[8]的 40 例慢性肾炎、结缔组织疾病等多种不同系统疾病的气虚证，7 例兼有血虚证。气虚证植物神经功能的表现：①平静卧位心率，其平均值为(74.38 ± 4.03)次/分钟，100 例正常人的心率为 72.80 次。②呼吸心率差减少为(14.40 ± 2.39)次，正常人为(19.50 ± 1.30)次，$P<0.01$。③立卧心率差下降为(13.60 ± 2.16)次，正常人为(19.90 ± 1.70)次，$P<0.01$。④30/15 比值下降为 1.03 ± 0.03，正常人为 1.11 ± 0.02，$P<0.01$。⑤卧立血压差为 24.28mmHg，正常人为 2.76mmHg，大于和/或等于 30mmHg 者占 47%，正常人无 1 例大于或等于 30mmHg。呼吸心率差、立卧心率差、30/15 比值明显下降及卧立血压差明显上升，可作为气虚证的诊断依据。

(八)环核甙酸诊断学

郑俐利等[9]的 44 例气虚证中，心气虚证 6 例，肺气虚证 7 例，脾气虚证 8 例，肾气虚证 18 例。其环核苷酸的测定：①44 例气虚证 cAMP 明显下降，其平均值为 12.18pmol/ml，44 例正常人为 15.63pmol/ml，$P<0.001$。明显高于 42 例阳虚证的 9.29pmol/ml。阳虚证＜气虚证＜正常人＜阴虚证。②气虚证的 cGMP 明显下降为 2.97pmol/ml，正常人为 3.57pmol/ml，$P<0.05$。③气虚证的 cAMP/cGMP 为 4.69 ± 2.39。与正常人无明显差异。

参考文献

[1]李学玉，等．中医阳虚证血液流变学观察．徽循环技术杂志，1996(2)：103.

[2]陈辉，等．中医气虚证的量化指标初探．中国中西医结合杂志，1998(7)：391.

[3]刘福春等，微量元素与免疫、受体，酶学的相关性在虚证研究中的应用．微量元素，9(1)：32～34.

[4]罗陆一，等．血清微量元素与气虚证关系的探讨．辽宁中医杂志，1986(6)：19～20.

[5]胡国庆，等．气虚证与微循环的研究．上海中医药杂志，1990(5)：46～48.

[6]姚丽珍，等．气虚证与气滞证患者甲皱微循环观察．北京中医杂志，1989(6)：45～57.

[7]王东方，等．慢性鼻炎鼻腔腺体分泌功能与气虚相关性探讨．辽宁中医杂志，1998，24(2)：147～148.

[8]张镜人，等．气虚患者心血管植物神经系统功能的变化．中西医结合杂志，1986(6)：351～352.

[9]郑俐利，等．气虚患者血浆环核苷酸的对比研究．中西医结合杂志，1989，9(1)：13.

第二节　血瘀证

血瘀证(Blood Stasis；Blood Stagnation)指离经之血未能及时排出或消散，而停留于某处，或血液运行受阻，血行不畅，壅积于经脉或脏器，呈凝滞状态，失去其生理功能。属于实证，常由气虚、气滞、寒凝、血虚所致。血瘀证具有疼痛、肿块、出血、色脉改变等主要临床表现。其疼痛的特点是刺痛、痛处拒按、固定不移、常在夜间痛甚。肿块在体表者包块色青紫，腹内者可触及质硬而推之不移的肿块。出血的特征是色紫暗或夹血块，或大便色黑如柏油状，或妇女血崩、漏血。色脉改变的主要内容有面色黧黑、或唇甲青紫、或皮下紫斑、或肌肤甲错或腹露青筋、或皮肤出现丝状红缕、或舌有紫色斑点或舌下络脉曲张、脉多细涩或结、代、无脉等。瘀血形成的原因可有多个方面，一是外伤、跌扑及其它原因造成的体内出血，离经之血未及时排出或消散，瘀滞于内而为瘀血；二是气滞而血行不畅，或气虚，阳虚而运血无力，以致血脉瘀滞而成瘀血；三是血寒而使血脉凝滞，或血热而使血行壅聚或血受煎熬，以及湿热、痰浊阻遏，脉络不通，血液瘀塞而成瘀血。

血瘀证常常作为主证存在于许多疾病之中，随患者病情的恶化，血瘀加重，与其预后有着密切的关系。血瘀证作为疾病的标证，与脏腑的本虚证共存，由气虚证到阳虚证，病变由上焦传至中焦，最后波及下焦。血瘀证随本虚证的加重，血瘀的程度也不断加重，直至病入膏肓。总之，要从整体的角度来认识血瘀证，不能脱离全部脏腑来了解血瘀证。血瘀证与外邪，特别是与致病微生物侵入人体导致的湿热证有着密切地关系，互为因果，随着血瘀证的加重，提高患者湿热证的发病率，而反过来湿热证又促使血瘀证进一步加重。不同部位的血瘀证的临床表现是不一样的，治疗的方法也不一样，笔者提出肺血瘀证、心血瘀证、肝血瘀证、肾血瘀证、胆囊血瘀证、胃血瘀证、腰椎血瘀证及胞宫血瘀证的概念，要从人的整体背景来认识局部的血瘀证，拟定正确的治疗方案。

(一)症状诊断学

血瘀证主要表现为妇女血崩，漏血，经行腹痛，色黑有块，闭经，皮下瘀血斑，黑便。病理性肿块，包括内脏肿大，炎性或非炎性包块，组织增生变性等。皮肤粗糙，烦燥，狂燥，肢体废用。王金荣等[1]的305例老年血瘀证，平均62.7岁。病程：1年以内128例，1~5年86例，5~10年53例，10年以上38例。原发疾病：冠心病132例，陈旧性心肌梗塞9例，风湿性心脏病14例，肺源性心脏病14例，心律失常76例，高血压病78例，高血压性心脏病26例，动脉硬化59例，脑血栓形成37例，脑栓塞6例，脑出血3例，慢性支气管炎67例，肺气肿36例，慢性胃炎19例，上消化道出血4例，慢性肾炎5例，尿毒症2例，慢性胆囊炎19例，胆石症14例，肝硬化3例，高脂血症59例，帕金森氏病3例，脑萎缩19例，肿瘤51例，糖尿病38例，其他23例，人均患病2.4种。肢体麻木90例，出现率为29.51%，偏瘫占4.26%。100例对照组，均为健康体检者，年龄平均66.8岁，经中医四诊，常规体检无异常发现，既往无严重循环、呼吸、消化、泌尿系疾病，近期无感冒，除外血瘀证者。

血瘀证可以表现为持续心绞痛，一般为疼痛固定不移，刺痛或顿痛，痛处拒按，固定不移，夜间加重。王金荣等[1]的305例老年血瘀证中共检出各种疼痛185例，出现率为60.66%，疼痛部位在心前区者78例，胸骨后25例，二者兼有者20例，头痛42例，胃痛49例，右侧胁痛24例，左侧胁痛5例，四肢关节酸痛42例，少腹痛11例，小腹痛7例，疼痛程度轻、偶发者109例，较重而持续疼痛者59例，疼痛严重者17例；疼痛拒按154例，喜按31例。

(二)检体诊断学

1. 望视诊断学

王金荣等[1]的305例老年血瘀证可见：①63例面色晦暗，出现率为26.66%；②39例口唇青紫，出现率为12.79%；③37例颈静脉怒张，出现率为12.13%；④14例指端紫出现率为4.59%；⑤74例肌肤甲错，出现率为24.26%；⑥17例皮肤黏膜有瘀斑，出现率为5.57%；⑦11例红丝缕，出现率为3.60%；⑧9例鼓胀，出现率为2.95%。

2. 舌象诊断学

舌色淡红、苔薄白为正常。王金荣等的305例老年血瘀证中，舌象异常者236例，占77.4%。主要是舌质多有明显异常，$P<0.05$，舌色淡红者占30.49%，淡白占40.98%，青紫占27.87%、瘀点占46.89%、瘀斑占40.98%。对照组舌色淡红者占65%，淡白占35%，无青紫舌，未见瘀点及瘀斑。

老年血瘀证舌苔无明显异常，白苔占93.11%，薄苔占84.26%，黄、厚苔、剥苔及光苔分别占6.89%、15.74%、4.6%及1.64%。对照组以薄白苔为主，白苔占84%，薄苔占93%，黄、厚苔及剥苔分别为16%、7%及4%。

3. 舌下静脉诊断学

(1)李蔚生[2]对舌脉的观察方法：自然光线下，使患者张口舌体抬起45度，观察舌本腹面舌脉的变化。将舌体腹面分为三个侧带和上下两个部分。以舌系膜带至伞襞为内侧带；伞襞至舌侧缘分为两等分，内为中侧带，外为外侧带。以系带终点为点划一水平线，将舌体腹面分成上下两部分。舌脉曲张主要分布于中侧带以内的下部，而无出血瘀斑(点)者，为舌脉轻度异常；外侧带和上部同时显示舌脉曲张或有明显出血瘀斑(点)者，为舌脉重度异常。正常人舌脉分支无扭曲、扩张，舌脉干近端略隆起、远端平坦，无扭曲和扩张，无出血瘀点和瘀斑；舌脉分支主要在内侧带和部分中侧带可见由近而远、由大而小的舌脉分支。

李蔚生对86例65~94岁健康老人、84例20~52岁健康成人和420例17~19岁健康青年人舌脉进行普查，三组的舌脉正常分别为48、60、414例。舌脉轻度异常分别为33、22、5例，分别占38.37%、26.19%及1.20%。重度异常分别为5、2、1例，分别占5.81%、2.38%及0.24%。健康人的舌脉异常发生率为11.52%，其中老年组舌脉异常发生率为44.19%，成年组为28.57%，青年组为1.43%，说明舌脉异常发生率随年龄的增加而上升。老年组舌脉重度异常变化的发生率为55.81%，成年组为39.28%，青年组为0.23%。

1590例血瘀证中有冠心病112例，心肌梗塞30例，肺气肿278例，脑血管病277例，糖尿病并发症77例，紫癜21例，痛经37例，肿瘤149例，其舌脉异常发生率为75.78%，舌脉异常者其他血瘀证的症状，如胸痛、青紫舌、口唇青紫、肝脾肿大、出血、肿块、肢体肿痛、少腹痛等也较为明显。

200例舌脉异常的血瘀证经活血化瘀药物(益气活血汤、通脉降脂胶囊、化瘀灵注射液)治疗1~3个月后，129例舌脉干曲张减轻或消失(64.5%)；113例舌脉分支曲张减轻或消失(56.5%)；82例出血瘀点斑减轻或消失(41%)，说明活血化瘀可以改善舌脉异常。

(2)靳士英[3]观察了200例61岁以上老年人舌下络脉即舌深静脉的变化，其中血瘀证164例，非血瘀证36例，血瘀证明显的异常变化较非瘀证多见。①正常：长度<舌下肉阜至舌尖连线的3/5，管径<3mm，血瘀证无一例正常，而19.4%的非血瘀证正常。②轻度异常：长度>舌下肉阜至舌尖连线的3/5，管径<3mm，血瘀证、非血瘀证轻度异常者，分别为34.1%、39.9%。③中等度异常：在轻度异常的基础上有扭曲扩张，血瘀证、非血瘀证中等度异常者，分别为25.6%、25%。④重度异常：在中等度异常的基础上有毛细血管瘀血与鱼子酱样颗粒。血瘀证、非血瘀证重度异常者，分别为40.2%、16.7%，$P<0.01$。200例中，156例青紫舌中152例为血瘀证，4例为非血瘀证。

4. 切脉诊断学

脉象以节律均匀、从容和缓为正常。王金荣等的305例老年血瘀证虚脉中细脉占68.85%，涩、濡、微脉分别占3.93%、20.98%、2.29%。实脉中弦脉占67.21%，迟、数、滑、结、代脉各占6.82%、12.13%、9.74%、2.62%及6.82%。

对照组异常37例，占37%，正常63例，占63%，以平脉为主。细脉占32%、濡脉占16%、弦脉占24%及迟脉占2%。

5. 血瘀证量化诊断学

王阶等[4]研究了血瘀证的量化诊断学，临床资料的计分标准如后：①黑便，10分。②月经血色黑有块，轻度8分，重度10分。③持续心绞痛，10分。④一般固定性疼痛，8分。⑤手足麻木，5分。⑥手术史，5分。⑦精神烦躁4分，精神狂躁8分。⑧舌质紫暗，轻度8分，重度10分。⑨少腹部抵抗压痛，轻度8分，重度10分。⑩脉涩，10分。

⑪皮下瘀血斑，轻度8分，重度10分。⑫病理性肿块，10分。⑬舌下静脉曲张，轻度8分，重度10分。⑭腹壁静脉曲张，10分。⑮口唇齿龈暗红，6分。⑯细络，5分。⑰腭黏膜征阳性，轻度4分，重度5分。⑱肢体偏瘫，轻度5分，重度7分。⑲皮肤粗糙，轻度4分，重度5分。微循环障碍，10分。⑳全血黏度比升高，10分。㉑血小板聚集性增高，10分。㉒体外血栓干重增加，10分。㉓体外血栓湿重增加，8分。㉔血栓弹力图异常，8分。㉕血液动力学障碍，10分。㉖纤溶活性降低，10分。㉗血小板释放功能亢进，10分。㉘病理切片示血瘀，10分。㉙新技术显示血管阻塞，10分。非血瘀证：19分以下。轻度血瘀证：20~49分。重度血瘀证：50分以上。

(三)影像诊断学

1. 超声诊断学

王金荣等的305例患者中包括肝大21例，脾大5例，肝硬化3例，肝囊肿2例，肾囊肿2例，腹腔占位性病变15例。

2. 胸部X线诊断学

王金荣等的305例患者中包括肺癌18例，支气管扩张4例，陈旧性肺结核38例。纤维内窥镜检查食道癌7例，胃癌14例，结肠癌4例。

肺内有广泛的纤维化改变，如肺结核、慢性支气管炎、支气管扩张、矽肺等。

(四)血液检验诊断学

1. 血小板功能诊断学

(1)血小板聚集功能诊断学

徐西等[5]的310例血瘀证中包括冠心病221例，其中有72例心肌梗塞，高心病6例，高血压病8例，风心病3例，心率失常3例，慢性支气管炎1例，慢性支气管炎合并肺气肿6例，支气管哮喘2例，慢性胃炎7例，消化性溃疡5例，胆囊炎2例，胰腺炎1例，肾炎1例糖尿病36例，神经官能症2例，其他2例。其中252例血瘀证的血小板聚集率(PAGT)明显上升，其平均值为58.2%，35例正常人为44.86%，$P<0.001$。46例气滞血瘀证的PAGT明显上升为(58.12±22.922)%，$P<0.002$。161例气虚血瘀证明显上升为(59.18±23.468)%，$P<0.001$。6例阴虚血瘀证上升为(53.25±26.532)%，42例气阴血瘀证上升为(54.71±20.466)%，$P<0.01$。心气虚血瘀证明显上升为(60.87±22.024)%，$P<0.05$。肺气虚血瘀证上升为(54.4±16.0952)%，脾气虚血瘀证上升为(50.89±31.086)%，肾气虚血瘀证上升为(55.88±28.306)%。上述8种虚实夹杂血瘀证的PAGT都有不同程度的上升。对4种不同的气虚血瘀证的鉴别是有帮助的。肺气虚血瘀证血小板增多为(20.66±8.197)$\times10^4/mm^3$，35例正常人为(17.95±5.272)$\times10^4/mm^3$，明显高于肾气虚血瘀证的(13.6±2.818)$\times10^4/mm^3$，$P<0.05$。全血黏度升高，血小板聚集性升高，体外血栓形成，血栓弹力图异常，血液动力学障碍，纤溶活性降低，血小板释放功能亢进，病理切片示血瘀，血管阻塞。

(2)血小板活化诊断学

血浆中a-颗粒膜状蛋白(GMP-140)分子量14万，是目前能反映血小板活化程度的特异指标，血浆GMP-140含量的改变在一定程度上反映体内血小板活化、释放及破坏程度，血小板活化程度对判断血栓前状态，体内凝血倾向具有重要的意义。

施赛珠等[6]的162例血管病变或伴有血栓形成倾向的疾病，中医辨证为有血瘀倾向的疾病，包括单纯高血压病18例，单纯冠心病4例，高血压合并冠心病14例，糖尿病74例，肾脏疾病52例。其中有87例血瘀证的GMP－140明显上升，其平均值为(41.53±21.52)ng/ml，20例正常人为(16.16±4.55)ng/ml，$P<0.01$。75例无血瘀证也明显上升为(24.34±10.05)ng/ml。笔者认为GMP－140明显上升可以作为血瘀证的诊断依据。无血瘀证而有血管病变或伴有血栓形成倾向的75例患者也应该考虑为血瘀证，需要通过实践来探讨血瘀证的诊断标准。血瘀伴气虚证的GMP－140明显高于血瘀不伴气虚证，分别为(56.25±30.02)ng/ml、(30.84±16.67)ng/ml。

2. 血浆血栓素β_2及6－酮前列腺素诊断学

(1)徐西等的46例心气虚血瘀证、15例气滞血瘀证及9例脾气虚血瘀证的血浆血栓素β_2(TXB_2)明显增高，分别上升为(195.12±87.385)、(153.92±67.517)、(219.01±105.66)pg/ml。52例正常人为97.75pg/ml。其血浆的6－酮前列腺素(6－Keto－$PGF_{1\alpha}$)下降，心气虚血瘀证、气滞血瘀、9例肺气虚血瘀证及脾气虚血瘀证分别为(253.83±151.074)、(196.1±126.391)、(252.05±197.284)及(198.8±171.458)pg/ml，52例正常人为320.78pg/ml。

(2)王金荣等的40例老年血瘀证TXB_2明显上升，平均值为(270.33±31.30)pg/ml，13例对照组为(109.18±10.92)pg/ml，$P<0.05$。6－Keto－$PGF_{1\alpha}$明显下降为(160.78±19.31)pg/ml，对照组为(238.18±17.62)pg/ml，$P<0.05$。

3. 红细胞膜流动诊断学

叶向荣等[7]的47例确诊为4种不同疾病的血瘀证，其红细胞膜流动性明显降低，用活血化瘀理气方加减治疗一个月，红细胞膜流动性明显提高。

4. 血清脂类诊断学

(1)王金荣等305例老年血瘀证血清的脂类测定值：①血清总胆固醇(TC)明显上升，其平均值为(4.57±0.77)mmol/L，对照组为(4.01±1.060)mmol/L，$P<0.05$。97例的TC>60mmol/L，占31.8%。只有8%的人TC>60mmol/L。②甘油三脂(TG)明显上升为(1.30±0.780)mmol/L，对照组为(0.97±0.61)mmol/L，$P<0.05$。34例>1.35mmol/L，占11.1%，老年对照组TG的平均值为(0.97±0.61)mmol/L，仅有4%的人的TG>1.35mmol/L。③高密度脂蛋白(HDL)下降为(0.39±0.30)g/L，正常人为(0.41±0.21)g/L。

(2)郑关毅等[8]的25例单纯性高甘油三酯血症血瘀证血脂的表现：①TC上升。其平均值为(4.94±1.27)mmol/L，正常人(4.89±1.29)mmol/L。②TG明显上升为(3.39±1.47)mmol/L，正常人为(1.40±0.34)mmol/L，$P<0.01$。高于气虚证、痰湿证、阳虚证。明显高于阴虚证的(2.52±0.49)mmol/L，$P<0.01$。③高密度脂蛋白(HDL)下降为(1.05±0.29)mmol/L，正常人为(1.07±0.36)mmol/L。④低密度脂蛋白(LDL)上升为(3.79±1.10)mmol/L，正常人为(3.64±1.05)mmol/L。⑤$apoA_1$下降为(1.37±0.25)g/L，正常人为(1.42±0.20)g/L，明显高于阳虚证的(1.17±0.58)g/L，$P<0.01$。⑥apoB明显上升为(1.42±0.24)g/L，正常人为(0.90±0.18)g/L，$P<0.01$。明显高于阴虚证的(1.20±0.28)g/L，$P<0.01$。⑦apoB/$apoA_1$明显上升为(1.06±0.22)g/L，正常人为(0.65±0.15)g/L，$P<0.01$。明显高于阴虚证的(0.88±0.23)g/L，$P<0.01$。⑧空腹血

糖(BG)上升为(5.22±0.74)mmol/L，正常人为(5.10±0.98)mmol/L。⑨胰岛素(INS)明显上升为(30.16±14.4)mIU/L，正常人为(15.6±6.4)mIU/L，$P<0.01$。明显高于阴虚证的(22.9±8.9)mIU/L，$P<0.01$。⑩C肽(CP)明显上升为(1.02±0.25)nmol/L，正常人为(0.44±0.21)nmol/L，$P<0.01$。明显高于阴虚证的(0.64±0.18)nmol/L，$P<0.01$。⑪胰岛素敏感指数(ISI)明显下降为5.06±0.58，正常人为3.86±0.35，$P<0.01$。明显低于阴虚证的4.36±0.40，$P<0.01$。TG、apoB、INS、CP、apoB/$apoA_1$ 明显上升，ISI明显下降可以作为单纯性高甘游三酯血症血瘀证的诊断依据。有利于血瘀证与阴虚证及阳虚证的鉴别诊断。

5. 血浆心钠素诊断学

血浆心钠素即心房利钠因子(ANF)，是一种多肽类激素，具有强大的利钠、利尿和舒张血管的作用。当右房压升高时，心房肌张力增加，引起ANF的分泌增加。目前，普遍认为心功能不全与ANF分泌失调有重要关系。王金荣等40例血瘀证的ANF上升，其平均值为340.07pg/ml，对照组为301.84g/ml。

6. 血浆内皮素诊断学

石志芸等[9]的162例患者中包括单纯高血压病18例，单纯冠心病4例，高血压合并冠心病14例，糖尿病74例，慢性肾炎22例，肾病综合征14例，氮质血症6例，尿毒症10例。其中87例血瘀证的血浆内皮素(Endothelin，ET)明显上升，平均值为(41.53±26.92)pg/ml，正常人为(27.77±11.35)pg/ml，$P<0.001$。75例非血瘀证也明显上升为(52.36±43.11)pg/ml，$P<0.05\sim0.01$。血瘀证血浆内皮素明显高于非血瘀证，$P<0.001$。说明血管内皮细胞损伤与血瘀证的关联，血浆内皮细胞功能异常可能参与了血瘀的形成，也是血瘀证产生的病理、生理基础之一。血浆内皮素的明显上升可以作为血瘀证的诊断依据。这75例非血瘀证是否也可以诊断为血瘀证，值得进一步探讨，拟订新的血瘀证诊断标准是发展中医学的一项重要的任务。

7. 血浆一氧化氮诊断学

巫刚等[10]的48例急性腹腺炎中有13例肝脾气滞证、18例肝脾湿热血瘀证、17例脾胃实热血瘀证。肝脾湿热血瘀证的血浆总内皮素(ET)明显上升，其平均值为(56.0±18.0)ng/L，正常人为(41±46)ng/L，$P<0.05$。明显高于肝脾气滞证(42±12)ng/L，$P<0.05$。中药治疗3、7、14天后，分别下降为(50±15)、(45±12)、(39±10)ng/L。第14天下降明显，$P<0.05$。肝脾湿热血瘀证的一氧化氮(NO)明显上升为(0.21±0.05)μmol/L，正常人为(0.18±0.05)μmol/L，$P<0.05$。ET/NO明显上升为321±96，正常人为231±91，$P<0.05$。中药治疗14天后，明显下降为233±91，$P<0.05$。

脾胃实热血瘀证的血浆一氧化氮(NO)明显上升为(77±24)ng/L，$P<0.01$。明显高于肝脾湿热血瘀证，$P<0.05$。也明显高于肝脾气滞证，$P<0.01$。中药治疗3、7、14天后，分别下降为(59±19)、(54±15)、(45±15)ng/L。中药治疗7天后，下降明显，$P<0.05$。明显高于肝脾气滞证的(42±12)ng/L，$P<0.05$。第14天下降更明显，$P<0.01$。脾胃实热血瘀证的NO明显上升为(0.24±0.06)μmol/L，$P<0.05$。明显高于肝脾气滞证的(0.19±0.06)μmol/L，$P<0.05$。中药治疗3、7天后，分别明显下降为(0.17±0.06)、(0.15±0.05)μmol/L，$P<0.05$。脾胃实热血瘀证ET/NO明显上升为390±105，$P<0.05$。明显高于肝脾气滞证的261±84，$P<0.05$。中药治疗3、7、14天后，分别下降为

(408 ±115)、(299 ±72)、(248 ±90)ng/L。第14天下降更明显，$P<0.01$。

急性胰腺炎血瘀证的ET、NO及ET/NO明显高于非血瘀证的肝脾气滞证，脾胃实热血瘀证比较明显。肝脾气滞证的ET、NO及ET/NO均高于正常值，有轻度瘀血的现象。因此，予以禁食、胃肠减压、补充血容量和电解质、纠正酸碱失衡、营养支持或加抗生素预防感染等。急性期中药治疗的协定处方：柴胡15g，黄芩15g，枳实12~15g，厚朴12~15g，大黄15g(另包后下)，芒硝30~60g(另包冲服)，广木香或青藤香12~15g，炒川楝子15g，鱼腥草30g，随证加减并静脉滴注5%葡萄糖注射液250~500ml，加生脉注射液40ml及复方丹参注射液40~80ml，疗程1周。恢复期治疗以健脾为主，兼活血化瘀：丹参15g，赤芍12~15g，川芎10~12g，桃仁10g，红花10g，三棱12~15g，莪术12~15g。中药均每天1剂，水煎服。同一个治疗方案治疗3种证，均取得良效，无死亡，肝脾气滞证、肝脾湿热血瘀证7~14天全部临床治愈。笔者曾遇见许多重症急性感染微循环障碍的病例，值得从血瘀证这个角度进行研究，降低死亡率。

(五)心机图诊断学

王金荣等测定162例老年血瘀证者左心室的功能。心搏出量明显下降，其平均值为(61.36 ±30.12)毫升/搏，80例正常人为(68.80 ±18.37)毫升/搏。每分心输出量下降为(5.27 ±0.78)L，对照组为(5.56 ±1.54)L。心脏指数下降为(3.86 ±1.02)L/(min·m^2)，对照组为(3.94 ±2.10)L/(min·m^2)。左心有效泵力下降为(1.50 ±0.40)公斤/搏，对照组为(1.68 ±0.10)公斤/搏。总周阻力明显增加为(1164 ±87.22)dyn. s. cm^{-5}，对照组为(921 ±58.74)dyn. cm^{-5}。

(六)心电图诊断学

王金荣等305例老年血瘀证，正常者占43.93%，对照组为94%。134例患者中，T波异常占43.93%，32例左心室高电压，43例左心室低电压，24例室性早搏，31例房性早搏，5例房颤，4陈旧性心梗，19例窦缓，11例肺性P波，20例传导阻滞。对照组T波异常占2%，左心室低电压占2%，室性早搏占1%。

(七)免疫学诊断学

1. 天然杀伤细胞诊断学

天然杀伤细胞(natural killer cell；NK细胞)是人体免疫活性细胞的一种，它的细胞毒活性在发生感染性疾病的天然宿主防御病原体的攻击中担负着重要的作用，是具有天然细胞毒活性的杀伤细胞。已确认NK细胞具有抗病毒作用，而反过来病毒可以损害NK细胞[11]。许得盛等[12]的40例血瘀证的NK细胞活性明显下降为(28.60 ±11.70)%，正常人为(39.33 ±7.90)%，$P<0.05$。治疗后明显上升为(39.40 ±13.50)%，$P<0.05$。

2. 细胞因子诊断学

许得盛等40例血瘀证的白细胞介素Ⅱ(IL-2)下降为(8.83 ±5.50)U/L，正常人为(10.31 ±2.05)U/L。嗜中性粒细胞吞噬指数为0.29 ±0.12，治疗后提高为0.30 ±0.12。C_3补体为(1.73 ±0.35)g/L，正常人为(1.80 ±0.36)g/L。干扰素(γ-IFN)下降，其平均值为(1020 ±773)ng/L，正常人为(1392 ±531)ng/L。循环免疫复合物(CIC)明显上升，其平均值为(0.22 ±0.03)OD值，正常人为(0.15 ±0.03)OD值，$P<0.01$。治疗后明显下降

为(0.14±0.05)OD 值，$P<0.01$。

(八)微循环诊断学

蔡辉等[14]150 例血瘀证根据血瘀证兼证的不同，分为 80 例实证和 70 例和血瘀本虚标证。血瘀实证包括血瘀证、气滞血瘀证、痰阻血瘀证、寒凝血瘀证等。血瘀本虚标实证包括气虚血瘀证、阴虚血瘀证、阳虚血瘀证等。非血瘀证系同期进行甲皱微循环检测的患者，并非正常人。测定血瘀证甲皱微循环的数据与肺血瘀证均有明显差异，$P<0.05$。介绍如下：①管襻清晰度：血瘀证管襻模糊者占 40.67%，明显高于 336 例非血瘀证的 1.19%。血瘀证欠清晰者占 18.67%，非血瘀证者占 2.68%。②血瘀证管襻数目减少者占 72%，明显高于非血瘀证的 32.74%。③血瘀证管襻长度缩短者占 76%，明显高于非血瘀证的 32.74%。④血瘀证管襻扩张或纤细者占 84.67%，明显高于非血瘀证的 41.37%。⑤血瘀证襻顶瘀滞者占 83.33%，明显高于非血瘀证的 50%。⑥血瘀证管襻交叉畸形大于 30%者占 91.33%，明显高于非血瘀证的 41.07%。⑦血瘀证襻周渗占 38.67%，明显高于非血瘀证的 10.42%。⑧血瘀证患者微血管中有明显的血细胞积聚现象，占 92.67%，轻度占 46.67%，中度占 29.33%，重度占 16.67%。⑨血瘀证微血流呈线状流者占 12%，粒线流占 36%，粒缓流占 48.66%，停滞 3.33%，非血瘀证微血流呈线状流者占 61.31%，粒线流占 34.52%，粒缓流占 4.17%，停滞占 0%。

综合判断方面：血瘀证甲皱微循环异常发生率为 96%，轻度占 20.00%，中度占 54.67%，重度占 21.33%；非血瘀证甲皱微循环异常发生率为 47.02%，轻度占 44.35%，中度占 1.79%，重度占 0.89%。

血瘀实证与血瘀本虚标实证综合判断结果，两证间无显著性差异。

(九)血液流变诊断学

1. 赵淑媛等[15]的 59 例血瘀证，包括原发性高血压 13 例，慢支炎并肺气肿 6 例，慢性胆囊炎并胆石症 5 例，慢性胃炎 5 例，动脉硬化 5 例，肺结核 4 例，高脂血症 3 例，慢性肝炎 3 例，冠心病 2 例，颈椎病 2 例，风湿性关节炎 1 例，胃溃疡 1 例，脉管炎 1 例，糖尿病 1 例，脑震荡 1 例，青光眼 1 例。其高切全血黏度比、低切全血黏度比明显上升，其平均值为 4.11±0.53、6.34±0.82，120 例正常人的平均值分别为 3.30±0.26、4.18±0.66。其血浆黏度比明显下降，其平均值为 1.38±0.17，正常值为 1.41±0.29。红细胞电泳时间明显延长，其平均值为(20.66±4.96)秒，正常值为(17.40±3.03)秒。红细胞压积明显增加，其平均值为(40.15±4.57)%，正常值为(36.00±2.81)%。

2. 苏州医学院生理教研组的 18 例血瘀证，有脑血栓形成 3 例，冠心病及高血压动脉硬化 4 例，慢性肺原性心脏病 11 例。血瘀证的血浆纤溶活性明显下降，其平均值为(42.44±3.53)U，25 例正常人为(68.06±3.82)U，$P<0.01$。血浆纤维蛋白原明显上升为(0.42±0.02)mg/dl，25 例正常为(0.33±0.02)mg/dl，$P<0.01$。16 例复钙时间明显缩短为(146.68±8.5)s，25 例正常人为(175.88±9.3)s，$P<0.05$。

口唇、指甲紫绀和舌紫瘀斑的血瘀证者，经活血化瘀方药治疗后，13 例血浆纤溶活性由 44.32U 明显上升为 63.88U，$P<0.05$。1 例肺心病经活血化瘀方药治疗效果极好，血浆纤溶活性由入院前的 83.3U，明显上升为 105U。11 例的血浆复钙时间由 137.73s 上升为 165.09s。血浆复钙时间缩短，纤维蛋白原含量上升及纤溶活性下降可以作为血瘀证

的诊断依据。

参考文献

[1]王金荣，等．老年血瘀证的临床实验研究．中国中医基础医学杂志，1998，4(1)：34～37.
[2]李蔚生．舌脉对血瘀证诊断的研究．中西医结合杂志，1988(8)：629.
[3]靳士英．老年瘀证者的舌下脉络变化．中西医结合杂志，1988，8(9)：629.
[4]陈可冀．活血化瘀研究与临床．北京：中国协和医科大学、北京医科大学联合出版社，1993：7.
[5]陈可冀．活血化瘀研究与临床．北京：中国协和医科大学、北京医科大学联合出版社，1993：38.
[6]施赛珠，等．血瘀证与血小板活化的关连研究．中国中医基础医学杂志，1996，1(4)：22～24.
[7]叶向荣，等．血瘀证红细胞膜流动性变化的临床观察．中国医药学报，1991，6(1)：48.
[8]郑关毅，等．单纯性高甘游三酯血症辨证分犁与胰岛素抵抗关系的研究．中国中西医结合杂志，2001，21(5)：281.
[9]石志芸，等．血瘀证患者血浆内皮素测定的临床意义．辽宁中医杂志，1996，23(10)：435～437.
[10]巫刚，等．急性胰腺炎患者血浆内皮素和一氧化氮变化与血瘀证关系的探讨．中国中西医结合杂志，1999，19(12)：715～717.
[11]谢学军．慢性肝炎中医证型 NK 细胞活性的研究．浙江中医杂志，1995，30(1)：2842.
[12]许得盛，等．右归饮、四君子汤、桃红四物汤调节肾虚、脾虚、血瘀证患者免疫功能的观察．中国中西医结合杂志，1999，19(12)：712～714.
[13]秦大军．血瘀证的眼部体征．中西医结合杂志，1988，8(10)：631.
[14]蔡辉，等．证患者甲皱微循环检测的研究．中医药学报，1995，10(3)：30～32.
[15]赵淑媛，等．血瘀证血液流变学测定结果的报告．陕西中医，1987，8(12)：567.

第三节 血虚证

刘卫民等对河北、湖北省 17 单位的 3312 人进行了血虚证的流行病学调查，血虚证的患病率为 5.53%，发病有关的 8 个因素，按顺序分别为情感因素、饮食失宜、后天体质状况、疾病病程、失血病史、生育因素、药毒损伤及先天性体质。不同年龄组均可发病，但 49 岁以上人群，发病百分率明显增加，年老之人，体质渐弱，气血不足，更易患血虚证。调查中的另一突出特点是，女性血虚证明显多于男性，分别为 8.02%、2.79%，这与女子“以血为本，以血为用”的理论是一致的，也是由妇女的经、带、胎产等生理特点所产生的直接影响。一般认为，血虚证与贫血是两个不同的概念，调查发现，51.2% 的血虚证有各类不同的贫血，血虚证与贫血既有区别又有联系[1]。

(一)症状诊断学

头晕，乏力，常见纳差，吐血、便血、齿衄及月经不调。其它还有胃痛、头痛、胸闷、浮肿及起立时眼前昏暗。

(二)检体诊断学

面色苍白或萎黄，唇、舌、指甲色淡，舌质以淡红为主，舌苔薄白，微黄。脉细多见。

（三）血液检验诊断学

1. 红细胞诊断学

朱明方等[2]的63例血虚证中有溃疡病合并出血25例，各种贫血18例，肾炎7例，血小板减少性紫癜、功能性子宫出血、冠心病、周围神经炎等。血虚证血色素(Hb)及红血球的平均值分别为(80.1 ±0.34)g/L、(2.62 ±1.08) $\times 10^{12}$ g/L，31例正常人的平均值为(132.0 ±12.3)g/L、(4.28 ±0.06) $\times 10^{12}$ g/L。说明Hb及红血球明显下降是血虚证的一个重要的诊断指标，这说明血虚证有贫血倾向。但并非血虚证的血象皆低。63例血虚证中有22例Hb正常或接近正常，平均值为(106.8 ±15.2)g/L，略低于10例健康者的(110.7 ±11.2)g/L，但其血浆心钠素、心功能指数、心输出量及心搏量却有明显的差异。

何东初等认为血虚证与红细胞膜酶功能的缺陷有着直接的关系，红细胞膜蛋白酶含量的减少，以及清除自由基活性的降低，都可能促使血虚证的发生。他们报道了30例血虚证患者红细胞膜 Na^+、K^+ - ATP酶和 Ca^{2+}、Mg^{2+} - ATP酶的活性显著低于30例正常人，且细胞内相关的 Na^+ 和 Ca^{2+} 升高。该酶的活性与患者血虚的程度密切相关。用四物汤治疗4周后，ATP酶活性显著增高，提示四物汤补血的机理与提高红细胞膜ATP酶活性有关。红细胞膜 Na^+、K^+ - ATP酶和 Ca^{2+}、Mg^{2+} - ATP酶的活性显著下降可以作为血虚证的诊断依据。

决定红细胞变形程度的3个因素是红细胞膜的弹性、细胞内液黏度及细胞几何形态，其中任何一项因素异常均可影响红细胞的变形性。血虚证的红细胞变形的能力有不同程度的降低。

2. 血红蛋白诊断学

郑全福等[3]的51例血液病血虚证中，有21例再生碍性贫血，18例急性白血病，12例缺铁性贫血。血红蛋白(Hb)为25~90g/L，其平均值为(68 ±2.2)g/L。

3. 血浆心钠素诊断学

中医学认为“心主血”，血虚证可以表现为心血不足，血虚不能养心，可以出现相应的心脏功能变化。血浆心钠素(ANF)，是一种多肽类激素，具有强大的利钠、利尿和舒张血管的作用。当右房压升高时，心房肌张力增加，引起ANF的分泌增加。目前，普遍认为心功能不全与ANF分泌失调有重要关系。朱明方等的63例血虚证ANP明显升高，平均值为1251.77pg/ml，31例正常人的平均值为494.28pg/ml。ANP明显升高可以作为血虚证的诊断依据。

（四）心机图诊断学

朱明方等63例血虚证的心肌图检查，其中PEP/LVET，心输出量等10项指标血虚证与对照组有明显差异。这些变化反映血虚证患者的心肌收缩力减弱，心脏做功不足影响心脏射血机能，因而出现心输出量减少，外周阻力增加。这一结果从整体上显示出血虚证的心脏功能明显弱于健康人。PEP/LVET明显上升，其平均值为0.38 ±0.0006，31例正常人为0.31 ±0.006，$P<0.0001$。TPR明显上升为(1561.44 ±104.97)dyn. s. cm^{-5}，正常人为(1137.15 ±42.98)dyn. s. cm^{-5}，$P<0.01$。每分钟心排血量(CO)及每搏心输出量(SV)明显下降，分别为(5.1 ±0.007)L/min及(70.2 ±0.007)毫升/搏，$P<0.01$。31例正常人

的平均值分别为(6.03 ±0.007)L/min 及(94.08 ±0.007)毫升/搏。可见 PEP/LVET、TPR 明显上升，CO、SV 明显下降可以作为血虚证的诊断依据。

（五）免疫诊断学

陈如泉等[4]的 34 例血虚证的红细胞 C_3b 受体花环率(RBC－C_3b－RR)明显下降，而红细胞免疫复合物花环率明显升高，提示血虚证的红细胞免疫功能呈低下状态，而且功能状态随血虚程度不同而存在差异，重度血虚证红细胞免疫功能最低，中度次之，轻度则较接近正常。其原因可能是血虚证的病理实质中包含着红细胞数量和质量的下降，从而减少或影响了红细胞膜的 C_3b 受体的数量和功能，使其清除血循环中免疫复合物的能力下降。

郑全福等对血液病血虚证免疫功能的检测：①再生碍性贫血血虚证、急性白血病血虚证的淋巴细胞转化率明显下降，分别为(56.9 ±2.2)%、(51.6 ±5.2)%，正常人为(71.9 ±0.9)%，$P<0.001$。②再生碍性贫血血虚证、急性白血病血虚证的 E 玫瑰花细胞形成率(E－RFC)下降，分别为(52.4 ±3.9)%、(40.3 ±6.3)%，正常人为(56.0 ±3.2)%，急性白血病下降明显，$P<0.05$。③再生碍性贫血血虚证、急性白血病血虚证的 IgG 明显下降，分别为(104.2 ±8.6)、(114.9 ±15.3)U/ml，正常人为(160 ±10)U/ml，$P<0.001$。④再生碍性贫血 IgA 明显下降为(98.1 ±13.9)U/ml，正常人为(140 ±10)U/ml，$P<0.05$。急性白血病下降为(116.5 ±17.8)U/ml。缺铁性贫血基本上在正常范围。

参考文献

[1]何东初，等．血虚证的临床及实验研究探讨．中国中西医结合杂志，2001，21(6)：473～476.
[2]朱明方，等．血虚证患者血浆心钠素与心功能变化的相关分析．中西医结合杂志，1992(12)：402～405.
[3]郑全福，等．51 例血液病血虚患者的免疫功能观察．中西医结合杂志，1986，6(3)：166～168.
[4]陈如泉，等．血虚证红细胞、免疫功能和变形性、淋巴细胞转化功能及自由基代谢的研究．中西医结合实用临床急救，1999(4)：151～153.

第四章　心病诊断学

心居胸中，与小肠相表里，有心包围护其外，开窍于舌，在体合脉，其华在面。心是人体最重要的脏器，其他脏腑都是在心的统一支配下进行活动。心分心阴和心阳，心阳即心的功能和热力；心阴即心的物质结构，亦包括心血。心的主要生理功能是主血脉，为人体血液运行的动力，即指心气有推动血液在血管内运行和营养全身的功能。这种功能的正常有赖于心阳、心气的充足和血液的充盈，功能正常则脉和缓有力，面色红润；反之，心气不足，脉细弱或节律不齐，面色淡白。心气虚为心阳虚之渐，心阳虚为心气虚之甚，心气虚进一步发展可变化为心阳虚。

心主神志，凡精神、意识、思维等高级神经活动，是心的主要功能。心藏神的功能异常，多表现为失眠、多梦、健忘、神昏、神志错乱等。

第一节　心虚证

心虚泛指心之气、血、阴、阳不足引起的各种病症，心虚证(Insufficiency of Heart)分为心气虚证、心血虚证、心阴虚证及心阳虚证。病位主要在心，共同病机是“虚不养心”，4 个证都有不同程度的心功能低下。

董其美等的 135 例心脏病心虚证中，实际上同时并存实证。心虚证中有 28 例心气虚证、34 例心阳虚证、53 例心气阴虚证、5 例心阴阳两虚证及 10 例心阴虚证。

(一)症状诊断学

王金荣等的[1]339 例老年心虚证中，男性 255 例，女性 84 例，男女为 3∶1，年龄 60~86 岁，平均 69.3 岁。包括冠心病 164 例，高血压病 132 例，心肌梗塞 15 例，心律失常 116 例，慢性支气管炎 129 例，肺气肿 60 例，肺心病 36 例，糖尿病 36 例，脑梗塞 29 例，胆囊炎胆石症 36 例，慢性胃炎 31 例，其他 20 种疾病 272 例，人均患有 3.13 种疾病。339 例老年心虚证中包括心气虚证 109 例，占 32.1%，心阳虚证 46 例，占 13.6%，心阴虚证 30 例，占 8.8%，心血虚证 7 例，占 2.1%，单纯心虚证 62 例，占 18.3%。心气阴虚证 41 例，占 12.1%，心气血两虚证 36 例，占 10.6%，心阳血两虚证 3 例，占 0.9%，心阳阴虚证 5 例，占 1.5%。

心悸、胸闷 339 例，占 100%。失眠多梦 273 例，占 68.7%。健忘 168 例，占 49.6%。100 例健康老人对照组以上症状的阳性率明显低于心虚证，分别为：心悸胸闷占 9%，失眠多梦占 14%，健忘占 23%，$P<0.01$。

(二)检体诊断学

1. 舌象诊断学

王金荣等的 339 例老年心虚证舌象：①舌质正常者 134 例，占 39.5%，异常者 205

例，占60.5%，对照组舌象正常者占63%，异常者占37%，$P<0.05$。其中舌色淡白21例，舌红93例，舌绛2例，暗红24例，舌紫55例。②舌苔正常53例，占15.6%，异常286例，占84.4%。舌苔薄187例，苔厚19例，苔腻100例，剥苔41例，无苔4例。苔色白165例，苔黄114例。③舌形正常193例，占56.90%，异常146例，占43.1%，其中舌胖128例，舌瘦18例。心虚证以舌色淡红、舌红、苔薄白为主。

2. 切脉诊断学

王金荣等的339例老年心虚证者，以虚脉为主219例，占64.6%，实脉为主120例，占35.4%，其中细脉72例，结代脉56例，细弦77例，细数44例。对照组平脉37例，虚脉为主48例，实脉为主15例，$P<0.05$。

(三)超声心动图诊断学

李十红[2]的69例心虚证中包括心气虚证23例，心阳虚证13例，心血虚证20例，心气阴两虚证13例。有冠心病31例，高血压性心脏病10例，高血压病18例，心肌病7例，心肌炎3例。心虚证的舒张功能明显异常，$P<0.01$：①舒张早期血流峰值速度(E)明显减低，平均值为(0.63 ± 0.13)cm/s，正常人为(0.74 ± 0.12)cm/s。②舒张晚期血流峰值速度(A)明显增高为(0.82 ± 0.15)cm/s，正常人为(0.68 ± 0.15)cm/s。③A/E明显上升为1.31 ± 0.23，正常人为0.94 ± 0.15。④容舒张期(IVRT)明显延长为(128.44 ± 16.36)ms，正常人为(98.53 ± 14.23)ms。⑤心气虚证左房(LA)前后径明显增大为(33.12 ± 2.67)cm，正常人为(31.42 ± 3.57)cm。

(四)血液检验诊断学

王金荣等心虚证的血浆血栓素β_2(TXB_2)明显上升，其平均值为(143.36 ± 26.90)ng/L，对照组为(41.51 ± 16.08)ng/L，$P<0.01$。心虚证的6－酮前列环素($6-Keto-PGF_{1\alpha}$)值，明显下降，其平均值为(204.38 ± 15.83)ng/L，对照组平均值为(238.06 ± 17.62)ng/L，$P<0.01$。

(五)血液流变诊断学

王金荣等88例心虚证血液流变学的各项指标：①全血黏度比下降，其平均值为3.91 ± 0.96，80例正常人为4.20 ± 1.16。②血浆黏度比明显下降为1.16 ± 0.19，正常人为1.68 ± 0.17，$P<0.05$。③红细胞电泳时间缩短为(16.00 ± 2.48)s，正常人为(16.62 ± 2.40)s。④红细胞压积增加为(41.10 ± 6.93)%，正常人为(40.07 ± 3.92)%。⑤纤维蛋白原为(4.29 ± 1.51)g/L，正常人为(5.89 ± 1.88)g/L，$P<0.01$。

(六)心机图诊断学

王金荣等174例心虚证心肌图的各项数据：①每搏心输出量(SV)明显下降，其平均值为(63.59 ± 14.79)ml，对照组为(68.80 ± 18.13)ml，$P<0.05$。②每分排血量(CO)非常明显下降为(4.82 ± 1.01)L/min，对照组为(5.56 ± 1.54)L/min，$P<0.01$。③心脏指数(CL)明显下降为(3.52 ± 1.41)L/(min·m^2)，对照组为(3.94 ± 1.10)L/(min·m^2)，$P<0.05$。④左心室有效泵力(VPE)明显下降为(1.57 ± 0.36)公斤/搏，对照组为(1.70 ± 0.24)公斤/搏，$P<0.01$。⑤血液循环总外周阻力(TPR)非常明显地上升为(1121.63 ± 109.37)dyn. s. cm^{-5}，对照组为(897.43 ± 97.48)dyn. s. cm^{-5}，$P<0.01$。

（七）心电图诊断学

王金荣等的339例老年心虚证全部描记常规导联心电图，部分加做V3R～V6R。结果：心虚组心电图正常96例，占28.3%，异常243例，占71.7%。其中ST－T波改变86例，各种传导阻滞47例，房颤37例，左室低电压35例，以缺血性ST－T改变及传导阻滞为主。对照组79%心电图正常，21%异常，其中左室高电压8例，ST－T改变9例。两组心电图异常的阳性率有非常显著差异。

参考文献

[1]王金荣，等.339例老年心虚证的临床研究.中国中医基础医学杂志，1996，2(2)：45.
[2]李十红.心虚证分型与左室舒张功能关系的研究.辽宁中医杂志，1997，24(3)：103.

第二节　心气虚证

心气虚证（Deficiency of Heart－Qi）是指因心气不足、功能活动减退引起各种临床现象的概括。常由于年老脏气日衰，久病或暴病耗伤所致。心气不足，血行迟缓，心及全身失养可出现心及全身机能活动减退的症状。心气虚证，病位在心。心主身之血脉，心脏的正常搏动有赖于心气的充沛。心气充沛，才能维持正常的心力、心率、心律和正常的心功能，血液才能在脉内正常的运行，周流不息，营养全身，具备正常的心功能。心气虚证常常表现为左心功能的受损，主要反映为心肌收缩力减弱，储备功能降低，泵血功能减退，和左心室排血量减少。心主神志，心气不足，则心神失养而出现易惊、失眠、健忘。

（一）症状诊断学

1. 林谦等[1]的344例心气虚证包括19个西医病种，均有心悸、气短、疲乏、脉细等症状。其中293例心血管病患者，以高血压、冠心病及风心病最常见。无心血管病患者以神经官能症最常见，有失眠、多梦、健忘者占90.20%，明显高于心血管病患者的38.10%，$P<0.005$。344例心气虚证中有81例单纯心气虚证。兼证：①204例心血瘀证，165例冠心病中有154例心血瘀证，61例高血压并冠心病中有43例心血瘀证，27例风心病中有24例心血瘀证。心血管病心气虚证因心气虚弱，统血无力，而致血流瘀滞，呈现出血瘀之象，如舌质紫暗或有瘀斑，胸骨后阵发痛，胸痛掣背，痛有定处，腹内痞块等。②51例心阴虚证，糖尿病阴虚证5例。心阴虚证表现为舌红、少苔或无苔，口渴喜冷饮。③70例心阳虚证，均为心血管病。④49例肺气虚证。⑤27例脾气虚证。⑥18例肾气虚证。⑦107例湿浊证，腹胀，纳呆，苔白腻口黏。⑧61例水邪证表现为水溢肌肤的浮肿，水邪犯肺的咳喘，水气凌心的心悸、怔忡的症状。

屈松柏等[2]的22例心气虚证中包括男性14例，女性8例。高心病6例，高血压冠心病5例，冠心病9例，扩张性心肌病2例。心气虚证有心衰者15例，占68.2%，I度心衰者3例，II度心衰者10例，III度心衰者2例。然而心阴虚证心衰者5例，占15.2%，I度心衰者3例，II度心衰者5例，无Ⅲ度心衰。

心气虚证的症状如后：①22例心气虚证均有心悸（palpitation），是指患者自觉心跳或心慌。②均有胸闷或胸痛，心阴虚证占87.88%。③失眠多梦占45.45%，心阴虚证占

84.84%。④均有气短乏力，心阴虚证仅占27.27%。⑤头昏占45.45%，心阴虚证占48.48%。⑥无一例大便秘结，心阴虚证占54.5%。⑦面赤心烦占22.73%，心阴虚证占81.81%。⑧口干咽燥占22.73%，心阴虚证占90.9%。⑨面目虚浮45.5%，心阴虚证无一例面目虚浮。⑩小便清长占72.7%，心阴虚证无一例小便清长。从屈氏资料来看，仅从症状诊断学的角度考虑，心脏病人心阴虚证、心气虚证的鉴别并不困难。

（二）检体诊断学

屈松柏等心气虚证的舌象观察：①舌质淡红占72.72%，心阴虚证占6.06%。②无一例舌瘦或中裂，阴虚证舌瘦或中裂占33.33%。③胖或齿印占45.45%，心阴虚证占9.09%。④舌红少津者占9.09%，心阴虚证占60.60%。⑤苔白占90.90%，心阴虚证占24.24%。⑥苔黄者占9.09%，心阴虚证占33.33%。⑦无剥苔或少苔者，心阴虚证少苔者占33.33%，剥苔者占18.18%。

心脏病心气虚证脉象：①脉虚大者占36.36%，心阴虚证无一例虚大脉。②脉细数占27.27%，心阴虚证占87.88%。③无力脉占18.18%，心阴虚证占3.03%。④结代脉占27.27%，心阴虚证占33.33%。⑤弦脉占13.63%。⑥22例心气虚证中，心气虚证的心律不齐者6例。

脉图诊断学

李冰星等[3]采用上海ZM－1型脉象仪，观察下列脉图参数：AA′（主波高度）；OA′（上升支时间）；t（脉动周期时间）；W_3（主波上1/3宽度）；BB′/AA′（潮波高度/主波高度）；DD′/AA′（降中峡高度/主波高度）；AT（脉图总面积）；$P_{出}$（最佳脉图出现时的取法压力）。李冰星等的90例住院病人，心气虚证、心血虚证及心脉瘀证各30例。心气虚证中冠心病13例，高血压病7例，心肌病3例，病毒性心肌炎3例，心律失常3例，风心病1例。其脉图参数：①主波高度明显降低，平均值为（13.36±4.12）mm，30例正常人为（15.50±3.96）mm，$P<0.05$。②上升支时间，即快速射血时间明显延长，为（0.12±0.01）s，正常人为（0.10±0.01）s，$P<0.01$。③脉动周期时间缩短为（0.83±0.16）s，正常人为（0.89±0.12）s。④主波上1/3宽度缩短为（0.19±0.06）mm，正常人为（0.20±0.03）mm。⑤潮波高度/主波高度明显上升，平均值为0.83±0.23，正常人的平均值为0.74±0.11，$P<0.05$。⑥降中峡高度/主波高度延长为0.44±0.17，正常人为0.40±0.11。⑦脉图总面积明显缩小为（106.10±41.49）mm^2，正常人为（123.30±33.65）mm^2。

心病三证脉图参数与健康对照组比较，均有OA′延长，BB′/AA′增大的改变，心病各证分别与正常人比较，差别均有非常显著。OA′明显延长、BB′/AA′明显增大、AA′明显缩短可以作为心气虚证的诊断依据。心血虚证和心气虚证各项脉图的参数均无显著性差异。心血瘀证的OA′比心气虚证和心血虚证延长更显著，有利于心气虚证和心血虚证的鉴别。

（三）影像诊断学

1. 超声诊断学

心功能一直作为心气虚证最具定位意义的研究指标。用超声心动图测定心功能是一个常用的方法。

（1）黄碧群等[4]的心气虚证31例，心血虚证20例，心脉瘀证35例，肺气虚证27例，肝血虚证26例，肝血瘀证22例，健康对照组40例。31例心气虚证中有男性17例，女性14例。平均年龄：(50.77±11.45)岁。冠心病21例，高血压病2例，心肌病2例，病毒性心肌炎3例，心律失常3例。用心脏切面超声和M型超声心动图测定下列指标：①左房内径(LA)增加，其平均值为(29.06±4.29)mm，正常人为(27.70±1.79)mm。②左室内径(LV)明显增加为(50.94±8.26)mm，正常人为(46.03±3.48)mm，$P<0.01$。③左室后壁厚度(LVEW)明显增加为(10.29±2.02)mm，正常人为(9.22±0.95)mm，$P<0.05$。④室间隔厚度(IVS)明显增加为(10.23±2.04)mm，正常人为(9.18±0.98)mm，$P<0.05$。⑤主动脉内径(AO)增加为(28.42±3.34)mm，正常人为(27.48±2.56)mm。⑥二尖瓣E点至室间隔距离(EPSS)增加为(9.94±7.78)mm，正常人为(7.38±1.31)mm。⑦左室收缩末期内径(ESD)明显增加为(35.55±10.92)mm，正常人为(30.45±4.67)mm，$P<0.05$。⑧左室舒张末期内径(EDD)明显增加为(51.81±8.43)mm，正常人为(46.55±4.67)mm，$P<0.01$。⑨左室舒张末期容积(EDV)明显增加为(139.23±70.54)ml，正常人为(105.10±39.11)ml，$P<0.05$。⑩左室收缩末期容积(ESV)明显增加为(53.90±44.63)ml，正常人的平均值为(33.65±16.46)ml。⑪左室收缩排出平均速率(MSER)增加，其平均值为(289.48±151.94)ml/s，正常人的平均值为(203.63±141.09)ml/s。

心气虚证因为心气久虚，泵力不足，左心室代偿性肥厚、扩大，左室内径、左室后壁厚度、室间隔厚度及左室舒张末期内径，容积均显著增加，以满足体内血供的需要。所以LV、LVEW、IVS、ESD、EDD、MSER、EDV及ESV的数值与正常人有显著性差异，它们的上升可作为心气虚证的诊断依据。

心气虚证、心血虚证、心脉瘀证及健康对照组，除AO之外，其余4组间10项指标有显著性差异，$P<0.01$或0.05。心脉瘀证多见于冠心病，高血压并冠心病患者，由于心脏冠状动脉的瘀滞，心肌缺血缺氧，心脏的实质性损害一般均较突出，故超声心动图的各项指标均有显著异常，其中，左室及左房内径、左室舒张末期的内径、容积等均显著高于心气虚证，均呈正常人<心血虚证<心气虚证<心脉瘀证的变化趋势。

(2)柳文仪[5]对30例60岁以上，无器质性疾病的心气虚证患者进行超声心动图检查，左心室内径均小于5.6cm，测定下列指标：①每搏心输出量(SV)明显下降，其平均值为(40.22±5.8)毫升/搏，其他30例虚证(脾、肺、肾虚)者的平均值为(67.13±7.78)毫升/搏。②每分钟输出量(CO)明显下降为(3.11±0.58)L/min，其他虚证为(4.73±0.95)L/min。③射血指数(CL)明显下降为(1.80±0.45)L/(min·m²)，其他虚证为(2.98±0.52)L/(min·m²)。④射血分数(EF)明显下降为(51±9)%，其他虚证为(58±8)%。⑤左室小轴缩短百分率(△D)明显下降为(26.61±5.46)%，其他虚证为(30.4±5.68)%。左心室排血量明显下降，各项指标均明显低于非心气虚证，$P<0.01$，可作为心气虚证的诊断以及与其他虚证鉴别诊断的依据。

(3)李绍芝等[6]的44例心气虚证中包括冠心病30例，高血压病9例，肺心病5例。超声心动图的表现：①心气虚证二尖瓣振幅(CEH)明显减小，其平均值为(17.47±3.03)mm，30例正常人为(22.00±3.19)mm，$P<0.01$。心气虚证明显小于心阴虚证的(22.77±1.80)mm，$P<0.01$。超声心动图测定下列指标：①心气虚证二尖瓣振幅(CEH)明显减小，其平均值为(17.47±3.03)mm，30例正常人为(22.00±3.19)mm，$P<0.01$。心气虚证明显小于心阴虚证的(22.77±1.80)mm，$P<0.01$。②心气虚证每搏心输出量(SV)明显

下降为(67.89 ±6.93)ml，正常人为(84.22 ±5.79)ml，$P<0.01$。心气虚证明显小于心阴虚证的(83.35 ±5.79)ml，$P<0.01$。③心气虚证左室后壁平均收缩速度(MPWVS)明显减慢为(31.95 ±5.28)ml/s，正常人为(42.63 ±6.01)ml/s，$P<0.01$。心气虚证明显慢于心阴虚证的(42.38 ±3.43)ml/s，$P<0.01$。④心气虚证左室后壁平均舒张速度(MPWVD)明显减慢为(34.80 ±5.88)ml/s，正常人为(58.27 ±7.91)ml/s，$P<0.01$。心气虚证明显慢于心阴虚证的(56.85 ±3.76)ml/s，$P<0.01$。⑤心气虚证室壁增厚率(DT%)明显下降为(23.82 ±5.00)%，正常人为(35.51 ±6.81)%，$P<0.01$。心气虚证明显小于心阴虚证的(37.62 ±3.62)%，$P<0.01$。⑥心气虚证二尖瓣E点至室间隔距离(EPSS)明显上升为(8.64 ±2.87)mm，正常人为(3.00 ±1.28)mm，$P<0.01$。心气虚证明显大于心阴虚证的(4.27 ±1.25)mm，$P<0.01$。⑦心气虚证EF斜率(MVV)明显下降为(86.07 ±8.14)mm/s，正常人为(116.43 ±14.20)mm/s，$P<0.01$。心气虚证明显小于心阴虚证的(100.85 ±3.74)ml/s，$P<0.01$。⑧心气虚证快速充盈期左室后壁运动总幅度(R)明显减小为(4.42 ±1.01)mm，正常人为(7.25 ±1.24)mm，$P<0.01$。心气虚证明显小于心阴虚证的(7.23 ±0.28)mm，$P<0.01$。⑨心气虚证快速充盈期左室后壁运动总幅度/左室后壁运动总幅度(R/PWE)明显下降为0.70 ±0.08，正常人的平均值为0.81 ±0.07，$P<0.01$。心气虚证明显小于心阴虚证的0.79 ±0.04，$P<0.01$。

前5项反映左室收缩功能，后4项反映左室舒张功能。

与正常人比较，EPSS明显增大，CEH、SV、DT%、EF斜率即MVV、R/PWE明显下降，MPWVS、MPWVD明显减慢，$P<0.01$，可以作为心气虚证的诊断依据。

心气虚证与心阴虚证、心脉痹阻证的上述数据有明显差异，$P<0.01$，心气虚证与心阴虚证、心脉痹阻证不难鉴别。

(4)李十红[7]的69例心虚证中包括冠心病31例，高血压性心脏病10例，高血压病18例，心肌病7例，心肌炎3例。心气虚证23例，心阳虚证13例，心血虚证20例，心气阴虚证13例。彩色脉冲多普勒超声仪测量左室舒张功能的各项指标，心虚证中除心血虚证外均存在舒张功能的明显异常，介绍如后：①心气虚证、心阳虚证及心气阴虚证舒张早期血流峰值速度(PFVE)明显下降，其平均值分别为(0.68 ±0.12)、(0.65 ±0.14)及(0.58 ±0.11)cm/s，正常人为(0.74 ±0.12)cm/s，$P<0.01$。心阳虚证低于心气虚证，$P<0.01$，说明心气虚证的病情恶化，将发展为心阳虚证。病情继续恶化的心阳虚证发展为心气阴虚证的，$P<0.01$。心血虚证下降为(0.65 ±0.14)cm/s，明显低于心气虚证，$P<0.01$。②心气虚证、心阳虚证及心气阴虚证舒张晚期血流峰值速度(PFVA)明显上升，分别为(0.74 ±0.18)、(0.86 ±0.21)及(0.91 ±0.17)cm/s，正常人为(0.68 ±0.15)cm/s，$P<0.01$。心气阴虚证明显高于心阳虚证，$P<0.01$。符合PFVE所反映的心气虚证、心阳虚证、心气阴两虚证三证之间的规律，更加典型。心血虚证下降为(0.63 ±0.23)cm/s，明显低于心气虚证，$P<0.01$。③心气虚证、心阳虚证及心气阴虚证PFVA/PFVE明显上升，分别为1.26 ±0.33、1.53 ±0.29及1.61 ±0.21，正常人为0.94 ±0.15，$P<0.01$。心阳虚证的进一步上升为1.53 ±0.29，明显高于心气虚证，$P<0.01$。心气阴虚证为1.53 ±0.29，明显高于心阳虚证，$P<0.01$，证实PFVA、PFVE所反映的心气虚证、心阳虚证、心气阴两虚证三证之间的规律。心血虚证下降，其平均值为0.91 ±0.39，明显低于心气虚证，$P<0.01$。④心气虚证、心阳虚证及心气阴虚证等容舒张期(IVRT)明显延长，

分别为(134.93±15.08)、(142.11±24.33)及(147.26±12.93)ms，正常人的平均值为(98.53±14.23)ms，$P<0.01$。心阳虚证明显高于心气虚证，$P<0.01$。心气阴虚证的平均值为(147.26±12.93)ms，明显高于心阳虚证，$P<0.01$。心血虚证延长，其平均值为(101.45±11.21)ms，明显低于心气虚证，$P<0.01$。⑤心气虚证左房(LA)前后径明显增大为(37.69±6.79)mm，正常人为(31.42±3.57)mm，$P<0.01$。心阳虚证为(37.08±5.42)mm。心气阴虚证为(38.54±6.08)mm，明显高于心气虚证，$P<0.01$。心血虚证增大，其平均值为(32.23±2.63)mm，明显低于心气虚证，$P<0.01$。

PFVE明显下降，PFVA、PFVA/PFVE明显上升，IVRT明显延长，LA前后径明显增大，可以作为心气虚证的诊断依据。

2. X线诊断学

俞兵等[8]的胸片观察指出，心虚证心衰表现者较非心虚证多见，表现为心脏扩大，肺静脉扩张。笔者认为上肺静脉扩张是心气虚证的早期表现，心脏扩大是心衰的表现，为心阳虚证的一个诊断依据。屈松柏等22例心脏病心气虚证中有心衰者15例，占68.2%。心衰X线表现是每一个从事X线诊断的医师都非常熟悉的。也就是说有心衰X线表现者，可以对此患者做出心气虚证的诊断。

如果我们对于临床诊断为心气虚证的X线检查资料进行整理、分析、研究，找出规律。普通的胸部X线检查肯定可以对心气虚证的诊断提供极大的帮助。

3. 冠状动脉及左心室造影诊断学

鞠镐等[9]的89例冠心病心绞痛病人进行冠状动脉造影。男68例，女21例，平均年龄为(56.6±11.0)岁，病程平均为(31.2±61.0)月，并发高血压病43例，糖尿病9例。中医诊断：标实证有14例痰浊偏寒证、24例痰浊偏热证、33例气滞证、88例血瘀证及16例寒凝证。本虚证有15例心气虚证、9例心阳虚证及7例心阴虚证，共8个基本证型。15例心气虚证中包括男性11例，女性4例。平均年龄为(54.5±14.1)岁。病程：(51.5±58.9)月。

血瘀状态积分的计算方法：瘀血舌象10分，心绞痛状10分，冠状动脉造影有狭窄10分，有闭塞者另加5分，涩脉10分，满分为45分。瘀血舌象积分的计算方法：舌质紫、瘀斑、舌底脉络瘀紫、舌底脉络曲张4项。每项阳性记1分，阴性记0分，瘀血舌象各项记分相加为瘀血舌象积分，满分为4分。

冠状动脉狭窄程度及记分主要观察狭窄病变涉及的部位血管支数、管腔狭窄百分比。冠脉狭窄记分方法：冠状动脉狭窄小于50%为轻度，50%~75%为中度，超过75%为重度。单支病变，轻度记1分、中度记2分、重度记3分；两支病变轻度4分、中度5分、重度6分；三支以上病变轻度记7分、中度记8分、重度9分。心气虚证、心阳虚证及心阴虚证的积分分别为(2.7±3.3)、(6.0±3.0)及(2.6±3.6)分。心阳虚证积分明显高于心气虚证及心阴虚证，心阳虚证不难与心气虚证及心阴虚证鉴别。与心肌图的观察是一致的，冠状动脉狭窄严重，心功能必然重度不全。心阳虚证的积分明显高于心气虚证，说明心气虚证的病情加重，发展为心阳虚证。心气虚证的血瘀积分为(22.3±9.0)分，明显低于心阳虚证的(27.2±11.7)分，心气虚证的瘀血舌象积分为(0.4±0.74)分，明显低于心阳虚证的(1.1±1.54)分，再一次说明心气虚证的病情加重，发展为心阳虚证。

关于心气虚证与心气滞证的鉴别：心气滞证冠状动脉狭窄程度积分为(3.6±3.2)分，

病情重，明显高于心气虚证的积分。心气滞证血瘀积分为(23.9±9.6)分，明显高于心气虚证的血瘀积分(22.3±9.0)分，$P<0.05$。

4. 核听诊器诊断学

静脉“弹丸式”注射放射性示踪剂后，示踪剂通过心脏，随心脏舒缩变化，用核听诊器从体外测得的心室放射性计数亦随之出现升高和下降的变化，描成曲线。贾宝善等[10]用的示踪剂为^{113}m 铟(In)，观察心室放射性计数变化曲线：①14 例冠心病心气虚轻证的射血分数(EF)轻度下降，其平均值为(52.92±6)%，15 例正常值平均为(57.53±8)%，30 例心气虚重证的 EF 明显下降为(34.13±7)%，$P<0.01$。②心气虚轻证和重证的心舒张功能的高峰充盈率(PFR)明显下降，分别为 3.2±0.5 及 3.1±0.8，正常人为 4.4±0.9，$P<0.01$。③心气虚证的心舒张功能的高峰充盈时间(TPFR)明显延长，轻证患者和重证患者分别为(189±31)及(193±68)ms，正常人为(122±28)ms，$P<0.01$。

34 例心气虚证核听诊器检测异常者为 88%，STI 异常者为 61%。说明核听诊器的心功能检测方法，PFR 和 TPFR 值比 STI 的测定能更敏感地反映左室功能。

(四)血液检验诊断学

1. 血浆血栓素 $β_2$ 及 6－酮前列环素诊断学

周泽泉等[11]的 33 例心血管疾病心气虚证中，包括冠心病心绞痛 18 例，高血压并冠心病 7 例，心肌病 3 例，心肌炎 2 例，风心病 1 例，心律失常 2 例。心血管疾病心气虚证的血浆血栓素 $β_2$(TXB_2)明显上升，其平均值为(150.58±67.97)ng/L，31 例正常人为(41.51±16.08)ng/L，$P<0.01$。心血虚证、心血瘀证均明显上升，分别为(101.19±31.62)、(190.33±72.33)ng/L，与心气虚证有明显差异，$P<0.01$。正常人<心血虚证<心气虚证<心血瘀证。

心气虚证 6－酮前列环素(6－Keto－$PGF_{1α}$)明显下降为(63.52±23.33)ng/L，正常人为(109.38±62.10)ng/L，$P<0.01$。心血虚证、心血瘀证分别为(67.49±21.21)、(98.68±38.86)ng/L，心血瘀证明显高于心气虚证，$P<0.01$。心气虚证 TXB_2、6－Keto－$PGF_{1α}$ 明显低于心血瘀证，说明心气虚证的病情加重，发展为心血瘀证。

心气虚证 TXB_2/6－Keto－$PGF_{1α}$(T/K)明显上升为 2.80±1.80，正常人为 0.47±0.22，$P<0.01$。心血虚证、心脉瘀阻证均明显上升，分别为 1.56±0.39、1.93±0.71，与心气虚证有明显差异，$P<0.01$。TXB_2、T/K 明显上升及 6－Keto－$PGF_{1α}$ 明显下降可以作为心气虚证的诊断依据。三证也不难鉴别，有明显差异，$P<0.01$。

肺气虚证的 TXB_2 为(113.85±37.78)ng/L，明显低于心气虚证，$P<0.05$。

2. 血浆核酸诊断学

廖家桢等[12]28 例冠心病心气虚证的血浆核酸均明显下降。核酸总含量、DNA 含量、RNA 含量的平均值分别为(48.02±2.25)μg/ml、(29.19±1.18)μg/ml 及(18.83±1.83)μg/ml。10 例正常人的平均值分别为(93.82±1.52)μg/ml、(36.6±0.66)μg/ml 及(57.2±4.71)μg/ml。

3. 血浆心钠素诊断学

血浆心钠素即心房利钠因子(ANF)，是一种多肽类激素，具有强大的利钠、利尿和舒张血管的作用。俞兵等测定 5 例重度心气虚证的血浆心钠素样免疫活性物质(irANF)明显上升，其平均值为1069.6pg/ml，6例轻度心气虚证的irANF为534.9pg/ml，1例心阴虚证的irANF为158.5pg/ml。测定心气虚证的irANF，不仅可以定性，还可以定量，确定心气虚证病情的轻重。

(五)尿儿茶酚胺诊断学

张道亮等20例心脏病心阳虚证尿的儿茶酚胺明显上升，其平均值为(24.07±23.12)μg/24h，正常人的平均值为(14.47±3.82)μg/24h，$P<0.01$，说明儿茶酚胺非常明显上升可以作为心阴虚证的一个诊断依据。

(六)免疫细胞诊断学

魏强华等[13]的60例病毒性心肌炎的病程为3天~11年，平均(2.1±2.4)年。心气虚证14例，心阴虚证10例，心气阴虚证36例。OKT单克隆抗体由武汉生物制品研究所提供。OKT_3识别全部外周血成熟细胞，OKT_4识别辅助/诱导T亚群细胞，OKT_8识别抑制/杀伤T亚群细胞。测定T淋巴细胞亚群的各项指标：①8例心气虚证的OKT_3明显下降，其平均值为(56.55±6.52)%，正常人为(68.37±7.54)%，$P<0.01$。心气阴虚证为(60.33±10.93)%。②心气虚证的OKT_4明显下降为(27.33±4.33)%，正常人为(39.81±6.11)%，$P<0.01$。明显低于心气阴虚证的(33.00±8.32)%，$P<0.05$。③心气虚证的OKT_8略上升为(30.44±4.66)%，正常人(29.75±3.10)%，高于心气阴虚证的(28.77±4.20)%。④心气虚证的OKT_4/OKT_8明显下降为0.91±0.19，正常人为1.34±0.22，$P<0.01$。明显低于心气阴虚证的1.14±0.23，$P<0.05$。

14例心气虚证的自然杀伤细胞(NK)明显下降，其平均值为(34.80±6.224)%，正常人为(42.25±10.51)%，$P<0.05$。明显高于36例心气阴虚证的(24.74±11.78)%，$P<0.05$。证实李十红的观察，心气虚证病情恶化，发展为心气阴虚证。

(七)微量元素诊断学

黄献平等[14]的29例心气虚证中包括冠心病心绞痛11例，心律失常4例，高血压并冠心病6例，心肌病3例，心肌炎3例，风心病1例，肺心病1例。测定78例心病的微量元素：①心气虚证、心血虚证、心脉瘀阻证血清锌明显下降，平均值分别为(15.99±2.79)、(15.68±2.74)、(17.59±3.09)μmol/L，40例正常人为(21.49±2.81)μmol/L，$P<0.01$。心血虚证明显低于心气虚证，$P<0.05$。心脉瘀阻证明显高于心气虚证，$P<0.01$。心病三证的血清锌的含量：心血虚证<心气虚证<心脉瘀阻证<正常人。肺气虚证血清锌明显下降为(18.07±2.61)μmol/L，明显高于心气虚证，$P<0.05$。②心气虚证血清铜略上升为(17.52±2.85)μmol/L，正常人为(16.66±2.78)μmol/L，心血虚证微降为(16.08±2.85)μmol/L，肺气虚证上升为(17.99±2.58)μmol/L。心脉瘀阻证明显上升为(18.55±3.11)μmol/L，明显高于心气虚证，$P<0.05$。③心气虚证血清锌/铜明显下降为0.93±0.19，正常人为1.32±0.24，心血虚证明显下降为1.00±0.23，肺气虚证明显下降为1.01±0.14，心脉瘀阻证明显下降为0.96±0.19，$P<0.01$。血清锌、锌/铜明显下降可以作为心气虚证的诊断依据。④心气虚证、心血虚证的血清Fe明显下降，分别为(45.78±9.90)、(46.36±8.09)μmol/L，正常人为(54.91±7.22)μmol/L，$P<0.01$。心脉瘀阻证明显上升为(59.72±10.97)μmol/L，$P<0.05$。明显高于心气虚证、心血虚证，

$P<0.01$。34 例肺气虚证上升为(57.86 ± 11.25)μmol/L，明显高于心气虚证。血清 Fe 明显下降可以作为心气虚证的诊断依据。血清 Fe 的测定有利于心气虚证与心脉瘀阻证、肺气虚证的鉴别。⑤心气虚证、心血虚证、心脉瘀阻证血清钙明显下降，其平均值分别为(1.22 ±0.25)、(1.46 ±0.18)、(1.71 ±0.19) mmol/L，正常人为(2.08 ±0.16) mmol/L，$P<0.01$。心血虚证明显高于心气虚证，$P<0.01$。心脉瘀阻证明显低于心气虚证，$P<0.01$。肺气虚证下降为(1.56 ±0.25) mmol/L，明显高于心气虚证，$P<0.01$。血清钙明显下降可以作为心气虚证的诊断依据。血清钙的测定有利于心气虚证与心血虚证、心脉瘀阻证、肺气虚证的鉴别。

(八)植物神经功能诊断学

(1)柳侃等[15]的 43 例老年心气虚证中有高冠心病，冠心病，陈旧性心梗，心肌劳损，高血脂症，糖尿病及心神经官能症。测定植物神经功能的指标：①平静卧位心率稍增加，其平均值为(75.44 ±11.11)次/分钟，对照组 26 例老年无心气虚证为(70.23 ±8.52)次/分钟。平静坐位心率比卧位稍增加为(80.35 ±8.20)次/分钟，对照组为(77.05 ±8.72)次/分钟。②呼吸心率差明显下降为(8.07 ±5.04)次/分钟，对照组为(11.05 ±5.28)次/分钟，$P<0.01$。③立卧心率差明显下降为(8.11 ±5.04)次/分钟，对照组为(12.28 ±6.60)次/分钟，$P<0.05$。④运动后心率复常时间，蹲立 5 次后心率复常时间明显延长为(61.90 ±19.35)s，对照组为(50.80 ±9.70)s，$P<0.01$。

呼吸差、立卧差明显下降与运动后心率复常时间明显延长可以作为心气虚证的诊断依据，说明心脏自我调节的功能明显减退。

(2)杨振平等[16]的 33 例心气虚证中包括冠心病 10 例，高心病、肺心病各 3 例，心肌病 2 例。心肌炎 6 例，贫血 4 例，再生障碍性贫血、白血球减少症、甲状腺功能减退症、胃下垂、电击伤各 1 例。其植物神经功能的表现：①33 例心气虚证、20 例心阳虚证及 25 例心阴虚证的平静卧位心率明显上升，其平均值分别为(75.69 ±3.84)次/分钟、(86.82 ±7.53)次/分钟及(87.55 ±5.20)次/分钟，50 例正常人为(70.03 ±2.84)次/分钟，心阴虚证的平静卧位心率明显高于正常人及心气虚证。②心气虚证、心阳虚证及心阴虚证的呼吸心率差明显下降，分别为(13.51 ±2.80)次/分钟、(10.14 ±4.77)次/分钟及(12.59 ±4.10)次/分钟，正常人为(18.40 ±1.52)次/分钟。③心气虚证、心阳虚证及心阴虚证的呼吸差明显下降，分别为(15.03 ±4.90)次/分钟、(12.00 ±5.80)次/分钟及(12.03 ±3.57)次/分钟，正常人为(19.10 ±2.10)次/分钟。④心气虚证、心阳虚证及心阴虚证的 30/15 比值明显下降，其平均值分别为 1.035 ±0.131、1.011 ±0.096 及 1.015 ±0.114，正常人为 1.071 ±0.084。⑤心气虚证、心阳虚证及心阴虚证的卧立血压差明显上升，分别为(22.58 ±7.19) mmHg、(21.70 ±5.29) mmHg 及(10.32 ±6.78) mmHg，正常人为(7.96 ±4.45) mmHg。

呼吸差、立卧差、30/15 比值明显下降与卧立血压差明显上升，可以作为心气虚证的诊断依据。

心阳虚证的病情进一步恶化，发展为心阳虚证，故心率明显加快，$P<0.01$，呼吸差、立卧差明显缩小，$P<0.05$。

(3)张道亮等[17]的 22 例心脏病心气虚证，包括单纯心气虚证 14 例，兼心阴虚证 5

例，兼血瘀证3例。高心病6例，冠心病9例，高心病合并冠心病5例，扩张性心肌病2例。心功能I级7例，II级3例，III级10例，IV级2例。其中19例心脏病心气虚证的植物神经的功能：①平静卧位心率：心气虚证心率稍增加，其平均值为(69.40±10.80)次/分钟，28例正常人为(68.70±13.57)次/分钟，31例心阴虚证为(71.06±12.75)次/分钟。②呼吸差：心气虚证呼吸差明显下降为(10.89±5.70)次/分钟，正常人为(16.53±3.80)次/分钟，$P<0.01$。心阴虚证为(15.70±10.83)次/分钟。③立卧差：心气虚证的立卧差明显下降为(13.30±6.60)次/分钟，正常人为(17.78±5.88)次/分钟，$P<0.01$。心阴虚证为(16.67±8.75)次/分钟。④30/15比值：心气虚证的30/15比值明显下降为1.01±0.05，正常人为1.11±0.08，$P<0.01$。也明显低于31例心阴虚证的1.07±0.10，$P<0.05$。⑤卧立血压差：心气虚证卧立血压差明显上升为12.41mmHg，正常人为6.62mmHg，$P<0.01$。心阴虚证为10mmHg。

呼吸差、立卧差、30/15比值明显下降与卧立血压差明显上升，可以作为心气虚证的诊断依据。与心阴虚证比较也有相当的差别，有利于两者的鉴别。

（九）微循环诊断学

1. 舌尖微循环诊断学

袁肇凯等[18]的心病114例，主要病种为冠心病80例，高血压性心脏病9例，贫血性心脏病8例，心肌病、心律失常各5例，风心病、病毒性心肌炎各3例，肺心病1例。心气虚证40例，心血虚证36例，心脉瘀证38例，肺气虚证39例。观察舌微循环的各项指标：①心气虚证、心血虚证的舌菌状乳头横径(DFN)明显缩小，其平均值分别为(0.42±0.10)mm、(0.40±0.09)mm，41例正常人为(0.52±0.12)mm，$P<0.01$。心血瘀证为(0.50±0.11)mm，明显高于心气虚证、心血虚证，$P<0.01$。心气虚证明显低于肺气虚证的(0.47±0.12)mm，$P<0.05$。②心气虚证、心血虚证、心血瘀证、肺气虚证的舌丝状乳头横径(DSN)分别为(0.21±0.07)mm、(0.20±0.06)mm、(0.22±0.07)mm、(0.22±0.06)mm，正常人为(0.22±0.06)mm。③心气虚证、心血虚证的舌微血管长度(VL)明显缩小，分别为(0.30±0.05)mm、(0.28±0.05)mm，正常人为(0.34±0.06)mm，$P<0.01$。心气虚证明显低于心血瘀证的(0.33±0.07)mm，$P<0.05$，也明显高于心血虚证的(0.28±0.05)mm，$P<0.01$。肺气虚证为(0.31±0.06)mm。④心气虚证、心血虚证的舌微血管横径(VD)明显缩小，分别为(10.30±0.05)μm、(9.43±0.92)μm，正常人为(11.31±1.28)μm，$P<0.01$。心气虚证明显小于心血瘀证的(11.06±1.10)μm，$P<0.01$。肺气虚证为(11.04±1.23)mm，$P<0.05$。⑤心气虚证、心血虚证舌微血流速度(BFV)明显变慢，分别为(452.19±60.39)μm/s、(480.09±71.73)μm/s，正常人为(541.10±82.31)μm/s，$P<0.01$。心血瘀证为(480.09±60.39)μm/s，明显快于心气虚证、心血虚证，$P<0.01$。心气虚证明显低于肺气虚证的(483.72±70.41)μm/s，$P<0.05$。⑥心气虚证、心血虚证管襻畸形(AV)明显增多，分别为25%、19.4%，正常人为4.9%，$P<0.05$。心血瘀证为65.8%，明显高于心气虚证、心血虚证，$P<0.01$。肺气虚证为20.5%。⑦心气虚证、心血虚证管襻短小(SV)明显增多，分别为27.5%、83.3%，正常人为9.8%，$P<0.05$、$P<0.01$。心血瘀证明显多于心气虚证、心血虚证，为15.8%，$P<0.01$。肺气虚证为23.1%。⑧心气虚证、心血虚证红细胞聚沉(ES)，呈絮

状血流，明显增多，分别为75%、44.4%，正常人为7.3%，$P<0.01$。心血瘀证为15.8%，明显低于心气虚证、心血虚证，$P<0.01$。心气虚证明显高于肺气虚证的53.8%，$P<0.05$。⑨心气虚证、心血虚证红细胞聚集(AE)，呈泥状血流，分别为20%、13.9%，正常人未见红细胞聚集，$P<0.01$、$P<0.05$。心血瘀证为76.3%，明显高于心气虚证、心血虚证，$P<0.01$。肺气虚证为17.9%。⑩心气虚证、心血虚证血色淡红(BCPR)增高为47.5%、77.8%，正常人为4.9%，$P<0.01$。心血瘀证未见血色淡红者，与心气虚证、心血虚证有明显差异，$P<0.01$。肺气虚证为43.6%。⑪心气虚、心血虚证血色暗红(BCDR)者明显增多，分别为27.5%、16.7%，正常人为2.4%，$P<0.01$。心气虚证明显低于心血瘀证的78.9%，$P<0.01$。肺气虚证为20.5%。⑫心气虚证襻周出血(VPHO)为7.5%，正常人、心血虚证未见襻周出血，$P<0.01$。心气虚证明显低于心血瘀证的42.1%，$P<0.01$。肺气虚证为5.1%。⑬心气虚证、心血虚证襻周渗出(VPOZ)为55.0%、33.3%，正常人未见襻周渗出，$P<0.01$。心气虚证明显高于心血瘀证的26.1%，$P<0.05$。心气虚证明显低于肺气虚证的79.5%，$P<0.05$。

DFN、VL、VD明显缩小，BFV明显变慢，AV、SV、ES、BCPR、VCDR阳性率明显上升，出现AE、VPOZ和VPHO，可以作为心气虚证的诊断依据。

与心气虚证比较，心血虚证的SV、VD明显高于心气虚证，$P<0.01$。ES、VPHO阳性率明显低于心气虚证，分别为$P<0.01$、$P<0.05$。有利于两证的鉴别。

与心气虚证比较，心血瘀证的VL明显延长，BFV明显减慢，AV明显增多，絮状血流、泥状血流明显增多，BCPR、VCDR、VPOZ和VPHO明显高于心气虚证，$P<0.01$。心气虚证和心血瘀证可以鉴别。

与心气虚证比较，肺气虚证DFN明显较大，BFV明显较快，VPOZ明显较高。心气虚证和肺气虚证可以鉴别。

2. 甲皱微循环诊断学

胡国庆等[19]的40例心气虚证甲皱微循环的异常表现：①微循环血管轮廓模糊者明显增多，占20%，22例正常人占4.55%，$P<0.05$。②血色鲜红者占12.5%，正常人占90.91%；血色暗红者占38.13%，正常人无；血色淡红者占41.25%，正常人占9.09%，血色淡红和暗红多见，$P<0.01$。③血流呈线状者占5%，呈粒状者占5%，呈瘀滞者占20%，呈虚线状者占32.5%，呈断线状者占35%，正常人分别为52.38%、0%、0%、28.57%、23.81%。气虚证的正常线状血流明显低于正常人，$P<0.05$。④微循环血流速度明显减慢为0.22mm/s，正常人为(0.32±0.09)mm/s，$P<0.01$。⑤微循环血管血液流量明显下降为15.18μm^3/s，正常人为(18.41±5.95)μm^3/s。⑥正常发夹状管襻明显下降为15.45%，正常人为(29.27±6.5)%，扭曲管襻明显上升为8.23%，正常人为(2.55±2.6)%，$P<0.01$。

甲皱微循环的异常表现为血色淡或暗红，虚线状、断线状、粒状、淤滞等流态明显增多，形态呈发夹状明显减少、扭曲状明显增多，血流速度明显减慢、血流量明显降低，可以作为心气虚证的诊断依据。

(十)血液流变诊断学

(1)黄惠勇等[20]的20例心血管疾病心气虚证中包括冠心病8例、高心病合并冠心病

5 例、心肌病及其它心脏病 7 例。其血液流变性的表现：①全血黏度比($19.2S^{-1}$)明显上升，其平均值为 50.70 ±16.70，40 例正常人为 35.02 ±8.13，$P<0.01$。②全血黏度比($192.00S^{-1}$)上升为 4.43 ±0.94，正常人为 4.06 ±0.89。③血浆黏度比明显上升为 1.94 ±0.18，正常人为 1.81 ±0.11，$P<0.05$。④红细胞电泳时间明显延长为(22.24 ±2.70)s，正常人为(17.79 ±1.16)s，$P<0.01$。⑤红细胞压积缩小，其平均值为 0.45 ±0.86，正常人为 0.47 ±0.04。⑥血沉加快为(26.00 ±14.90)mm/h，正常人为(21.63 ±12.41)mm/h，$P<0.01$。

全血黏度比($19.2S^{-1}$)、血浆黏度比明显上升及红细胞电泳时间明显延长可以作为心气虚证的诊断依据。

心气虚证和心血瘀证的关系密切，同病异证。心气虚证与 20 例心血瘀证的血液流变学各项指标无显著差异，但血瘀证主要指标的绝对值均大于心气虚证。心血瘀证的全血黏度比($19.2S^{-1}$)、全血黏度比($192.00S^{-1}$)、血浆黏度比分别为 55.63 ±25.68、4.98 ±1.14、1.97 ±0.16，高于心气虚证。心血瘀证红细胞电泳时间长于心气虚证，为(23.42 ±2.90)s；红细胞压积明显大于心气虚证，为 0.48 ±0.54。

20 例血虚证的全血黏度比($19.2S^{-1}$)、全血黏度比($192.00S^{-1}$)、血浆黏度比、红细胞电泳时间及红细胞压积均明显小于心气虚证，分别为 36.89 ±16.94、3.96 ±0.92、1.81 ±0.13、18.48 ±2.56、0.42 ±0.90。全血黏度比($19.2S^{-1}$)、血浆黏度比明显低于心气虚证，P 分别为 0.01、0.05。心血虚证明显低于心气虚证，为(32.65 ±15.78)mm/h，$P<0.01$。心血瘀证、心气虚证、心血虚证呈逐渐降低的趋势：心血瘀证 > 心气虚证 > 心血虚证。血沉快于心气虚证，为(33.45 ±13.54)mm/h。心血虚证与心气虚证不难鉴别。

心气虚证与肺气虚证是异病同证，血液流变性质的比较，肺气虚证的全血黏度比($19.2S^{-1}$)、全血黏度比($192.00S^{-1}$)血浆黏度比、红细胞电泳时间及红细胞压积均小于心气虚证，分别为 48.53 ±23.64、4.22 ±0.81、1.87 ±0.18、20.41 ±3.40、0.44 ±0.56，心血瘀证、心气虚证、肺气虚证、心血虚证呈逐渐降低的趋势：心血瘀证 > 心气虚证 > 肺气虚证 > 心血虚证。肺气虚证的血沉快于心气虚证，为(32.05 ±15.78)mm/h。

辨病治疗，强调的是病理变化的区别、心气虚证与肺气虚证、心血虚证与肝血虚证、心血瘀证与肝血瘀证，异病同证的血液流变性质的比较，主要存在全血黏度的差别有显著性或非常显著性意义，说明了心与血液流变性改变的特异性比肺、肝的更明显，心气不仅能推动血液运行，而且具有调节血液浓度的作用，因此在心病的临床辨证论治时，对于其他脏器，可更多地考虑血液浓度和红细胞形态改变的影响，可能是心病产生的主要生理病理基础。

如上所述，血液流变学检查有利于心气虚证的诊断及鉴别诊断。

(2)李爱忠等[22]的 144 例冠心病、肺心病心气虚证均属于轻度和中等度心气虚证。将 144 例冠心、肺心病心气虚证分为三级：轻度，心悸、气短，休息后缓解。中等度，心悸、气短，休息后不能缓解。重度，不能活动，坐卧时亦心悸、气短。仅介绍男性患者血液流变学的表现：①30 例男性轻度心气虚证的全血黏度比明显上升，其平均值为 7.35 ±1.18，20 例正常男性为 6.44 ±1.05，$P<0.05$。47 例男性中等度心气虚证显著高于轻度

心气虚证，为8.94±3.48，$P<0.01$。②20例轻度心气虚证的全血还原黏度比明显上升为14.72±1.79，正常男性为12.27±0.62，$P<0.05$。中等度心气虚证明显高于轻度心气虚证，为18.78±6.52，$P<0.01$。③男性轻度心气虚证的血浆黏度比明显上升为1.18±0.14，正常男性为1.62±0.12，$P<0.01$。中等度心气虚证明显高于轻度心气虚证，为1.89±0.29，$P<0.01$。④男性轻度心气虚证的红细胞压积稍增大为0.44±0.28，正常男性为0.43±0.95。中等度心气虚证明显大于轻度心气虚证，为0.46±0.059，$P<0.01$。⑤男性轻度、中等度心气虚证的血沉分别为(23.20±12.45)、(24.57±12.78)mm/4h，正常男性为(24.95±15.37)mm/4h。⑥男性轻度心气虚证的红细胞电泳时间明显延长为(19.66±3.35)s，正常男性为(16.60±3.41)s，$P<0.01$。中等度心气虚证明显长于轻度心气虚证，为(29.88±5.12)s，$P<0.01$。血液流变学观察提示，男性全血黏度比、血浆黏度比、全血还原黏度比明显上升、红细胞电泳时间明显延长，可以作为心气虚证的诊断依据。中等度心气虚证的全血黏度比、血浆黏度比、全血还原黏度比明显高于轻度心气虚证。轻度心气虚证的红细胞电泳时间明显短于中等度心气虚证，红细胞压积明显低于中等度心气虚证。对于心气虚证，此项检查不仅可以做出定性诊断，而且可以做出定量诊断。女性的研究资料基本相同。

(3)俞兵等[8]测定6例心气虚证的全血高、低切黏度比明显上升，其平均值分别为6.54±2.52和9.97±5.09。5例非心虚证分别为5.02±0.70和7.48±1.96。

(4)董文芳等[22]的23例心气虚证中包括5例冠心病，3例风心病，3例肺心病，2例慢支炎，1例结核性胸膜炎遗留的胸膜粘连，9例未确诊。心气虚证的全血量明显减少，其平均值为(3.60±0.47)L，占平均体重(52.1kg)的6.9%，22例正常人全血量的平均值为(4.38±0.30)L，占平均体重(54.25kg)的8%。全血黏度比明显上升为5.50±0.75，正常人为3.97±0.50。微循环半更新时间和微循环平均滞留时间明显延长，其平均值分别为16.38±3.12和23.72±4.51，正常人分别为13.86±1.62和20.95±2.63。

(5)周宜轩等[23]的101例心气虚证中有54例冠心病，8例风心病，15例肺心病，22例心肌炎，2例心肌病。血液流变学的检测数据：①全血高、低切黏度比明显上升，其平均值分别为5.75±1.34、9.23±2.10，25例正常人分别为3.89±2.20、6.36±0.80，$P<0.01$。43例脾气虚证明显明显低于心气虚证，为3.09±1.77、6.10±2.10，$P<0.05$、0.01。②全血还原黏度比和血浆黏度比明显上升，分别为11.87±0.8、1.93±0.45，正常人的平均值分别为7.30±0.74、1.74±0.50，$P<0.01$、0.05。明显高于脾气虚证，分别为6.26±0.90、1.60±0.17，$P<0.01$、0.05。血液的高黏滞性可以作为心气虚证的诊断依据。血液的低黏滞性可以作为脾气虚证的诊断依据。测定血液的黏滞性有利于两证的鉴别。③血液具高凝固性，血纤维蛋白原明显上升为(610±116)mg%，正常人为(356±116)mg%，$P<0.01$。④正常人、心气虚证及脾气虚证的红细胞压积分别为(38.97±17.10)%、(40.81±2.85)%及(33.40±4.05)%，无明显差异。

(6)张道亮等[24]的53例心脏病人中，其22例心气虚证包括中单纯心气虚者14例，兼阴虚者5例，兼血瘀者3例。31例心阴虚证，有高心病、冠心病、高心病合并冠心病、心律失常、植物神经功能失调、心肌炎、系统性红斑狼疮、风心病等。心功能Ⅰ级3例，

Ⅱ级2例。单纯心阴虚者22例，兼气虚者9例。28例正常人对照组心气虚证血液流变学的检测数据：①全血高切黏度比明显上升，平均值为5.53±1.49。正常人为4.17±0.19，$P<0.05$。②全血低切黏度比明显上升为7.10±1.50，正常人为5.75±1.16，$P<0.01$。③全血还原高切黏度比上升为11.64±6.20，正常人为10.12±2.23。④全血还原低切黏度比明显上升为15.29±4.03，正常人为12.91±2.20，$P<0.01$。⑤血沉明显上升为(23.70±14.10)mm/h，正常人为(12.57±8.70)mm/h，$P<0.01$。⑥血沉方程K值明显上升为70.40±34.7，正常人为12.83±9.14，$P<0.01$。⑦血浆黏度比增高为1.40±0.09，正常人为1.32±0.13。⑧红细胞压积增高39.3±4.8%，正常人为(36.3±4.1)%。

心气虚证与心阴虚证比较：心气虚证血沉方程K值及血球压积均较阴虚证为高，P>0.05。其余各项指标均较为接近。为了排除兼夹证对结果的影响，对22例单纯心阴虚的各项指标与14例单纯心气虚的进行了统计分析，P>0.05。

(十一)心电图诊断学

鞠镐等的89例冠心病心绞痛包括15例心气虚证、9例心阳虚证及7例心阴虚证。心电图缺血记分方法，缺血心电图指有ST－T波改变和/或有病理性Q波的静息心电图，有缺血表现记分为1分，无缺血表现记分为0分。心阳虚证为(1.00±0.00)分，心气虚证为(0.85±0.36)分，心阴虚证为(0.83±0.41)分。

(十二)心机图诊断学

心机图检查是用多导生理记录仪同步记录心电图(ECG)、心音图(PCG)、微分心阻抗图(ICG)及心尖搏动图(ACG)，测定心输出量，心收缩力，左心室收缩时间间期(Systolic Time Intervals，STI)与血压相结合推算外周血管阻力。心机图是一种了解左心室功能的、简便可靠、非创伤性、常用的一种检查方法。对了解循环功能具有重要意义。测定的数据稳定，重复性强，比超声心动图好。

由于获得心机图的机器不同，心机图计算出的数据常不相同，每一个医院运用心机图获得的数据来判断心气状态时，必须根据医院的正常数据来判断有无心气虚证的存在，量化心气虚的程度。笔者对下列心机图的数据进行分析研究和评价。

心尖搏动图(ACG)，是检查心脏活动过程中心尖所在胸壁产生的相应的震动情况，是一种无创伤性检查法。记录时探头放置第五肋间隙锁骨中线中线内1厘米的心尖部，所记录心尖部所在胸壁相对位置移动的曲线，称ACG，有助于估计心脏的大小、心室肥厚情况，以及心室收缩力、顺应性以及心室收缩前后负荷是否有异常，以了解心脏的功能状态。例如异常曲线上的心房(A波)振幅正常，A波振幅/心室波振幅小于15%，A波振幅增大，A波振幅/心室波振幅大于15%，15%～20%为可疑异常，大于20%为异常。超过15%，常见于心室肥厚、心室收缩前后负荷是否有异常。心室收缩波形态呈单峰或双峰者为正常，收缩末期膨出或高平顶者为可疑异常。异常的心室收缩波反映了心脏扩大、传导延缓、心肌顺应性降低，心肌收缩功能障碍等，常见于较严重的主动脉瓣病变，二尖瓣附闭锁不全，高血压心脏病、冠心病和心肌病等[10]。

(1)张晓星等[25]的22例心气虚证有冠心病9例，高血压心脏病6例，冠心合并高血压心脏病5例，扩张性心肌病2例。4导生理记录仪，同步记录心电图、心音图及微分心阻抗图(ICG)，测定了下列数据：①心气虚证、心阴虚证的每搏心输出量(SV)明显下降，其平均值分别为(51.4 ± 17.32)毫升/搏、(63.88 ± 17.63)毫升/搏，28 例正常人为(83.6 ±11.4)毫升/搏，$P<0.01$。心气虚证明显低于心阴虚证，$P<0.05$。②心气虚证、心阴虚证的每分钟心排血量明显下降，分别为(3.70 ± 1.20)L/min、(4.68 ± 1.23)L/min，正常人为(5.83 ± 1.06)L/min，$P<0.01$。心气虚证明显低于心阴虚证，$P<0.05$。③心气虚证、心阴虚证的心脏指数〔CI〕明显下降分别为(2.39 ± 0.72)L/(min · m^2)、(3.10 ± 0.72)L/(min · m^2)，正常人为(3.71 ±0.79)L/(min · m^2)，$P<0.01$。心气虚证明显低于心阴虚证，$P<0.05$。④心气虚证、心阴虚证的心搏功(SW)明显下降，分别为 8.81 ±3、9.8 ±3.4，正常人为 14 ±3，$P<0.01$。心气虚证明显低于心阴虚证，$P<0.05$。⑤心气虚证、心阴虚证的心搏功指数(SWI)明显下降，分别为 5 ±1.8、6.25 ±2.0，正常人为 8.46 ±2.3，$P<0.01$。心气虚证明显高于心阴虚证，$P<0.05$。⑥心气虚证、心阴虚证的血液循环总外周阻力(TPR)明显上升，分别为(1968.9 ± 723.15)、(1750.9 ± 163.1) dyn. s. cm^{-5}，正常人为(1163.29 ± 241.23) dyn. s. cm^{-5}，$P<0.01$。心气虚证高于心阴虚证。⑦心气虚证、心阴虚证的心缩力指数(HeatherIndex，HI)明显下降，分别为 9.99 ± 3.67、13.85 ±3.33，正常人 16.98 ±3.08，$P<0.01$。心气虚证明显高于心阴虚证，$P<0.01$。⑧QB/BX 明显上升为 0.357 ±0.125，正常人为 0.28 ±0.04，$P<0.01$。心阴虚证明显上升为 0.315 ±0.082，$P<0.05$。心气虚证高于心阴虚证。QB 间期相当于左室射血前时间(PEP)，BX 间期相当于左室射血时间(LVET)。

QB/BX、TPR 明显上升，SV、CO、CI、SW、SWI、HI 明显下降，为左心功能不全的表现，可以作为心气虚证的诊断依据。心阴虚证的 SV、CO、CI、SW、SWI、.HI 明显低于心气虚证，$P<0.05\sim0.01$，有利于两证的鉴别诊断。

(2)董文芳等用心血管功能测试仪、心电图、JX – A4 踪示波器 3 个机器组装的测试系统，摄取桡动脉脉搏信息。23 例心气虚证，平均年龄为 42.5 岁。5 例冠心病，3 例风心病，3 例肺心病，2 例慢支炎，1 例结核性胸膜炎遗留的胸膜粘连，其他疾病 9 例。测定心血管功能的下列数据：①左心室有效泵力(VPE)明显下降，其平均值为(1.49 ± 0.20)公斤/搏，22 例正常人为(1.93 ± 0.36)公斤/搏。②左心室有效泵力指数(TPEI)明显下降为(74.88 ± 13.50)kg(min · m^2)，正常人为(88.24 ± 13.68)kg(min · m^2)。③SV 明显下降为(62.38 ± 12.81)毫升/搏，正常人为(83.87 ±6.46)毫升/搏。④CO 明显下降为(4.61 ±0.65)L/min，正常人为(6.04 ±0.60)L/min。⑤CL 明显下降为(3.02 ±0.44)L/(min · m^2)，正常人为(4.46 ±0.42)L/(min · m^2)。⑥血液循环总外周阻力(TPR)明显上升为(1410.56 ± 241.25) dyn. s. cm^{-5}，正常人为(1010.74 ± 92.15) dyn. s. cm^{-5}。VPE、TPEL、SV、CO 明显低于正常人，TPR 明显上升，$P<0.01$，可以作为心气虚证诊断依据。

(3)杨振平等[26]的 106 例心虚证包括 33 例心气虚证，38 例心血虚证，25 例心阴虚证，20 例心阳虚证。用第四军医大学“单笔 ECG 测试 STI 新方法”测定下列数据：①PEPP 是左室射血前时间(PEP)的预测值，PEPP = 0.69QU + 15.5ms，QU 即 ECG 的 QRS 波起点至 CPT 的 U 点间时距，PEPP 的意义相当于 PEP。心气虚证、心阳虚证的 PEPP 明显上升，其平均值分别为(110.24 ± 5.75)ms、(114.09 ± 6.84)ms，正常人为(95.21 ±

5.22)ms，$P<0.01$。心血虚证、心阴虚证的分别为(97.48±4.81)ms和(101.66±7.15)ms，与正常人无明显差异。②心气虚证、心阳虚证的QU明显上升，分别为(119.54±13.17)ms和(142.88±19.63)ms，正常人为(115.62±9.18)ms，$P<0.01$。心血虚证、心阴虚证的分别为(119.54±13.17)ms和(124.84±14.15)ms，与正常人无明显差异。③心气虚证、心阳虚证的左室射血时间(LVET)明显下降，分别为(279.49±17.81)ms和(264.74±18.55)ms，正常人的平均值为(300.55±15.82)ms，$P<0.01$。心血虚证为(296.13±16.70)ms。心阴虚证明显缩短为(288.57±17.66)ms，$P<0.05$。④PEP加LVET称为心机械收缩时间(QS_2)，心气虚证、心阳虚证的QS_2明显下降，分别为(384.70±20.03)ms和(380.34±19.19)ms，正常人为(395.97±18.24)ms，$P<0.05$、0.01。心血虚证、心阴虚证的分别为(290.19±19.20)ms和(287.22±23.18)ms，与正常人无明显差异。⑤心气虚证、心阳虚证的QU/LVET明显上升，分别为0.48±0.073和0.54±0.053，正常人的平均值为0.38±0.041，$P<0.01$。心血虚证为0.40±0.052。心阴虚证明显上升为0.44±0.057，$P<0.05$。心血虚证<心阴虚证<心气虚证<心阳虚证，4证之间均有明显差异，$P<0.05\sim0.01$，不难将4证加以鉴别。⑥心气虚证、心阳虚证的PEPP/LVET明显上升，分别为0.39±0.031和0.43±0.041，正常人为0.32±0.022，$P<0.01$。心血虚证为0.33±0.018。心阴虚证明显缩小为0.25±0.034，$P<0.05$。

心气虚证、心阳虚证、心阴虚证(QS_2除外)的PEPP、QU延长，LVET、QS_2缩短，QU/LVET、PEPP/LVET明显上升，LVET、QS_2明显下降，$P<0.05\sim0.01$，可以作为心气虚证、心阳虚证、心阴虚证的诊断依据。心血虚证的6个指标与正常人无明显差异，6个指标的关系：心血虚证<心阴虚证<心气虚证<心阳虚证，不难将4证加以鉴别。

心气虚证、心阳虚证异常程度不同，证实心阳虚证常由心气虚证的病情加重，发展而成。

(4)史载祥等[27]的104例心气虚证，27例脾气虚证，23例肾气虚证与200例健康人作为对照。以上各证患者，均经心电图证实为窦性心律，除外传导障碍，临床诊断除外心瓣膜疾病、先天性缺损。用多导生理记录仪同步记录心电图、心音图、颈动脉搏动图及心尖搏动图。观察心气虚证的下列指标：①HR明显加快，其平均值为(74.65±1.14)次/分，200例正常人为(71.07±0.67)次/分。②左室射血前时间(PEP)明显延长为(119.32±1.18)ms，正常人(96.75±0.89)ms。③左室排血时间(LVET)明显缩短为(260.90±2.67)ms，正常人为(285.38±1.34)ms。④心机械收缩时间(QS_2)稍缩短，为(378.36±2.72)ms，正常人为(382.11±1.72)ms。⑤PEP/LVET明显增大为0.47±0.008，正常人为0.34。⑥心机械收缩时间(MST)明显缩短为(317.98±2.87)ms，正常人为(332.58±1.60)ms。⑦等容收缩期(ICT)明显延长(58.50±1.10)ms，正常人为(47.39±0.73)ms。⑧LVET/ICT明显下降为4.79±0.11，正常人为6.37±0.13。⑨IRP明显延长为(132.67±2.15)ms，正常人(115.39±1.77)ms。⑩a%比值明显增大为17.23±2.27，正常人为7.37±0.32。⑪快速充盈期(RFT)延长为(79.61±1.70)ms，正常人为(74.09±1.43)ms。⑫缓慢充盈期(SFT)缩短为(240.22±7.47)ms，正常人为(249.95±9.07)ms。⑬SFT/RFT下降为3.18±0.11，正常人为3.50±0.14。

心气虚、脾气虚、肾气虚患者心机图各项测定(均值土标准误)正常人的比较

组别	HR	QS_2	MST	LVET	PEP	ICT	PEP/LVET	LVET/ICT	IRP	RFT	SFT	SFT/RFT	a%
正常人(200 例)	71.07 ± 0.67	382.11 ± 1.72	332.58 ± 1.60	285.38 ± 1.34	96.75 ± 0.89	47.39 ± 0.73	0.34 ± 0.003	6.37 ± 0.13	115.39 ± 1.77	74.03 ± 1.43	249.95 ± 9.07	3.50 ± 0.14	7.37 ± 0.32
心气虚证(104 例)	74.65 ± 1.14	378.36 ± 1.72	317.98 ± 2.87	260.90 ± 2.67	119.32 ± 1.18	58.50 ± 1.10	0.47 ± 0.008	4.79 ± 0.11	132.67 ± 2.15	79.61 ± 1.70	240.22 ± 7.47	3.18 ± 0.11	17.23 ± 2.27
脾气虚证(27 例)	73.96 ± 2.67	378.80 ± 6.27	322.30 ± 6.22	278.92 ± 6.34	102.77 ± 2.26	45.05 ± 8.83	0.38 ± 0.01	6.54 ± 0.34	138.98 ± 10.78	80.81 ± 4.97	228.96 ± 33.22	3.02 ± 0.48	9.19 ± 0.98
肾气虚证(23 例)	75.04 ± 2.77	375.66 ± 6.65	315.26 ± 6.78	273.84 ± 5.76	1010.78 ± 2.70	41.36 ± 2.82	0.38 ± 0.01	7.49 ± 0.65	139.38 ± 10.63	66.71 ± 5.88	180.38 ± 21.31	2.83 ± 0.41	11.18 ± 2.80

心气虚证的 HR 明显加快，PEP、ICT、IRP 延长，LVET、MST 缩短，PEP/LVET、a% 比值增大，LVET/ ICT 比值减小，与正常人有明显差异。这 8 个指标可以作为心气虚证定性和定量的诊断依据。

心衰心气虚证与无明显心衰心气虚证的心机图比较，心率更快，LVET 缩短、PEP 延长、PEP/LVET 增大更为显著，$P<0.001$。为此，我们认为心机图有关指标的改变对心气虚证不仅具有定性意义，而且尚有一定的定量意义。以上三项指标的定量改变，可以更为确切地表达心气虚证病情的变化，便于临床观察分析。

27 例脾气虚证与正常人比较，PEP、IRP 延长，PEP/LVET 比值增大。23 例肾气虚证与正常人比较，MST、ICT、SFT 缩短，PEP、IRP 延长，PEP/LVET 比值增大。脾气虚证、肾气虚证与正常人比较无明显差异。

(5)董其美等[29]的 135 例心虚证中包括 68 例冠心病，41 例风心病，4 例肺心病，7 例心肌病，6 例高血压动脉硬化性心脏病，6 例病态窦房结综合征及 3 例其他心脏病。有 75 例心力衰竭的症状和体征，其中 10 例阴虚证患者无一例具有心衰的症状和体征，15 例心气虚证中有 2 例心衰，25 例心阳虚证中有 16 例心衰。心衰存在与否，对心气阳虚与心阴虚的鉴别诊断可以提供帮助。其中有 75 例心衰，包括全心衰 39 例。135 例中有 28 例心气虚证、34 例心阳虚证、53 例心气阴虚证、5 例阳阴虚证及 10 例单纯心阴虚证。前 4 个证临床表现为心衰者分别有 15 例、25 例、30 例及 5 例，心阴虚证无 1 例心衰。用 RM－45 型 4 导生理记录仪同步记录心电图、心音图、颈动脉搏动图及心尖搏动图。测定下列指标：①心气虚证、心阳虚证、心气阴虚证及心阳阴虚证的 PEPI(心率对 PEP 值的影响是明显的，用心率对 PEP 进行校正，PEPI 是 PEP 的校正值，即心率 ×0.76 + PEP)明显延长，其平均值分别为(165.65 ±20.69)、(174.01 ±27.60)、(178.60 ±31.90)及(180.40 ±29.70)ms，107 例正常人为(149.27 ±31.38)ms，$P<0.001$。10 例单纯心阴虚证略延长为(154.70 ±12.30)ms。②心气虚证、心阳虚证、心气阴虚证、心阳阴虚证和单纯心阴虚证的 LVETI 均明显缩短，分别为(364.80 ± 27.70)、(365.40 ± 30.77)、(355.50 ± 25.80)、(340.80 ± 32.50)及(363.50 ± 0.70)ms，正常人为(386.36 ± 15.93)ms，$P<0.001$。③心气虚证、心阳虚证、心气阴虚证及心阳阴虚证的 PEP/LVET 明显上升，其平均值分别为 0.458 ±0.08、0.484 ±0.11、0.507 ±0.11 及 0.531 ±0.11，单纯心阴虚证 PEP/LVET 轻度上升为 0.425 ±0.004，正常人为 0.399 ±0.060，$P<0.01$。

PEPI、PEP/LVET 依下列次序递升：正常人＜心阴虚证＜心气虚证＜心阳虚证＜心气阴虚证＜心阳阴虚证，反映了心气虚证病情的恶化过程。此处的心阴虚证是单纯心阴虚证，与第四节心阴虚证中的心阴虚证临床表现大致相同，许多心阴虚证的文献中合并存在心气虚证或心阳虚证。

心衰心气虚证、心阳虚证、心气阴虚证、心阴阳两虚证的 PEPI 明显增大，分别为 171.23±27.58、182.67±24.67、191.23±37.01 及 198.88±20.70。心衰心气虚证、心阳虚证、心气阴虚证、心阴阳两虚证的 PEP/LVET 明显增大，分别为 0.481±0.09、0.519±0.10、0.557±0.11 及 0.627±0.05。心气虚证＜心阳虚证＜心气阴虚证＜心阴阳虚证，4 证之间的 $P<0.01$。无心衰心气虚证、心阳虚证、心气阴虚证、心阳阴虚证及心阴虚证的 PEP/LVET，分别为 0.430±0.05、0.385±0.06、0.443±0.08 及 0.445±0.07 及 0.426±0.04，与正常人无明显差异。

(6)程伟等[28]的 64 例心气虚证，包括男性 42 例，女性 22 例。年龄：21～65 岁，平均为(54.3±8.2)岁。34 例冠心病，4 例心肌炎，12 例高血压病，4 例慢性肾炎尿毒症，3 例红班狼疮，2 例大动脉炎，而硬皮病、病窦、预激综合征、出血性贫血、心肌病各 1 例。全部有心衰，其心功能分级：III 级 18 例，II 级 30 例，I 级 16 例。采用微机同步检测心电图、心音图、心阻抗图及心尖搏动图测定心气虚证的下列数据：①SV 明显下降，其平均值为(71.19±2.86)毫升/搏，125 例正常人为(87.46±2.31)毫升/搏，$P<0.01$。②CI 明显下降为(2.827±0.132)L/(min·m^2)，正常人为(3.482±0.108)L/(min·m^2)，$P<0.01$。③HI 明显下降为 13.2±1.5，正常人为 16.2±1.2，$P<0.01$。④PEP/LVET 明显上升，其平均值为 0.362±0.035，正常人为 0.293±0.019，$P<0.01$。⑤A 波振幅/总振幅(A/H)明显上升为(15.2±0.6)%，正常人为(12.7±1.5)%，$P<0.01$。⑥A 波振幅/舒张总振幅(A/D)明显上升为(41.1±1.8)%，正常人为(31.8±1.2)%，$P<0.01$。⑦缓慢充盈波振幅/总振幅(F/H)轻度下降为(9.7±1.0)%，正常人为(10.2±0.8)%。⑧主动脉舒张时间指数(TRTI)明显下降为 18.2±3.5，正常人为 20.0±3.5，$P<0.05$。⑨舒张时间振幅指数(DATI)明显下降为(49.4±3.5)%，正常人为(73.5±4.6)%，$P<0.01$。见附表，其他 15 例肺气虚证，15 例脾胃气虚证，15 例肾气虚证的左室舒张功能的指标，与正常人无显著性差别，P＞0.05。

心气虚证与其他气虚证的左室舒张功能指标的比较

组别	A/H	A/D	DATI	TRTI
正常人	12.7±1.5	31.8±1.2	73.5±4.6	20.0±3.5
心气虚	15.2±0.6	41.1±1.8	49.4±3.5	18.2±3.5
正常人	7.7±0.9	27.1±2.4	80.7±7.4	20.0±1.7
肺气虚	8.7±0.9	31.1±2.3	77.0±9.0	21.7±1.8
正常人	8.4±0.3	25.5±1.9	92.8±9.8	22.0±0.8
脾胃气虚	8.7±0.3	26.5±2.7	94.4±12.4	21.9±0.9
正常人	8.9±0.7	29.2±3.3	94.5±16.1	21.3±1.1
肾气虚	10.1±5.7	30.8±2.3	87.2±13.6	21.4±0.7

SV、CI、HI、TRTI、DATI 明显下降，A/H、A/D、PEP/LVET 明显上升。这 8 个指标可以作为心气虚证定性和定量的诊断依据。其他气虚证的左室舒张功能的指标，与正常

人无显著性差别，心气虚证与其他虚证不难鉴别。

12 例心气虚证用益心合剂治疗，益气养心，活血利湿，组成益心合剂。重用人参、黄芪、甘草，补气养心，心气虚证多兼瘀血，水肿，故用丹参，泽泻以活血利湿。A/H、A/D、PEP/LVET 明显下降，DATI、SV、CI 明显上升。A/H 治疗后由(15.1 ±1.5)%明显下降为(11.3 ±1.9)%，A/D 由(46.1 ±6.3)%明显下降为(34.7 ±5.2)%，$P<0.01$。DATI 由(48.8 ±7.1)%明显上升为(70.7 ±6.8)%，$P<0.05$。SV 由(75.6 ±7.8)毫升/搏明显上升为(89.2 ±4.8)毫升/搏，CI 由(3.06 ±0.37)L/(min·m^2)明显上升为(3.66 ±0.44)L/(min·m^2)。PEP/LVET 由 0.382 ±0.021 明显下降为 0.315 ±0.021，$P<0.01$。说明治疗后心功能明显改善，疗效好。进一步证明这 6 个指标可以作为心气虚证最可靠的诊断依据，不仅做出定性诊断，而且做出定量诊断。

参考文献

[1]林谦，等. 心气虚证中医辨证规律的临床研究. 中西医结合杂志，1990，10(2)：78~81.
[2]屈松柏，等. 心脏病人心阴虚证心气虚证候特征探讨. 湖北中医杂志，1995(3)：24~26.
[3]李冰星，等. 心病气血辨证脉图参数观测. 湖南中医学院学报，1998，15(2)：1~3.
[4]黄碧群，等. 心病气血辨证超声心动图参数分析. 湖南中医学院学报，1998，18(3)：1~3.
[5]柳文仪. 心气虚证超声心动图观察. 中西医结合杂志，1988，8(12)：744.
[6]李绍芝，等. 心气虚证患者左心室舒缩功能的初步研究. 中医杂志，1988，29(2)：130~132.
[7]李十红. 心虚证分型与左室舒张功能关系的研究. 辽宁中医杂志，1997，24(3)：103.
[8]俞兵，等. 心虚证患者心钠素水平的初步观察及其临床意义探讨. 中西医结合杂志，1989(9)：526~528.
[9]鞠镐，等. 冠心病心绞痛病人冠状动脉造影与中医辨证分型关系的研究. 中西医结合心脑血管病杂志，2005，3(7)：569~571.
[10]贾宝善，等. 冠心病心气虚与核听诊器检测心功能关系的初步探讨. 中西医结合杂志，1987(7)：203~205.
[11]周泽泉，等. 心病气血辨证与 TXB_2、6 - Keto - $PGF_{1\alpha}$ 的临休研究. 中国中医基础医学杂志，1998，4(4)：30~32.
[12]廖家桢，等. 冠心病心气虚证临床微观辨证初探. 上海中医药杂志，1987(11)：2~6.
[13]魏强华，等. 复方四参饮对病毒性心肌炎患者细胞免疫功能的影响. 中国中西医结合杂志，1995，15(3)：144.
[14]黄献平，等. 心病气血辨证与血清锌铜铁钙含量的关系. 辽宁中医杂志，1997，24(4)：149~150.
[15]柳侃，等. 老年心气虚患者心搏间距变化和运动后心率复常时间检测的临床意义. 辽宁中医杂志，1989，16(6)：19.
[16]杨振平，等. 心虚证左心功能及心血管植物神经功能的研究. 中国医药学报，1990，5(2)：92~95.
[17]张道亮，等. 心脏病患者心阴虚、心气虚证植物神经功能的研究. 中国中西医结合杂志，1995(10)：586~588.
[18]袁肇凯，等. 中医心病气血辨证舌微观指标分析. 湖南中医学院学报，1998，18(4)：1~5.
[19]胡国庆，等. 气虚证与微循环的研究. 上海中医药杂志，1990(5)：46.
[20]黄惠勇，等. 血液流变性与心病辨证关系的研究. 湖南中医学院学报，1997，17(1)：35~37.

[21]李爱忠，等.144 例冠心、肺心病心气虚分级的血液流变学观察．湖南中医学院学报，1992，12(3)：53.
[22]董文芳，等．心气虚证血流动力学研究．甘肃中医学院学报，1990(3)：36~38.
[23]周宜轩，等．心气虚、脾气虚患者血液动力学、流变学的研究．安徽中医学院学报，1990，9(3)：46~48.
[24]张道亮，等．心脏病人心阴虚心气虚证血液流变学研究．湖北中医杂志，1994，16(1)：39~40.
[25]张晓星，等．心阴虚心气虚患者心功能及周围血管阻力研究．湖北中医杂志，1994，16(3)：35.
[26]杨振平，等．心系四虚证患者左心功能变化的初步研究．陕西中医，1989，10(2)：90~91.
[27]史载祥，等．“心气虚”患者左心室功能的研究．中医杂志，1982，23(12)：938~941.
[28]程伟，等．心气虚证左室舒张功能的临床及实验研究．中西医结合杂志，1993，13(3)：139~435.
[29]董其美，等．心脏病的中医虚证分型与左心功能，中西医结合杂志，1985(5)：148~150.

第三节　心阳虚证

心阳虚证多由心气虚发展而成，由于心阳虚衰，血脉失于温运，鼓动无力，虚寒内生，产生心悸怔忡、心胸憋闷及阳虚的临床表现，诊断为心阳虚证(Insufficiency of Heart-Yang)。心气虚证的症状加重，心阳虚衰，出现虚寒症状，发展为心阳虚征。许多文献的心气虚证包括了心阳虚证患者，因此研究心阳虚证的文献资料很少，需要加强研究。

(一)症状诊断学

心悸，气短，精神疲惫，活动后加重，自汗，形寒肢冷。

(二)检体诊断学

面色淡白，舌淡胖或紫暗，脉虚弱或结代。

(三)超声诊断学

李十红测定 13 例心阳虚证左室舒张功能的各项指标：①舒张早期血流峰值速度(PFVE)明显下降，平均值为(0.65±0.14)cm/s，正常人为(0.74±0.12)cm/s，$P<0.01$。②舒张晚期血流峰值速度(PFVA)明显提高为(0.86±0.21)cm/s，$P<0.01$。③PFVA/PFVE 明显上升 1.53±0.29，正常人为 0.94±0.15，$P<0.05$。④等容舒张期(IVRT)明显延长为(142.11±24.33)ms，$P<0.01$。⑤左房(LA)前后径明显增大为(37.08±5.42)cm，$P<0.01$。

(四)植物神经功能诊断学

杨振平等的 20 例心阳虚证中包括冠心病及心肌梗塞 4 例，高心病、肺心病各 3 例，心肌病、心肌炎各 3 例，Raynaud 病、甲状腺功能减退症、肾病综合征各 2 例，肺心病、肺癌、席汉氏症、不明原因的心衰各 1 例。提示心阳虚证不一定是心血管病。测定其植物神经功能的指标：①平静卧位心率明显上升，其平均值为(86.82±7.53)次/min。②呼吸心率差明显下降(12.00±5.80)次。③立卧心率差明显下降为(10.14±4.77)次。④30/15明显下降1.011±0.096。⑤卧立血压差明显上升为(21.70±5.29)mmHg及(10.32±6.78)mmHg。⑥Q-T/Q-S_2加大0.94±0.15。

呼吸差、立卧差、30/15比值明显下降与卧立血压差明显上升，可以作为心阳虚证的诊断依据。

(五)心机图诊断学

(1)杨振平等的106例心虚证中有20例心阳虚证，其中冠心病及心肌梗塞4例，高心病、肺心病各3例，心肌病、心肌炎各3例，Raynaud病、甲状腺功能减退症、肾病综合征各2例，肺心病、肺癌、席汉氏症、不明原因的心衰各1例。提示心阳虚证不一定是心血管病。心机图的下列数据：①PEPP是左室射血前时间(PEP)的预测值，PEPP=(0.69QU+15.5)ms，QU即ECG的QRS波起点至CPT的U点间时距，PEPP的意义相当于PEP。心阳虚证的PEPP明显上升，其平均值分别为(114.09±6.84)ms，正常人为(95.21±5.22)ms，$P<0.01$。②心阳虚证的QU(QU为ECG的QRS波起点至CPT的U点间时距)明显上升(142.88±19.63)ms，正常人为(115.62±9.18)ms，$P<0.01$。③心阳虚证的左室射血时间(LVET)明显下降为(264.74±18.55)ms，正常人的平均值为(300.55±15.82)ms，$P<0.01$。④PEP加LVET称为心机械收缩时间(QS_2)，心阳虚证的QS_2明显下降为(380.34±19.19)ms，正常人为(395.97±18.24)ms，$P<0.01$。⑤心阳虚证的QU/LVET明显上升为0.54±0.053，正常人的平均值为0.38±0.041，$P<0.01$。⑥心阳虚证的PEPP/LVET明显上升为0.43±0.041，正常人为0.32±0.022，$P<0.01$。

心气虚证、心阳虚证异常程度不同，证实心阳虚证常由心气虚证的病情加重，发展而成。

(2)董其美等测定135例心虚证中34例心阳虚证左心功能的下列指标：①PEPI(心率对PEP值的影响是明显的，用心率对PEP进行校正，PEPI是PEP的校正值，即心率×0.76+PEP)明显延长，其平均值为(174.01±27.60)ms，107例正常人为(149.27±31.38)ms，$P<0.001$。心气虚证为(165.65±20.69)ms。②LVETI明显缩短为(365.40±30.77)ms，$P<0.001$。心气虚证为(364.80±27.70)ms。③PEP/LVET明显上升为0.484±0.11，$P<0.01$。心衰心阳虚证的PEP/LVET明显增大为0.519±0.10。心气虚证为0.458±0.08。

第四节 心阴虚证

心血亏虚，心与心神失养，虚热内扰，产生心烦、心悸、失眠及阴虚等临床现象，则诊断为心阴虚证(Deficiency of Heart-Yin)。心阴虚证严重时应该损及心阳，在实践中是否有这样的病例，需要进一步探索。笔者从现代医学的角度思考，单纯的心气虚证、心阳虚证与心阴虚证分别属于两类不同的疾病范畴。心阳虚证的病情恶化，阳损及阴，可以发展为心气阴虚证、心阳阴虚证。

许多关于心阴虚证的文献资料，来自许多疾病的首证，这些疾病常常与其他心虚证合并存在，心虚证中最常见的是心气虚证和心阳虚证。如上节所述，必然有心功能不全的临床现象。

（一）症状诊断学

屈松柏等33例心阴虚证中有高心病6例，高血压冠心病5例，冠心病5例，心肌炎2例，风心病1例，先心病1例，红斑狼疮性心脏病1例，特发性房颤2例，早博8例，植物神经功能紊乱2例。心阴虚证中包括心衰者5例，Ⅰ度心衰者3例，Ⅱ度心衰者2例，无Ⅲ度心衰。心阴虚证除了见于器质性心脏病外，亦可见于非器质性心脏病多属心功能正常，常见于心率异常的心脏病。笔者认为心阴虚证中，5例心衰应该同时存在心气虚证，最好诊断为心气阴虚证。心脏病心阴虚证的症状如后：①均有心悸。②口燥咽干占90.91%，有文献报告，47例阴虚证中46例有口干表现。③面赤心烦占81.81%。④大便秘结占54.55%。⑤气短乏力占27.27%，出现率明显低于心气虚证的100%。⑥失眠多梦占84.84%，出现率明显高于心气虚证患者的45.45%。⑦头昏占48.48%，此外尚有易惊，健忘，五心烦热，午后升火及盗汗。⑧无一例面目虚浮及小便清长者。屈松柏等的心阴虚证可能合并心气虚证或心阳虚证。

樊良卿等[1]的54例心阴虚证有心血管系统的冠心病、心肌炎后遗症，有内分泌系统的甲状腺机能亢进，消化系统的肝硬化，神经系统的神经官能症等17种疾病。33例对照组无心阴虚症状和体征。虽然均有心悸，但不是所有病例存在心功能不全。心悸、失眠、胸闷、易惊，健忘、气短、口干、烦热、盗汗等，而其中睡眠的好坏，又常影响着其它症状的消长。笔者认为心阴虚证必须具备心悸，失眠，心烦，易惊，胸闷中2～3项症状，内热与口干必须具备其中一项。

（二）检体诊断学

樊良卿等认为心阴虚证必需具备下列体征：脉细或细数、舌红，少苔，特别是舌尖红。

1. 舌象诊断学

屈松柏等心阴虚证的舌象观察：①舌质淡红占6.06%，舌红少津者占60.60%。②苔白占24.24%，苔黄者占33.33%。③舌胖或齿印占9.09%。④舌瘦或中裂占33.33%。⑤少苔者占33.33%，剥苔者占18.18%。

通常舌面PH值高于唾液PH值，唾液偏于酸性。樊良卿等心阴虚证舌面的PH值明显下降，其平均值为6.40±0.66，对照组为6.90±0.43，$P<0.01$。29例治疗后PH值由6.20±0.81，上升为6.50±0.63。舌面的PH值明显下降可以作为心阴虚证的诊断依据。

心阴虚证舌尖和舌中的温度差（即舌中温度减去舌尖温度）明显低于正常人，即舌尖温度偏高，温度差的平均值为(0.75±0.78)℃，对照组为(1.75±1.21)℃，$P<0.01$。30例心阴虚证中药治疗后，由(0.75±0.67)℃上升为(1.37±0.99)℃，$P<0.01$。心阴虚证舌尖和舌中的温度差加大可以作为心阴虚证的诊断依据。

2. 切脉诊断学

屈松柏等心脏病心阴虚证患者脉象的观察：①心阴虚证无一例虚大脉。②脉细弱者占87.88%，明显高于心气虚证的27.27%。脉细弱患者中15.5%有心力衰竭时，明显低于心气虚证的68.2%。无一例为重度心力衰竭。③心阴虚证无力脉占3.03%，低于心气虚证的18.18%。④心阴虚证结代脉占33.33%，心阳虚证占27.27%。⑤弦脉占13.63%。

3. 体温诊断学

樊良卿等认为神门穴左右温差超过1℃者为阳性，小于1℃为阴性。53例中极泉穴、神门穴双侧温差与对照组无明显差异。

4. 心率诊断学

屈松柏等的33例心阴虚证，其中易出现心律不齐者计16例，其中以不明原因的早搏和特发性房颤更为常见。樊良卿等的54例心阴虚的心率明显加快，其平均值为(74.31±11.00)次/分，明显高于正常人的(66.87±8.60)次/分，$P<0.05$。28例心阴虚证的治疗方法：以养心阴为主，辅以镇心阳、安心神。选生地、麦冬、珍珠母、紫石英、人参(现均用党参)、五味子、茯苓、远志、酸枣仁等药作为基本方剂，治疗1~3月，大部分心悸消失。心率由(77.00±9.50)次/分明显下降为(72.00±10.60)次/分，$P<0.05$。

(三)超声心动图诊断学

李绍芝等的13例心阴虚证中包括冠心病12例，高血压病1例。用超声心动图观察下列指标：①二尖瓣振幅(CEH)的平均值为(22.77±1.80)mm。②每搏心输出量(SV)为(83.35±5.79)ml。③左室后壁平均收缩速度(MPWVS)为(42.38±3.43)ml/s。④左室后壁平均舒张速度(MPWVD)为(56.85±3.76)ml/s。⑤室壁增厚率(DT%)为(37.62±3.62)%。⑥二尖瓣E点至室间隔距离(EPSS)明显上升为(4.27±2.87)mm，正常人为(3.00±1.28)mm，$P<0.05$。⑦EF斜率(MVV)明显下降为(100.85±3.74)mm/s，正常人为(116.43±14.20)mm/s，$P<0.01$。⑧快速充盈期左室后壁运动总幅度(R)为(7.23±0.68)mm，正常人为(22.00±3.19)mm。明显大于心气虚证的(4.42±1.01)mm，$P<0.01$。⑨快速充盈期左室后壁运动总幅度/左室后壁运动总幅度(R/PWE)为0.79±0.04，正常人的平均值为0.81±0.07。明显大于心气虚证的0.70±0.08，$P<0.01$。心阴虚证的上述数据除EPSS外，均明显大于心气虚证，心阴虚证的EPSS明显小于心气虚证，$P<0.01$。

与正常人比较，EPSS、MVV明显增大，可以作为心阴虚证的诊断依据。EPSS、MVV反映了左室舒张功能异常，因而出现心悸。樊良卿等的54例心阴虚证患者没有超声心动图观察的资料，无法确认有无心功能的异常，笔者建议今后对于心阴虚证患者应该进行超声心动图观察。

(四)血液检验诊断学

樊良卿等58例心阴虚证进行了下列检查：①血色素明显下降，其平均值为(10.86±1.23)g/dl，对照组为(11.92±1.23)g/dl，$P<0.01$。②白细胞总数下降为(5.871±0.513)$\times10^9$/L，对照组为(6.281±0.459)$\times10^9$/L，$P<0.01$。③血沉明显上升为(8.89±7.46)cm/h，对照组为(4.19±3.73)cm/h，$P<0.01$。④全血胆硷酯酶明显下降为(41.50±9.00)U/ml，对照组为(49.58±6.00)U/ml，$P<0.01$。治疗后由(44.35±7.16)U/ml明显上升为(57.87±3.62)U/ml，$P<0.01$。⑤全血胆硷酯酶与血色素的比值明显下降为3.91±0.59，对照组为4.31±0.52，$P<0.01$。治疗后全血胆硷酯酶与血色素的比值由4.08±0.15明显上升为4.45±0.46，$P<0.05$。⑥血清丙种球蛋白明显上升为(14.59±3.20)g/L，正常人为(12.96±2.50)g/L，$P<0.05$。

（五）免疫细胞诊断学

魏强华等的10例病毒性心肌炎心阴虚证的自然杀伤细胞（NK）明显下降，其平均值为（33.25±12.74）%，正常人为（42.25±10.51）%，$P<0.05$。明显高于36例心气阴虚证的（24.74±11.78）%，$P<0.05$。

（六）尿儿茶酚胺诊断学

张道亮等33例心脏病心阴虚证尿的儿茶酚胺明显上升，其平均值为（24.24±22.02）μg/24h，正常人的平均值为（14.47±3.82）μg/24h，$P<0.01$，说明儿茶酚胺非常明显上升可以作为心阴虚证的一个诊断依据。

（七）血液流变诊断学

张道亮等的53例心脏病人中有31例心阴虚证，22例单纯心阴虚证，兼9例气虚证。6例高心病，5例冠心病，5例高心病合并冠心病，9例心律失常、植物神经功能失调、心肌炎各2例，系统性红斑狼疮、风心病各1例。心功能II级3例，III级2例，这些病例应该与兼气虚证有关。心阴虚证的全血比黏度的高、低切率及全血还原比黏度的高、低切率均明显增高，其平均值分别为5.41±1.24、7.13±3.20、11.75±3.45、18.20±8.25，$P<0.05$。血沉、方程K值也明显上升，分别为（24.19±15.55）mm/h、（62.74±40.29）mm/h，$P<0.01$。血浆比黏度、红细胞压积较正常人稍增高，无显著性差异，分别为1.40±0.16、0.379±0.044。

（八）植物神经功能诊断学

（1）樊良卿等的54例心阴虚患者心率明显增加，其平均值为（74.31±11.00）次/分，33例对照组为（68.87±8.60）次/分。进行卧立试验、心率、冷压试验，结果交感神经亢进占46例，33例对照组无一例交感神经亢进。28例用养阴药后心率由（77.00±9.80）次/分，明显下降为（72.00±10.60）次/分。

（2）杨振平等25例心阴虚证植物神经功能的检测：①平静卧位心率明显增加，其平均值为（87.55±5.20）次/分，正常人为（70.03±2.84）次/分，$P<0.01$。②呼吸心率差明显下降为（12.59±4.10）次/分，正常人为（18.40±1.62）次/分，$P<0.01$。③立卧心率差明显下降为（12.03±3.57）次/分，正常人为（19.10±2.10）次/分，$P<0.01$。④30/15比值明显下降为1.015±0.114，正常人为1.071±0.084，$P<0.01$。⑤卧立血压差明显上升为（10.32±6.78）mmHg，正常人的平均值为（7.96±4.45）mmHg，$P<0.01$。平静卧位心率、卧立血压差明显上升，呼吸心率差、立卧心率差及30/15比值明显下降可以作为心阴虚证的诊断依据。

（3）张道亮等的31例心脏病心阴虚证植物神经功能的测定：①平静卧位心率稍增加为（71.06±12.75）次/分。②呼吸心率差稍下降为（15.70±10.83）次/分。③立卧心率差稍下降为（16.67±8.75）次/分。④30/15比值明显下降为1.07±0.10，正常人为1.11±0.08，$P<0.01$。⑤卧立血压差明显上升为10mmHg，正常人为6.62mmHg，$P<0.01$。

呼吸差、立卧差下降，30/15比值明显下降与卧立血压差明显上升可以作为心阴虚证的诊断依据。心阴虚证的30/15比值明显高于心阳虚证。有利于两证的鉴别。

(八)心机图诊断学

(1)张晓星等33例心阴虚证中包括冠心病5例，高血压病6例，冠心病合并高心病5例，心肌炎、植物神经功能紊乱各2例，风心、先心及系统性红斑狼疮各1例，原因不明心律失常12例。测定了心功能的下列数据：①每搏心输出量(SV)明显下降，其平均值为(63.88±17.63)ml/min，$P<0.01$。②每分排血量明显下降为(4.68±1.23)L/min，$P<0.01$。③心脏指数(CI)明显下降为(3.10±0.75)L/(min·m^2)，$P<0.01$。④心搏功(SW)明显下降为9.8±3.4，$P<0.01$。⑤心搏功指数(SWI)明显下降为6.88±2.00，$P<0.01$。⑥Heather指数(HI)明显下降为13.85±3.33，$P<0.01$。⑦血液循环总外周阻力(TRP)明显上升为1750.9±163.1，$P<0.01$。

SV、CO、CI、SW、SWI、HI各项指标明显下降可以作为心阴虚证的诊断依据，也可以将心阴虚和心气虚患者加以鉴别。对33例心阴虚证的病种分析，多半合并心气虚证，临床上表现为心阴虚证。

(2)杨振平等测定25例心阴虚证的下列数据：①PEPP是左室射血前时间(PEP)的预测值，PEPP=0.69QU+15.5ms，QU即ECG的QRS波起点至CPT的U点间时距，PEPP的意义相当于PEP。PEPP明显上升，其平均值为(101.66±7.15)ms，50例正常人为(95.21±5.22)ms，$P<0.05$。②QU明显上升为(124.84±14.15)ms，正常人为(115.62±9.18)ms，$P<0.05$。③左室排血时间(LVET)明显下降为(288.57±17.66)ms，正常人为(300.55±15.82)ms。④电机械收缩时间(QS_2)下降为(387.22±23.18)ms，正常人为(395.97±18.24)ms。⑤QU/LVET明显上升为0.44±0.057，正常人为0.38±0.041，$P<0.05$。⑥PEPP/LVET明显缩小为0.25±0.034，正常人为0.32±0.022，$P<0.05$。

(3)樊良卿等[2]9例心阴虚证的电机械收缩时间(QS_2)上升，其平均值为(560±27)ms，44例正常人的平均值为(544±21)ms。心阴虚证的左室排血时间(LVET)上升，其平均值为(428±17)ms，正常人的平均值为(417±17)ms。心阴虚证的PEP上升，其平均值分别为(132±9)ms，正常人的平均值为(126±9)ms。心阴虚证的PEP/LVET上升，其平均值分别为0.33±0.02，正常人的平均值为0.32±0.03。心阴虚证心机图的各项指标与正常人无明显差异。

(4)董其美等[3]的135例心虚证中有10例心阴虚证，测定STI的下列指标：①PEPI是PEP的校正值，等于心率×0.76+PEP，10例阴虚证的PEPI略延长，全平均值为(154.70±12.30)ms。②LVETI略缩短为(154.70±12.30)ms。③PEP/LVET轻度上升为0.425±0.004。心阴虚证心机图的各项指标与正常人无明显差异。

参考文献

[1]樊良卿，等．心阴虚的初步探讨．浙江中医药，1979(6)：183～187.
[2]樊良卿，等．冠心病中医辨证分型患者的实验指标观察．中医杂志，1981，22(7)：28.
[3]董其美，等．心脏病的中医虚证分型与左心功能，中西医结合杂志，1985（5）：148～150.

第五节　心血虚证

心血亏虚不能濡养心，心神失养，则诊断为心血虚证(Heart Blood Deficiency)。

(一)症状诊断学

心悸，失眠，多梦。

(二)检体诊断学

面色淡白无华或萎黄，口唇指甲淡白，舌质淡、脉细。

(三)脉图诊断学

李冰星等的30例心血虚证中包括冠心病18例，高血压病2例，心肌病2例，贫血性心脏病8例。心血虚证的脉图参数：①主波高度降低，平均值为(13.92±5.06)mm，正常人为(15.50±3.96)mm。②上升支时间，即快速射血时间明显延长，为(0.12±0.01)mm，正常人为(0.10±0.01)s，$P<0.01$。③脉动周期时间缩短为(0.85±0.10)s，正常人为(0.89±0.12)s。④主波上1/3宽度缩短为(0.19±0.04)mm，正常人为(0.20±0.03)mm。⑤潮波高度/主波高度明显上升为0.83±0.14，正常人为0.74±0.11，$P<0.05$。⑥降中峡高度/主波高度延长为0.44±0.11，正常人为0.40±0.11。⑦脉图总面积缩小为(111.17±35.88)mm^2，正常人为(123.30±33.65)mm^2。

上升支时间明显延长、潮波高度/主波高度明显增大可以作为心血虚证的诊断依据。

(四)超声诊断学

(1)黄碧群等的20例心血虚证中包括冠心病13例，高血压病2例，心律失常1例，贫血性心脏病4例。其超声心动图的表现：①心血虚证左房内径(LA)增加，其平均值为(28.40±3.22)mm，正常人为(27.70±1.79)mm，肝血虚证为(26.30±2.89)mm。②心血虚证左室内径(LV)稍增加为(46.70±6.88)mm，正常人为(46.03±3.48)mm，肝血虚证为(45.69±3.98)mm。③心血虚证左室后壁厚度(LVEW)增加为(9.65±1.79)mm，正常人为(9.22±0.95)mm，肝血虚证为(8.69±0.97)mm。④心血虚证室间隔厚度(IVS)增加为(9.75±1.89)mm，正常人为(9.18±0.98)mm，肝血虚证为(8.57±0.80)mm。⑤心血虚证主动脉内径(AO)增加为(28.95±2.04)mm，正常人为(27.48±2.56)mm，肝血虚证为(26.23±2.58)mm。⑥心血虚证二尖瓣E点至室间隔距离(EPSS)增加为(8.30±2.74)mm，正常人为(7.38±1.31)mm，肝血虚证为(6.65±1.29)mm。⑦心血虚证左室收缩末期内径(ESD)增加为(33.20±6.26)mm，正常人为(30.45±4.67)mm，肝血虚证为(31.03±5.63)mm。⑧心血虚证左室舒张末期内径(EDD)增加为(48.10±6.50)mm，正常人为(46.55±4.67)mm，肝血虚证为(45.92±4.09)mm。⑨心血虚证左室舒张末期容积(EDV)增加为(116.35±43.94)ml，正常人为(105.10±39.11)ml，肝血虚证为(99.61±24.44)ml。⑩心血虚证左室收缩末期容积(ESV)增加，其平均值为(40.00±22.95)ml，正常人的平均值为(33.65±16.46)ml，肝血虚证为(35.26±22.29)ml。⑪心血虚证左室收缩排出平均速率(MSER)增加，其平均值为(237.15±113.44)ml/s，正常人的平均值为(203.63±141.09)ml/s，肝血虚证为(196.65±106.52)ml/s。

心血虚证的11项指标均上升，与正常人无明显差异。心血虚证的所有测值均高于肝血虚证，无明显差异。

(2)李十红测定了20例心血虚证左室舒张功能各项指标：①舒张早期血流峰值速度(PFVE)下降，平均值为(0.73±0.18)cm/s，正常人为(0.74±0.12)cm/s。②舒张晚期血流峰值速度(PFVA)下降为(0.63±0.23)cm/s，正常人为(0.68±0.15)cm/s。③PFVA/PFVE下降为0.91±0.39，正常人为0.94±0.15。④等容舒张期(IVRT)延长为(101.45±11.21)ms，正常人为(98.53±14.23)ms。⑤左心房(LA)前后径增大为(32.23±2.63)cm，正常人为(31.42±3.57)cm。

心血虚证的舒张功能无明显异常。心虚证左室舒张功能异常加重的程度，依次为：正常人<心血虚证<心气虚证<心阳虚证<心气阴虚证，诸证之间均存在显著性差异。

(五)血液检验诊断学

石林阶等的25例心血虚证包括23例缺铁性贫血，2例慢性再生障碍性贫血。正常人30例，男女各15例，平均年龄为(37.25±10.49)岁。其血红蛋白下降，平均值为(78.25±24.32)g/L，正常人为(130.15±22.41)g/L，$P<0.01$。42例肝血虚证的血红蛋白下降为(76.64±23.03)g/L。

9例缺铁性贫血心血虚证的血清铁蛋白下降为(80.54±53.70)μg/L，正常人为(86.85±57.15)μg/L。20例缺铁性贫血肝血虚证的血清铁蛋白明显下降为(48.30±32.45)μg/L，明显低于心血虚证，$P<0.01$。

16例缺铁性贫血心血虚证的血浆去甲肾上腺素明显下降，其平均值为(1382.97±271.014)pmol/L，正常人为(1997.0±139.10)pmol/L，$P<0.01$。23例缺铁性贫血肝血虚证的血浆去甲肾上腺素明显下降为(1095.38±347.41)pmol/L。明显低于心血虚证，$P<0.01$。

缺铁性贫血心血虚证肾上腺素明显下降为(430.45±116.09)pmol/L，正常人为(824.20±61.70)pmol/L，$P<0.01$。肝血虚证肾上腺素明显下降为(423.17±129.22)pmol/L。

9例心血虚证的红细胞耗氧率明显下降为0.032±0.013，25例正常人为0.070±0.016$\mu l\times10^2$，$P<0.01$。20例肝血虚证为0.034±0.023$\mu l\times10^2$。

(六)血浆血栓素B_2(TXB_2)及6-酮前列环素(6-Keto-$PGF_{1\alpha}$)诊断学

周泽泉等的20例心血管疾病心血虚证中，包括冠心病心绞痛9例，贫血性心脏病9例，心肌病2例。TXB_2明显上升，其平均值为(101.19±31.62)ng/L，31例正常人为(41.51±16.08)ng/L，$P<0.01$。肝血虚证为(126.68±36.33)ng/L。

心血虚证6-Keto-$PGF_{1\alpha}$明显下降为(67.49±21.21)ng/L，正常人为(109.38±62.10)ng/L，$P<0.01$。肝血虚证为(71.11±31.87)ng/L。

TXB_2/6-Keto-$PGF_{1\alpha}$(T/K)明显上升为1.56±0.39，正常人为0.47±0.22，$P<0.01$。肝血虚证为2.09±1.01。TXB_2、T/K明显上升及6-Keto-$PGF_{1\alpha}$明显下降可以作为心血虚证的诊断依据。

肝血虚证TXB_2、T/K高于心血虚证，6-Keto-$PGF_{1\alpha}$低于心血虚证。

(七)微量元素学及其他元素诊断学

黄献平等21例心血虚证中包括男9例，女12例，平均年龄为(57.76 ±9.88)岁。冠心病心绞痛14例，高血压并冠心病3例，心肌病3例，贫血性心脏病1例。①血清锌明显下降，平均值为(15.68 ±2.74) μmol/L，40例正常人为(21.49 ±2.81) μmol/L，$P<0.01$。②血清铜微降为(16.08 ±2.85) μmol/L，正常人为(16.66 ±2.78) μmol/L。③锌/铜明显下降为1.00 ±0.23，正常人为1.32 ±0.24，$P<0.01$。④血清Fe明显下降为(45.78 ±9.90) μmol/L，正常人为(54.91 ±7.22) μmol/L，$P<0.01$。⑥血清钙明显下降(1.46 ±0.18) mmol/L，正常人为(2.08 ±0.16) mmol/L，$P<0.01$。

(八)血液流变诊断学

黄惠勇等的60例心病患者中有20例心血虚证，其中包括冠心病13例、高心病3例、心肌病及其它心脏病4例。其血液流变学的表现：①20例心血虚证全血黏度比(19.2S^{-1})的平均值为36.89 ±16.94，40例正常人为35.02 ±8.13，$P<0.01$。20例肝血虚证为37.53 ±18.88。②心血虚证全血黏度比(192.00S^{-1})下降为3.96 ±0.92，正常人为4.06 ±0.89。肝血虚证全血黏度比(192.00S^{-1})下降为3.30 ±0.70，低于心血虚证。③血浆黏度比明显上升为1.81 ±0.13，正常人为1.81 ±0.11。肝血虚证明显下降为1.69 ±0.08，明显低于心血虚证，$P<0.05$。④心血虚证红细胞电泳时间为(18.48 ±2.56) s，正常人为(17.79 ±1.16) s。肝血虚证为(19.91 ±2.94) s。⑤心血虚证红细胞压积明显缩小为0.42 ±0.90，正常人为0.47 ±0.04，$P<0.05$。肝血虚证明显下降为0.34 ±0.10，$P<0.01$，明显低于心血虚证，$P<0.05$。⑥心血虚证血沉明显加快为(33.45 ±13.54) mm/h，正常人为(21.63 ±12.41) mm/h，$P<0.01$。肝血虚证明显加快为(30.30 ±16.99) mm/h，$P<0.05$。

心血虚证的血液流变学的全血黏度、血浆黏度、红细胞电泳及红细胞压积等指标均明显小于心气虚证。但红细胞沉降率非常明显加快，也快于心气虚证。

心血虚证与心血瘀证比较，心血瘀证的全血黏度(19.2S^{-1})非常明显大于心血虚证，为55.63 ±25.68。全血黏度(192.00S^{-1})明显大于心血虚证，为4.98 ±1.14。血浆黏度明显大于心血虚证，为1.97 ±0.16。红细胞电泳时间长于心血瘀证的(23.42 ±2.90) s；红细胞压积明显大于心血虚证，为0.48 ±0.54，说明心血虚证与心血瘀证的差异更加显著。心血虚证红细胞沉降率也明显快于心血瘀证。

如上所述，血液流变学检查有利于心血虚证的诊断以及与心气虚证、心血瘀证及肝血虚证的鉴别诊断。

(九)微循环诊断学

袁肇凯等的心血虚证36例中包括男性12例，女性24例，平均年龄为(55.94 ±11.89)岁。观察下列舌的微循环指标：①心血虚证舌菌状乳头(DFN)横径明显缩小，平均值为(0.40 ±0.09) mm，41例正常人为(0.52 ±0.12) mm，$P<0.01$。肝血虚证为(0.41 ±0.08) mm。②心血虚证舌丝状乳头(DSN)横径缩小为(0.21 ±0.07) mm，正常人为(0.22 ±0.06) mm。肝血虚证为(0.20 ±0.07) mm。③心血虚证微血管襻长度(VL)明显缩短为(0.30 ±0.05) mm，正常人为(0.34 ±0.06) mm，$P<0.01$。肝血虚证明显短于心血虚

证，为(0.31 ± 0.06) mm，$P<0.05$。④心血虚证微血管横径（VL）明显缩小为(9.43 ± 0.92) μm，正常人为(11.31 ± 1.28) μm，$P<0.01$。肝血虚证明显长于心血虚证，为(9.89 ± 0.97) μm，$P<0.05$。⑤心血虚证舌微血流速度（BFV）明显变慢为(452.19 ± 60.39) μm/s，正常人为(541.10 ± 82.31) μm/s，$P<0.01$。肝血虚证为(492.16 ± 74.68) μm/s。⑥心血虚证管襻畸形（AV）出现率明显增加为25%，正常人为4.9%，$P<0.05$。肝血虚证为19.4%。⑦心血虚证管襻短小（SV）出现率明显增加为27.5%，正常人为9.8%，$P<0.05$。肝血虚证明显高于心血虚证，为61.1%，$P<0.05$。⑧红细胞聚沉（ES），呈泥状血流的出现率明显增加为44.4%，正常人为7.3%，$P<0.01$。肝血虚证为38.9%。⑨红细胞聚集（AE），呈絮状血流的出现率明显增加为13.9%，正常人未见红细胞的聚集，$P<0.01$。肝血虚证为13.9%。⑩血色淡红（BCPR）的出现率明显增加为77.8%，正常人为4.9%，$P<0.01$。肝血虚证明显低于心血虚证，为55.6%，$P<0.05$。⑪血色暗红（VCDR）的出现率明显增加为16.7%，正常人为2.4%，$P<0.01$。肝血虚证为11.1%。⑫襻周渗出（VPOZ）的出现率明显增加为33.3%，正常人未见襻周渗出，$P<0.01$。肝血虚证为27.8%。⑬襻周出血（VPHO）的出现率明显增加为0%。肝血虚证为2.8%。

心血虚证的菌状乳头横径、微血管襻长度、微血管襻横径明显短小，而微血流速度明显减慢。管襻畸形、管襻短小出现率及红细胞聚沉，呈泥状血流的出现率明显增加。红细胞聚集，呈絮状血流的出现率明显增加、血色淡红及血色暗红的出现率明显增加。襻周渗出的出现率明显增加。可以作为心血虚证的诊断依据。

肝血虚证微血管襻长度明显短于心血虚证，肝血虚证微血管横径明显长于心血虚证，肝血虚证管襻短小的出现率明显低于心血虚证，血色淡红的出现率明显增加为77.8%，正常人为4.9%，$P<0.01$。肝血虚证血色淡红的出现率明显低于心血虚证，有利于两证的鉴别。

第六节　心血瘀证

由于心主血脉的生理功能下降，导致回心血液受阻，称之为血瘀证，故用心血瘀证取代心脉痹阻等名词较好。有时心脏本身有血瘀，而导致心主血脉的生理功能下降。由于瘀血、痰浊、阴寒、气滞等因素阻痹心脉，而出现以心悸怔忡，胸闷心痛为主的一类临床表现，则诊断为心血瘀证。

（一）症状诊断学

心脉痹阻不通，故心悸怔忡，心胸憋闷作痛，痛引肩背内臂，时作时止。瘀血阻滞心脉，则如针刺，或心胸闷痛，体胖痰多，身重困倦。寒凝心脉则剧痛，遇寒痛增，得温痛减，形寒肢冷。气滞心脉则胀痛，胁胀，喜太息。

（二）检体诊断学

舌暗或有青紫斑点，脉细涩或结代。或舌苔白腻，脉沉滑或沉涩。或舌淡红，脉弦。

脉图诊断学

李冰星等的30例心血瘀证中包括男性20例，女性10例。平均年龄为$(60.83\pm$

40.33)岁。冠心病22例，高血压病7例，风心病1例。此证的脉图参数：①主波高度(AA′)降低，平均值为(14.11±4.19)mm，正常人为(15.50±3.96)mm。②上升支时间(OA′)，即快速射血时间明显延长为(0.13±0.01)s，正常人为(0.10±0.01)s，$P<0.05$。明显长于心气虚证的(0.12±0.01)s，$P<0.01$。明显长于肝血瘀证的(0.11±0.02)s，$P<0.01$。③脉动周期时间缩短为(0.86±0.11)s，正常人为(0.89±0.12)s。长于心气虚证的(0.83±0.16)s。明显长于肝血瘀证的(0.78±0.11)s，$P<0.01$。④主波上1/3宽度缩短为(0.18±0.04)mm，正常人为(0.20±0.03)mm。⑤潮波高度(BB′)/AA′明显上升为0.86±0.14，正常人为0.74±0.11，$P<0.05$。大于心气虚证的0.83±0.23。明显大于肝血瘀证的0.76±0.17，$P<0.01$。⑥降中峡高度/主波高度增大为0.41±0.11，正常人为0.40±0.11。小于心气虚证的0.44±0.17。明显大于肝血瘀证的0.34±0.11，$P<0.01$。⑦脉图总面积明显缩小为(106.10±41.49)mm^2，正常人为(123.30±33.65)mm^2。明显大于肝血瘀证的(84.07±32.60)mm^2，$P<0.01$。

OA′明显延长、BB′/AA′明显增大可以作为心血瘀证的诊断依据。心血瘀证的OA′明显长于心气虚证，对两证的鉴别可以提供帮助。肝血瘀证的OA′、脉动周期时间明显长于心血瘀证，肝血瘀证的BB′/AA′、降中峡高度/主波高度明显大于心血瘀证，肝血瘀证的脉图总面积明显小于心血瘀证，有利于两证的鉴别。

(三)影像诊断学

超声心动图诊断学

黄碧群等的35例心血瘀证中包括冠心病24例，高血压病9例，心律失常1例，肺心病1例。全部为心血管疾病。测定其超声心动图的指标：①心血瘀证左房内径(LA)增加，其平均值为(30.26±3.88)mm，正常人为(27.70±1.79)mm，$P<0.01$。心血瘀证明显大于肝血瘀证的(27.18±3.48)mm，$P<0.01$。心血瘀证明显大于心血虚证，$P<0.05$。②心血瘀证左室内径(LV)明显增加为(52.09±9.37)mm，正常人为(46.03±3.48)mm，$P<0.01$。心血瘀证明显大于肝血瘀证的(45.31±6.29)mm，$P<0.01$。心血瘀证明显大于心血虚证，$P<0.05$。③心血瘀证左室后壁厚度(LVEW)明显增加为(10.71±2.09)mm，正常人为(9.22±0.95)mm，$P<0.05$。肝血瘀证为(10.18±1.56)mm。④心血瘀证室间隔厚度(IVS)明显增加为(10.86±2.05)mm，正常人为(9.18±0.98)mm，$P<0.01$。肝血瘀证为(10.56±1.40)mm。⑤心血瘀证主动脉内径(AO)增加为(29.17±3.39)mm，正常人为(27.48±2.56)mm，$P<0.05$。肝血瘀证为(27.68±3.61)mm。⑥心血瘀证二尖瓣E点至室间隔距离(EPSS)增加为(10.30±5.70)mm，正常人为(7.38±1.31)mm，$P<0.01$。心血瘀证明显大于肝血瘀证的(7.40±2.18)mm，$P<0.05$。⑦心血瘀证左室收缩末期内径(ESD)明显增加为(36.54±8.65)mm，正常人为(30.45±4.67)mm，$P<0.05$。心血瘀证明显大于肝血瘀证的(32.04±5.70)mm，$P<0.05$。⑧心血瘀证左室舒张末期内径(EDD)明显增加为(53.26±7.18)mm，正常人为(46.55±4.67)mm，$P<0.01$。心血瘀证明显大于肝血瘀证的(46.18±6.70)mm，$P<0.01$。心血瘀证明显大于心血虚证，$P<0.05$。⑨心血瘀证左室舒张末期容积(EDV)明显增加为(157.91±89.07)ml，正常人为(105.10±39.11)ml，$P<0.05$。心血瘀证明显大于肝血瘀证(101.77±59.12)ml，$P<0.01$。⑩心血瘀证左室收缩末期容积(ESV)明显增加为(59.34±49.51)ml，正常人为

(33.65 ± 16.46) ml，$P < 0.05$。心血瘀证明显大于肝血瘀证的心血瘀证，为(35.68 ± 20.33) ml，$P < 0.05$。⑪心血瘀证左室收缩排出平均速率(MSER)增加为(308.34 ± 144.17) ml/s，正常人的平均值为(203.63 ± 141.09) ml/s。心血瘀证明显大于肝血瘀证的(214.63 ± 122.27) ml/s，$P < 0.05$。心血瘀证的 LA、LV、EDD、MSER 明显低于心血虚证。

心血瘀证的各项指标均较心气虚证为重，但无显著性差异，提示心血瘀证由心气虚证的病情加重发展而来。也可以认为心气虚证和心血瘀证同时存在，心血瘀证是本虚标实，心血瘀证的临床表现十分明显，同时存在严重的心气虚证。可见超声心动图指标的差异有利于两证的鉴别。心血瘀证的各项指标均较肝血瘀证为重，EPSS、ESD、EDD、EDV、ESV、MSER 明显大于肝血瘀证。

(四)血浆血栓素 $β_2$(TXB_2)及 6－酮前列环素(6－Keto－$PGF_{1α}$)诊断学

周泽泉等的 32 例心血瘀证中，包括冠心病心绞痛 16 例，高血压并冠心病 13 例，高血压心脏病 2 例，风心病 1 例。心血瘀证的 TXB_2 明显上升，其平均值为(190.33 ± 72.33) ng/L，31 例正常人为(41.51 ± 16.08) ng/L，$P < 0.01$。肝血瘀证的 TXB_2 低于心血瘀证，为(170.81 ± 55.12) ng/L。心血瘀证 6－Keto－$PGF_{1α}$下降为(98.68 ± 38.86) ng/L，正常人为(109.38 ± 62.10) ng/L。肝血瘀证为(61.95 ± 24.60) ng/L，明显低于心血瘀证。心血瘀证 TXB_2/6－Keto－$PGF_{1α}$(T/K)明显上升为 1.93 ± 0.71，正常人为 0.47 ± 0.22，$P < 0.01$。肝血瘀证为 3.06 ± 1.28，明显高于心血瘀证。

肝血瘀证的病情重于心血瘀证。

(五)微量元素及其他元素诊断学

黄献平等测定 78 例心脏病的微量元素等。28 例心血瘀证中包括冠心病心绞痛 14 例，高血压并冠心病 10 例，肺心病 2 例，风心病 2 例。①心血瘀证的血清锌明显下降，平均值为(17.59 ± 3.09) μmol/L，40 例正常人为(21.49 ± 2.81) μmol/L，$P < 0.01$。肝血瘀证血清锌明显低于心血瘀证，为(14.93 ± 3.17) μmol/L。②心血瘀证血清铜明显上升为(18.55 ± 3.11) μmol/L，正常人的平均值为(16.66 ± 2.78) μmol/L，$P < 0.05$。③心血瘀证的 Zn/Cu 明显下降为 0.96 ± 0.19，正常人为 1.32 ± 0.24，$P < 0.01$。肝血瘀证为 0.98 ± 0.20，明显低于心血瘀证，$P < 0.01$。④心血瘀证的血清铁明显上升为(59.72 ± 10.97) μmol/L，正常人为(54.91 ± 7.22) μmol/L，$P < 0.05$。肝血瘀证为(54.03 ± 8.15) μmol/L。⑤心血瘀证血清钙明显下降，其平均值为(1.71 ± 0.19) mmol/L，正常人为(2.08 ± 0.16) mmol/L，$P < 0.01$。肝血瘀证明显下降为(1.51 ± 0.20) mmol/L，$P < 0.01$。

(六)微循环诊断学

袁肇凯等的心病 114 例，包括 38 例心血瘀证，男性 25 例，女性 13 例。平均年龄为(62.11 ± 7.02)岁。观察其舌的微观指标：①心血瘀证的舌菌状乳头横径(DFN)的平均值为(0.50 ± 0.11) mm，正常人为(0.52 ± 0.12) mm，肝血瘀证为(0.52 ± 0.11) mm。②心血瘀证的舌丝状乳头横径(DSN)为(0.22 ± 0.07) mm，正常人为(0.22 ± 0.06) mm。肝血瘀证为(0.23 ± 0.07) mm。③心血瘀证的舌微血管长度(VL)为(0.33 ± 0.07) mm，正常人为(0.34 ± 0.06) mm，肝血瘀证为(0.34 ± 0.07) mm。④心血瘀证的舌微血管横径(VD)为

(11.06 ± 1.10) μm，正常人为(11.31 ± 1.28) μm，肝血瘀证为(11.67 ± 1.22) μm。⑤心血瘀证舌微血流速度(BFV)明显变慢为(387.14 ± 66.44) μm/s，正常人为(541.10 ± 82.31) μm/s，$P < 0.01$。肝血瘀证明显高于心血瘀证，为(436.38 ± 72.98) μm/s，$P < 0.01$。⑥心血瘀证的管襻畸形(AV)明显增多为65.8%，正常人为4.9%，$P < 0.01$。肝血瘀证明显增多为60%，$P < 0.01$。⑦心血瘀证管襻短小(SV)者明显增多，为15.8%，正常人为9.8%，$P < 0.05$。肝血瘀证明显增多为16.7%，$P < 0.01$。⑧心血瘀证的红细胞聚沉(ES)明显增多为15.8%，正常人为7.3%，$P < 0.01$。肝血瘀证明显增多为16.7%，$P < 0.01$。⑨心血瘀证的红细胞聚集(AE)，呈泥状血流，为76.3%，正常人未见红细胞聚集，$P < 0.01$。肝血瘀证明显增加为43.3%，$P < 0.01$，但明显低于心血瘀证，$P < 0.01$。⑩心血瘀证未见血色淡红(BCPR)者，正常人为4.9%，$P < 0.01$。肝血瘀证也未见BCPR。⑪心血瘀证的血色暗红(BCDR)者明显增多为78.9%，正常人为2.4%，$P < 0.01$。肝血瘀证明显增加为56.7%，$P < 0.01$，明显低于心血瘀证，$P < 0.01$。⑫心血瘀证的襻周出血(VPHO)明显增加为42.1%，正常人未见襻周出血，$P < 0.01$。肝血瘀证明显增加为50.0%，$P < 0.01$。⑬心血瘀证的襻周渗出(VPOZ)明显增加为26.1%，正常人未见襻周渗出，$P < 0.01$。肝血瘀证明显增加为26.7%，$P < 0.01$。

BFV明显变慢、AV、AE、VCDR、VPHO及VPOZ的出现率明显增加，可以作为心血瘀证的诊断依据。心血瘀证的BFV、AE、VCDR明显高于肝血瘀证，两者不难鉴别。

(七)血液流变诊断学

黄惠勇等的20例心血管病中有冠心病12例，高血压冠心病6例、心肌病及其它心脏病2例。其血液流变学的表现：①心血瘀证全血黏度比($19.2S^{-1}$)明显上升，其平均值为55.63 ± 25.68，40例正常人为35.02 ± 8.13，$P < 0.01$。肝血瘀证明显增加为29.34 ± 17.13，$P < 0.05$，明显低于心血瘀证，$P < 0.01$。②心血瘀证全血黏度比($192.00S^{-1}$)明显上升为4.98 ± 1.14，正常人为4.06 ± 0.89。肝血瘀证明显下降为2.83 ± 0.77，$P < 0.05$。③心血瘀证血浆黏度比明显上升为1.97 ± 0.16，正常人为1.81 ± 0.11，$P < 0.05$。肝血瘀证下降为1.74 ± 0.14，明显低于心血瘀证，$P < 0.05$。④心血瘀证红细胞电泳时间明显延长为(23.42 ± 2.90) s，正常人为(17.79 ± 1.16) s，$P < 0.01$，肝血瘀证明显上升为(23.42 ± 2.51) s。⑤心血瘀证红细胞压积加大为0.48 ± 0.54，正常人为0.47 ± 0.04。⑥心血瘀证血沉明显加快为(31.60 ± 12.05) mm/h，正常人为(21.63 ± 12.41) mm/h，$P < 0.01$。肝血瘀证明显加快为(36.10 ± 20.76) mm/h，心血瘀证的全血黏度比($19.2S^{-1}$)、红细胞电泳时间明显延长、红细胞压积明显增大、血沉明显加快可以作为心血瘀证的诊断依据。

第五章　肺病诊断学

肺病是指在外感或内伤等因素的影响下，造成肺脏功能失调及病理变化的一类疾病。肺居胸中高位，有华盖之称，肺系上连喉咙，开窍于鼻，下覆诸脏，外合皮毛。肺的功能：第一，主气，司呼吸。肺可吸入清气，呼出浊气。维持机体生命活动，要通过呼吸运动来维持和调节全身气机的正常升降出入。第二，主宣发和肃降。宣发，是指由于肺气的推动，使气血津液散布全身，内布脏腑经络，外达肌肉皮毛。肃降者，清肃下降也。人的脏腑活动规律，一般是在上者以降为顺，在下者以升为和。若肺气不能肃降而上逆，则可出现咳嗽、喘息等症。肺的宣发与肃降，是相辅相成的关系。从宣发与肃降的功能来看，前者即向外、发散的功能，后者为向内、收敛的作用。没有正常的宣发，就不能很好地肃降，不能很好的肃降，也必然要影响正常的宣发。宣发卫气以充养皮肤，调节腠理。肃降则下布津液和清气，并通调水道。第三，肺为心之辅佐，具有辅助心脏，调节全身气血等作用。第四，肺与脾、肾诸脏关系密切。痰者为水湿积聚而成，脾为生痰之源，肺为贮痰之器。代谢多余的水液，除通过汗、呼吸，大便等排出一部分以外，主要是经过肺、肾气的推动，下输于膀胱，成为尿液而排出体外。由于水液代谢同肺脏的关系，所以说肺主通调水道，故称肺为水之源。肺下布津液和清气，肾主水，主纳气，脾主运化水湿，因而呼吸、痰液，水湿与肺脾肾三脏密切相关。肺病的基本病机可概括为：肺的宣发和肃降失常。如果某些因素导致肺气的宣发障碍，一方面出现鼻塞、喷嚏、呼吸不利、咳喘胸闷等症状；另一方面，由于肺失宣发，使腠理闭塞，抑制了汗腺的分泌而无汗，或因布散津液、水谷精微等功能减弱，津液停滞于肺系而成痰，甚则泛溢于肌肤而为水肿。若肺气失于肃降，则肺气上逆，从而出现呼吸的变异及喘、咳、痰、嗽、咯血等病理表现。由于肺为娇脏，不耐寒热。无论外感六淫，还是内伤七情，均可导致肺的宣肃功能异常而为病。

近年来人们逐渐认识到肺不仅是一个呼吸器官，而且还是一个重要的内分泌器官，应当包括呼吸、代谢和防御三个方面的功能，认为是一个多器官多系统，功能可以出现障碍的病理生理学概念。

此章介绍肺气虚证、肺阳虚证及肺阴虚证。应该还有肺炎等肺部感染引起的肺湿热证。肺内出现纤维化病变，可以诊断为肺血瘀证。慢阻肺按血瘀论治值得中医学家加以研究，有人对肺结核按血瘀论治，取得良效。纤维化病变按血瘀论治可以避免肺功能继续恶化，大量纤维化病变使该处肺组织处于缺氧状态，为癌细胞的发展提供土壤，RADIOLOGY 的文献报告称，有 5% 的活动性肺结核合并肺癌。所以研究肺血瘀证很有必要。

第一节　肺气虚证

中医学的气是指机体的各种功能，故肺气与肺功能有关，中医学历来十分重视机体的抗病能力，认为“邪之所凑，其气必虚”，“正气存内，邪不可干”，“肺为气之本”，“诸气者，皆属于肺”。可见气与机体功能以及抗病能力的关系十分密切，其中以肺气尤为重要。肺气虚证(Deficiency of the Lung Qi)指肺气的推动和防御功能减退。现有许多肺气虚证的资料，其中包括了肺阳虚证的病例。

近年来老年性阻塞性肺功能下降、支气管哮喘、慢性气管炎和肺气肿，以气流阻塞为特征的疾病状态，表现为阻塞性通气功能障碍，气道不通畅和肺泡弹性减退，以气流阻塞为特征的疾病状态，这一组疾病统称为慢性阻塞性肺病。其气流阻塞一般呈进行性加重，有部分阻塞性肺功能下降的程度可以好转。呼吸形式表现为呼气延长。第二种通气功能障碍为限制性通气功能障碍，多为混合型通气功能障碍。慢性支气管炎资料及其他肺部疾病从咳嗽，咯痰或发热等症状开始，若治疗不当，产生一定肺泡数量的破坏、部分肺间质的纤维化，发展为肺气虚证。肺气虚证可以进一步的发展、恶化成为肺阳虚证。

肺虚证久病不愈，必然及肾，要考虑同时存在的肾虚证，可以称之为肺肾虚证。笔者认为沈子尹院士研究肾本质时，将大部分支气管哮喘、慢性气管炎患者诊断为肾阳虚证，不如诊断为肺肾阳虚证更为恰当，我们必须紧跟现代医学发展的脚步，促进中医学的发展，不能墨守成规。

(一)症状诊断学

(1)肺主皮毛，皮毛系指一身之表，包括皮肤、腠理、毫毛。肺的功能是宣发精微，调和卫气，以滋养皮毛、温养腠理、司汗孔的开闭。肺气和，则皮毛柔和，皮肤润泽，腠理固密，抗邪能力强，肺气虚则皮毛憔悴枯槁，腠理疏松，表卫不固，抗病能力差，因而容易感冒或自汗。

齐幼铃等[1]的40肺气虚证包括易感冒2例，慢性支气管炎7例，阻塞性肺气肿17例，支气管哮喘7例，缓解期慢性肺心病7例。①病发时常以咳为主，多为单咳或间歇咳，白天多于夜晚，痰量不多，色白，咳痰清稀，日痰量少于50毫升或无痰。咳喘无力或咳后气短。久咳，每年发作3个月以上，并连续2年或2年以上者。②呼吸短促的程度，可分轻、中、重度。劳动时轻度气促者为轻度。平静时轻度气促，为中等度。稍活动后气促明显者为重度。③易感冒，每年10次以上，排除慢性咽炎、鼻炎等。④恶风、语音低弱、倦怠无力、精神疲惫和自汗等。

王会仍等[2]的106例慢性阻塞性肺病均为慢性支气管炎，合并不同程度肺气肿诊断者各53例。31例对照组无心肺疾病健康成人。慢性阻塞性肺病106例，慢性支气管炎53例，慢性支气管炎合并不同程度肺气肿53例。病程3~35年，平均9年。53例慢支炎非肺气虚证，咳嗽，咯痰，无明显气急发现，咳声爽朗，精神尚佳，纳食及二便基本正常，脉弦滑，苔薄白。53例慢支炎肺气虚证，咳嗽，咯痰，气急明显，动则更甚，神倦懒言，咳声低怯，自汗，畏寒喜暖，小便清长，或便溏，或咳剧遗尿，面色晦暗，舌质胖白，苔多白腻，脉弦细或弱。肺气虚证绝大多数均有中、重度通气障碍。日痰量少于50毫升或无痰。③呼吸短促，语音低微。

(2)兼证：①倦怠无力。②自汗。③易感(每年感冒10次以上)。

(3)必备体征：舌质淡，苔薄白，脉虚弱无力。

(二)检体诊断学

舌质正常或舌质淡嫩，或胖而有齿印。苔薄白。脉虚弱无力。肺部叩诊：多有不同程度的过清音。

李冰星等[3]的30例气虚证中包括慢性支气管炎18例，支气管哮喘1例，肺气肿9例，肺心病2例。其脉图参数：①主波高度明显降低，平均值为(13.39±4.56)mm，30例正常人为(15.50±3.96)mm。②上升支时间，即快速射血时间明显延长为(0.12±0.01)s，正常人为(0.10±0.01)s，$P<0.01$。③脉动周期时间明显缩短为(0.80±0.16)s，正常人为(0.89±0.12)s。④主波上1/3宽度缩短为(0.12±0.01)mm，正常人为(0.10±0.01)mm。⑤潮波高度/主波高度明显上升为0.81±0.21，正常人为0.74±0.11。⑥降中峡高度/主波高度延长0.44±0.16，正常人为0.40±0.11。⑦脉图总面积明显缩小为97.90±31.20，正常人为(123.30±33.65)mm^2，$P<0.01$。低于心气虚证的(106.60±41.49)mm^2。

主波高度明显降低、上升支时间明显延长、脉动周期时间明显缩短、潮波高度/主波高度明显上升及脉图总面积明显缩小可以作为肺气虚证的诊断依据。

(三)X线诊断学

1. 胸部X线诊断学

(1)沈家根[4]等报道，慢性支气管炎肺气虚证的肺纹理基本正常，或虽有增多增深，但排列仍正常，横膈位置正常，位于第11肋以上，呼吸前后横膈活动度>3cm，无肺气肿改变。

(2)陈永光等[5]的306例慢性支气管炎X线胸片中，38例肺气虚证的X线表现：①肺门增宽、结构不清及边缘模糊者占26.31%。②肺纹理稍增多增粗，增多的肺纹理多呈索条状，走向规律，与正常血管纹理不易区别。增粗增多的纹理多局限于1/6～2/6肺野。③肺气肿少见，可见者多表现为肺野气体分布不匀。肺气肿的程度随肺气虚证、脾阳虚证、肾阳虚证的演变而加重，呈现规律性变化。肺气虚证中21.05%有肺气肿征象，均为轻度，中度肺气肿仅占7.64%。④5.26%肺气虚证的右横膈位于第11肋以下，无1例横膈运动在1cm以下。⑤无1例有胸膜粘连。⑥心胸横径比率全部≥0.4mm。2.77%右下肺动脉增粗，≥15mm，5.55%肺动脉圆椎隆突，≥4mm。

总之呼吸系统患者X线胸片上异常轻微，可以作为肺气虚证的诊断依据。

2. 肠胃道钡餐诊断学

陈永光等对22例慢性支气管炎肺气虚证患者进行钡餐X线检查。①18例有少量空腹胃积液，占81.81%；4例有中等量空腹胃积液，占18.19%；无1例大量空腹胃积液。②1例胃黏膜皱襞粗大。③7例牛角型胃，12例鱼钩型胃，3例无力型胃，1例胃下垂。④1例运动加快，21例排空时间正常。⑤小肠运动5例小肠运动变慢，9小时以上小肠仍未排空。⑥4例结肠运动亢进：6小时钡头到达结肠脾曲下段，或12小时到达乙状结肠，或结肠部分排空；或24小时基本排空的情况下，认为是结肠运动亢进。与脾阳虚证、肾阳虚证比较，肠胃道钡餐异常变化较轻。

3. 超声心动图诊断学

黄碧群等[6]的27例肺气证中包括慢性支气管炎20例，支气管哮喘3例，肺心病4例。用心脏切面超声和M型超声心动图测定下列指标：①左房内径(LA)轻度减少，其平均值为(27.18±3.59)mm，正常人为(27.70±1.79)mm，可以因为肺循环阻力增加，回到左心房的血量减少。31例心气虚证为(29.06±4.29)mm。②左室内径(LV)明显增加为

(49.48 ±9.76) ml，正常人为(46.03 ±3.48) ml，31 例心气虚证明显增加为(50.94 ±8.26) ml，$P<0.01$。在某些肺气虚证中，肺为心之辅佐，具有辅助心脏治理调节全身气血等作用，肺中的小循环出了问题，心脏就无法完成调整气血的工作，所以肺气虚证患者，心功能可以出现明显下降。③左室后壁厚度(LVEW)明显增加为(9.55 ±3.00) ml，正常人为(9.22 ±0.95) ml，心气虚证明显增加为(10.29 ±2.02) ml，$P<0.05$。④由于肺为心之辅佐，室间隔厚度(IVS)增加为(9.74 ±1.22) ml，正常人为(9.18 ±0.98) ml，心气虚证明显增加为(10.23 ±2.04) ml，$P<0.05$。⑤二尖瓣 E 点至室间隔距离(EPSS)增加为(9.31 ±5.10) ml，正常人为(7.38 ±1.31) ml。⑥由于肺为心之辅佐，左室收缩末期内径(ESD)明显增加为(33.92 ±9.16) mm，正常人的平均值为(30.45 ±4.67) mm。心气虚证明显增加为(35.55 ±10.92) mm，$P<0.05$。⑦左室舒张末期内径(EDD)增加为(49.74 ±9.50) ml，正常人为(46.55 ±4.67) ml。心气虚证增加为(51.81 ±8.43) ml，$P<0.01$。⑧左室舒张末期容积(EDV)明显增加为(135.18 ±94.11) ml，正常人为(105.10 ±39.11) ml，$P<0.05$。心气虚证明显增加为(139.23 ±70.54) ml，$P<0.05$。⑨左室收缩末期容积(ESV)明显增加为 51.01ml，正常人的平均值为(33.65 ±16.46) ml，$P<0.05$。心气虚证为(53.90 ±44.63) ml，$P<0.05$。⑩左室收缩排出平均速率(MSER)明显增加为(405.55 ±613.74) ml/s，正常人的平均值为(203.63 +141.09) ml/s，$P<0.01$。心气虚证增加为(289.48 ±151.94) ml/s。

此组肺气虚证的 LV、LVEW、IVS、EPSS、ESD、EDD、EDV、ESV 及 MSER 的数值上升，LV、LVEW、ESV 上升明显，$P<0.05$。它们的上升可作为肺气虚证的诊断依据。这是因为气虚而使左心室泵力不足所致。左心室代偿性肥厚、扩大，左室内径、左室后壁厚度、室间隔厚度及左室舒张末期内径，容积均显著增加，以满足体内血供的需要。肺气虚证者气不足，必然有血瘀，血运行时阻力大，加重心脏的负担，导致左心室功能不全。

心气虚证与肺气虚证两组比较，心气虚证病人的各项观测值均高于肺气虚证，但无显著差异，$P>0.05$。

(四)检验诊断学

1. 血清 α_1 - 抗胰蛋白酶诊断学

(1)齐幼龄等 24 例肺气虚证的血清 α_1 - 抗胰蛋白酶(α_1 - AT)明显下降，其平均值为(2.407 ±1.159)%，22 例正常人为(3.088 ±0.864)%。

(2)陆桂祥等[7]观察了 24 例肺气虚证血清 α_1 - 抗胰蛋白酶(α_1 - AT)明显下降，其中部分肺气虚证的 α_1 - AT 并不低，有时甚至超过正常人的水平，相反 α_1 - AT 很低的人并无肺气虚证的症状。

2. 血清真性胆碱酯酶活性诊断学

齐幼龄等 22 例肺气虚证血清真性胆碱酯酶活性明显上升，其平均值为(1.294 ±0.320) U，而 21 例正常人为(0.99 ±0.276) U。

3. 痰检验诊断学

有人通过观察发现，慢支肺气虚证痰中的 IgA 下降，痰中溶菌酶浓度降低，提示呼吸道局部体液免疫功能低下，说明肺虚证的卫外功能低下。

4. 环核甙酸诊断学

何权瀛[8]提到文献研究发现，慢性支气管炎肺气虚证的血浆环－磷酸腺苷低于正常人。慢性气管炎肺气虚证鼻腔分泌物中 cAMP 的含量低于正常人。

5. 血栓素 β_2 诊断学

周泽泉等的 27 例慢性支气管炎并肺气肿 23 例，肺心病 2 例，慢性支气管炎 2 例。血浆血栓素 β_2（TXB_2）明显上升，其平均值为（113.85 ± 37.78）ng/L，31 例正常人为（41.51 ± 16.08）ng/L，$P < 0.01$。6－酮前列环素（6－Keto－$PGF_{1\alpha}$）明显下降为（62.45 ± 25.95）ng/L，正常人为（109.38 ± 62.10）ng/L。TXB_2/6－Keto－$PGF_{1\alpha}$ 明显上升为 2.15 ± 1.25，正常人为 0.47 ± 0.22，$P < 0.01$。TXB_2/6－Keto－$PGF_{1\alpha}$、TXB_2 明显上升，6－Keto－$PGF_{1\alpha}$ 明显下降可以作为肝血瘀证的诊断根据。

（五）肺血流图诊断学

齐幼龄等 22 例肺气虚证肺血流图的上升角度、波幅高度及流入容积速度明显下降，可以作为肺气虚证的诊断依据，分别为 71.16 度、0.269Ω、1.315Ω/s，而 277 例的正常人的平均值分别为 77.9Ω、0.428Ω、1.74Ω/s$P < 0.01$。其他肺血流图检查的数据两组无明显差异。说明肺血管弹性较差，肺动脉血流减少，肺循环阻力增加。

（六）免疫诊断学

1. 细胞免疫诊断学

齐幼龄等 29 例肺气虚证 T－淋巴细胞转化率明显下降，平均值为（45.21 ± 11.9）%，而 88 例正常人为（68 ± 7.3）%。29 例肺气虚证 E－玫瑰花结形成率轻度下降为（57.89 ± 15.54）%，而 97 例正常人（60.68 ± 10.09）%。

2. 体液免疫诊断学

齐幼龄等的 18 例肺气虚证的血清补体 C_3 含量略下降，其平均值为（100.67 ± 20.47）mg/dl，93 例正常人的平均值为（104.44 ± 32.54）mg/dl。32 例肺气虚证的血清 IgG 明显下降，其平均值为（1318 ± 214.39）mg/dl，93 例正常人为（1464 ± 161）mg/dl。血清 IgM 明显下降为（76 ± 30.28）mg/dl，而正常人为（137 ± 57）mg/dl。血清 IgA 明显下降，其平均值为（249.5 ± 134.5）mg/dl，正常人为（257 ± 103.71）mg/dl。

（七）微量元素诊断学

1. 张同贵[9]的 53 例老年肺气虚证中包括慢性支气管炎、肺气肿 12 例，肺癌 11 例，矽肺 14 例，矽肺合并肺结核 16 例。老年肺气虚证头发锌正常，平均值为（153.20 ± 58.72）μg/g，35 例老年非肺气虚证为（154.32 ± 31.23）μg/g。老年肺气虚证头发铜下降为（9.43 ± 1.2）μg/g，老年非肺气虚证为（9.9 ± 1.72）μg/g。老年肺气虚证头发铁下降为（20.25 ± 6.15）μg/g，老年非肺气虚证为（23.18 ± 14.10）μg/g。

2. 黄献平等[10]的 34 例肺气虚证中包括慢支并肺气肿 17 例，慢性支气管炎 8 例，肺心病 3 例，支气管哮喘 6 例。①肺气虚证血清锌明显下降为（18.07 ± 2.61）μmol/L，40 例正常人为（21.49 ± 2.81）μmol/L。心气虚证明显低于肺气虚证，为（15.99 ± 2.79）μmol/L，$P < 0.01$。②肺气虚证血清铜上升为（17.99 ± 2.58）μmol/L，正常人为（16.66 ± 2.78）μmol/L。心气虚证为（17.52 ± 2.85）μmol/L。③肺气虚证的 Zn/Cu 明显下降为（1.01 ± 0.14）μmol/L，正常人的平均值为（1.32 ± 0.24）μmol/L，$P < 0.05$。肺气虚证明显高于心

气虚证的0.93±0.19，$P<0.01$。④肺气虚证血清Fe上升为(57.86±11.25)μmol/L，正常人为(54.91±7.22)μmol/L。肺气虚证明显高于心气虚证的(45.78±9.90)μmol/L，$P<0.01$。⑤肺气虚证血清钙下降为(1.56±0.25)mmol/L，正常人为(2.08±0.16)mmol/L。肺气虚证明显高于心气虚证的1.22±0.25，$P<0.01$。

血清Zn、Zn/Cu明显下降，Fe、Cu上升，Ca下降可以作为肺气虚证的诊断依据。与心气虚证比较，血清Zn、Zn/Cu下降更明显，Fe反而下降，Cu上升，Ca明显下降，有利于肺气虚证、心气虚证的鉴别诊断。

（八）肺功能诊断学

王会仍等的106例慢性阻塞性肺疾患肺功能观察：①肺活量(VC)为深吸气量(IC)及补呼气量之和，前者占75%，后者占25%。慢性阻塞性肺疾患肺气虚证VC明显下降，平均为(2239±503)ml，53例慢性阻塞性肺疾患非肺气虚证的VC明显低于肺气虚证的(3086±657)ml，更低于31例正常人的(3873±608)ml。但非肺气虚证均值仍在正常值的范围内。若以日本学者小扳氏的观点，肺活量低于1升，并且肺活量占肺活量预计值的百分比低于50%为重度肺功能描害的标准，肺气虚证则有40%左右的患者接近或符合这一标准。肺气未虚组仅少量患者有轻度异常。因此，任何肺部疾病，咳嗽，咯痰时必须认真对待，避免发展为肺气虚证。②肺气虚证的最大通气量明显下降为(44777±10127)ml，肺气不虚者为(81513±15583)ml，但其均值在正常范围，正常人为(105767±15363)ml。肺气虚证均值已显著下降至中重度通气功能损害的水平。③肺气虚证者第一秒时间肺活量明显下降为(1109±349)ml，肺气不虚者为(2347±528)ml，但其均值在正常范围，正常人为(3162±508)ml。肺气虚证均值已显著下降至中重度通气功能损害的水平。④肺气虚证者中期流速明显下降为(0.714±0.31)L/s，肺气不虚者为(2.423±0.92)L/s，但其均值在正常范围，正常人为(3.588±0.814)L/s。⑤流速－容量曲线的变化：近年已认识到"寂静区"为小于2毫米以下的小气道，因其病变隐蔽，且多无明显临床症状，故常不易较早发现。流速－容量曲线是最能反映出慢性阻塞性肺疾患中早期小气道病变的重要指标之一。显然，在中医临床上这种无明显症状可供辨证的疾病，流速－容量曲线的测定具有极其重要的价值。肺容量大于75%的肺活量，最大呼吸流量随呼吸肌用力增加而增多，而在低肺容量，即小于50%肺活量时，最大呼吸流量不受呼吸肌的影响，肺气虚证时，50%或25%肺活量的最大呼吸流量，均明显下降，分别为(0.664±0.325)L/s、(0.343±0.146)L/s。非肺气虚证的最大呼吸流量，分别为(2.52±0.95)L/s、(1.68±0.48)L/s。正常人分别为(3.30±0.79)L/s、(1.56±0.52)L/s。张有为[2]认为肺容量为50%或25%肺活量的最大呼吸流量分别为2.2L/s，1L/s则为异常值。非肺气虚证的异常率分别占37%、49%，肺气虚证全部异常。⑥肺气虚证气道阻力明显增加为2.056±0.639，肺气不虚者为1.159±0.32，正常人为1.059±0.243。⑦慢性阻塞性肺疾患肺气虚证、非肺气虚证及正常人的残气/肺总量百分比分别为(56.4±10.2)%、(38.6±9.74)%及(30.9±7.3)%。肺气虚证明显高于非肺气虚证，$P<0.01$。非肺气虚证又明显高于正常人，$P<0.01$。大多数报告认为残气/肺总量百分比大于35%者为肺气肿(膈肌最大活动范围的减少只能作为诊断肺气肿的参考)，此值可随年龄的增高而有所变动，年龄在50岁以上者以大于40%为异常标准。据此，肺气虚证约有70%的患者属于中重度肺气肿范畴，非肺

气虚证仅个别病例的残气/肺总量百分比略有轻度增高。

肺活量、最大通气量、第一秒时间肺活量、中期流速均明显下降，气道阻力、残气/肺活量(%)明显上升可以作为肺气虚证的诊断依据。因此笔者认为肺活量、最大通气量、第一秒时间肺活量、中期流速明显下降，气道阻力、残气/肺活量(%)、肺容量为50%或25%肺活量的最大呼吸流量明显低于正常值，可以诊断为肺气虚证，目的是按肺气虚证治疗。

经全面考核评比，53例非肺气虚证中，仅10例肺功能异常(阻塞型7例，混合型3例)，53例肺气虚证中，肺功能全部异常(阻塞型9例，混合型44例)。两者不难鉴别。

(九)血液流变性诊断学

黄惠勇等[11]20例肺气虚证血液流变性的表现：①全血黏度($19.2S^{-1}$)明显上升，其平均值为(48.53 ± 23.64) pol. s，40例正常人为35.02 ± 8.13，$P<0.01$。②全血黏度($192.00S^{-1}$)上升，为4.22 ± 0.81，正常人为4.06 ± 0.89。③血浆黏度上升为1.87 ± 0.18，正常人为1.81 ± 0.11。④红细胞电泳时间明显延长为(20.41 ± 3.40)s，正常人为(17.79 ± 1.16)s，$P<0.05$。⑤红细胞压积缩小为0.44 ± 0.56，正常人为0.47 ± 0.04。⑥红细胞沉降率明显加快为(32.05 ± 15.78) mm/h，正常人为(21.63 ± 12.41) mm/h，$P<0.01$。

全血黏度($19.2S^{-1}$)明显地上升、红细胞电泳时间明显延长、红细胞压积明显缩小、红细胞沉降率明显加快，可以作为肺气虚证的诊断依据。

心气虚证与肺气虚证均有全血黏度上升、红细胞电泳时间延长、红细胞压积缩小、红细胞沉降率加快，血浆黏度上升，只是程度不同。全血黏度($19.2S^{-1}$)、血浆黏度、红细胞沉降率的数值均明显大于肺气虚证，有利于心气虚证与肺气虚证的鉴别诊断。

(十)微循环诊断学

1. 胡国庆等[12]的160例气虚证中有冠心病24例，肺心病18例，慢性支气管炎21例，慢性肾炎12例，慢性结肠炎15例，肝炎恢复期28例，贫血14例，血小板减少症2例，口腔黏膜溃疡7例，三叉神经痛5例，诊断不明4例。其中40例肺气虚证甲皱微循环的表现：①微循环血管轮廓模糊者明显增多，占25%，22例正常人占4.55%，$P<0.05$。②血色鲜红者占20.62%，正常人占90.91%；血色暗红者占38.13%，正常人无；血色淡红者占41.25%，正常人占9.09%，血色淡红和暗红多见，$P<0.01$。③血流呈线状者占3.75%，呈粒状占2.5%，呈瘀滞者占11.875%，呈虚线状占30.625%，呈断线状占51.25%，正常人分别为52.38%、0%、0%、28.57%、23.81%。肺气虚证的正常线状血流明显低于正常人，$P<0.05$。④微循环血流速度明显减慢为(0.23 ± 0.05) mm/s，正常人为(1.21 ± 0.22) mm/s，$P<0.01$。⑤微循环血管血液流量明显下降为(12.82 ± 4.65) $\mu m^3/s$，正常人为(18.41 ± 5.95) $\mu m^3/s$，$P<0.01$。⑥正常发夹状管襻明显下降为(16.79 ± 7.42)%，正常人为(29.27 ± 6.5)%，扭曲管襻明显上升为(8.03 ± 5.08)%，正常人为(2.55 ± 2.6)%，$P<0.01$。心气虚证、肺气虚证、脾气虚证、肾气虚证之间微循环血管的轮廓、排列、血色、流态、形态、血流速度等方面无明显差异，说明微循环血管的这些改变是各脏气虚证的共性。各脏气虚证在血液流量、血管直径、横截面积等方面，存在着明显差别。①微循环血管轮廓模糊者，肾气虚证占32.5%，心气虚证占25%。②脾气虚证血色鲜红者占35%，肾气虚证占12.5%，心气虚证占17.5%。③心气虚证血流

呈瘀滞者占22.5%，肺气虚证、肾气虚证仅占5%。④心气虚证血液流量为15.18$\mu m^3/s$，肺气虚证、脾气虚证、肾气虚证分别为11.8$\mu m^3/s$、11.35$\mu m^3/s$、12.95$\mu m^3/s$。⑤心气虚证微循环血管管径为9.2μm，脾气虚证为8.2μm。⑥心气虚证微循环血管横截面积为67.7mm^2，脾气虚证为52.8mm^2。后3项$P<0.01$。

2. 袁肇凯等[13]的心病114例，主要病种为冠心病80例，高血压性心脏病9例，贫血性心脏病8例，心肌病、心律失常各5例，风心病、病毒性心肌炎各3例，肺心病1例。心气虚证40例，心血虚证36例，心脉瘀证38例，肺气虚证39例。39例肺气虚证舌微循环的表现：①肺气虚证舌菌状乳头横径(DFN)缩小，其平均值为(0.47±0.12)mm，41例正常人为(0.52±0.12)mm。肺气虚证明显高于心气虚证的(0.42±0.10)mm，$P<0.05$。②肺气虚证舌丝状乳头横径(DSN)为(0.22±0.06)mm，正常人为(0.22±0.06)mm。③肺气虚证舌微血管长度(VL)明显缩小为(0.31±0.06)mm，正常人为(0.34±0.06)mm，$P<0.05$。④肺气虚证舌微血管横径(VD)缩小为(11.04±1.23)mm，正常人为(11.31±1.28)μm。⑤肺气虚证舌微血流速度(BFV)明显变慢为(483.72±70.41)μm/s，正常人为(541.10±82.31)μm/s，$P<0.01$。肺气虚证明显快于心气虚证的(452.19±60.39)μm/s，$P<0.05$。⑥肺气虚证管襻畸形(AV)明显增多，为20.5%，正常人为4.9%，$P<0.05$。⑦肺气虚证管襻短小(SV)明显增多，为23.1%，正常人为9.8%，$P<0.01$。⑧肺气虚证红细胞聚沉(ES)明显增多，为53.8%，正常人为7.3%，$P<0.01$。肺气虚证明显低于心气虚证的75%，$P<0.05$。⑨肺气虚证红细胞聚集(AE)占17.9%，正常人未见红细胞聚集，$P<0.01$。⑩肺气虚证血色淡红(BCPR)者增高为43.6%，正常人为4.9%，$P<0.01$。⑪肺气虚证血色暗红(BCDR)者明显增多为20.5%，正常人为2.4%，$P<0.01$。⑫肺气虚证襻周出血(VPHO)为5.1%，正常人未见襻周出血。⑬肺气虚证襻周渗出，(VPOZ)占79.5%，正常人未见襻周渗出，$P<0.01$。肺气虚证明显高于心气虚证的55%，$P<0.05$。

DFN、VL、VD明显缩小，BFV明显变慢，AV、SV、ES、BCPR、VCDR阳性率明显上升，出现AE、VPOZ和VPHO可以作为肺气虚证的诊断依据。

(十一)心机图诊断学

程伟等[14]的15例肺气虚证中有10例支气管哮喘，5例慢性支气管炎。采用微机同步检测心电图、心音图、心阻抗图及心尖搏动图获取心功能的下列数据：①A波振幅/总振幅(A/H)上升为(8.7±0.3)%，正常人为(7.7±0.3)%。②A波振幅/舒张总振幅(A/D)上升为(31.1±2.4)%，正常人为(27.1±2.3)%，$P<0.01$。③主动脉舒张时间指数(TRTI)下降为20.0±1.7，正常人为20.0±3.5。④舒张时间振幅指数(DATI)明显下降为(77.0±7.0)%，正常人为(80.7±7.4)%。TRTI、DATI下降，A/H、A/D上升有利于肺气虚证的诊断。

参考文献

[1]齐幼铃，等．肺气虚的实验研究．广西中医药，1981(6)：43~46.
[2]王会仍，等．肺气虚与肺功能变化规律的初步观察．中医杂志，1983，24(2)：142~144.
[3]李冰星，等．心病气血辨证脉图参数观测．湖南中医学院学报，1998，15(2)：1~3.
[4]沈家根，等．“慢支”的中西结合诊断分型的X线表现．上海中医药杂志，1982(12)：23~24.

[5]陈永光，等．慢性支气管炎中医分型的X线研究．福建医药杂志，1981(5)：257~261.
[6]黄碧群，袁肇凯．心病气血辨证超声心动图参数分析．湖南中医学院学报，1998，18(3)：1~3.
[7]陆桂祥，等．肺气虚病人血清 α_1 -抗胰蛋白酶水平的初步观察．广西中医药，1981(4)：41.
[8]何权瀛．肺气虚实质的研究概况，中西医结合杂志，1985(5)：318~320.
[9]张同贵，等．53例老年肺气虚患者发Cu、Zn、Fe含量变化及其发病作用的初步探讨．微量元素，1988(4)：30~33.
[10]黄献平，等．心病气血辨证与血清锌铜铁钙含量的关系．辽宁中医杂志，1997，24(4)：149~150.
[11]黄惠勇，等．血液流变性与心病辨证关系的研究．湖南中医学院学报，1997，17(1)：35~37.
[12]胡国庆，等．气虚证与微循环的研究．上海中医药杂志，1990(5)：46.
[13]袁肇凯，等．中医心病气血辨证舌微观指标分析．湖南中医学院学报，1998，18(4)：1~5.
[14]程伟，等．心气虚证左室舒张功能的临床及实验研究．中西医结合杂志，1993，13(3)：139~143.

第二节　肺阳虚证

五脏皆有阴阳虚实，肺亦不应例外。然而，历代中医文献中，有关脏腑阴阳虚实之论颇详，但论肺阳虚者少见。受其影响，现行教科书中，亦极少涉及肺阳，在肺病的辨证中，亦只论肺阴虚，而不言肺阳虚。或将“肺气”与“肺阳”等同，认为“肺阳虚”即“肺气虚”，王会仍等[2]的53例慢支炎肺气虚证畏寒喜暖，可能包括了肺阳虚证的病例。笔者认为阳之与气，虽属同类，亦常阳、气相提并论，但两者终归有别。气属于阳而不等同于阳，阳包含气而不仅限于气。就病理而言，气虚乃阳虚之始，阳虚乃气虚之渐，前面章节中曾多次提及。两者范围大小，病程长短，病势轻重有别，因而治疗亦有所不同，故肺气与肺阳不能混淆。肺阳的生理功能和肺阳虚证是客观存在的，进一步探讨肺阳的生理、病理，分析归纳肺阳虚证的病机、治疗，对于丰富藏象学理论和指导临床实践都有重要意义[1]。五脏皆有阴阳，心有心阴心阳，肝有肝阴肝阳，肾有肾阴肾阳，脾有脾阴脾阳，既然五脏皆有阴阳，肺有肺阴，就应有肺阳。《内经》曰：“孤阴不生，独阳不长”，若无肺阳，肺阴从何而化生？“化生”的意思是肺阴乃由肺阳化生。其次，历代医家对肺阳、肺阳虚早有认识，只是长期以来未明确使用“肺阳”和“肺阳虚”的名称。张仲景提到肺痿，病位在肺，性质虚寒，上焦阳虚不能化气摄津(产生阳气，摄取津液)，用甘草干姜汤，甘辛合用，是温肺复气之法，肺痿即肺阳虚证。蒲辅周提出肺阳虚易感冒，确认肺阳虚证的存在。历代医家为何很少直接提及肺阳和肺阳虚概念，原因有三：①从脏腑阴阳的属性划分来看，肺位最高，居阳位而为阳脏，从理论上讲，阳偏多而阴偏少，故阴易亏而阳不易亏，从临床实践来看亦是如此。故对肺而言，论其阴虚者众，而言其阳虚者寡。②从阳与气的关系言，阳之与气可分不可离，由于肺为“气之本”，主一身之气，肺阳的具体功能又往往借助于肺气来实现，肺阳虚的病理也常与肺气虚混合出现，所以关于肺阳和肺阳虚的理论远不及肺气和肺气虚完备。③肺叶娇嫩，性喜凉润而恶燥热，其气主收敛肃降，不提肺阳虚者，惟恐用药过于温燥，以致肺叶被灼，清肃不行，肺气不宁，气逆作咳，甚则肺络损伤而咯血。诚如历代医家出于对肾中精气阴阳的高度重视，惟恐对肾妄加攻泻，因而多论肾虚而不言肾实的道理是一样的。

因为肾阳为一身阳气之根本，五脏之阳气非此不能发，因此肺阳的产生，根源于肾。同时土能生金，脾为肺母，肺阳又赖脾阳之济养。肺中阴阳是互根互用关系，肺阴则概括肺本质及其所涵津血等有形物质，为肺之体，肺阳活动的物质基础。肺阳的生理，主要体现为肺的功能，肺阳的生理功能主要有以下几个方面。①司呼吸而主宗气，自然之清气由肺吸入，体内之浊气由肺呼出，清气与脾胃运化的水谷精气化合，而为膻中宗气。故宗气生成，与肺阳的作用密切相关。此时的气是一种物质的运动，指的是血中的氧和葡萄糖、脂肪酸、氨基酸及微量元素等营养物质。②肺为娇脏，赖阴津的滋养，才能发挥正常的生理功能，但肺中阴津又依靠肺阳的温化，津液经肺阳温化蒸腾，若“雾露”般发挥其正常滋润濡养作用。③肺主宣发肃降。④温煦卫外，人体五脏之阳气的温煦作用，主要体现在两个方面，一是对内温煦本脏及邻近器官组织，二是对外温煦本脏所属组织器官。因此，肺阳在内温煦肺、心，在外温养皮毛鼻窍，固护体表，防御外邪的入侵。肺为主气之脏，肺之阳气有帅血之功，能助心行血。

关于肺阳虚证的形成原因和病理变化，前人虽未做系统专门的论述，但历代医籍的有关记载并不罕见。“形寒饮冷则伤肺”，“重寒伤肺”，这些论述虽未直接提及肺阳虚，但众所周知，阴寒之邪，最易损伤阳气。肺为娇脏，不耐寒热，寒邪伤肺，必然损伤肺阳。肾阳为人身阳气之根本，肾阳虚衰无以温养肺阳；反之肺阳不足亦可累及脾阳、肾阳，从而导致肺、脾、肾阳气亏虚[1]。肺阳不足，肺气亏虚。肺阳能化肺气，肺阳虚不能蒸化肺阴形成肺气，则呈肺气虚证，肺阳虚弱，卫阳不足，导致肺阳虚证。

临床呼吸系统疾病中肺阳虚证颇为常见，如对山西省300例喘息型慢性支气管炎进行调查发现，其中属肺阳虚者竟占71%。姚永年发现肺气虚证得不到及时控制，往往可以发展为肺阳虚证[2]。

(一)症状诊断学

①久咳。②咳痰、痰清稀，湖北中医学院呼吸内科的92例慢性阻塞性肺疾病缓解期患者，无其它心肺疾病。其中50例患者肺阳虚证的日痰量常在100ml以上，或夜间及清晨咯痰50ml以上。肺阳虚证大量咯痰者占72%，42例肺气虚证中大量咯痰者占19.04%。肺阳虚证少量咯痰者占8%，肺气虚证占28.5%。③肺阳虚证每年反复感冒的次数明显上升，为8~16次，其平均值为(12.680±2.212)次。肺气虚证每年反复感冒的次数明显低于肺阳虚证，为4~11次，平均值为(6.667±1.958)次。正常人为0~8次，其平均值为(4.050±2.564)次。

程畅和等认为常见症状为：咳嗽、咳痰、喘促、胸闷等。同时有肺气虚症状，如咳喘无力、气短(动则尤甚)，声低、神疲体倦、自汗、恶风、少气懒言。精神萎靡，形体消瘦或虚胖，面色淡白不荣，气息喘促，吸短呼长。遇寒则增，得热可缓，春夏轻而秋冬重。背冷畏寒，心悸，颜面虚浮、尿少浮肿[3]。

(二)检体诊断学

舌质淡，舌体胖边有齿痕，或舌质暗淡，苔薄白或白润。脉虚弱无力，或濡细，或沉迟无力，或迟缓。面色淡白如盐，或颜面虚浮。王鹏等的50例患者肺俞穴皮肤温度明显下降，其平均值为(33.536±0.349)℃，20例正常人为(34.500±0.294)℃，42例肺气虚证为(34.419±0.229)℃。

（三）血液检验诊断学

董祥等[4]的慢性阻塞性肺疾病缓解期患者92例，其中肺阳虚证50例，肺气虚证42例。①肺阳虚证，血浆环－磷酸腺甙（cAMP）的平均值为（22.017±5.256）PM/ml，低于肺气虚证的（24.584±3.938）PM/ml，正常人为（24.503±6.293）PM/ml。②血浆环－磷酸鸟甙（cGMP）明显上升为（5.626±1.187）PM/ml，正常人为（3.813±0.648）PM/ml，$P<0.01$。肺气虚证上升为（3.718±0.943）PM/ml，明显低于肺阳虚证，$P<0.01$。③肺阳虚证的血浆cAMP/cGMP明显下降为3.930±0.550，正常人为6.516±1.677，$P<0.01$。肺气虚证轻度上升为6.856±1.333，明显高于肺阳虚证，$P<0.01$。血浆cGMP明显上升、cAMP/cGMP明显下降可以作为肺阳虚证的诊断依据。肺气虚证明显低于肺阳虚证，两者不难鉴别。

肺阳虚证的血清一氧化氮（NO）明显上升为（16.92±3.79）PM/ml，正常人为（6.52±2.18）PM/ml，$P<0.01$。肺气虚证轻度上升为（7.79±3.21）PM/ml，明显低于肺阳虚证，$P<0.01$。

血浆cGMP及血NO明显上升，血浆cAMP/cGMP明显下降，可以作为肺阳虚证的诊断依据。肺气虚证明显低于肺阳虚证，两者不难鉴别。

（四）血液流变诊断学

黄松章等[5]慢性支气管炎、支气管哮喘及支气管扩张等病的18例肺阳虚证的血液流变学表现：①全血黏度比明显上升，平均值：11例男性为5.18，5例女性为4.91，正常人男女分别为4.03±0.35、3.67±0.38。②14例血浆黏度比为1.66，正常人为1.69±0.09。③14例全血还原黏度比明显上升为8.23，正常人为7.4±0.68。④血沉：12例男性为5.0mm/h，6例女性为7.2mm/h，正常男性为（7.4±6）mm/h，正常女性为（13.4±5.1）mm/h。⑤14例血浆纤维蛋白原为361mg/dl，正常人为（389±73）mg/dl。⑥12例男性红细胞压积明显上升为52.6%，6例女性为47.1%，正常人男女分别为（42±2.4）%、（36.4±2.56）%。

参考文献

[1]程畅和，等．论肺阳和肺阳虚证．中医药信息，2003，20(6)：5~7.
[2]王鹏，等．肺阳虚证诊断标准初探．湖北中学院学报，2004，6(1)：26~28.
[3]刘光福，等．肺阳虚证初探．甘肃中医学院学报等．2001，18(4)：4~6.
[4]董祥，等．肺阳虚证患者环核苷酸、一氧化氮的临床观察．湖北中学院学报，2005，7(3)：51~52.
[5]黄松章，等．从血液流变学探讨阴阳转化的某些原理．上海中医药杂志，1982(10)：46~48.

第三节　肺阴虚证

肺阴虚证（Deficiency of the Lung Yin）又名肺虚热证，指肺阴虚亏，虚热内生所引起的临床现象，诊断为肺阴虚证。常见于肺结核、慢性支气管炎、支气管哮喘及支气管扩张等病的活动期。笔者曾遇见一个年轻女性患外感，舌红无苔，可以考虑为肺阴虚证，用青霉素治愈。从现代医学的角度考虑，那些被诊断为肺阴虚证的患者值得进行探索。肺实热证中的风热犯肺证、燥邪犯肺证、肺热炽盛证及痰热壅肺证都没有提到有舌红而无苔者。

(一)症状检体诊断学

干咳无痰，或痰少而黏、不易咳出，或痰中带血，声音嘶哑，口燥咽干，午后颧红，五心烦热，潮热盗汗，消瘦。舌红少苔，脉细数。

(二)血液红细胞胰岛素受体诊断学

静脉取血5ml肝素抗凝，离心，吸去血浆，生理盐水洗涤红细胞2次，最后在镜下计数，使每毫升含约(4.4×10^9)个红细胞，最后测出每个红细胞的胰岛素受体数及红细胞胰岛素受体与胰岛素的最大结合率。杨德诚等[1]的30例肺阴虚证红细胞胰岛素受体数上升，每个RBC平均值为2127±1088，10例正常人为1905±1194，$P>0.05$。正常人及肺阴虚证红细胞胰岛素受体与胰岛素的最大结合率明显上升为(7.7394±0.5857)%，正常人为(5.1725±1.8242)%，$P<0.05$。

(三)微量元素诊断学

杨德诚等[2]研究对比了31例呼吸系疾病的肺阴虚证与12例对照组头发中铁(Fe)，钙(Ca)，镁(Mg)，铍(Be)，镉(Cd)，钴(Co)，铜(Cu)，铬(Cr)，锰(Mn)，钼(Mo)，镍(Ni)，锌(Zn)，锶(Si)，砷(As)，硒(Se)的含量，只有Se和Cr与肺阴虚证呈显著正相关，$P<0.05$。因此，发中Se和Cr上升时，可以作为肺阴虚证的定性定量诊断依据。

(四)血液流变诊断学

黄松章等[3]慢性支气管炎、支气管哮喘及支气管扩张等病的9例肺阴虚证血液流变学表现：①全血黏度比的平均值，3例男性为3.88，4例女性为3.69，正常人男女分别为4.03±0.35、3.67±0.38。②7例血浆黏度比明显上升为1.91，正常人为1.69±0.09。③7例全血还原黏度比明显上升为8.23，正常人为7.4±0.68。④血沉明显上升，4例男性为35.7mm/h，5例女性为38.8mm/h，正常人男性为(7.4±6)mm/h，女性为(13.4±5.1)mm/h。⑤7例血浆纤维蛋白原明显上升为568mg/dl，正常人为(389±73)mg/dl。⑥12例男性红细胞压积明显下降为33.8%，5例女性为34.0%，正常人男女分别为(42±2.4)%、(36.4±2.56)%。

(五)血清皮质醇诊断学

宋卫东等[4]的105例慢性支气管炎中有26例肺阴虚证，40例肺气虚证，39例无证可辨者。①26例肺阴虚证的病程2~11年，平均为(5.6±0.8)年。血清皮质醇轻度下降，其平均值为(570.6±44.5)nmol/L，36例正常人为(628.2±37.6)nmol/L。②肺气虚证的病程2~11年，平均为(6.2±0.4)年。血清皮质醇为(589.5±33.3)nmol/L。③无证可辨者的病程2~11年，平均为(5.4±0.7)年。血清皮质醇为(603.3±37.5)nmol/L。血清皮质醇依下列次序下降：正常人>无证可辨者>肺气虚证>肺阴虚证，但无明显差异。

(六)支气管肺灌洗液诊断学

宋卫东等采用标准BAL方法将纤维支气管镜楔入舌叶或中叶管口，用37℃生理盐水灌洗4次，每次50ml，第2，3，4次灌洗回收液混合为支气管肺灌洗液(BALF)。

1. 18例肺阴虚证BALF的皮质醇明显下降，其平均值为(49.8 ±7.2)nmol/L，正常人为(71.5 ±7.1)nmol/L，$P<0.05$。31例肺气虚证BALF的皮质醇明显下降为(43.3 ±5.0)nmol/L，$P<0.01$。无证可辨者BALF的皮质醇为(56.3 ±5.2)nmol/L。BALF的皮质醇明显下降可以作为肺阴虚证的诊断依据。无证可辨者BALF的皮质醇下降，或许可以诊断为肺虚证。

2. 将BALF离心后在细胞计数盘下计算细胞总数，运用贴壁方法收集肺泡巨噬细胞(AM)，调整至(1×10^6)/ml，加入RPMI－1640培养液及强的松(1000nmol/L)培养24h后测定12例肺阴虚证的血栓素β_2(TXB_2)明显上升为(185.1 ±13.2)ng/10^6，正常人为(125.4 ±7.9)ng/10^6，$P<0.01$。24例肺气虚证的TXB_2明显上升为(217.112 ±12.0)ng/10^6，$P<0.01$。肺气虚证的TXB_2明显低于肺阴虚证，$P<0.05$。无证可辨者的TXB_2明显上升为(168 ±10.6)ng/10^6，$P<0.01$。皮质醇下降较多，可以诊断为肺虚证。

3. 用脂多糖代替强的松，TXB_2上升较多，其平均值为(370.0 ±54.0)ng/10^6，正常人为(334.3 ±35.3)ng/10^6。肺气虚证为(406.6 ±36.6)ng/10^6。无证可辨者的TXB_2为(357.5 ±25.8)ng/10^6。

4. 糖皮质激素对慢性支气管炎各证AM分泌TXB_2抑制作用不明显，远低于正常人(59.3 ±3.7)%的抑制率。肺阴虚证明显下降为(45.3 ±3.6)%，$P<0.01$。肺气虚证明显下降为(43.1 ±2.1)%，$P<0.01$。无证可辨者明显下降为(51.0 ±1.9)%，再一次认为无证可辨者可以诊断为肺虚证。

参考文献

[1]杨德诚，等. 肺阴虚证患者红细胞胰岛素受体的研究. 吉林中医药，1994(2)：43.

[2]杨德诚，等. 呼吸系病肺阴虚证人发15种元素值的多元逐步回归分析. 吉林中医药，1994(2)：41.

[3]黄松章，等. 从血液流变学探讨阴阳转化的某些原理. 上海中医药杂志，1982(10)：46～48.

[4]宋卫东，等. 慢性支气管炎皮质醇局部作用与辨证分型关系. 中国中西医结合杂志，1994，14(10)：952～954.

第四节　肺血瘀证

作为标证的肺血瘀证，在中医文献中很少提到，但在各种呼吸系统疾病中常常存在，只有血瘀十分严重时，才会引起重视，给予认真的治疗。呼吸系统疾病肺泡大量破坏，肺内有大量纤维病变，诊断为严重的肺肾阳虚证，此时必然并存严重的肺血瘀证。此时患者生活质量差，不断恶化。人体中癌细胞不断出现，不断被杀灭，喜欢在缺氧环境中发展，肺血瘀为肺癌的发生提供了条件。20世纪RADIOLOGY有一篇文章提到，有5%的活动性肺结核合并肺癌，值得我们的重视。由于非典病人留下大量的肺纤维化的后遗症，我国许多医学家正在研究肺纤维化的治疗问题，预防肺癌的发生。必须重视肺血瘀证的诊断学研究。2006、2007年笔者遇见2例广泛肺纤维化的病例，最后发生肺癌，其中1例的肺内有广泛结核病变。王永炎等[6]认为肺血瘀证咳嗽咯血不止，血色暗而有血块，胸痛如刺，午后或夜间发热，肌肤甲错，面部黧黑，身体消瘦，舌质暗或有瘀痕，脉涩，是气机阻滞，经络阻塞，瘀血内停，复感痨虫，瘀阻肺络。

(一)症状诊断学

赵青文等[1]的19例特发性肺纤维化肺血瘀证的主要临床表现为进行性呼吸困难、刺激性干咳、消瘦、乏力等，限制性通气功能障碍，X线胸片示两侧中下肺野网状阴影，高分辨率CT表现为双侧周围肺区斑片状阴影。刘崇文[2]12例特发性肺纤维化肺血瘀证的临床表现为呼吸困难，动则喘甚，甚则不能活动，干咳痰少或咯黄黏痰，胸闷胸痛，纳呆乏力。

(二)检体诊断学

舌质暗，有瘀斑，边有齿痕，苔薄白或黄，脉细涩。刘崇文采用芪丹平喘汤加减治疗。药物组成：黄芪30g，党参15g，丹参30g，川芎18g，浙贝母12g，麦冬18g，五味子18g，半夏12g，金银花18g，黄芩12g，桑白皮12g，白果10g，甘草10g。随证加减：咳吐脓性痰加鱼腥草、瓜蒌，胸痛加丝瓜络、旋覆花，纳差加焦山楂、神曲、麦芽、下肢水肿加薏苡仁、茯苓，喘甚加全蝎、蜈蚣、地龙等。水煎服，每日1剂，2周为1个疗程。每个疗程后休息2d，继续应用，5个疗程结束后做疗效评定。采用Watteis Ix等人提倡的CRP计分法评定疗效。显效：4例，好转7例，有效率92%。

(三)血液流变诊断学

陈苏民等[3]提到中医文献早有“瘀血成痨”之说，陈苏民等测定34例男性活动性肺结核血液流变学的各项指标如后：①全血低切黏度比上升，其平均值为9.65±1.86，正常人为9.16±1.75。②全血高切黏度比上升为6.78±0.85，正常人为6.53±0.78。③血浆黏度比明显上升为1.95±0.14，正常人为1.67±0.11，$P<0.001$。④血清胆固醇明显上升为(5.13±1.05)mmol/L，正常人为(4.92±0.91)mmol/L，$P<0.001$。⑤血沉明显上升为(25.35±14.76)mm/h，正常人为(8.74±5.43)mm/h，$P<0.001$。⑥血沉方程K值明显上升为110.74±59.40，正常人为37.30±23.0，$P<0.001$。⑦血浆纤维蛋白原明显上升为(5.20±2.11)g/L，正常人为(2.91±0.19)m/L，$P<0.001$。⑧红细胞压积明显上升为(47.58±3.60)%，正常人为(46.97±3.60)%。⑨血清甘油三脂上升为(1.32±0.44)mmol/L，正常人为(1.01±0.40)mmol/L。

陈苏民等测定34例男性活动性肺结核血液流变学的各项指标如后：①全血低切黏度比下降，其平均值为8.79±1.58，正常人为9.95±1.38。②全血高切黏度比为6.01±0.53，正常人为6.08±0.63。③血浆黏度比明显上升为1.98±0.18，正常人为1.74±0.14，$P<0.001$。④血清胆固醇明显上升为(5.31±0.93)mmol/L，正常人为(4.88±0.79)mmol/L，$P<0.001$。⑤血沉明显上升为(39.18±8.26)mm/h，正常人为(19.69±8.63)mm/h，$P<0.001$。⑥血沉方程K值明显上升为142.81±3806，正常人为65.62±33.82，$P<0.001$。⑦血浆纤维蛋白原明显上升为(5.44±1.38)g/L，正常人为(2.82±0.48)m/L，$P<0.001$。⑧红细胞压积明显上升为(43.36±2.80)%，正常人为(43.11±4.68)%。⑨血清甘油三脂上升为(1.07±0.82)mmol/L，正常人为(0.91±0.45)mmol/L。血浆黏度比、血清胆固醇、血沉、血沉方程K值、血浆纤维蛋白原明显上升，可以作出肺血瘀证的定性定量诊断。

(四)肺纤维化诊断学

刘晖等[4]的29例特发性肺纤维化肺血瘀证前胶原肽Ⅲ(PCⅢ)明显上升，其平均值为134.38μg/L，20例正常人为101.65μg/L，$P<0.01$。层粘素(LN)明显上升，其平均值为165.00μg/L，正常人为122.56μg/L，$P<0.01$。病情不断恶化，PCⅢ、LN不断上升。呼吸系统疾病肺功能不断下降，应该进行肺纤维化诊断学的检测，阻止病情恶化，预防肺癌的发生。

(五)肺功能诊断学

赵青文等19例特发性肺纤维化肺血瘀证的治疗方案：红花注射液20ml加入5%葡萄糖注射液250ml中静滴，1次/d，2周一个疗程，休息1周，3个疗程复查肺功能。19例肺血瘀证的肺功能：①肺活量(VC)明显下降，其平均值为(1.73±0.24)/L，31例正常人为(3.873±0.608)/L，明显低于肺气虚证的(2.239±0.503)/L。说明肺血瘀证由肺气虚证的病情恶化而来，需要进一步观察两证之间的关系。治疗后明显上升为(1.89±0.21)/L，$P<0.05$。②肺气虚证的最大通气量明显下降为(65.28±7.69)/L，正常人为(81.513±15.583)/L治疗后明显上升为(79.26±11.07)/L，$P<0.05$。③肺总量(TLC)为(2.45±0.31)/L，治疗后上升为(2.57±0.48)/L。④第一秒用力呼气量(FEV_1)为(1.34±0.18)/L，治疗后明显上升为(1.89±0.21)/L，$P<0.05$。⑤一口气弥散量(TLCQSB)为(4.24±1.47)mmol/(min·kPa)，治疗后明显上升为(6.15±1.361)mmol/(min·kPa)，$P<0.05$。⑥动脉血氧分压为(58.60±7.83)mmHg，治疗后上升为(60.90±9.70)mmHg。

参考文献

[1]赵青文，等．红花治疗特发性肺纤维化19例．中国煤炭工业医学杂志，2004，7(7)：651.
[2]刘崇文．益气活血法治疗特发性肺纤维化12例．吉林中医药，2004，24(5)：24~25.
[3]陈苏民，等．活动性肺结核病血液流变性特点及其中医瘀证辩证关系．微循环学杂志，2004，4(2)：36~37.
[4]刘晖，等．特发性肺纤维化患者血清，III型前胶原和层粘连蛋白测定的临床意义．新疆医科大学学报，2005，28(2)：136~138.

第六章　脾胃病诊断学

脾位于中焦，被称作“仓禀之官”和“后天之本”，它的生理功能是主运化，主统血，主肌肉，主四肢。脾主运化的作用，包括运化水谷精微及运化水湿。运化水谷精微主要是指脾有消化饮食和吸收运输营养物质的功能。饮食经过消化后，其中的水谷精微物质经脾吸收，并将其上输于肺，由肺贯注心脉，经血脉到达全身，以营养五脏六腑、四肢百骸、皮毛、筋肉等各个组织器官。脾是以消化系统为主的多系统、多器官的综合功能单位。

胃为腑，主受纳。脾胃互为表里。脾主运化，脾以升为和，胃以降为顺。一受一运、一升一降共同完成食物的消化过程。脾主升可使饮食的精微转输，分布营养全身。胃主降可使饮食下行，便于进一步消化、吸收及排泄。因此脾病主要表现在消化、吸收方面，胃病主要表现在受纳、腐熟方面，但两者相互影响，所以脾胃多同病。

第一节　脾虚证

脾虚证是中医临床上常见的一个证，它包括脾气虚证、脾阳虚证、脾阴虚证等证。近20年来，许多学者采用现代科学技术和方法，对脾虚证的本质进行探讨并取得重大进展。“脾主运化”，脾与消化系统关系最为密切。消化系统形态和功能的异常是脾最基本的病理变化。许多实验结果表明，胃肠道运动功能、胃肠内分泌细胞、胃肠道激素、胰腺外分泌功能的改变，均是脾虚证发生的病理机制。脾虚证与能量代谢关系密切，能量代谢是生物体内物质代谢过程中所伴随的能量释放、转移和利用，它与中医“脾主运化”、“脾主肌肉”理论都有着密切的关系。脾主运化，从饮食水谷中摄取精微，以营养五脏六腑、四肢百骸。众所周知，脾虚证与免疫功能关系非常密切，中医学认为脾主运化，为气血生化之源，脾旺则不受邪。脾虚则气血生化不足，气血不足会导致免疫功能降低。现代医学研究也发现在脾虚证患者及动物模型的机体变化中，红细胞免疫、体液免疫、局部免疫功能均呈低下状态。这表明中医学概念的脾具有广泛的免疫学内涵。“脾统血”，若脾虚血运无力，心气不旺，血行迟滞，或统摄无权，血溢脉外，均可因虚致瘀，脾虚在瘀血形成中有一定作用。这说明脾虚证与微循环系统、血液流变学的相关性。

脾虚证一词，许多文献指的是脾气虚证及脾阳虚证，笔者引用孙粥纲等脾虚证的研究资料，实际上是脾气虚证及脾阳虚证。大量研究证明脾虚证的临床表现以消化、吸收、营养和代谢障碍为主，可以发生于不同系统、不同器官疾病发展过程中的某一阶段，也可表现为神经体液调节的失衡。

（一）症状诊断学

孙弼纲等[1]的59例脾虚证有下列症状：①食欲不振占100%，诊断脾气阳虚证可能是必须具备的条件。②食量减少占83.3%。③倦怠乏力占96.6%。④面色苍白少华占

86.7%。⑤气短声低占69.7%。⑥头昏占81.6%。⑦便溏，中、重度患者占90.5~100%。⑧畏寒占76.2%。⑨食后或下午腹胀占69.7%。⑩喜热饮喜按者占85.32%。⑪恶心呕吐，笔者曾用香砂六君子汤加淮山药、厚朴治疗过数百例幼儿脾虚证，重度患儿常有恶心呕吐，无法进食，加1.5g丁香而最后治愈。⑫其他症状：自汗，遇劳而发，脘闷，肠鸣。消瘦或少食而肥，虽肥而四肢不举。早饱易饥，排便无力，脱肛，慢性反复出血（漏下便血，紫癜），白带清稀，浮肿，嗜卧少动，四肢沉重，痰多，久咳。

（二）检体诊断学

孙粥纲等的脾气虚证中，面色苍白少华者占86.7%。舌淡者占68%，舌淡暗者占21.6%，舌淡红者占10.4%。舌体均有异，胖大者占17.6%，胖而有齿痕者占65.6%，不胖而有齿痕者占16.8%。舌苔薄白者占10.4%，白多津者占26.4%，白腻者占57.6%，黄腻者占5.6%。治疗后舌淡红者占73.6%，不胖而无齿痕者占16.8%，舌苔薄白者占85%。脉虚无力、弱、软、濡。中度和重度的脾虚患者中，脉细弱占73.9%~80%。

高樨岩等[2]的41例脾虚证中有17例慢性支气管炎，15例溃疡病，9例慢性腹泻。血压明显下降，收缩压为100.3~108mmHg，10例正常人的平均值为(125±20)mmHg；舒张压为61~63.5mmHg，10例正常人的平均值为(72.7±10.95)mmHg。41例脾虚病人中，心率低于60次/分者占43.9%，10例正常人占10%，说明心率明显变慢。在室温(20±2)℃的情况下，用半导体温度计测量指端温度后，将指端浸入15℃的水中5分钟后，擦干再测量指端温度，恢复到25℃所需要的时间，为肢端复温时间。41例脾虚证患者的肢端复温时间明显延长，为17.4~20.6分，15例正常人的平均值为(9.2±1.5)分。尚可测定足三里等体表温度，肯定明显下降，方便快捷。

（三）影像诊断学

1. 胃肠X线钡餐诊断学

杨爱敏等[3]对脾胃专科107例脾虚证和73例肝胃不和证进行胃肠X线钡餐检查：①脾虚证小肠肠腔胀气者占24.3%，明显高于肝胃不和证的19.4%，$P<0.01$。脾虚证空腹结肠胀气者占15.9%。肝胃不和证12.3%。②正常人立位吞第一口稠钡时，钡进入胃后，沿小弯胃壁向下滑行，到达胃下极。加压时，钡剂易附着于胃壁，黏膜钡剂的涂布及显示自然。有空腹胃积液时，钡剂下降而接触液面时，钡剂呈分节状、片状或絮状缓缓向下飘落而达下极。飘落至下极的距离，反映了液量的多少。有大量积液时，胃泡下缘由一液平构成，正常人圆形或椭圆形的胃泡变成半园形。钡剂易弥漫于胃液之中，黏膜附着差，推压钡剂有滑动感，所显示的黏膜皱襞随加压放松而消失。21.5%脾虚证有大、中量的空腹胃积液。肝胃不和证为23.3%。③46.7%脾虚证的黏膜皱襞粗，肝胃不和证为50.7%。④低张力的胃体中段细，上窄下宽。脾虚证占51.4%，阳性率明显高于肝胃不和证的19.4%，$P<0.01$。57%脾虚证的胃下极低于髂嵴连线水平，明显高于肝胃不和证的27.3%，$P<0.01$。⑤6.5%脾虚证的胃蠕动波变深，明显低于肝胃不和证的20.6%，$P<0.01$。43%脾虚证的胃蠕动波变浅，高于肝胃不和证的34.2%。⑥胃2小时以前排空为加快者，占67.3%，故易饥，明显高于肝胃不和证的34.2%，$P<0.01$。3小时以后胃才排空者为运动变慢，脾虚证占4.7%，明显低于肝胃不和证的17.8%，$P<0.01$。⑦十二

指肠激惹征者占16.8%；出现十二指肠痉挛者占11.2%。⑧2小时内钡头到达回盲部者为小肠运动加快；以6小时后到达回盲部或9小时以上小肠仍未排空者为小肠运动变慢。脾虚证、肝胃不和证的小肠运动加快分别为53.3%、43.8%。脾虚证、肝胃不和证的小肠运动变慢分别为9.4%、9.6%。脾虚证、肝胃不和证的小肠黏膜皱襞变粗，分别为24.3%、19.2%。⑨脾虚证、肝胃不和证的盲肠低位者分别为9.4%、2.7%。⑩6小时内钡剂排出体外者是结肠运动加快，107例脾虚证患者中，结肠运动加快者占42.1%，高于肝胃不和证的31.5%。

2. 胆囊造影诊断学

迟莉丽等[4]的66例慢性胆囊炎脾虚证与40例非脾虚证、脾虚证均为消化科患者，性别、年龄、病程无明显差异。①脾虚证的胆囊张力低下，空腹胆囊的纵径/横径明显上升，其平均值为2.87±0.38，正常人为2.20±0.30，$P<0.01$。非脾虚证明显增加为2.23±0.11，$P<0.05$。脾虚证明显高于非脾虚证，$P<0.01$。②脾虚证脂餐后胆囊的纵径/横径为2.77±0.21，正常人为1.71±0.31，$P<0.01$。非脾虚证明显增加为1.83±0.29，$P<0.05$。脾虚证明显高于非脾虚证，$P<0.01$。③胆囊收缩率=(空腹胆囊最大面积-脂餐后胆囊最小面积)/空腹胆囊最大面积。脾虚证的胆囊收缩率为(37.33±10.92)%明显下降，正常人为(59.86±7.60)%，$P<0.01$。非脾虚证的胆囊收缩率为(58.36±3.82)%。

迟莉丽等有胃下垂、胃张力差、胃大弯低于髂嵴连线≥6厘米及单纯性胃蠕动弱者，合称为“低弱者”，45例脾虚证中“低弱者”39例，占86.67%，而非脾虚组30例中，“低弱者”4例，仅占13.33%，$P<0.005$。

3. 胃肠道放射性核素诊断学

(1)郁仁存等[5]对脾虚证进行放射性核素检查，受检者于晚10时服一粒装有^{131}碘1~3微居里的胶囊，10小时后用放射性核素扫描仪确定胶囊在消化道内的位置。45例正常人胶囊有35.6%通过回盲部，4.4%通过横结肠中点，无1例排出体外。10小时后10例肿瘤脾虚者100%通过横结肠中点，50%排出体外；16例肿瘤非脾虚者81.3%通过回盲部，18.7%通过横结肠中点，无1例排出体外。24小时扫描，肿瘤脾虚者90%排出体外；16例肿瘤非脾虚者有18.7%排出体外。正常人却无1例排出体外。这组数据说明肿瘤脾虚者消化道运动变快。

服用健脾益气中药(以四君子汤为主)1~2月以后，大部分病例治疗后，消化道运动有改善，9例再做放射性核素检查，10小时后胶囊有77.7%通过回盲部，55.5%通过横结肠中点，24小时扫描，33.3%排出体外。

肿瘤脾虚患者消化道运动变快，一般可被口服小剂量阿托品(0.03mg)所对抗，小剂量阿托品肿瘤非脾虚者消化道的排空运动影响甚小。9例肿瘤脾虚者口服小剂量阿托品后，服胶囊10小时后有100%通过回盲部，但只有33.3%通过横结肠中点，11.1%排出体外。

(2)赵荣莱等[6]将^{131}碘化钠液体滴入一无毒胶囊内，于6时空腹吞下，每隔15分钟探测其位置，测定50例慢性胃炎、溃疡病的脾虚患者，基础胃排空时间加快，1小时内排空者28例，15例正常人只有1例排控。

4. 胃超声诊断学

马伟丰等[7]对47例脾虚患者进行超声观察，受检查者空腹8小时以上，按常规卧、立位检查，先空腹查，然后饮温开水500~1000毫升进行观察。牛角型21例；鱼钩型10例；无力型8例；瀑布型8例。胃小弯位于脐以上者11例；平脐者23例；脐以下者13例，平脐及脐以下者位置偏低者占77%。胃的蠕动次数增多者2例，其余均为次数减少。胃蠕动正常者占53%；偏强者占13%；偏弱者占34%。胃排空时间增快8例；正常27例；减慢者12例。胃壁回声增强者6例；正常者38例；回声减弱者3例。胃壁层次清、黏膜层光洁者27例；胃壁层次不清、黏膜层毛糙不光洁者20例。胃张力偏高者6例；偏低者13例；正常者28例。

(四)血液检验诊断学

1. 血红蛋白及红细胞诊断学

(1)代小华等[8]的32例脾虚证血红蛋白及红细胞数均下降，男、女患者血红蛋白分别为117.3g/L及108.2g/L。红细胞数男、女分别为(3.65×10^{12})g/L及(3.30×10^{12})g/L。

(2)刘健等[9]的40例脾虚证，平均年龄为51.5岁，包括慢性支气管炎7例，肺癌1例，慢性胃炎11例，慢性肠炎8例，消化性溃疡8例，胃癌、肝硬化各2例，慢性肾炎1例。28例泄泻脾虚证、12例非泄泻脾虚证的血红蛋白明显下降，其平均值分别为(84.7 ± 21.2)g/L及(123.3 ± 20.7)g/L，20例正常人为(140.0 ± 26.8)g/L。红细胞数明显下降，泄泻脾虚证、非泄泻脾虚证分别为(3.10 ± 1.47)$\times10^{12}$/L及(4.06 ± 1.75)$\times10^{12}$/L，20例正常人(5.22 ± 1.76)$\times10^{12}$/L。

(3)孙弼纲等[1]的110例内、妇科病人中，59例为脾虚证，51例为非脾虚证。脾虚证中浅表性胃炎、溃疡病、胃癌、肠粘连、慢性肠炎、慢性胆道感染等22例，非脾虚证8例。支气管哮喘、慢性肺气肿、肺心病、肺癌等6例，非脾虚证5例。高血压病、冠心病、心肌病、病窦等3例，急慢性肾炎，泌尿系感染等7例，非脾虚证8例。垂体前叶机能减退、甲亢、糖尿病等4例，非脾虚证4例。再障，急淋，紫癜等5例。结核、结缔组织疾病等6例，非脾虚证8例。功能性子宫出血、附件炎、先兆流产、子宫脱垂等6例，非脾虚证8例。脾虚证的红细胞明显下降，其平均值为(3.344 ± 0.128)$\times10^{12}$/L，51例非脾虚证为(4.389 ± 0.086)$\times10^{12}$/L。52例脾虚证血红蛋白明显下降为(87 ± 3.4)g/L，42例非脾虚证为(114 ± 3.3)g/L。

2. 血浆蛋白诊断学

(1)代小华等的32例脾虚证血清蛋白明显下降，总蛋白、白蛋白的含量分别为(60.56 ± 5.60)g/L、(32.29 ± 4.84)g/L，20例正常值为(64.53 ± 5.37)g/L、(35.12 ± 3.86)g/L。

(2)刘健等的28例泄泻脾虚证，12例非泄泻脾虚证的血浆总蛋白明显下降，其平均值分别为(57.43 ± 5.82)g/L及(67.57 ± 6.45)g/L，20例正常人为(72.40 ± 6.42)g/L。血浆白蛋白明显下降，泄泻脾虚证、非泄泻脾虚证分别为(32.37 ± 3.74)g/L及(40.33 ± 6.25)g/L，20例正常人为(49.72 ± 7.42)g/L。

(3)孙弼纲等48例脾虚证血浆总蛋白明显下降，其平均值为(5.1 ± 0.14)g/dl，39例非脾虚证为(5.5 ± 0.13)g/dl。脾虚证血浆白蛋白明显下降为(3.0 ± 0.07)g/dl，非脾虚证为(3.5 ± 0.10)g/dl。脾虚证血浆球蛋白的含量稍上升，其平均值为(2.1 ± 0.7)g/dl，非脾虚证为(2.03 ± 0.67)g/dl。

3. 血清游离氨基酸诊断学

代小华等32例脾虚证的游离氨基酸总量，必需氨基酸及支链氨基酸明显下降，其平均值分别为(29.07±7.61)mg/dl、(14.14±3.45)mg/dl及(4.81±0.84)mg/dl，20例正常人分别为(35.64±5.97)mg/dl、(18.87±3.17)mg/dl及(5.98±0.61)mg/dl，$P<0.01$。苏氨酸、色氨酸及易亮氨酸明显下降，分别为(7.46±2.75)mg/dl、(1.23±0.36)mg/dl及(0.98±0.35)mg/dl，20例正常人分别为(9.29±2.12)mg/dl、(1.47±0.43)mg/dl及(1.29±0.45)mg/dl，$P<0.05$。赖氨酸、颉氨酸、及甘氨酸明显下降，分别为(1.94±0.64)mg/dl、(1.81±0.57)mg/dl及(2.48±0.65)mg/dl，20例正常人分别为(2.69±0.40)mg/dl、(2.46±0.39)mg/dl及(3.34±0.61)mg/dl，$P<0.01$。丝氨酸、丙氨酸及组氨酸的明显下降，分别为(1.85±0.67)mg/dl、(2.49±0.96)mg/dl及(1.40±0.32)mg/dl，20例正常人分别为(2.27±0.54)mg/dl、(3.26±1.06)mg/dl及(1.61±0.28)mg/dl，$P<0.05$。上述氨基酸明显下降可以作为脾虚证的诊断依据。

非必需氨基酸及游离蛋氨酸、苯丙氨酸、亮氨酸、谷氨酸、胱氨酸、酪氨酸、精氨酸下降，而鸟氨酸、脯氨酸较高，但均无显著性差异。

4. 胰功肽诊断学

正常人胰功肽为74.54%，一组16例脾虚病例的胰功肽明显下降，为52.54%，经健脾治疗后明显地上升，为60.75%。

5. 血清蛋白结合碘诊断学

血清蛋白结合碘是反映甲状腺功能的一个指标，高樨岩等的慢性支气管炎、溃疡病及慢性腹泻脾气虚证的血清蛋白碘明显下降，分别为(5.26±0.97)、(40±1.32)、(5.1±0.51)μg/100ml，正常人为6.4μg/100ml，$P<0.01$、$P<0.001$、$P<0.05$。这是由于脾气虚证的物质代谢水平低下所致。

6. 血浆纤维结合蛋白诊断学

章梅等[10]的66例脾虚证血浆纤维结合蛋白明显下降，其平均值为(328.4±47.8)mg/ml，正常人为(683.6±59.7)mg/ml，$P<0.01$。血浆纤维结合蛋白水平明显下降可以作为脾虚证的诊断依据。

7. 环核苷酸诊断学

尹光耀等[11]的42例胃病脾虚证的血浆环-磷酸腺苷(cAMP)明显下降，其平均值为(16.30±8.76)pmol/ml，39例正常人为(22.58±5.72)pmol/ml。血浆环-磷酸鸟甙(cGMP)上升为(6.37±4.13)pmol/ml，39例正常人为(6.15±1.68)pmol/ml。cAMP/cGMP轻度下降为3.40±2.78，正常人为3.67。28例脾虚证并有胃癌的前期改变的胃黏膜肠上皮化生时，cAMP、cGMP、cAMP/cGMP3个数据均下降，其平均值分别为(12.17±5.77)pmol/ml、(6.08±4.13)pmol/ml及(2.73±2.37)pmol/ml，9例治疗后均上升，其平均值分别为(23.30±5.9)pmol/ml、(8.28±2.5)pmol/ml及(3.25±1.2)pmol/ml，胃黏膜肠上皮化生改变均消失。

尹光耀等[12]的21例胃部分切除术或胃大部分切除术患者。10例脾气虚证中有2例胃癌，6例胃溃疡，2例慢性胃炎。11例脾虚气滞证中有5例胃癌，4例胃溃疡，2例慢性胃炎。①脾气虚证的血浆cAMP明显下降，其平均值为(14.94±3.47)pmol/ml，39例正常人为(22.58±5.72)pmol/ml。脾虚气滞证明显下降为(11.23±3.54)pmol/ml，$P<$

0.001。②脾气虚证血浆 cGMP 上升为(7.09 ± 4.92) pmol/ml，正常人为(6.15 ± 1.68) pmol/ml。脾虚气滞证明显下降为(4.41 ±2.03) pmol/ml。③脾气虚证 cAMP/cGMP 下降为 3.11 ±2.46，正常人为 3.67，脾虚气滞证下降为 3.28 ±2.19。

脾气虚证的正常胃黏膜与病灶胃黏膜的 cAMP 分别为(18.65 ±9.54) pmol/ml、(7.64 ±2.29) pmol/ml，$P<0.01$。脾虚气滞证明显低于脾气虚证，正常胃黏膜与病灶胃黏膜的 cAMP 分别为(9.53 ±7.85) pmol/ml、(3.18 ±1.52) pmol/ml，病灶胃黏膜的 cAMP 明显低于正常胃黏膜，$P<0.05$。脾虚气滞证的病灶胃黏膜的 cAMP 明显低于脾气虚证，$P<0.05$。脾虚气滞证正常胃黏膜的 cAMP 明显低于脾气虚证，$P<0.001$。

6 例脾虚证经中西医治疗，症状好转或消失，血浆 cAMP 由(16.55 ± 7.26) pmol/ml，明显上升为(24.04 ±2.15) pmol/ml，$P<0.001$。

环核苷酸的测定不仅有利于脾气虚证的诊断，也有利于脾气虚证和脾虚气滞证的鉴别诊断。脾气虚证与脾虚气滞证的鉴别十分重要，由于脾虚气滞证的肠化生改变率明显高于脾虚证，分别为 100% 及 70%。

(五)体液及排泄物检验诊断学

1. 尿的检验诊断学

(1)尿量诊断学

高樨岩等 41 例脾虚证的 24 小时总尿量均下降，其中慢性支气管炎为 2078 毫升；溃疡病为 2117 毫升；慢性腹泻为 2060 毫升。正常人为 2466 毫升。

(2)D－木糖吸收功能诊断学

木糖是一种五碳糖，通常在血中是不存在的，口服后由小肠吸收，肾脏排泄。木糖口服后小肠吸收的功能好，肾脏排泄量必然高。金敬善等[14]患者从检查前一天晚上 10 时至检查结束前禁食。早上先排尿，空腹口服木糖后，留 2 小时全部尿，计算 D－木糖排泄量的百分率。金敬善等测定木糖排泄率的正常值为(26.37 ±3.96)%。

孙弼纲等[14]的 90 例脾虚证有慢性胃炎 19 例，慢性肾炎 11 例(肾功能及血生化检查在正常范围内)，慢性肠炎 7 例，慢性支气管炎 7 例，消化性溃疡 6 例，肝硬化 5 例，慢性胆囊炎 3 例，类风湿性关节炎 4 例，肝癌 3 例，上呼吸道感染(胃肠型)、胃癌、食道癌、糖尿病及白细胞减少症、贫血、神经衰弱各 2 例，喘息性支气管炎、胸腔积液、肺癌、尿路结石、脓毒败血症、席汉氏病、再生障碍性贫血、血管神经性头痛、慢性疟疾、低热待查、急性粒细胞性白血病各 1 例。根据 D－木糖排泄率将脾虚证分为 3 级：①轻度脾虚证，尿内 D－木糖的排泄量大于 20%；②中度脾虚证，10% ~19%；③重度脾虚证，小于 10%。90 例脾虚证患者中，轻、中、重度的平均值分别为(25.31 ± 4.47)%、(15.80 ±2.40)%，及(6.95 ±2.36)%。

木糖吸收率与疾病病程之间有着密切的关系。大部分患者疾病病程愈长，其木糖吸收率降低的程度愈重。例如 7 例慢性支气管炎患者，病程达 15 年者，仅有 1 例木糖吸收率属于轻度脾虚证，病程 15 ~20 年者，有 4 例属于中等度脾虚证，病程 20 ~30 年者，有 2 例属于重度脾虚证。其他疾病亦可见类似情况。如慢性胃炎、溃疡病、慢性肠炎、肝硬化伴腹水等。可以认为，多数疾病在其过程中可能影响消化吸收功能，如疾病呈进行性，则消化功能障碍可逐步加重。随着木糖吸收率的降低，脾虚证各种症状的出现率有不同程度的升高。

石效平等[15]采用推拿疗法治疗24例泄泻脾虚证患儿，治疗前木糖排泄率非常明显地下降，平均值为(19.75 ±5.4)%，30例正常儿为(26.04 ±7.36)%，治疗后明显上升至(24.09 ±6.13)%。

韦嵩等[16]的45例胃脘痛脾虚证患者D－木糖排泄率轻、中、重度的平均值分别为(22.03 ±4.86)%、(17.29 ±3.31)%及(8.75 ±2.81)%，11例对照组的平均值为(24.65 ±3.44)%。

2. 粪便诊断学

张万岱观察31%～62.1%脾虚证的粪便中有较多未消化的食物残渣，未被吸收的脂类物质和淀粉颗粒。有人报道，脾虚证有50%～60%可在粪便中检出较多的未消化食物残渣和脂肪颗粒。

3. 唾液淀粉酶活性诊断学

(1)孙弼纲等的90例脾虚证的唾液淀粉酶活性，在酸刺激前的平均值为(4907.82 ±759.70)U，酸刺激后下降为(3411.62 ±810.10)U，酸负荷前后差为负(1496.20 ±1115.03)U，酸负荷后降低(28.80 ±18.10)%。酸负荷前、后唾液淀粉酶活性差为负值可以作为脾虚证的诊断依据。

(2)广州中医学院脾胃研究组[17]的30例脾虚证(脾气虚证、脾虚夹湿证或脾阳虚证)酸刺激前唾液淀粉酶活性明显上升，平均为(4051 ±444)U，酸刺激后明显下降，平均为(2319 ±267)U。12例正常人酸刺激前平均为(1943 ±368)U，酸刺激后上升，平均为(2363 ±446)U。酸刺激前唾液淀粉酶活性明显上升，酸刺激后明显下降，可以作为脾虚证的诊断依据。

(六)内分泌素诊断学

1. 陈茹琴[18]的36例脾气虚证血清睾酮(T)上升，平均值为(18.64 ±6.56)nmol/L，正常人为(18.17 ±7.62)pmol/L。雌二醇(F_2)明显上升为(120.94 ±66.46)pmol/L，正常人为(83.30 ±43.50)pmol/L，$P<0.05$。T/E_2上升为8.15 ±5.43，正常人为6.90 ±5.03。

2. 陈茹琴等[19]的多系统、多病种疾病的69例脾气虚证的血清总三碘甲状腺原氨酸(T_3)下降，20例轻度脾虚证的平均值为(1.49 ±0.47)nmol/L，34例中等度脾虚证为(1.42 ±0.41)nmol/L，15例重度脾虚证为(1.15 ±0.41)nmol/L，30例对照组均为与治疗组同病种的非脾虚证，T_3为(1.73 ±0.49)nmol/L。随着脾虚程度由轻度到重度逐渐加重，T_3逐渐下降。轻度脾虚证与对照组相比尚无显著性差异，中、重度脾虚证的T_3与对照组相比均有显著性差异，中度脾虚证为$P<0.05$，重度脾虚证为$P<0.01$。

3. 总血清甲状腺素(T_4)下降，轻度脾虚证为(120.66 ±37.47)nmol/L，中等度脾虚证为(125.46 ±39.36)nmol/L，重度脾虚证为(116.40 ±43.24)nmol/L，30例对照组为(136.68 ±37.75)nmol/L。

4. 促甲状腺激素上升，轻度脾虚证为(3.06 ±1.32)nmol/L，中等度脾虚证为(3.42 ±1.13)nmol/L，重度脾虚证为(3.98 ±2.45)nmol/L，30例对照组为(2.88 ±1.73)nmol/L。

对照组基础代谢率(BMR)的平均值为(1.67 ±8.06)%。20例轻度脾虚证明显下降为(3.15 ±8.97)%，P >0.05。34例中等度脾虚证为(5.27 ±8.97)%，$P<0.05$。15例重度

脾虚证为(6.62 ±8.06)%，$P<0.01$。

(七)免疫学诊断学

1. 细胞免疫诊断学

(1)红细胞免疫功能诊断学

刘健等的40例脾虚证有28例泄泻脾虚证包括慢性支气管炎4例，肺癌1例，慢性胃炎4例，慢性肠炎8例，消化性溃疡6例，胃癌、肝硬化各2例；慢性肾炎1例。12例非泄泻脾虚证中有慢性支气管炎3例，慢性胃炎7例，消化性溃疡2例。脾虚证的红细胞C_3b受体花环率(RBC - C_3b - RR)显著下降，其平均值为(12.52 ±2.30)%，20例正常人为(17.30 ±2.50)%，$P<0.01$。脾虚证的红细胞免疫复合物花环率(RBC - IC - R)显著增高为(7.11 ±9.18)%，正常人为(4.10 ±1.20)%，$P<0.01$。泄泻脾虚证的RBC - C_3b - RR下降得更多，为(10.27 ±1.25)%，RBC - IC - R增高得更多，为(8.95 ±2.14)%。RBC - C_3b - RR显著下降和RBC - IC - R显著增高可以作为脾虚证的诊断依据。

(2)自然杀伤细胞诊断学

许得盛等[20]的40例脾虚证的自然杀伤细胞活性明显下降为(24.00 ±12.02)%，正常人为(39.33 ±7.90)%，$P<0.01$。用四君子汤治疗后明显上升为(39.40 ±13.50)%，$P<0.01$。

(3)巨噬细胞吞噬功能诊断学

章梅等66名脾虚证的巨噬细胞吞噬功能明显下降，其平均值为(68.3 ±2.1)%，33例对照组的平均值为(95.4 ±2.7)%。巨噬细胞吞噬功能下降可以是脾虚证诊断的一个依据。

(4)嗜中性粒细胞吞噬指数诊断学

许得盛等40例脾虚证的嗜中性粒细胞吞噬指数明显下降为0.24 ±0.08，正常人为0.29 ±0.03，$P<0.05$。用四君子汤治疗后明显上升为0.30 ±0.12，$P<0.05$。

(5)T细胞亚群诊断学

迟莉丽等的10例胆囊炎脾虚证T细胞亚群失调：①白细胞分化抗原3(CD_3)明显下降，其平均值为(56.77 ±2.19)%，正常人为(60.51 ±3.71)%，$P<0.05$。10例胆囊炎非脾虚证为(9.17 ±3.20)%。②CD_4明显下降为(35.51 ±3.04)%，正常人为(41.97 ±4.29)%，$P<0.01$。非脾虚证为(39.44 ±3.18)%。③CD_8明显上升为(27.52 ±1.60)%，正常人为(25.47 ±1.70)%，$P<0.05$。非脾虚证为(25.97 ±1.93)%。④CD_4/CD_8明显下降为1.29 ±0.09，正常人为1.65 ±0.18，$P<0.05$。非脾虚证为1.53 ±0.23。

(6)E玫瑰花细胞形成率诊断学

孙粥纲等28例脾虚证的总E玫瑰花细胞形成率明显下降，其平均值为(41.5 ±0.99)%，24例对照组为(52.4 ±1.0)%。28例脾虚证的活性E玫瑰花细胞形成率明显下降为(22.2 ±0.9)%，24例对照组为(29.8 ±0.8)%。

2. 体液免疫诊断学

(1)免疫球蛋白诊断学

孙粥纲等28例脾虚证的IgG明显上升，其平均值为(1394.3 ±148.5)mg/dl，25例对照组为(1068.5 ±76.1)mg/dl。IgA明显上升为(258.8 ±31.8)mg/dl，对照组为(217.8 ±

21.9)mg/dl。IgM 明显上升为(42.4±12.4)mg/dl，25 例对照组为(122.4±10.9)mg/dl。

(2)血清补体诊断学

补体(complement)是血清中存在的一组具有酶活性的、不稳定的、无抗体活性的，但能帮助抗体溶解靶细胞的一组蛋白，称补体系统。以 C1～C9 命名，以 C_3 的含量最多，浓度为 1.2g/L。

代小华等 32 例脾虚证 C_3 补体明显下降，其平均值为(0.91±0.31)g/L，正常人平均值为(1.16±0.24)g/L。

孙粥纲等 28 例脾虚证患者的补体 C_3 明显下降，其平均值为(0.862±0.06)g/L，25 例对照组的平均值为(0.938±0.063)g/L。

许得盛等 40 例脾虚证的 C_3 补体下降为(1.64±0.04)g/L，正常人为(1.80±0.36)g/L。

3. 干扰素诊断学

许得盛等 40 例脾虚证的干扰素明显下降，其平均值为(605±591)ng/L，正常人为(1392±531)ng/L，$P<0.01$。用四君子汤治疗后上升为(888±685)ng/L。

(八)微循环诊断学

聂志伟等[21]的 324 例脾虚证有 79 例溃疡性结肠炎，114 例慢性结肠炎，34 例消化性溃疡病，32 例慢性萎缩性胃炎及 65 例慢性表浅性胃炎。肠胃疾病脾虚证的甲皱微循环观察：①管襻形态：除了慢性浅表性胃炎外，均有明显的管襻形态改变，管襻数目稀少、襻周轮廓模糊、大部分管襻痉挛纤细或粗细不一，异常管襻明显增多等，$P<0.05$～0.01。②血液流态：除了慢性浅表性胃炎外，均有明显的微血循环障碍、血液流速明显减慢、流态多呈粗颗粒状或串珠状、红细胞集聚明显，$P<0.05$～0.01。③襻周状态：襻周均有明显的渗出、管襻长度缩短，严重者仅有襻顶隐现，$P<0.05$～0.01。用健脾灵治疗，明显好转。

(九)血液流变诊断学

脾气虚在瘀血形成中有一定作用。血液流变学观察对脾气虚证的诊断可以提供帮助。

1. 孙粥纲等 43 例脾虚证的血液流变学表现：①全血高切黏度比的平均值为 5.09±0.88，随脾虚证的严重程度而下降，轻度脾虚证为 5.58±1.13；中等度脾虚证为 5.19±1.03；重度脾虚证为 5.58±1.13。②全血低切黏度比为 6.70±1.36，随脾虚证的严重程度而下降，轻度脾虚证为 7.01±2.30；中等度脾虚证为 6.70±1.45；重度脾虚证为 6.40±1.82。③血浆黏度比的平均值为 1.72±0.17，轻度脾虚证为 1.91±0.42；中等度脾虚证为 1.63±0.63；重度脾虚证为 1.60±0.19。④41 例脾虚证红细胞压积的平均值为(43±4)%，随脾虚证的严重程度而下降，轻度脾虚证为(48.0±73)%；中等度脾虚证为(43±7)%；重度脾虚证为(40±9)%。

2. 贾钰华等[22]的 38 例脾虚证的血液流变学表现：①全血黏度比($150S^{-1}$)明显上升，其平均值为 5.075±1.105，17 例正常人为 4.460±0.0，$P<0.05$。②全血黏度比($37.5S^{-1}$)明显上升为 7.024±1.489，正常人为 6.150±0.60，$P<0.05$。③血浆黏度比明显上升为 1.728±0.130，正常人为 1.640±0.070，$P<0.02$。④血沉 K 值明显加大为 24.45±11.08，正常人为 18.00±8.70，$P<0.02$。⑤红细胞压积稍增加为(44.76±

7.70)%，正常人为(43.88 ±4.02)%。⑥红细胞电泳时间稍延长为(14.16 ±1.15)s，正常人为(14.03 ±1.02)s。⑦纤维蛋白原含量稍下降为(343.18 ±84.94)mg/dl，正常人为(350.35 ±87.50)mg/dl。脾虚证的全血黏度比($150S^{-1}$)、全血黏度比($37.5S^{-1}$)、血浆黏度比、血沉K值及血小板聚集率明显上升可以作为脾虚证的诊断依据。

(十)胃电图诊断学

王建华等[23]将电极固定于患者腹壁胃体部投影位置，检测胃电波的频率和波幅，并计算餐后胃电高幅时积，它代表胃电兴奋耐力。消化系统疾病212例中，183例做了纤维胃镜检查，确诊消化性溃疡、十二指肠球炎、慢性胃炎。其胃电图检查：①71例脾虚证空腹胃电波的频率稍下降，其平均值为(2.94 ±0.19)次/分。20例肝胃不和证、121例脾虚肝郁证的空腹频率明显下降，其平均值分别为(2.84 ±0.24)、(2.72 ±0.22)次/分，36例正常人为(3.00 ±0.12)次/分。②进餐后脾虚证与脾虚肝郁证、肝胃不和证胃电频率明显上升，分别为(3.00 ±0.28)、(2.86 ±0.31)次/分及(2.94 ±0.24)次/分，正常人为(2.61 ±0.29)次/分，$P<0.01$。③脾虚证与脾虚肝郁证空腹胃电波的波幅均明显下降，分别为(23 ±13)mv及(52 ±47)mv，正常人为(108 ±51)mv，$P<0.01$。肝胃不和证上升为(114 ±80)mv。④进餐后脾虚证与脾虚肝郁证胃电波幅均明显低于正常人，分别为(44 ±24)mv及(168 ±158)mv，正常人为(251 ±76)mv，$P<0.01$。肝胃不和证明显上升为(501 ±235)mv，$P<0.01$。⑤脾虚证与脾虚肝郁证胃电高幅时积明显下降，分别为(616 ±264)mv. min及(1632 ±1047)mv. min，正常人为(2469 ±1590)mv. min，$P<0.01$。肝胃不和证明显上升为(6620 ±3103)mv. min。不论是进食前或进食后胃电波幅均较正常人为低，也提示患者副交感神经功能偏低，应激力低下。15例脾虚证用补脾益气法治疗，处方：党参15g，白术10g，茯苓12g，黄芪20g，甘草15g，乌贼骨15g，三棱10g。治疗1~2个月后症状好转，餐后胃电波幅也明显改善，由40mv上升为150mv。

进餐后胃电频率明显上升、空腹胃电波的波幅明显下降、进餐后胃电波幅明显低下、胃电高幅时积明显下降，可以作为脾气虚证的诊断依据。脾气虚证空腹胃电波的频率、进餐后胃电频率、空腹胃电波的波幅明显下降、进餐后胃电波幅明显低下、胃电高幅时积明显低于脾虚肝郁证及肝胃不和证，其鉴别诊断不难。

(十二)胃内窥镜诊断学

1. 胃窦黏膜内细胞诊断学

郑樨年等[24]对104例胃脘痛胃窦黏膜的细胞进行观察，全部病例均有不同程度的慢性炎症，近半数伴急性炎症。①71例胃脘痛脾虚证的固有腺体萎缩的检出率为61.97%，其中重度萎缩占29.5%，26例胃脘痛实证(气滞、寒凝、热郁、食滞等)腺体萎缩的检出率仅为38.5%，均为轻度，$P<0.05$。②脾虚证、实证肠上皮化生检出率分别为61.97%、19.2%。脾虚证中、重度肠上皮化生检出率分别为37.7%。实证无1例中、重度肠上皮化生，$P<0.005$。③脾虚证、实证不完全型结肠化生分别为32.4%、7.6%，$P<0.05$。上述资料说明，胃窦黏膜内细胞学的观察可以对胃脘痛脾虚证与实证的鉴别提供帮助。

2. 胃窦黏膜内胃泌素产生细胞诊断学

(1)刘黎青等[25]的71例胃痛脾虚证胃窦黏膜内胃泌素产生细胞(G细胞)数明显减少，明显抑制胃蠕动及胃排空的作用，引起食滞胃脘，脘部胀闷、疼痛。

(2)张桂珍等[26]的53例脾虚气滞证的胃窦G细胞明显高于36例脾胃气虚证，$P<0.01$。

3. 胃窦黏膜生长抑素细胞诊断学

胃窦黏膜生长抑素细胞(D细胞)对G细胞分泌及功能起到抑制及拮抗作用，郑樨年等[24]对104例胃脘痛胃窦黏膜D细胞进行观察，胃脘痛脾虚证胃窦黏膜D细胞数比胃脘痛实证明显减少，其平均值分别为$(20.56\pm2.26)/mm^2$和$(66.88\pm7.87)/mm^2$。脾虚证中的脾气虚证和脾虚气滞证分别为$(22.04\pm3.48)/mm^2$和$(19.31\pm2.97)/mm^2$。

郑樨年等发现脾虚组患者G细胞较实证组明显减少，D细胞也减少，但G/D比值明显增高。

4. 胃黏膜血流量诊断学

韦嵩等测定45例胃脘痛脾虚证胃黏膜的血流量，轻、中、重度患者的平均值分别为141.26 ± 53.34、121.23 ± 26.20，及90.45 ± 24.35，11例对照组的平均值为141.45 ± 42.46。

5. 胃黏膜组织6-酮前列腺素的测定

韦嵩等测定45例脾虚胃脘痛患者胃黏膜组织的6-酮前列腺素($6-Keto-PGF_{1\alpha}$)，呈下降趋势，轻、中、重度患者的平均值分别为(147.26 ± 53.38)pg/mg、(121.32 ± 66.20)pg/mg，及(63.86 ± 25.59)pg/mg。

6. 胃腔内压力诊断学

张兵等[27]将胃镜送至胃窦部，检测63例脾虚证的胃腔内压力。①12例脾虚夹寒证、7例脾胃阴虚证、38例脾虚夹热证、及6例脾虚肝郁证的压力波频率下降，其平均值分别为(25.45 ± 3.90)次/10分、(24.62 ± 7.13)次/10分、(25.65 ± 4.61)次/10分、(25.61 ± 2.88)次/10分，正常人为(28.75 ± 4.09)次/10分。②脾虚夹寒证、脾胃阴虚证、脾虚夹热证、脾虚肝郁证的压力波振幅下降，分别为(37.95 ± 18.98)、(38.19 ± 11.50)、(42.70 ± 21.39)、(25.24 ± 5.75)mmHg，正常人为(48.26 ± 18.80)mmHg。脾胃阴虚证轻度延长，其平均值为(2.50 ± 0.78)秒，但明显低于脾虚夹寒证，有利于脾胃病的寒热辨证。③脾虚夹寒证、脾胃阴虚证、脾虚夹热证、脾虚肝郁证的运动百分数下降，分别为$(81.09\pm8.47)\%$、$(75.03\pm24.27)\%$、$(81.49\pm13.95)\%$、$(78.54\pm9.98)\%$，正常人为$(89.06\pm8.73)\%$。脾虚夹寒证、脾虚夹热证及脾虚肝郁证均明显下降，$P<0.05$。

(十三)骨矿(骨钙)量诊断学

郭素华等[28]同性别、同年龄组脾虚证的骨面密度(单位为g/cm^2)下降的资料：①男性40~49岁，104例正常人为0.810 ± 0.089，18例脾虚证的骨面密度下降为0.746 ± 0.099。②男性50~59岁，70例正常人为0.818 ± 0.084，31例脾虚证的骨面密度下降为0.717 ± 0.059。③男性60~69岁，10例正常人为0.745 ± 0.092，27例脾虚证的骨面密度下降0.740 ± 0.217。④女性40~49岁，129例正常人为0.692 ± 0.093，30例脾虚证的骨面密度下降为0.660 ± 0.086。⑤女性50~59岁，111例正常人为0.669 ± 0.104，34例脾虚证的骨面密度下降为0.658 ± 0.109。⑥女性60~69岁，36例正常人为0.618 ± 0.093，12例脾虚证的骨面密度下降为0.543 ± 0.065。

参考文献

[1]孙粥纲．中医“脾虚”证本质的临床探讨．安徽中医学院学报，1983，2(3)：3~7.
[2]高樨岩，等．脾虚病人某些检查指标的变化．中医杂志，1980(21)：667~670.
[3]杨爱敏，等．脾虚证患者胃肠X线钡餐检查再观察．广州中医学院学报，1991(8)：101~104.
[4]迟莉丽，等．脾虚型胆囊炎影像学与免疫学研究的临床意义．山东中医药大学学报，2002，26(5)：34.
[5]郁仁存，等．肿瘤脾虚患者运化功能的初步研究．中西医结合杂志，1984，4(1)：13~15.
[6]赵荣莱，等．慢性胃炎、溃疡病基础胃排空时间的初步观察．北京中医杂志，1985(5)：36~37.
[7]马伟丰．脾虚患者胃形态和运动功能的超声观察．浙江中医杂志，1991，26(4)：184.
[8]代小华，等．脾虚患者血清游离氨基酸的变化．中西医结合杂志，1994(14)：403~405.
[9]刘健，等．脾虚泄泻患者红细胞免疫功能的临床研究．中国中西医结合杂忘，1994，14(9)：531.
[10]章梅，等．脾虚患者血浆纤维连接蛋白和巨噬细胞功能的变化．浙江中医学院学报，1999(10)：6.
[11]尹光耀，等．脾虚证胃病中血浆环核苷酸与胃黏膜肠上皮化生改变的关系．中西医结合杂志，1983(3)：104~105.
[12]尹光耀，等．脾虚证慢性胃病患者胃黏膜与血浆cAMP和cGMP测定及其临床意义．中西医结合杂志，1985，5(1)：30~32.
[13]金敬善，等．有关脾气虚实质的临床观察和实验研究．中华医学杂志，1982(62)：22~26.
[14]孙弼纲，等．脾虚证分度定量诊断研究．中国中西医结合杂志，1994，14(3)：135~138.
[15]石效平，等．推拿疗法治疗脾虚泄泻患儿及其对小肠功能影响的观察．中医杂志，1983，24(12)：904~905.
[16]韦嵩，等．不同程度脾虚胃脘痛患者胃黏膜血流量变化．安徽中医学院学报，1998，17(2)：15~17.
[17]广州中医学院脾胃研究组．脾虚患者唾液淀粉酶活性初步研究．中华医学杂志，1980(6)：290~292.
[18]陈茹琴．不同程度脾虚证患者性腺激素水平改变的临床观察．中医药研究，1998，14(4)：26.
[19]陈茹琴，等．不同程度脾虚患者甲状腺功能改变的临床研究．安徽中医学院学报，1998，17(3)：10~11.
[20]许得盛，等．右归饮、四君子汤、桃红四物汤调节肾虚、脾虚、血瘀证患者免疫功能的观察．中国中西医结合杂志，1999，19(12)：712~714.
[21]聂志伟，等．脾虚证五种疾病甲皱微循环观察．辽宁中医杂志，1990，17(10)：118.
[22]贾钰华，等．脾虚证的微循环和血液流变学同步观察[J]．中医药研究，1991(6)：55~58.
[23]王建华，等．脾胃病患者的中医辨证与胃电图检查结果关系的探讨．中医杂志，1983(24)：464~466.
[24]郑樨年，等．脾虚证胃痛与胃窦黏膜D细胞关系的探讨．江苏中医杂志，1980(1)：36~38.
[25]刘黎青，等．脾虚证小肠黏膜内分泌细胞组织学及免疫组织化学研究．山东中医药大学学报，1997(21)：303.
[26]张桂珍，等．脾虚证患者胃窦G细胞体视学定量分析．中西医结合杂志，1989(9)：711.
[27]张兵，等．脾虚证患者胃运动功能的研究．中国中西医结合杂志，1994，14(6)：346~348.
[28]郭素华，等．肾虚证与骨密度的关系．中国中西医结合杂志，1995，15(11)：655.

第二节 脾气虚证

脾气虚证(Sufficiency of the Spleen - Qi)是中医脏腑病中基本的一个证，在中医临床实践中有着举足轻重的地位，在研究文献中脾虚证指的是脾气虚证。现代医学对于脾气虚证者尚无较好的治疗方法，而中药的疗效非常好。对它进一步深化研究，不仅对于证研究的深入开展有一定推动作用，而且是中医药在新的世纪中可能取得突破的一个重要方面，故此有必要对脾气虚证进行更深入的理论研究[31]。脾气不足，运化失职而产生的临床现象，称之为脾气虚证。

(一)症状诊断学

刘士敬[1]的258例内科病例中包括脾气虚证193例，其中单纯性脾气虚证108例，有兼证的脾气虚证85例，非脾气虚证65例。将诊断因素数量化处理：①大便次数为4~8次/日，症状轻者8分；多于8次/日，症状重者10分。②大便溏稀，症状属轻者，以后均记8分；大便如水样，症状属重者，以后均记10分。③大便努而不出，轻；大便艰涩不爽，重。④咳嗽痰量少，轻；咳痰量多、滑易咳出，重。⑤头重，轻；头重头痛而晕，重。⑥胃脘胀闷，轻；胃脘隐痛，重。⑦眼睑、四肢水肿，轻；全身遍肿，重。⑧面色浅黄，轻；萎黄、或晦暗，重。⑨肌肉痿软无力，轻；萎弱不能行或上举不能或咀嚼无力，重。⑩出血量少，轻；咳、呕、尿等的出血量多、色淡、质稀，重。⑪偶发肠鸣，轻；肠鸣频现，重。⑫低热，下午体温增高，8分。⑬食后困顿，轻；嗜卧不起，重。第1~13项属于特性诊断因素。⑭口淡无味或/和纳谷不香，轻；厌食或拒食，重。⑮比正常体重减少10~20%，轻；比正常体重减少20%以上，重。⑯虚胖，超过正常休重的10%~19%，轻；超过正常体重的20%以上，重。⑰精神不振、不喜多言；疲乏、思睡懒言，重。⑱脉以虚弱为主，轻；脉虚弱兼沉、迟等，重。⑲舌淡体胖嫩，轻；舌淡体胖嫩兼见齿痕，重。第14~19项属共性诊断因素，即每一个脾气虚证都具备的诊断因素。特性诊断因素及共性诊断因素各24分，为诊断脾气虚证的最低标准，特性诊断因素、共性诊断因素中均出现2项重度症状者为重度脾气虚证。

刘士敬根据回归方程，初步草拟了内科脾气虚证的量化诊断标准。脾气虚证63项诊断因紊逐步回归结果，选出了对于诊断脾气虚证的贡献度最大的16个因素，它们是大便次数增多(X_{39})，大便溏或水样(X_{40})，食欲不振(X_{35})，饮食不节(X_{57})，低热(X_2)，浮肿(X_7)，脉象虚弱或兼沉、迟等(X_{59})，口淡无味(X_{20})，食后困顿(X_{34})，腹胀(X_{35})，舌有齿痕(X_{62})，肠鸣(X_{38})，出血倾向(X_{54})，痰白易咳出(X_{28})，眩晕(X_{17})小便清长(X_{46})。代入下列回归方程，求出Y值：$Y = 22.586 + 5.372X_{39}$， $+4.366X_{40} + 2.260X_{57}$，$+1.398X_{35} + 0.244X_2 + 3.567X_7 + 4.362X_{59} + 1.734X_{20} + 5.144X_{34} + 0.057X_{33} + 0.014X_{62} + 1.534X_{38} + 0.015X_5$。$X_{54} + 0.2314X_{28} + 0.1342X_{17} + 1.126X_{46}$。求出Y值，根据计算的预定及临床实际，$Y$值$\geq 51.989$时，可能为脾气虚证，当$Y$值$<51.989$时，可能为非脾气虚证。将167例有关资料带入回归方程，其结果按病例中出院时中医证候诊断为准，127例脾气虚证中，121例Y值>51.989，属估计正确，6例Y值<51.989，属估计错误，符合率为95.3%；非脾气虚证40例中，有37例Y值<51.989，属估计正确，符合率为

92.5%，总符合率达94.6%。将91例有关资料带入回归方程，其结果44例脾气虚证病例中，有42例Y>51.989，属估计正确，符合率达95.45%。25例非脾气虚证中，有23例Y值<51.989，属估计正确，符合率达92%，总符合率达95.60%。

(二)检体诊断学

形体消瘦，面色萎黄，或见肥胖、浮肿，舌淡苔白，脉缓弱。

体温诊断学

贝叔英等[2]让受试者于上午8~9之间空腹静坐半小时后平卧，将体温仪探头轻置于测试部位，基本上不加压力，每点测试约2分钟。待读数稳定后记录结果，取3次测定的平均值。15例脾气虚证颧髎、内劳宫皮温上升各1例，25例脾阴虚证中80%的颧髎、内劳宫皮温上升。①脾气虚证颧髎皮温明显下降，其平均值为(30.90±1.46)℃，正常人为(30.90±1.46)℃，$P<0.05$，仅1例高于正常人的上限。脾阴虚证明显上升为(32.89±1.71)℃，$P<0.05$。脾阴虚证明显高于脾气虚证，$P<0.05$。②脾气虚证内劳宫皮温明显下降为(32.34±1.78)℃，正常人为(33.32±1.61)℃，$P<0.05$，仅1例高于正常人的上限。脾阴虚证明显上升为(34.16±1.33)℃，$P<0.05$。③脾气虚证外劳宫皮温明显下降为(30.68±2.21)℃，正常人为(31.81±1.87)℃，$P<0.05$。脾阴虚证明显上升为(32.23±1.73)℃，$P<0.01$。④脾气虚证、脾阴虚证的膻中皮温稍高于正常人，分别为(35.50±0.84)℃、(35.50±0.86)℃及(35.19±0.80)℃。⑤脾气虚证、脾阴虚证的气海皮温稍高于正常人，分别为(35.71±0.89)℃、(35.59±0.92)℃及(35.58±0.75)℃。⑥脾气虚证的足三里皮温明显下降为(32.91±1.23)℃，正常人的平均值为(33.55±0.77)℃，$P<0.05$。脾阴虚证为(33.45±0.88)℃。脾阴虚证明显高于脾气虚证，$P<0.05$。⑦脾气虚证三阴交皮温明显下降为(30.42±1.26)℃，正常人为(31.49±1.32)℃，$P<0.01$。而脾阴虚患者微微上升，其平均值(31.50±1.13)℃。⑧脾气虚证的舌下温度为(36.87±0.29)℃，正常人为(36.87±0.19)℃，脾阴虚证明显上升为(37.05±0.26)℃，$P<0.01$。上面5组皮温数据中，脾气虚证与脾阴虚证均有显著性差异，有利于两证的鉴别。皮温明显下降可以作为脾气虚证的诊断依据。

(三)影像诊断学

许永宁的观察指出，脾气虚证腹部透视或平片可见小肠肠腔有气体，立位有时可见短小液平面。

全消化道常规钡餐X线检查，立位。笔者的66例脾气虚证，有空腹胃积液者占52.66%。黏膜皱襞粗大者的阳性率为52.8%；细小者为7.5%。2小时内排空者为运动加快。4小时后方排空者为运动变慢。笔者的病例中，运动加快者74.2%，无一例运动变慢。

许永宁脾气虚证的小肠蠕动普遍增强，有激惹征存在，钡剂分布不均匀，多呈散点样或雪花样分布，肠黏膜粗乱。脾阳虚证者比脾气虚证者的改变明显，肠腔扩张，激惹征加强。

正常人8~12小时内钡头到达结肠脾曲，24小时部分排空。6小时钡头到达结肠脾曲；或12小时到达乙状结肠，或结肠部分排空；或24小时结肠基本排空，认为是结肠运动加快。笔者的脾虚证中，结肠运动加快者占90.7%，笔者认为胃肠运动加快是脾虚证最有价值的诊断指标，与便溏是一致的。当无便溏症状时，结肠运动加快是脾虚证的一个重要的诊断依据。

(四)血液检验诊断学

1. 血红蛋白及红细胞诊断学

(1)尹光耀等[3]的14例慢性萎缩性胃炎脾气虚证。病程：8个月~16年。全部患者均经纤维胃镜取多处胃黏膜活检，做组织病理学检查证实。血红蛋白和网织红细胞，用香砂六君子汤加淮山药治疗后均明显提高。血清白蛋白、球蛋白治疗后也有提高。血清胆砼酯酶和血清淀粉酶治疗前均在正常范围，治疗后有提高。葡萄糖耐量试验，治疗前在正常范围，治疗后提高。胃液量、总酸度和游离酸度治疗后有提高，说明胃腺细胞的分泌功能恢复或提高。治疗前血清免疫球蛋白不同程度上低于正常，治疗后有显著提高。正常人淋巴细胞转化率为60%~70%，治疗前低于正常值者占50%，其平均值为(57.75±8.7)%，治疗后达正常值者占(91.5±8.7)%，其平均值为(68.3±10.2)%，$P<0.01$。正常人玫瑰花结形成率为30%~52%。治疗前为(53.9±9.5)%，治疗后明显提高，平均值为(55.9±3)%。血浆环核苷酸cAMP和cGMP均明显低于正常，治疗后均恢复正常水平，$P<0.01$。

(2)魏睦新等[4]的23例脾气虚证红细胞胆碱酯酶(AchE)活力明显上升为(242±41)U，正常人为(178±36)U，$P<0.01$。脾阴虚证明显上升为(212±43)U，$P<0.01$。脾阴虚证明显高于脾气虚证，$P<0.01$。17例脾阴虚证AchE活力由治疗前(210±45)U下降至(188±19)U，$P<0.05$。

2. 血清蛋白诊断学

陈家旭等[5]的30例脾气虚证有慢性胃炎14例，十二指肠球部溃疡8例，胃肠功能失调及慢性结肠炎各4例。其血清总蛋白明显下降，其平均值为(6.92±1.08)g/dl，对照组20例为(8.08±1.79)g/dl。白蛋白明显下降为(4.00±1.21)g/dl，对照组为(4.85±1.21)g/dl。

3. 血清淀粉酶、胰型同功酶、唾液型同功酶及胰脂肪酶诊断学

杨维益等[6]的30例消化性溃疡脾气虚证的血清淀粉酶、胰型同功酶及胰脂肪酶活性明显下降，其平均值分别为(15.77±3.91)、(4.15±1.72)及(45.67±13.76)IU/L。胰型同功酶活性下降的程度与脾气虚证的程度相关，重度脾气虚证的胰型同功酶为(2.99±0.70)IU/L，中等度脾气虚证为(4.43±0.67)IU/L，轻度脾气虚证为(8.82±2.48)IU/L。用健脾强力口服液治疗，基本组成为党参、黄芪、麦芽、山楂、丹参等，按1：2：1：2：1的比例，由同仁堂第二制药厂加工制备成口服液，每次10ml，每日3次(每支10ml，含生药1g/mD，治疗后病情好转，症状消失，2、4周复查，血清淀粉酶、胰淀粉酶同功酶及胰脂肪酶的活性明显回升，第4周测定其平均值分别为(21.55±7.31)、(10.87±3.99)及(72.51±8.51)IU/L，$P<0.01$。对脾气虚证症状与胰淀粉酶同功酶活性相关性的分析还表明，胰淀粉酶同功酶活性降低者，大便溏泄，每日排便两次以上的出现率占全部病例的70%，食后腹胀的出现率占全部病例的80%。食欲减退的阳性率占全部病例的83%，而这三个症状正是临床诊断脾气虚证的基本要素。说明脾气虚证时主要症状的发生与胰腺外分泌功能的降低有着密切的联系。这项研究说明胰腺外分泌功能的降低可以作为

脾气虚证的一个诊断依据。

与脾气虚同病(消化性溃疡)异证的肝胃不和证比较，血清淀粉酶及胰脂肪酶的活性明显高于脾气虚证，其平均值分别为(21.00 ±6.78)及(72.82 ±9.73)IU/L，$P<0.01$。说明血清淀粉酶及胰脂肪酶的活性测定有利于脾气虚证和肝胃不和证的鉴别诊断。

与脾气虚证同证(气虚证)异病的心气虚证比较，血清淀粉酶、胰型同功酶及胰脂肪酶的活性明显高于脾气虚证，其平均值分别为(23.09 ±6.01)、(12.13 ±2.62)及(66.40 ±13.99)IU/L，$P<0.01$。说明血清淀粉酶、胰淀粉酶同功酶及胰脂肪酶的活性的测定有利于脾气虚证和心气虚证的鉴别诊断。

4. 血浆β-内啡肽诊断学

王晓兰等[7]的13例脾气虚证的血浆β-内啡肽上升，其平均值为(146.42 ±37.34)pg/ml，30例正常人为(136.68 ±31.05)pg/ml。

5. 超氧化物歧化酶诊断学

罗陆一等[8]的38例脾气虚证包括慢性表浅性胃炎30例，萎缩性胃炎8例。其红细胞铜-锌超氧化物歧化酶的活性明显上升，其平均值为(30.82 ±8.84)U/mg血红蛋白，58例正常人的平均值为(20.37 ±6.80)U/mg血红蛋白。

6. 血清异构缘酸脱氢酶、乳酸、血清乳酸脱氢酶其同工酶诊断学

(1)陈家旭等[9]的30例脾气虚证有慢性胃炎14例，十二指肠球部溃疡8例，胃肠功能失调及慢性结肠炎各4例。其乳酸脱氢酶(LDH)明显下降，平均值为(291.87 ±85.67)IU/L，正常人为(352.30 ±90.97)IU/L，$P<0.05$。LDH_1下降为(83.60 ±46.47)IU/L，正常人为(94.62 ±31.15)IU/L。LDH_2下降为(92.60 ±34.04)IU/L，正常人为(108.71 ±28.48)IU/L。LDH_3明显下降为(66.11 ±27.81)IU/L，正常人为(91.74 ±28.21)IU/L，$P<0.01$。LDH_4上升为(33.55 ±22.71)IU/L，正常人为(27.01 ±19.28)IU/L。LDH_5下降为(17.94 ±13.99)IU/L，正常人为(23.91 ±17.45)IU/L。LDH、LDH_3明显下降可以作为脾气虚证的诊断依据。

(2)杨维益等[10]的30例脾气虚证和13例肝胃不和证，经胃镜确诊的消化性溃疡脾气虚证LDH明显下降，其平均值为(261.33 ±74.64)IU/L，明显低于13例消化性溃疡肝胃不和证与11例心气虚证，分别为(310.83 ±42.22)IU/L及(302.36 ±95.09)IU/L。用“健脾强力口服液”治疗，其主要成分为党参、黄芪、麦芽、山楂等，由同仁堂第二制药厂制备，每日3次，每次1支。2周后脾气虚证血清LDH上升为(280.00 ±68.03)IU/L，4周后上升为(321.58 ±81.23)IU/L。对照组脾气虚证与肝胃不和证分别以舒肝和胃及益气活血宁心的方药治疗2周后，LDH的变化无明显差异。

可以认为，LDH明显下降可以作为脾气虚证的诊断依据，也有利于脾气虚证与肝胃不和证、心气虚证的鉴别诊断。

30例脾气虚证血清乳酸含量的含量明显上升，其平均值为(1.98 ±0.52)mmol/L。明显高于心气虚证与肝胃不和证，分别为(1.59 ±0.50)mmol/L、(1.75 ±0.52)mmol/L。治疗后明显下降为(1.60 ±0.41)mmol/L。血清乳酸明显上升可以作为脾气虚证的诊断依据，也有利于脾气虚证与肝胃不和证与心气虚证做出鉴别诊断。

这一结果初步证明了中医学脾主肌肉的理论。现代医学认为：乳酸堆积及其代谢异常可引起肌肉酸困等症状，实验结果表明：脾气虚证患者血清乳酸含量异常升高，且在治疗

后随上述症状的改善而下降。说明乳酸堆积与脾气虚证有一定联系。乳酸脱氢酶对于乳酸的清除有重要作用。脾气虚证的血清乳酸脱氢酶的活性低于对照组，经健脾益气方药治疗后，则有所提高。说明该酶活性的降低是脾气虚证患者乳酸堆积的原因之一。此外，人体在安静状态下，一般通过有氧氧化获取能量，此时肌肉糖酵解过程受到抑制，血中乳酸含量很少。脾气虚证血清乳酸高于对照组，而经过健脾益气方药治疗后，血清乳酸显著下降，这不仅反映了脾气虚证乳酸清除能力不足，同时也提示机体有氧氧化供能不足，肌肉能量代谢处于异常状态。

(3)王清云等[11]的117例脾胃气虚证的LDH明显下降，其平均值为(265.21 ± 154.10)IU/L，69例正常人为(320.30 ± 184.50)IU/L。LDH_3明显下降为(27.345 ± 7.323)IU/L，正常人为(29.967 ±6.517)IU/L，$P<0.05$。36例用香砂六君子汤治疗，疗程为二个月。LDH上升为(316.22 ±155.89)IU/L。LDH_1由(28.270 ±8.510)IU/L明显下降为(24.909 ±7.257)IU/L，$P<0.05$。LDH_5由(4.210 ±3.380)IU/L明显上升为(5.962 ±4.261)IU/L，$P<0.05$。

7. 血多巴胺β羟化酶活性诊断学

张育轩等[12]的41例消化系统疾病脾气虚证中包括20例十二指肠溃疡病，4例胃溃疡，4例慢性胃炎，4例慢性结肠炎，1例肠胃功能失调，8例慢性肝炎。其多巴胺β羟化酶(DβH)活性明显下降，平均值为(22.18 ±13.68)IU(每ml血内DβH能使酪胺在每分钟内形成1nmol/L的樟胺)，38例正常人为(29.24 ±20.38)IU，$P<0.05$。经黄芪建中汤、补中益气汤为主的中药治疗1.5～3月后明显上升为(27.67 ±18.37)IU，$P<0.05$。

8. 乙酰胆碱酯酶诊断学

(1)张育轩等的41例脾气虚证乙酰胆砬脂酶(AchE)的活力反映了副交感神经的兴奋性。张育轩等41例脾气虚证血AchE上升，其平均值为(3.906 ±0.75)μmol，37例正常人为(3.864 ±0.5)μmol，经黄芪建中汤、补中益气汤为主的中药治疗1.5～3月后下降，平均为(3.751 ±0.38)μmol。

(2)魏睦新等的23例脾气虚证红细胞AchE活力上升，平均值为(242 ±41)U。40例正常人为(179 ±36)U，$P<0.01$。脾阴虚证红细胞AchE活力介于脾气虚证与正常人之间，平均值为(212 ±43)U。脾阴虚证与脾气虚证的红细胞AchE活力均增高，脾气虚证红细胞AchE活力增高显著，$P<0.01$。两证不难鉴别。

9. 环核苷酸诊断学

(1)张育轩等37例脾气虚证的血浆环－磷酸腺苷(cAMP)明显上升，其平均值为(34.74 ±11.85)pmol/ml，其正常值为(25.37 ±6.36)pmol/ml，$P<0.001$。经黄芪建中汤、补中益气汤为主的中药治疗1.5～3个月后明显下降，平均为(30.85 ±10.37)pmol/ml。

(2)钱先的20例脾气虚证的血浆cAMP明显下降，其平均值为(17.95 ±4.42)pmol/ml，正常人为(21.6 ±4.37)pmol/ml，$P<0.05$。血浆环－磷酸鸟甙(cGMP)上升为(7.03 ±3.02)pmol/ml，正常人为(5.75 ±1.8)pmol/ml。cAMP/cGMP明显下降，2.94 ±0.94，正常人的平均值为4.06 ±1.31，$P<0.01$。

10. 血清胃泌素诊断学

(1)金敬善等[13]的29例慢性胃炎脾气虚证的血清胃泌素上升，其平均值为(146.0 ±

17.0)pg/mg，32 例正常人为(130.0 ±7.8)pg/mg。

(2)危北海等[14]的 29 例脾气虚证血清胃泌素上升，其平均值为(146 ±17.1)pg/ml，32 例正常人的平均值为(130 ±7.0)pg/ml。

(3)张桂珍等[15]的 36 例脾气虚证的胃泌素上升，其平均值为(79.59 ±35.83)pg/ml，脾虚气滞证明显升为(133.57 ±72.64)pg/ml，正常人为(74.02 ±37.90)pg/ml，$P<0.01$。脾气虚证的胃泌素明显低于脾虚气滞证，$P<0.01$。

(五)体液及排泄物检验诊断学

1. 尿的检验诊断学

(1)尿肌酐、尿酸、尿素氮诊断学

刘传珍等[16]的 81 例脾气虚证均为消化系统疾病，包括慢性胃炎 29 例，慢性肠炎 37 例，胃或/及十二指肠球部溃疡 15 例。治疗方法分 3 组：①参苓白术散以健脾益气。②补中益气汤以升阳益气。③补阳还五汤以益气活血。服药时间最少 7d，最多 129d，平均(51.29 ±7.46)d。3 组脾气虚证的 24 时尿肌酐明显下降，其平均值分别为(1117 ±58)、(1125 ±62)、(1121 ±59)mg。正常人为(1496 ±68)mg，$P<0.01$。治疗后明显上升，分别为(1437 ±62)、(1389 ±57)、(1254 ±48)mg，$P<0.01$。

24 时尿尿酸明显下降，其平均值分别为(305 ±23)、(296 ±21)、(299 ±20)mg。正常人为(530 ±30)mg。治疗后明显上升，分别为(499 ±18)、(461 ±20)、(353 ±19)mg。

24 时尿尿素氮明显下降，分别为(14.88 ±1.03)、(14.23 ±0.96)、(14.56 ±0.99)g。正常人为(20.73 ±1.11)g。治疗后明显上升，分别为(21.37 ±2.17)、(18.59 ±1.07)、(17.38 ±1.26)g。

从脾气虚证选方用药上来考虑，健脾益气之参苓白术散对尿代谢产物的提高有显著作用，升阳益气的补中益气汤对细胞免疫功能的改善作用较大，而益气活血的补阳还五汤对血液流变性的恢复正常显示特殊疗效，故三项检测指标似可作为今后选方用药的参考，例如尿肌酐、尿酸、尿素氮下降严重，选用参苓白术散。

(2)D－木糖吸收功能诊断学

木糖是一种五碳糖，通常在血中是不存在的，口服后由小肠吸收，肾脏排泄。木糖口服后小肠吸收的功能好，肾脏排泄量必然高。

金敬善等的 152 例脾气虚证患儿中，38 例有明显的消化系统功能紊乱症状，82 例患佝偻病，32 例经常感冒，或每年患上呼吸道感染 6 次以上。58 例为无佝偻病，也不经常感冒的脾气虚证；另一组 82 例佝偻病脾气虚证；1 组 32 例经常感冒脾气虚证。木糖排泄率非常明显地下降，3 组脾气虚证的平均值分别为(14.60 ±5.53)%、(13.60 ±5.53)%及(16.10 ±5.70)%，58 例正常儿为(23.56 ±4.55)%，$P<0.01$。其中 89 例进行健脾治疗 1 个月后，木糖排泄率明显上升，分别由(13.17 ±4.34)%、(12.29 ±4.70)%及(12.60 ±4.71)%，上升为(18.64 ±8.25)%、(18.14 ±6.25)%及(16.15 ±6.16)%，58 例，$P<$ 1.05～0.01。16 例未做健脾治疗者，1 个月后木糖排泄率从(20.30 ±4.64)%明显下降为(15.60 ±6.71)%。

魏睦新等[4]的 25 例脾气虚证，包括消化性溃疡、胃神经官能症、慢性肠炎、夏季热及白细胞减少症 5 种疾病。木糖排泄率明显下降，其平均值为(20.64 ±4.184)%，正常人为(26.18 ±5.10)%，$P<0.01$。

2. 粪便诊断学

刘晋生等[17]177 例次的粪便检查，胃和十二指肠疾病患者中有 112 例次脾虚证，27 例次肝胃不和证，38 例次肝脾不调证。检出优势菌，即菌量大于 106/g，计 22 种。脾气虚证检出的肠道致病菌种类最多，包括 6 例痢疾杆菌、3 例沙门菌、4 例迟缓爱德华氏菌、2 例肠炎耶尔森氏菌，检出率为 13.39%，23 例正常人未检出肠道致病菌，$P<0.05$。而肝胃不和证及肝脾不调证分别检出 1、2 例志贺氏痢疾杆菌，检出率分别为 3.8%、5.2%，$P<0.05$。脾气虚证肠道条件致病菌中、肝胃不和证、肝脾不调证及正常人的肠道条件致病菌的检出率分别为 17.86%、29.63%、21.08%及 8.69%。

肠道常在菌：检出大肠杆菌 106 例，检出率为 96.43%，稍低于正常人的 100%，肝胃不和证、肝脾不调证分别为 96.27%、92.11%。簇状肠杆菌 13 例，其他克雷白氏菌 5 例，产气肠杆菌 1 例，阴沟肠杆菌 1 例，正常人分别为 0 例、4 例、1 例、0 例。

3. 唾液检验诊断学

(1)唾液淀粉酶活性诊断学

在通常情况下，脾气虚证酸刺激前基础状态的唾液淀粉酶活性与正常人无明显差异，有的反而升高。以一小片柠檬酸纸片置于舌的前半部，作为一个刺激，研究刺激前后唾液淀粉酶活性的变化，正常人酸刺激后淀粉酶的活性上升。在通常情况下脾气虚证唾液淀粉酶活性尚有代偿适应能力，在增加负荷时可见代偿能力低下，酸刺激后酶活性下降，酸刺激后酶活性/酸刺激前酶活性的比值小于 1，有人称之为唾液淀粉酶活性差。患者兼有腹痛和/或便结时，此征象受到干扰，当腹痛、便结消失后，唾液淀粉酶的活性又下降。反之，肢体怠倦，食后腹胀或口淡时，唾液淀粉酶活性比值的阳性率较高。脾虚在基础状态下唾液流率增高，有人测定闭口 10 分钟测定唾液量大于 4ml。也说明副交感神经偏亢[32]。

郭姣[18]测定 30 例脾气虚证唾液淀粉酶的活性，酸刺激前基础状态酶的活性明显上升，平均值为(6853 ±1040)U，36 例正常人的平均值为(3249 ±419)U。酸刺激后酶的活性下降，其平均值为(3239 ±419)U，正常人酸刺激后酶的活性明显上升。脾气虚证唾液淀粉酶酸刺激后酶活性/酸刺激前酶活性比值明显下降，其平均值为 0.58 ±0.05，正常人的平均值为 1.23 ±0.12。

心气虚、肺气虚证的唾液淀粉酶刺激后酶活性/酸刺激前酶活性比值也明显下降，均小于 1，其平均值分别为 0.90 ±0.07 及 0.915 ±0.10。正常人的平均值为 1.23 ±0.12。而脾气虚证淀粉酶活性比值下降非常明显，可以与心气虚、肺气虚证鉴别。人们普遍认为酸刺激后酶活性/酸刺激前酶活性比值明显下降，小于 1，可以诊断为脾气虚证，通过异病同证的研究，发现心气虚、肺气虚证唾液淀粉酶酸刺激后酶活性/酸刺激前酶活性比值也明显下降，郭姣的研究思路应该肯定。沈子尹通过对肾本质的研究，提出注意尿 17 - 羟的下降，笔者没有见到异病同证尿 17 - 羟的观察资料，脾气虚证也有尿 17 - 羟的下降。

魏睦新等[4]测定唾液淀粉酶的活性，酸刺激后淀粉酶的活力上升为正值者正常。20 例脾气虚证唾液淀粉酶的活性明显下降，为正值者占 15%，明显低于正常人的 90%，$P<0.01$。也明显低于 23 例脾阴虚者的 42%，$P<0.01$。

(2)唾液钾钠离子诊断学

郭教礼等[19]的 102 例水肿患者，包括慢性肾病 62 例，慢性胃炎 7 例，甲状腺机能减退7例，贫血5例，冠心病5例，慢性肝炎3例，糖尿病3例，慢性肠炎2例，风湿性关节炎2例，特发性水肿、肺癌、甲状腺机能亢进各1例。诊断不明3例。①23例脾气虚证的唾液钠稍下降，其平均值为(59.16±18.97)mmol/L，正常人为(59.45±17.30)mmol/L。脾阳虚证明显下降为(42.00±11.37)mmol/L，$P<0.01$。②脾气虚证的唾液钾上升为(24.99±7.167)mmol/L，正常人为(20.93±5.47)mmol/L，脾阳虚证为(21.33±7.49)mmol/L。③脾气虚证的钠/钾下降为2.50±1.17，正常人为2.93±0.92。脾阳虚证明显下降为(2.06±0.62)mmol/L，$P<0.01$。

脾虚证的研究工作都没有把脾气虚证和脾阳虚证分开来研究，脾虚证研究的对象常常是脾气虚证和脾阳虚证患者，脾气虚证研究对象常常包括了脾阳虚证的病人。郭教礼等的研究或许说明脾气虚证的病情加重，发展为脾阳虚证，脾气虚证的唾液钠由正常人(59.45±17.30)mmol/L稍下降为(59.16±18.97)mmol/L，而脾阳虚证明显下降为(42.00±11.37)mmol/L。由心气虚证的病情加重，发展为心阳虚证的研究比较多。我们需要加强脾气虚证和脾阳虚证关系及其鉴别诊断的研究。

（六）内分泌素诊断学

肖桂林等[20]的35例脾气虚证中包括10例慢性肝炎，7例慢性胃炎，13例溃疡病，5例慢性结肠炎。血浆去甲肾上腺素明显下降，其平均值为(1081.80±448.83)pmol/L，30例正常人的(1963.67±280.04)pmol/L，$P<0.05$。肾上腺素明显下降为(377.88±49.30)pmol/L，30例正常人为(802.89±33.72)pmol/L，$P<0.05$。

（七）免疫诊断学

脾旺则不受邪，脾虚时细胞免疫功能减低，与贫血及低白蛋白症有关，以T细胞系统受影响最著。

1. 细胞免疫诊断学

(1)T细胞诊断学

张育轩等的41例消化系统疾病脾气虚证的T细胞总数，有29.6%的病例下降；T细胞活性有40.7%下降；24例脾气虚证的B细胞数有37.5%下降。

(2)淋巴细胞刺激指数诊断学

刘传珍等的81例脾气虚证的3种治疗方法：①参苓白术散以健脾益气。②补中益气汤以升提益气。③补阳还五汤以益气活血。3组脾气虚证的淋巴细胞刺激指数明显下降，其平均值分别为(383±217)、(315±196)、(352±167)mg/ml，正常人为(766±366)mg/ml，$P<0.01$。治疗后明显上升，分别为(417±224)、(639±208)、(508±176)mg/ml，$P<0.01$。

2. 体液免疫诊断学

(1)免疫球蛋白诊断学

刘传珍等81例脾气虚证免疫球蛋白治疗前后的观察：①脾气虚证的IgG明显下降，3个治疗组的平均值分别为(915±264)、(1047±297)、(1088±307)mg/dl。正常人为(1210±450)mg/dl，$P<0.01$。治疗后明显上升，分别为(1271±324)、(1439±356)、(1073±312)mg/dl，$P<0.01$。②脾气虚证的IgA治疗前有升有降，治疗前IgA分别为(256±78)、(232±94)、(198±95)mg/dl。正常人为(203±132)mg/dl。治疗后分别为

(241 ±86)、(267 ±81)、(213 ±76)mg/dl。③脾气虚证的 IgM 下降，治疗前分别为(108 ±65)、(127 ±67)、(115 ±59)mg/dl。正常人为(124 ±83)mg/dl。治疗后均上升，分别为(156 ±72)、(135 ±68)、(127 ±63)mg/dl。

(2)血清补体诊断学

刘传珍等81例脾气虚证的3种治疗方法：①参苓白术散以健脾益气。②补中益气汤以升提益气。③补阳还五汤以益气活血。3组的 C_3 补体下降，其平均值分别为(103 ±24)、(110 ±31)、(113 ±27)mg/dl。正常人为(121 ±46)mg/dl。治疗后明显上升，分别为(117 ±29)、(108 ±28)、(126 ±34)mg/dl。

3. 循环免疫复合物诊断学

刘传珍等[16]81例脾气虚证的3种治疗方法：①参苓白术散以健脾益气。②补中益气汤以升提益气。③补阳还五汤以益气活血。3组的 CIC 明显上升，其平均值分别为77.78%、81.48%、85.18%。正常人为0%。治疗后明显下降，分别为70.37%、44.44%、62.96%。

4. 白细胞介素诊断学

许得盛等[21]40例脾虚证的白细胞介素-2(IL-2)下降为(7.78 ±6.42)U/L，正常人为(10.31 ±2.05)U/L。用四君子汤治疗后明显上升为(11.61 ±4.72)U/L，$P<0.05$。

(八)微量元素诊断学

微量元素是人体多种酶的组成成分及激活因子。它们源于先天，属水谷精微之气的一部分，又赖后天脾胃的运化而不断充养人体。若脾虚，势必影响微量元素在体内的吸收、分布、排泄，从而导致血清及骨骼肌中微量元素分布的异常。

1. 铜锌诊断学

(1)李建生等[22]的36例脾气虚证中包括浅表性胃炎31例，萎缩性胃炎5例，并发胆囊炎4例，十二指肠溃疡病4例。其微量元素的测定：①脾气虚证红细胞中的锌明显下降，其平均值为(717.5 ±73.16)μg/dl，正常人为(812.79 ±84.5)μg/dl，$P<0.01$。用健脾益气合剂治疗，方剂组成：党参12g，白术10g，茯苓12g，砂仁8g，陈皮8g，炙甘草6g。水煎，日一剂，分2次温服。脾气虚证治疗后锌明显上升为(795.8 ±112.8)μg/dl，$P<0.01$。②红细胞中铜明显下降为(53.83 ±8.45)μg/dl，正常人为(67.04 ±12.6)μg/dl，$P<0.01$。治疗后明显上升为(70.02 ±16.47)μg/dl，$P<0.01$。③血浆锌明显下降为(74 ±4.8)μg/dl，正常人为(91 ±17)μg/dl，$P<0.01$。治疗后锌明显上升为(110.9 ±26)μg/dl，$P<0.01$。④血浆铜上升为(121 ±10.3)μg/dl，正常人为(92.1 ±13.7)μg/dl。治疗后下降为(115.4 ±16.4)μg/dl，$P<0.01$。血浆、红细胞中微量元素的测定可以对脾气虚证的诊断提供帮助。脾气虚证抗病能力降低可能与锌、铜、铁水平的异常有关，中药治疗后红细胞中锌、铜、铁恢复正常水平，血浆锌、铜、铁均有不同程度的恢复。红细胞铜值低，可能影响血红蛋白的合成、红细胞内能量代谢及铁的利用，影响红细胞的正常功能活动。可见脾主生血的功能是有一定物质基础的。

(2)马建伟等[23]的40例慢性胃炎脾气虚证微量元素的测定：①血清锌明显下降，其平均值为(1.046 ±0.24)μg/ml，44例正常人血清锌为(1.129 ±0.17)μg/ml。②血清铜明显下降，其平均值为(0.809 ±0.23)μg/ml，正常人为(1.129 ±0.17)μg/ml。③铜/锌比值下降，其平均值为 0.795 ±0.231，正常人为 1.020 ±0.20，$P<0.01$。

(3)王冠庭等[24]的 16 例慢性肝病脾气虚证血铜明显上升，其平均值为(7.18 ±5.29) μg/g，20 例正常人的平均值为(3.07 ±1.65) μg/g，$P<0.01$。血中锌的含量明显下降为(13.95 ±3.44) μg/g，20 例正常人为(31.09 ±12.41) μg/g，$P<0.01$。

(3)梁民里道等[25]的 53 例脾气虚证有 46 例胃下垂，5 例十二指肠球部溃疡病，慢性结肠炎、慢性萎缩性胃炎各 1 例。测定其微量元素：①脾气虚证血清锌明显下降，其平均值为(103 ±24.9) μg/dl，84 例正常人为(131.5 ±36.44) μg/dl，$P<0.01$。用贞芪扶正冲剂(由定西制药厂生产)治疗 30 天后锌的含量明显上升，其平均值为(150 ±55.1) μg/dl，$P<0.001$。②脾气虚证血清铜明显上升，其平均值为(110.8 ±38.869) μg/dl，正常人为(95.6 ±25.51) μg/dl，治疗后铜的含量稍下降，其平均值为(108 ±32.54) μg/dl。③脾气虚证的铜/锌比明显上升，其平均值为 1.12，而正常人的平均值为 0.75，$P<0.01$。治疗后明显下降，$P<0.001$。

(4)陈家旭等的 30 例脾气虚证血清锌明显下降，其平均值为(110.27 ±27.24) μg/dl，20 例正常人为(131.70 ±32.22) μg/dl，$P<0.05$。铜的含量上升为(152.93 ±39.23) μg/dl，正常人为(142.35 ±29.95) μg/dl。锌/铜比明显下降为 0.756 ±0.253，正常人为 0.943 ±0.238，$P<0.05$。

2. 铁的诊断学

李建生等的 36 例脾气虚证红细胞中的铁明显上升为(1520 ±412.95) μg/dl，正常人为(1265.5 ±181.8) μg/dl，$P<0.01$。治疗后明显下降为(1287.57 ±271.74) μg/dl，$P<0.01$。血浆铁明显上升为(145.7 ±35.1) μg/dl，正常人为(110 ±16.7) μg/dl，$P<0.01$。治疗后明显下降为(121.27 ±22.53) μg/dl，$P<0.01$。

3. 镁的诊断学

(1)梁民里道等[25]53 例脾气虚证的血清镁明显下降，其平均值为(1.96 ±0.70) mg/ml，而正常人的平均值为(2.63 ±0.29) mg/ml，$P<0.01$。治疗后上升为(2.19 ±0.84) mg/ml，$P<0.05$。

(2)马建伟等[23]的 40 例脾气虚患者血清镁有升高倾向，其平均值为(22.37 ±4.06) mg/dl，44 例正常人为(21.47 ±3.57) mg/dl。

(九)皮肤电位诊断学

金敬善等报道，皮肤电位可以反映植物神经系统功能状态的指标皮肤电位，患者尽量安静，用 95% 酒精擦净一侧手心、手背和前臂内侧皮肤，用 RM－46 型多导生理仪记录手心和手背间的皮肤电位，时间常数为 2s，标准电压为 1mV。观察了 168 例的皮肤电位，病种包括慢性支气管炎、神经官能症、脉管炎、结节性红斑、更年期综合征及功能性子宫出血等。脾气虚证的交感神经系统处于抑制状态，故皮肤电位明显下降，其平均值为(9.8 ±1.9) mV，30 例正常人为(31.9 ±4.5) mV，$P<0.01$。25 例虚热证为(48.0 ±8.2) mV，40 例虚实夹杂证为(24.1 ±6.3) mV，54 例实证为(38.5 ±6.2) mV。经健脾补气补肾药物治疗后，脾气虚证的皮肤电位活动可趋于恢复。有 12 例在治疗前皮肤电位平均为(3.9 ±2.5) mV，治疗后明显上升为(21.2 ±6.5) mV，$P<0.05$。

(十)微循环诊断学

胡国庆等[26]40 例脾气虚证的甲皱微循环观察：①微循环血管轮廓模糊者明显增多，

占22.5%，22例正常人占4.55%，$P<0.05$。②血色鲜红者占35%，正常人占90.91%；血色暗红者占17.5%，正常人无；血色淡红者占47.5%，正常人占9.09%。③血流呈线状者占0%，呈粒状占0%，呈瘀滞者占15%，呈虚线状占32.55%，呈断线状占52.5%，正常人分别为52.38%、0%、0%、28.57%、23.81%。④微循环血流速度明显减慢为0.22mm/s，正常人为(0.32±0.09)mm/s，$P<0.01$。⑤微循环血管血液流量明显下降为11.35μm^3/s，正常人为(18.41±5.95)μm^3/s，$P<0.01$。⑥正常发夹状管襻明显下降为17.8，正常人为29.27±6.5，扭曲管襻明显上升为3.52，正常人为2.55±2.6，$P<0.01$。

心气虚证、肺气虚证、脾气虚证、肾气虚证之间微循环血管的轮廓、排列、血色、流态、形态、血流速度等方面无明显差异，说明微循环血管的这些改变是各脏气虚证的共性。心气虚证在血液流量、血管直径、横截面积等方面，与其他脏器存在着明显差别，以脾气虚证最明显。心气虚证血液流量为15.18μm^3/s，脾气虚证11.35μm^3/s。心气虚证微循环血管管径为9.2μm，脾气虚证为8.2μm。心气虚证微循环血管横截面积为67.7mm^2，脾气虚证为52.8mm^2。此3项说明心气虚证的血瘀情况比脾气虚证严重，$P<0.01$。

（十一）血液流变诊断学

脾气虚在瘀血形成中有一定作用。血液流变学观察对脾气虚证的诊断可以提供帮助

1. 邝元亮等[27]的33例脾气虚证中慢性胃炎、胃十二指肠球部溃疡21例，慢性肠炎7例，慢性肝炎5例。血液流变学表现：①脾气虚证的淋巴细胞电泳率明显下降，其平均值为0.777±0.094，正常人的平均值为0.915±0.082，$P<0.01$。肝郁脾虚证明显下降为0.819±0.115，$P<0.01$。肝胃不和证明显下降，$P<0.05$。脾气虚证明显低于肝胃不和证的0.850±0.130，$P<0.05$。②21例男性脾气虚证的红细胞电泳率明显下降为0.881±0.052，17例正常男性为0.944±0.064，$P<0.01$。明显低于12例肝郁脾虚及12例肝胃不和患者，分别为0.940±0.077及0.954±0.046，$P<0.01$。正常人以上3证的女性红细胞电泳率无明显差异。③17例男性脾气虚证的血沉明显加快为(19.5±19.4)mm/h，21例正常男性为(6.0±6.2)mm/h，$P<0.05$。12例男性肝胃不和证为(13.2±9.5)mm/h。12例男性肝郁脾虚证明显上升为(20.0±13.2)mm/h，$P<0.05$。④16例女性脾气虚证的血沉加快为(31.2±11.0)mm/h，21例正常女性为(21.0±7.0)mm/h。3例肝胃不和证、3例肝郁脾虚证明显加快为(44.7±7.5)、(41.3±29.7)mm/h，$P<0.01$。肝胃不和证明显快于脾气虚证，$P<0.05$。⑤21例男性脾气虚证红细胞压积明显下降为(39.7±8.4)%，17例正常男性为(48.2±3.0)%，$P<0.01$。明显低于12例男性肝胃不和证的(45.0±6.5)%，$P<0.05$。12例肝郁脾虚证明显下降为(42.5±5.0)%，$P<0.05$。⑥21例男性脾气虚证的全血黏度(38.4S^{-1})比明显下降为5.45±2.08，17例正常男性为7.21±1.68，$P<0.05$。⑦21例男性脾气虚证的全血黏度(1.92S^{-1})比明显下降为22.26±11.71，17例正常男性为22.01±7.84。明显低于12例肝胃不和证的25.21±6.89，$P<0.05$。⑧血浆黏度比：正常人<脾气虚证<肝郁脾虚证<肝胃不和证，男性分别为1.69±0.10、1.68±0.21、1.69±0.12、1.85±0.37。女性分别为1.74±0.12、1.77±0.15、1.77±0.24、1.86±0.08。各证之间无显著差异，P>0.05。上述血液流变性的观察有利于脾气虚证的诊断及与肝郁脾虚证及肝胃不和证的鉴别诊断。

2. 刘传珍等81例脾气虚证的治疗方法分3组：①参苓白术散以健脾益气。②补中益

气汤以升阳益气。③补阳还五汤以益气活血。④3组的全血黏度比明显下降，男性分别为3.91±0.76、3.93±0.67、3.99±0.71，正常人为4.30±0.30。治疗后明显上升，分别为4.05±0.42、4.17±0.47、4.28±0.42，$P<0.05\sim0.01$。女性全血黏度比也明显下降。⑤红细胞电泳时间明显缩短，男性分别为(14.2±3.7)、(13.7±2.8)、(14.4±3.3)s，正常人为(19.5±2.5)s，女性情况相同，$P<0.01$。治疗后益气活血组恢复明显，$P<0.01$，其他两组亦有较多恢复，$P<0.05$。⑥3组的血沉明显加快，男性分别为(19.5±13.4)、(20.3±11.7)、(18.7±12.9)mm/h，正常男性为(10±5)mm/h，$P<0.05$。⑦3组男性红细胞电泳时间缩短，分别为(14.2±3.7)、(13.7±2.8)、(14.4±3.3)s，正常人为(19.5±2.5)s，女性情况相同，$P<0.01$。⑧3组的血沉K值均增高分别为98.59±37.47、106.49±42.81、104.53±41.26，正常人为小于96，$P<0.05$。治疗后明显下降，分别为90.23±31.76、92.17±38.54、78.31±35.43，益气活血组显著降低，$P<0.01$。⑨3组的红细胞压积明显下降，男性分别为(37.2±3.54)%、(36.8±2.7)%、(37.5±3.5)%，正常男性为(42.0±2.0)%，女性情况相同，$P<0.01$。治疗后益气活血组升高显着，$P<0.01$，其余两组亦有提高，$P<0.01$。

3. 周宜轩等[28]的43例脾气虚证中有11例慢性气管炎，5例喘息性支气管炎，1例肺癌，13例慢性胃炎，2例消化性溃疡，2例胃癌，3例肝硬化，4例慢性肾炎，2例尿毒症。血液流变学的表现：①全血高、低切黏度比下降，其平均值分别为3.09±1.77和6.10±2.10，25例正常人分别为3.89±2.20和6.36±0.80，全血高切黏度比下降明显，$P<0.05$。②全血还原比黏度和血浆比黏度明显下降，分别为6.26±0.90和1.60±0.17，正常人分别为7.30±0.74和1.70±0.50，$P<0.01$。③血纤维蛋白原为(357±131)mg%，正常人为(356±116)mg%。④红细胞压积明显下降分别为(33.40±4.05)%及(33.40±4.05)%，正常人为(38.97±17.10)%，$P<0.05$。

全血高切黏度比、全血还原比黏度、血浆比黏度及红细胞压积明显下降，可以作为脾气虚证的诊断依据。这些改变系贫血时红细胞数减少及低蛋白血症所引起，外周血管阻力的增高系贫血导致一定程度的缺氧后，使外周小血管收缩，这是机体为维持重要脏器的供血供氧的一种保护性反应。

(十二)心机图诊断学

1. 周宜轩等测定43例脾气虚证下列心机图的数据：①左室有效泵力(VPE)明显下降，其平均值(1.81±0.37)公斤/搏，正常人(1.86±0.20)公斤/搏，$P<0.05$。②心每分输出量明显下降为(4.41±0.71)L/min，正常人(4.62±1.45)L/min，$P<0.05$。③血液循环总外周阻力(TPR)上升为(1078.71±82.26)dyn. s. cm^{-5}，正常人为(995.12±95.75)dyn. s. cm^{-5}，$P<0.01$。VPE、CO明显下降，TPR上升，可以作为脾气虚证的诊断依据。考虑脾气虚证全身性蛋白营养不良、能量代谢不足导致心功能减退。笔者认为应该运用超声心动图研究脾气虚证的心功能。

2. 史载祥等[29]的27例脾气虚证中包括冠心病心绞痛8例，慢性气管炎肺气肿2例，支气管肺癌5例，慢性胃、十二指肠溃疡5例，慢性萎缩性胃炎1例，慢性肾炎5例，肾病综合征1例。心机图的各种数据：①心率加快，其平均值为(73.96±2.67)次/分，200例正常人为(71.07±0.67)次/分。②左室射血前时间(PEP)延长为(102.77±2.26)ms，正常人(96.75±0.89)ms。③左室排血时间(LVET)缩短为(260.90±2.67)ms，正常人(285.38±1.34)ms。④心机械收缩时间(QS_2)缩短为(378.80±6.27)ms，正常人(382.11±1.72)ms。⑤PEP/LVET上升为0.38±0.01，正常人为0.34。⑥机械收缩时间(MST)缩短为(322.30±6.22)ms，正常人为(332.58±1.60)ms。⑦等容收缩期(ICT)缩短(45.05±8.83)ms，正常人为(47.39±0.73)ms。⑧LVET/ICT上升为6.54±0.34，正常人为6.37±0.13。⑨IRP延长为(138.98±10.78)ms，正常人(115.39±1.77)ms。⑩a%比值增大为9.19±0.98，正常人7.37±0.32。⑪快速充盈期(RFT)延长为(80.81±4.97)ms，正常人为(74.09±1.43)ms。⑫缓慢充盈期(SFT)缩短为(228.96±33.22)ms，正常人为(249.95±9.07)ms。⑬SFT/RFT下降为3.02±0.48，正常人为3.50±0.14。

27例脾气虚证与正常人比较，PEP、IRP延长，PEP/LVET比值增大。正常人PEP/LVET的上限为0.42，脾气虚证、肾气虚证的PEP/LVET为0.38尚居正常范围之内。

(十三)胃内窥镜诊断学

尹光耀等的14例慢性萎缩性胃炎脾气虚证，胃黏膜活检发现固有膜内均有不同程度的大量淋巴细胞和浆细胞浸润，腺体减少，萎缩和肠腺化生。用香砂六君子汤加淮山药治疗后复查，9例转化为慢性浅表性胃炎，固有膜内炎症细胞大量减少，腺体萎缩和肠腺化生消失，5例黏膜病变改善，炎症细胞浸润减少，但腺体呈轻度灶性萎缩。

刘黎青等[30]报道，71例胃痛脾虚证胃窦黏膜内胃泌素产生细胞(G细胞)数明显减少，(明显)抑制胃蠕动及胃排空的作用，引起食滞胃脘，脘部胀闷、疼痛。

参考文献

[1]刘士敬．中医内科脾气虚证型量化诊断标准研究－附258例内科脾气虚证型诊断因素的回归分析．辽宁中医杂志，1996，23(5)：195～197.

[2]贝叔英，等．皮温测定对脾阴虚证诊断价值初探．中医杂志，1987，28(4)：294～295.

[3]尹光耀，等．脾气虚的研究．辽宁中医杂志，1982(7)：4～6.

[4]魏睦新，等．脾阴虚证者消化系统功能的初步观察．上海中医药杂志，88(2)：8～9.

[5]陈家旭，等．肝气虚证临床证型的病理生理学初步研究．中国中西医结合杂志，1995，15(2)：67～70.

[6]杨维益，等．脾气虚证与胰腺外分泌功能关系的临床研究．中国中西医结合杂志，1996，16(7)：414～416.

[7]王晓兰，等．肝胆湿热证病人血浆β－内啡肽临床研究．湖南医科大学学报，1997，22(3)：215～225.

[8]罗陆一，等．脾气虚证铜－锌超氧化物歧化酶活性变化及其意义．辽宁中医杂志，1986(10)：10～11.

[9]陈家旭，等．肝气虚证临床证型的病理生理学初步研究．中国中西医结合杂志，1995，15(2)：67～70.

[10]杨维益，等．脾气虚证与乳酸代谢．河南中医，1997，17(1)：23～24.

[11]王清云，等．脾胃气虚与乳酸脱氢酶其同工酶的关系．新中医，1986(2)：13～15.

[12]张育轩，等．脾气虚本质的初步探讨．中医杂志，1983(24)：632～634.

[13]金敬善，等．有关脾气虚实质的临床观察和实验研究．中华医学杂志，1982(62)：22～26.

[14]危北海，等．神经介质和消化道激素与中医证型的关系分析．中医杂志，1989，30(11)：45

46.
[15]张桂珍，等．脾虚证患者胃窦G细胞体视学定量分析．中西医结合杂志，1989，9(12)：711～713.
[16]刘传珍，等．胃肠病脾气虚证三方的临床研究．山东中医学院学报，1995，19(2)：111～113.
[17]刘晋生，等．胃和十二指肠疾病患者粪便菌群与中医脾虚关系的探讨．北京中医杂志，1989(6)：12～13.
[18]郭姣，等．心、肺、脾气虚证唾液淀粉酶测定．广州中医学院学报，1990(7)：87～89.
[19]郭教礼，等．102例脾肾虚性水肿患者唾液钾钠离子变化初步观察．中医杂志，1989，30(5)：37.
[20]肖桂林，等．肝郁脾虚证实验诊断指标的研究．湖南中医学院学报，1998，18(2)：4～5.
[21]许得盛，等．右归饮、四君子汤、桃红四物汤调节肾虚、脾虚、血瘀证患者免疫功能的观察．中国中西医结合杂志，1999，19(12)：712～714.
[22]李建生，等．脾气虚与血浆、红细胞中微量元素关系的研究．中医研究，1990，3(2)：19～21.
[23]马建伟，等．脾气虚证与血清锌铜镁关系探讨．浙江中医杂志，1990，25(10)：471.
[24]王冠庭，等．慢性肝病虚证(肝阴虚、脾气虚)血中微量元素锌铜的变化及其意义．中西医结合杂志，1982(2)：145～146.
[25]梁民里道，等．贞芪扶正冲剂治疗脾气虚患者及其对血清中锌、铜、镁的影响．中医药学报，1991(2)：50.
[26]胡国庆，等．气虚证与微循环的研究．上海中医药杂志，1990(5)：46.
[27]邝元亮，等．脾气虚证血液流变性的初步研究．中医杂志，1987，28(6)：462～463.
[28]周宜轩，等．心气虚、脾气虚患者血液动力学、流变学的研究．安徽中医学院学报，1990，9(3)：46～48.
[29]史载祥，等．“心气虚”患者左心室功能的研究．中医杂志，1982，23(12)：93～41.
[30]刘黎青，等．脾虚证小肠黏膜内分泌细胞组织学及免疫组织化学研究．山东中医药大学学报，1997，21.
[31]陈易新，等．脾气虚证基础研究的理论探讨．中国医药学报，2002，17(7)：401.
[32]王建华．脾主运化．广州中医学院学报，1991(8)：248.

第三节　脾阳虚证

脾阳虚衰，失于温运，阴寒内生所发生的临床现象，诊断为脾阳虚证。又称脾虚寒证。脾阳虚证多由脾气虚发展而来，或因贪食生冷，积久损伤脾阳所致。

(一)症状诊断学

纳少腹胀，腹痛绵绵，得温则舒，按之则止，空腹痛甚，得食痛减，泛吐酸水，畏寒肢冷，气怯形寒，口淡而无味，不渴，消瘦肌萎，肠鸣。大便稀溏，或先硬后溏，或时干时稀，或大便不畅。或见肢体浮肿，小便短少，或见带下量多而清稀色白。出血，如紫癜、崩漏、呕血、便血等。

(二)检体诊断学

面白无华或虚浮，舌质淡红胖或有齿痕，苔薄白润滑，脉虚弱或沉迟无力。

(三)影像诊断学

1. 胃肠X线钡餐诊断学

胃肠X线钡餐检查的表现：①杨万福等[1]的275例胃脘痛脾阳虚证中16.34%的患者空腹胃积液多。陈永光等[2]的53例慢性支气管炎脾阳虚证中均有空腹胃积液，18例少量积液，34例中等量积液，1例大量积液。②陈永光等的53例慢性支气管炎脾阳虚证中28例胃黏膜皱襞粗大，4例胃黏膜皱襞细小。③冯庚玮等[3]的80例脾阳虚证中胃下垂占21.3%，40例正常人胃下垂仅占7.5%。陈永光等53例慢性支气管炎脾阳虚证中，4例胃张力增高，28例胃张力低下，19例胃下垂。④黄玉林等[4]的34例萎缩性胃炎脾阳虚证胃钡气双重造影显示胃小区轻度增大，3~4mm，正常为1~3mm，大小比较均匀。胃小沟增宽，0.8~1mm左右，正常为0.7mm。形状较规则，约半数患者的边界清楚。⑤胃充盈钡后的正面观，可同时见到几个蠕动波，70%的正常人可见到2个蠕动波。冯庚玮等80例脾阳虚证蠕动功能减低，蠕动波减少，68.8%只见到一个蠕动波。而40例正常人中只有8%见到一个蠕动波。从大弯近侧蠕动波的凹陷出现，至蠕动波止于幽门前的时间，为蠕动波的波速，大部分正常人为35秒以下，有一组脾阳虚证胃蠕动波的波速变慢，占30.2%，对照组为15%。在胃切迹与大弯侧相应点之间作一联线，观察两个邻近的胃蠕动波通过此联线的间隔时间，为此处胃蠕动出现的周期，多在36秒以下，脾阳虚证胃蠕动波出现的间隔周期延长，占33.9%，而对照组为5%。⑥2小时内排空者为运动加快，4小时后方排空者为运动变慢。冯庚玮等80例脾阳虚证，41.25%变慢，无一例变快。杨万福等的275例胃脘痛脾阳虚证中，30.77%胃的排空时间变慢。陈永光等53例慢性支气管炎脾阳虚证中，有33例胃排空运动变慢，无1例排空运动加快。⑦6h内钡头达降结肠，12h到达乙状结肠，或部分排出体外，24h基本排空，认为是结肠运动加快。陈永光等53例慢性支气管炎脾阳虚证中35例结肠运动加快，占66.04%，对照组5%，$P<0.01$。

2. 胸片X线诊断学

(1)陈永光等的306例慢性支气管炎X线胸片显示了91例脾阳虚证的X线表现：①肺门增宽、结构不清及边缘模糊占61.85%。②肺气虚证增多的肺纹理与正常肺纹理不易区别，呈走向规律的索条状阴影。脾阳虚证肺纹理的主要改变为模糊、紊乱、扭曲、中断，并有颗粒斑点及网状阴影。模糊、紊乱肺纹理的出现率明显高于肺气虚证及肾阳虚证。增粗增多的纹理多局限于3/6~4/6肺野。③肺气虚证71.05%无肺气肿征象，脾阳虚证仅9.27%无肺气肿征象，65.97%有轻度肺气肿，20.61%有中度肺气肿，4.12%有重度肺气肿。④16.49%肺气虚证的右横膈位于第11肋以下，8.24%横膈运动在1cm以下。⑤8.24%有胸膜粘连。⑥心胸横径比率有89.88%≥0.4mm。右下肺动脉增粗，18.68%≥15mm，肺动脉圆椎隆突，26.37%≥4mm。脾阳虚证胸片显示肺纹理等的异常改变与轻度改变的肺气虚证、异常改变严重的肾阳虚证不难鉴别。

(2)肺结核患者由于治疗不彻底，病情迁延不愈、反复发作，造成肺组织的大量破坏，表现为脾阳虚证。肺组织纤维病变多，可表现为紊乱条状阴影，较多的钙化病灶，显得杂乱无章。由于病灶常在上肺，肺组织破坏比较严重，因此，两侧肺门上移。肺气肿以局限性为主，亦可见于中下肺野，呈轻度弥漫性分布，或呈不均匀的分布。肺内活动小病灶不多，甚至已经没有活的结核菌存在。可以参考慢性支气管炎的X线表现，与肺气虚、肾阳虚证不难鉴别。

3. 胆囊造影诊断学

脾阳虚证胆囊的收缩功能及浓缩功能均差，占45%。体积增大，占47.5%。高脂餐60分钟后，正常胆囊收缩应在50%以上，120分钟后应在70%以上，6小时后应排空。高脂餐60分钟后脾阳虚证胆囊收缩在50%以下者占45%；120分钟后在70%以下者占40%；6小时后未能排空者占20%。

（四）血液检验诊断学

1. 环核苷酸诊断学

(1)陈振湘等[5]测定了22例脾胃阳虚证患者血浆环－磷酸腺苷(cAMP)的含量增高，平均值为(21.05±6.68)pmol/ml，45例正常人的平均值为(20.78±7.54)pmol/ml，8例高于25pmol/ml。

(2)牟德峻等[6]的31例消化性溃疡脾阳虚证的血浆cAMP上升，其平均值为(20.82±9.75)pmol/ml，26例正常人平均值为(17.56±8.06)pmol/ml。用黄芪建中汤治疗，黄芪15g，桂枝10g，白芍15g，甘草10g，生姜3片，大枣5枚，治疗1~2月后上升为(24.05±6.85)pmol/ml。脾阳虚证的血浆cGMP明显下降为(2.84±1.83)pmol/ml，正常人为(4.32±2.51)pmol/ml。治疗后基本上恢复正常，其平均值为(4.04±2.90)pmol/ml。脾阳虚证的cAMP/cGMP明显上升为7.59±2.75，正常人为4.84±1.25。治疗后接近正常，明显下降为5.45±1.89。血浆cAMP上升、cGMP明显下降及cAMP/cGMP明显上升可能是脾阳虚证的诊断依据。

脾阳虚证胃镜活检胃黏膜组织的cAMP明显下降为(400.20±216.95)pmol/mg，正常人为(865.95±291.71)pmol/mg。治疗后略上升，其平均值为(505.93±212.93)pmol/mg。cGMP明显下降为(2.84±1.83)pmol/ml，正常人为(4.32±2.51)pmol/ml。治疗后基本上恢复正常，其平均值为(4.04±2.90)pmol/ml。cAMP/cGMP明显上升为7.59±2.75，正常人为4.84±1.25。治疗后接近正常，明显下降为5.45±1.89。胃黏膜组织的cAMP/cGMP明显上升可以作为脾阳虚证的诊断依据。

2. 血清胃泌素诊断学

牟德峻等的31例消化性溃疡脾阳虚证的血清胃泌素明显下降，其平均值为(28.69±15.16)μg/ml，$P<0.05$。用黄芪建中汤治疗，黄芪15g，桂枝10g，白芍15g，甘草10g，生姜3片，大枣5枚，治疗1~2月后明显上升为(36.78±22.95)μg/ml，$P<0.05$。脾胃虚寒证的胃壁组织胃泌素明显下降为(1360±528.19)μg/ml，与正常人比较，$P<0.005$。治疗后明显上升为(1909±400.25)μg/ml，$P<0.001$。

3. 血清维生素诊断学

杨世兴等[8]的26例脾阳虚证血清维生素A下降，其平均值分别为(81.7±42.73)μg/ml，100例正常人为(97.74±22.52)μg/ml。血清维生素E明显下降为(7.97±4.1)μg/ml，正常人为(10.75±2.29)μg/ml，$P<0.01$。24例血清维生素D_3明显下降为(5.07±1.74)μg/ml，正常人为(6.2±1.29)μg/ml，$P<0.01$。血清维生素下降可以作为脾阳虚证的诊断依据。

（五）尿17－羟皮质类固醇、17－酮类固醇诊断学

张祥德[7]的52例脾虚证中有慢性胃炎23例、慢性结肠炎14例、消化道溃疡10例、糖尿病5例。男性43例、女性9例。脾阳虚证者35例，脾阴虚证17例。48.6%脾阳虚证的17－酮类固醇下降，脾阴虚证的17－酮类固醇（17－CS）多数在正常范围，占70.6%，17－CS下降的占11.8%，明显低于脾阳虚证，$P<0.05$。65.7%的脾阳虚证尿17－羟皮质类固醇（17－OHCS）下降，明显高于脾阴虚证的11.8%，$P<0.05$，70.6%的脾阴虚证17－OHCS上升。男性脾阳虚证的24时尿17－OHCS和17－CS皆明显下降，17－OHCS更明显为(4.64±1.25)mg/d，$P<0.01$。脾阳虚证（41～50岁）尿17－OHCS明显下降为(5.85±2.18)mg/d，正常人为(8.61±2.21)mg/d，$P<0.05$。

（六）唾液淀粉酶活性诊断学

魏睦新等[9]测定20例脾阳虚证患者唾液淀粉酶的活性，按现代医学病种分类，分别来自5种不同疾病，唾液淀粉酶的活性，受酸刺激后酶活性上升者，占15%。40例正常人为90%。23例脾阴虚者为42%。资料说明脾虚者的唾液淀粉酶的活性均下降，由于脾阳虚、脾阴虚下降的程度不同，可将两证加以鉴别。

（七）免疫诊断学

杨世兴等的32例脾阳虚证中包括10例慢性胃炎，5例慢性结肠炎，功能性子宫出血、甲状腺功能低下等。淋巴细胞转化率明显下降，其平均值为(52.26±5.81)%，正常人为(63.2±10)%，$P<0.05$。

28例脾阳虚证的IgG上升，其平均值为(16.78±10.06)mg/dl，正常人为(14.158±3.410)mg/dl。27例IgA轻度上升为(2.30±1.72)mg/dl，正常人为(14.158±3.410)mg/dl。26例IgM轻度下降为(1.49±0.75)mg/dl，正常人为(1.597±0.503)mg/dl。

13例C_3明显下降，其平均值为(1.16±0.95)g/L，正常人为(1.65±0.16)g/L。12例血清总补体(CH_{50})明显下降为(61.25±20.9)U/ml，正常人为(93.63±20.76)U/ml，$P<0.01$。

（八）微量元素诊断学

1. 杨世兴等[10]脾阳虚证微量元素的测定：①83例阳虚证血清锌明显下降，其平均值为(62.41±14.49)μg/dl，65例正常人为(91.62±11.50)μg/dl，$P<0.01$。27例脾阳虚证、13例肾阳虚证和28例脾肾阳虚证分别为(69.59±13.88)、(60.00±11.52)和(58.63±14.18)μg/dl。血清锌依次递减：正常人＞脾阳虚证＞肾阳虚证＞脾肾阳虚证。脾阳虚证明显低于肾阳虚证，$P<0.05$。脾阳虚证明显低于脾肾阳虚证，$P<0.01$。②27例脾阳虚证和28例脾肾阳虚证的血清铜明显上升，分别为(109.11±25.55)mg/dl和(136.11±17.28)μg/dl，65例正常人为(125.91±17.74)μg/dl，$P<0.01$。12例肾阳虚证的血清铜的含量稍低，其平均值为(122.55±14.17)μg/dl。血清锌的下降，铜的上升可以作为脾阳虚证的诊断依据。③26例的血清铁轻度下降为(112.03±33.65)μg/dl，126例正常人为(120.27±40.1)μg/dl，P＞0.01。④27例的血清钙明显下降为(9.45±1.46)μg/dl，210例正常人为(10.32±0.93)μg/dl，$P<0.01$。⑤血清镁轻度下降为(2.16±0.34)mg/dl，210例正常人为(2.12±0.212)mg/dl，P＞0.01。

2. 张祥德的79例脾虚证，包括慢性胃炎25例，胃及十二指肠球部溃疡10例，慢性肠炎15例，糖尿病6例，慢性肝炎12例，慢性肾炎5例，低血压症6例。①48例脾阳虚证血浆锌明显上升，其平均值为(105.67±30.05)μg/dl，30例正常人为(85.0±30.05)μg/dl，$P<0.05$。30例脾阴虚证上升为(98.87±29.6)μg/dl。②43例血浆铜非常明显下降为(97.21±28.12)μg/dl，正常人为(120.0±14.11)μg/dl，$P<0.01$。29例脾阴虚证明显下降为(92.22±29.6)μg/dl，$P<0.01$。③张祥德的47例脾阳虚证血浆铁为(111.98±38.24)μg/dl，正常人为(117.17±47.5)μg/dl。

(九)胃电图诊断学

1. 郝玉明等[11]的126例脾胃病中有23例脾胃虚寒证，胃脘隐痛，喜温喜按，纳呆食少，口淡无味，肢冷畏寒，大便溏薄，乏力体瘦，舌质淡或胖有齿痕，苔薄白，脉沉细。可以诊断为脾阳虚证，胃电图有下列表现：①空腹胃电波的频率稍下降，其平均值为(2.84±0.45)次/分，正常人为(2.94±0.50)次/分。②进餐后上升为(3.00±0.43)次/分，正常人为(2.82±0.50)次/分。③空腹胃电波的波幅明显下降为(66.61±39.65)mv，正常人平均值为(175.00±10.10)mv，$P<0.01$。④进餐后胃电波的波幅上升，但明显低于正常人的(188.00±13.30)mv，为(76.78±43.84)mv，$P<0.01$。空腹、进餐后胃电波的波幅明显低于正常人，可以作为脾阳虚证的诊断依据。

2. 周夕林等[12]29例脾阳虚证的胃电图检查：空腹胃电波的频率稍下降，其平均值为(3.04±0.21)次/分，正常人为3.06±0.2。胃电波的波幅均明显下降为(58.9±23)mv，正常人为(153±47)mv，$P<0.01$。进餐后胃电波幅明显下降为(128±32)mv，正常人为(251±76)mv，$P<0.01$。

参考文献

[1]杨万福，等.561例胃脘痛中医证型与胃动力功能的X线钡餐检查探讨.实用中医药杂志，1995(4)：26~27.
[2]陈永光，等.慢性支气管炎虚证患者肠胃功能的X线观察.中西医结合杂志，1983(3)：225.
[3]冯庚玮，等.脾阳虚患者胃形态和运动功能的观察分析.中医杂志，1980(21)：272~273.
[4]黄玉林，等.萎缩性胃炎中医分型的X线研究，首届中医影像学学术研讨会交流资料.
[5]陈振湘，等.脾胃阳虚与环核苷酸的关系.浙江中医药，1980，15(8)：367.
[6]牟德峻，等.消化性溃疡中医辨证分型与胃酸、胃泌素、环核苷酸关系的研讨.中西医结合杂志，1988(8)：531~533.
[7]张祥德.脾虚证尿17-酮和17-羟的初步观察.中医杂志，1986，27(5)：329.
[8]杨世兴，等.脾阳虚病人部分实验室检查及其临床意义的探讨.西安医科大学学报，1986，7(4)：407~409.
[9]魏睦新，等.脾阴虚证者消化系统功能的初步观察.上海中医药杂志，1988(2)：8~9.
[10]杨世兴，等.59例阳虚病人血清锌铜值测定及其意义.陕西中医，1989(10)：374.
[11]郝玉明，等，脾胃病辩证分型与胃电图关系探讨.山西中医，1989，5(3)：14~16.
[12]周夕林，等.胃病辨证分型与胃电图变化的规律初探.中医杂志，1985(3)：223~224.

第四节　脾阴虚证

《血证论》曰："血之运行上下全赖乎脾"，"脾阴虚则不能滋养血脉。"阴血是构成人体生命活动的重要物质，在生理状态上，阴血同源异居，互相依存，互相资生。在病理的状态下，又是互相影响，互为因果。脾阴虚弱，营阴亏损，血脉不充，以致血液运行不畅而瘀滞。又因瘀血阻滞，妨碍阴精的化生，可加重血瘀，导致血液黏度增高、血流缓慢、微循环障碍而出现血瘀证。可见，脾阴虚证与血瘀证是同时存在的。因此，为了提高临床疗效，对于脾阴虚证患者，在补益脾阴时，应佐以养血活血之品，加当归、白芍等药品。脾阴虚证，脾血当耗，脾火上炎，若服温补，则火愈胜，需滋补脾阴。由脾气虚证病情加重，从脾阳虚证进一步发展为脾阴虚证比较多见。脾阳虚证和脾阴虚证均可出现"脾运失司"的现象，唐容川云："脾阳不足水谷固不化，脾阴不足水谷仍不化也"。

由于饮食不调，劳倦忧思或久病耗伤，或邪热内灼，或汗、吐，下利太过，损伤脾阴，以致运化失职，精微亏乏不布，虚热内生所产生的临床现象，称之为脾阴虚证。

(一)症状诊断学

脾阴虚证均有不同程度的阴虚内热现象。口干唇燥，不喜多饮，不思饮食，食后腹胀，形体消瘦，疲乏无力，大便不调，手足心烦热。

1. 魏睦新等[1]的30例脾阴虚证中有消化性溃疡、胃神经官能症、慢性肠炎3种疾病共20例，还有夏季热及白细胞减少症等，都有不同程度的"脾运失司"，均有大便不调之症，22例便溏，8例便秘。80%的病人不思饮食，60%以上出现腹胀。

2. 贝叔英等[2]的25例脾阴虚证中有消化性溃疡，过敏性结肠炎，舌乳头炎，口角干燥症，功能性水肿，夏季热等。舌红苔少或光剥苔，口干唇燥，不思饮食，食后腹胀，大便不调。形体消瘦，面色无华，手足心烦热，脉细无力。必需具备舌红苔少或光剥苔。

(二)检体诊断学

面色无华，脉细无力。必需具备舌红苔少或光剥苔。

贝叔英等25例脾阴虚证中80%的颧髎、内劳宫等穴位皮温上升。①颧髎穴皮温明显上升为(32.89±1.71)℃，正常人为(30.90±1.46)℃，$P<0.05$，上限为(31.84±0.43)℃。②脾阴虚证内劳宫穴明显上升为(34.16±1.33)℃，正常人为(33.32±1.61)℃，$P<0.05$，上限为(33.32±0.42)℃。③脾阴虚证外劳宫穴皮温明显上升为(32.23±1.73)℃，正常人为(31.81±1.87)℃，$P<0.01$。④脾阴虚证的膻中穴皮温稍高为(35.50±0.86)℃，正常人为(35.19±0.80)℃。⑤脾阴虚证的气海穴皮温稍高为(35.71±0.89)℃，正常人为(35.58±0.75)℃。⑥脾阴虚证的足三里穴皮温下降为(33.45±0.88)℃，正常人的平均值为(33.55±0.77)℃。脾阴虚证明显高于脾气虚证的(32.91±1.23)℃，$P<0.05$。⑦脾阴虚证三阴交穴皮温微微上升为(31.50±1.13)℃，正常人为(31.49±1.32)℃。脾阴虚证明显高于脾气虚证，$P<0.01$。⑧脾阴虚证的舌下温度明显上升为(37.05±0.26)℃，正常人为(36.87±0.19)℃。

将口干舌燥、手足心烦热、舌红苔少三个诊断指标按其严重程度4级记分，进行累加积分，用来判断患者病情的好转和严重程度。积分高，病情严重。13例用慎柔养真汤加减治疗30天后积分下降，与颧髎、内劳宫皮温的下降是一致的，皮温分别下降为(1.42±0.35)℃、(1.19±0.23)℃。11例颧髎皮温下降，12例内劳宫皮温下降。

（三）血液检验诊断学

魏睦新等的30例脾阴虚证红细胞胆碱酯酶活力明显上升为(212±43)U，23例脾气虚证的红细胞胆碱酯酶活力明显上升为(242±41)U，正常人为(178±36)U，$P<0.01$。脾阴虚证明显低于脾气虚证，$P<0.01$。

（四）唾液淀粉酶活性诊断学

1. 魏睦新等测定30例脾阴虚证唾液淀粉酶的活性，酸刺激后淀粉酶的活力上升为正值者正常。24例脾阴虚证唾液淀粉酶的活性为正值者占42%，20例正常人中唾液淀粉酶的活性为正值者占90%，明显高于脾阴虚证，$P<0.01$。23例脾气虚证唾液淀粉酶的活性为正值者占15%，脾阴虚证唾液淀粉酶活性正值者明显高于脾气虚证。15例脾阴虚证用慎柔养真汤为主方治疗，党参、白术、茯苓、山药、莲肉、黄芪、白芍、麦冬各10g，炙甘草5g，五味子3g，水煎每日一剂，分两次口服，30天后复查，9例唾液淀粉酶活性差原来为正值的，仍为正值；另外6例由负值转为正值。阳性率明显提高为62.5%，$P<0.05$。

2. 广州中医学院脾胃研究组[3]对4例脾阴虚证进行唾液淀粉酶活性的测定，酸刺激前明显上升，平均为(2740±487)U，酸刺激后明显上升为(3507±1354)U，平均上升(767±1346)U。12例正常人酸刺激前平均为(1943±368)U，酸刺激后上升，平均为(2363±446)U，平均上升(420±288)U。此项研究说明酸刺激前唾液淀粉酶活性明显上升，酸刺激后继续明显上升，值得进一步研究。

（五）D－木糖吸收功能诊断学

魏睦新等[1]的23例脾阴虚证D－木糖排泄率为(26.8±5.81)%，40例正常人为(26.18±5.10)%，25例脾气虚证为(20.64±4.18)%。由于脾阳虚下降而脾阴虚微上升，可将两证加以鉴别。

（六）血液流变学诊断学

杨建华等[4]的34例脾阴虚证中包括慢性浅表性胃炎13例，慢性萎缩性胃炎6例，十二指肠球炎6例，消化性溃疡5例，胃癌2例，胃肠神经官能症1例，慢性结肠炎1例。其血液流变学表现：①全血黏度比($150S^{-1}$)明显上升，其平均值为5.25±0.61，正常人为4.51±0.47，$P<0.05$。②全血黏度比($37.5S^{-1}$)明显上升，其平均值为7.38±0.98，正常人为5.96±0.63，$P<0.05$。③血浆黏度比明显上升为2.93±1.05，正常人为1.65±0.08，$P<0.01$。④红细胞硬化指数(TK)明显上升为0.99±0.12，正常人为0.73±0.06，$P<0.05$。⑤血沉明显上升为(27.36±12.15)mm/h，正常人为(18.13±9.27)mm/h，$P<0.05$。⑥红细胞电泳时间延长为(18.59±1.22)秒，正常人为(18.21±1.13)秒，$P>0.05$。⑦红细胞压积上升为(43.11±5.24)%，正常人为(41.67±4.31)%，$P>0.05$。

全血黏度比($150S^{-1}$)、全血黏度比($37.5S^{-1}$)、血浆黏度比、红细胞硬化指数、血沉明显上升可以作为脾阴虚证的诊断依据。说明脾阴虚证的血液流变性处于浓、粘、聚的状态。

（七）微循环诊断学

杨建华等34例脾阴虚证甲皱微循环表现：①微血管血色暗红者28例，占82%，正常人无血色暗红者。②管襻清晰者16例，占47%，正常人占95.45%。③管襻交叉畸形者15例，占44%。④襻顶扩张者18例，占53%。⑤管襻周围出血者11例，占32%，正常人无管襻周围出血者。⑥血流缓慢瘀滞者17例，占50%，正常人无血流缓慢瘀滞者。⑦红细胞聚集者23例，占68%，正常人占50%。因为血黏度增高，则血流相对缓慢，组织血液灌注下降，造成微循环障碍。红细胞变形能力是反映红细胞具有能通过比自身直径小的毛细血管的能力，红细胞硬化指数则反映了红细胞变形能力的大小。硬化指数愈高表示红细胞的变形能力愈差，难于通过细小的毛细血管，致使血流不畅，容易形成微循环障碍。脾阴虚证患者甲皱微循环改变的特点可概括为微血管血色暗红、襻顶扩张、红细胞聚集、血流缓慢瘀滞。甲皱微血管的形态、流态、襻周状态均有不同程度的异常。这表明脾阴虚证与微循环障碍之间有着密切的关系。

（八）尿17－羟皮质类固醇、17－酮类固醇诊断学

张祥德[5]的52例脾虚证中有17例脾阴虚证，其尿17－酮多数在正常范围，占70.6%，下降的占11.8%。70.6%的脾阴虚证尿17－羟皮质类固醇上升，脾阴虚证（31～40岁）明显上升为（14.76±4.09）mg/d，$P<0.05$。41～50岁者升高更为明显，为（15.71±3.19）mg/d，$P<0.01$。大于51岁者升高不明显。

（九）微量元素诊断学

张祥德[6]的79例脾虚证包括慢性胃炎25例，胃及十二指肠球部溃疡10例，慢性肠炎15例，糖尿病6例，慢性肝炎12例，慢性肾炎5例，低血压症6例。①30例脾阴虚证上升为（98.87±29.6）μg/dl，30例正常人为（85.0±30.0）μg/dl。②43例脾阴虚证血浆铜明显下降为（92.66±21.99）μg/dl，正常人为（120.0±14.11）μg/dl，$P<0.01$。③张祥德的29例脾阳虚证血浆铁为（117.79±34.5）μg/dl，正常人为（117.17±47.5）μg/dl。

（十）环核苷酸诊断学

钱先[7]的26例脾阴虚证血浆环－磷酸腺苷（cAMP）明显下降，其平均值为（18.38±4.87）pmol/ml，27例正常人为（21.6±4.37）pmol/ml，$P<0.05$。20例胃阴虚证的血浆环－磷酸腺苷（cAMP）上升，其平均值为（28.93±4.98）pmol/ml，$P<0.01$。明显高于脾气虚证及脾阴虚证，$P<0.01$。

血浆环－磷酸鸟甙（cGMP）明显上升为（9.80±2.47）pmol/ml，正常人为（5.75±1.8）pmol/ml，$P<0.01$。脾阴虚证的血浆cGMP明显高于20例脾气虚证的（7.03±2.02）pmol/ml，$P<0.01$。

cAMP/cGMP明显下降为2.94±0.94，正常人的平均值为4.06±1.31，$P<0.01$。明显高于脾阴虚证及脾气虚证的2.31±1.15、2.94±0.94，$P<0.01$。

参考文献

[1]魏睦新，等．脾阴虚证者消化系统功能的初步观察．上海中医药杂志，1988(2)：8～9.
[2]贝叔英，等．皮温测定对脾阴虚证诊断价值初探．中医杂志，1987，28(4)：294～295.

[3]广州中医学院脾胃研究组．脾虚患者唾液淀粉酶活性初步研究．中华医学杂志，1980(6)：290~292.
[4]杨建华，等．脾阴虚证与微观血瘀证的相关性研究．中国中医药科技，1995，2(4)：5~7.
[5]张祥德．脾虚证尿17－酮和17－羟的初步观察．中医杂志，1986，27(5)：329~330.
[6]张祥德．脾虚与血浆铁铜锌关系初探．河南中医，1987(5)：23~24.
[7]钱先．脾胃阴虚证血浆环核苷酸的对比研究．中医杂志，1990，31(1)：49~50.

第五节 胃阴虚证

胃阴亏多由温热病后，热灼阴液所致。或五脏阴虚；或由肝阳过亢，化火劫夺胃津；或六气有余，或五志过极，皆可化火伤胃；或恣食煎炽辛辣、香燥之品，消灼胃液；或过用辛温误治，或未及时清胃热而失治，导致胃阴虚。由于阴虚内热，故口干舌燥、渴而能饮。胃宜降，胃阴虚失降则上逆，故干呕呃逆。多为肠伤寒，糖尿病，癌症、高热后期等病。

胃阴虚与脾阴虚都有阴虚内热的表现。胃主纳，脾主运。脾阴虚不思食。脾主运化输布，为胃行津液，运化失职则腹胀，脾为胃热所灼，不能为胃行津液，则肠中干燥，大便干结。

(一)症状诊断学及检体诊断学

口干舌燥，渴而能饮。饥不欲食，胃纳减退，食少乏味。或有胃热而消谷善饥。大便干结，小便短少。脘部灼痛，嘈杂痞胀。干呕呃逆。龈红齿衄，舌红少苔，舌有裂纹而少津，或舌绛而光亮，脉细数或虚数。

(二)环核苷酸诊断学

钱先[1]的20例胃阴虚证血浆环－磷酸腺苷(cAMP)上升，其平均值为(28.93±4.98)pmol/ml，27例正常人为(21.6±4.37)pmol/ml，$P<0.01$。明显高于脾气虚证及脾阴虚证，$P<0.01$。胃阴虚证的血浆cAMP的含量明显高于脾阴虚证者，20例脾气虚证及25例脾阴虚证，分别为(17.95±4.42)、(18.38±4.87)pmol/ml，$P<0.01$。

血浆环－磷酸鸟甙(cGMP)上升为(6.79±1.8)pmol/ml，正常人为(5.75±1.8)pmol/ml。明显低于脾阴虚证的(9.80±2.47)pmol/ml，$P<0.01$。

cAMP/cGMP明显下降为2.94±0.94，正常人的平均值为4.06±1.31，$P<0.01$。明显高于脾阴虚证及脾气虚证，分别为2.31±1.15、2.94±0.94，$P<0.01$。

cAMP、cGMP明显上升，可以作为胃阴虚证的诊断依据。胃阴虚证与脾阴虚、脾气虚证也不难鉴别。

(三)下丘脑－垂体－甲状腺轴功能诊断学

齐清会等[6-5-2]的42例胃阴虚证包括胆道手术后23例，胃手术后5例，肠道手术后4例，弥漫性腹膜炎3例，脾切除术后、重症胰腺炎各2例，腹部复合外伤1例。其中24例胃阴虚证，男性10例，女性14例。年龄：31~68岁，平均49岁。测定胃阴虚证的下丘脑－垂体－甲状腺轴的功能：①血清三碘甲状腺原氨酸(T_3)明显下降，其平均值为

(70.34 ± 22.85) ng/dl，30 例正常人为(149.85 ± 55.35) ng/dl，$P<0.001$。②3，3，5′－三碘甲状腺原氨酸(rT_3)明显上升为(44.53 ± 26.05) ng/dl，正常人为(27.00 ± 10.00) ng/dl，$P<0.001$。③总血清甲状腺素(T_4)明显下降为(7.16 ± 0.92) μg/dl，正常人为(9.65 ± 5.15) μg/dl，$P<0.001$。④血清促甲状腺激素(TSH)下降为(4.72 ± 1.89) μIU/dl，正常人为(5.12 ± 1.81) μIU/dl。⑤T_3 树脂摄取比(T_3RUR)轻度下降为 0.92 ± 0.14，正常人为 0.95 ± 0.15。⑤FT_4I 为 T_4 和 T_3RUR 的乘积，明显下降为 5.61 ± 2.28，正常人为 9.95 ± 6.35，$P<0.001$。

(四)下丘脑－垂体－肾上腺皮质轴功能诊断学

齐清会等的 23 例胃阴虚证，尿 17－羟皮质类固醇明显下降，其平均值为(7.30 ± 1.71) mg/24h，15 例正常人为(9.14 ± 3.66) mg/24h，$P<0.05$。尿 17－酮类固醇明显下降为(6.10 ± 1.28) mg/24h，15 例正常人为(9.89 ± 4.01) mg/24h，$P<0.05$。

(五)血清胃泌素诊断学

齐清会等的 14 例胃阴虚证血清胃泌素明显下降，其平均值为(44.71 ± 19.44) pg/ml，10 例正常人为(113.0 ± 64.82) pg/ml，$P<0.01$。

(六)血 VIP 诊断学

VIP 是由 28 个氨基酸组成的肽类激素，齐清会等的 20 例胃阴虚证血 VIP 明显上升，其平均值为(63.45 ± 21.64) pg/ml，110 例正常人为(51.73 ± 22.31) pg/ml，$P<0.05$。

参考文献

[1]钱先．脾胃阴虚证血浆环核苷酸的对比研究．中医杂志，1990，31(1)：49～50.
[2]齐清会，等．胃阴虚内分泌系统功能状态的观察．中西医结合杂志，1990，10(6)：340～341.

第六节　脾胃湿热证

脾胃湿热是中医脾胃理论的重要内容，与消化系统疾病关系密切，其中尤以慢性胃炎占首位。脾胃湿热证又称湿热蕴脾证或中焦湿热证。脾胃纳运功能障碍，湿热内蕴，为脾胃病实证。湿热内蕴脾胃，使中焦气机升降失常，在上则呕，在下则便溏，在中则脘腹胀闷纳呆：热则口苦、舌红苔黄、脉数。湿则困倦、苔腻、脉濡。湿热郁中，阻碍肝火，肝失疏泄，胆汁外溢，身目黄亮。脾胃湿热和肝胆湿热均为湿热，故均有黄疸、身热、口苦、呕恶、苔黄腻、脉濡数。两证的区别是：肝胆湿热多有胁痛，脾胃湿热多有腹胀便溏。肝脉络阴部，肝胆湿热每见于急性副睾炎、女阴炎、白带等病，脾主四肢、肌肉，脾胃湿热每见于疮疡、湿疹、风疹等。

(一)幽门螺杆菌诊断学

慢性胃炎的脾胃湿热证主要由幽门螺杆菌(Hp)引起，Hp 感染居多。大量临床研究亦显示脾胃湿热证与炎症性疾病的关系密切，尤其与活动性炎症有显著相关性[1]。武一曼等的 58 例慢性胃炎分为两类，33 例脾胃湿热证及 25 例脾胃气虚证，说明只有标证和本证，它们应该是同时存在，需要标本兼治，各有侧重而已。脾胃湿热证又是主证，西药治疗或许是必要的。脾胃湿热证血清 Hp 抗体阳性率为72.73%，明显高于脾气虚证的24%，$P<0.01$。11 例正常人均为阴性。脾胃湿热证是临床常见的脾胃病实证，胃黏膜具有活动性炎症的重要临床表现。400 例脾胃湿热证的临床调查显示慢性胃炎脾胃湿热证 Hp 阳性率占 69.75%[2]。"湿热"既是 Hp 感染的外在因素，又是它赖以生长、繁殖的条件。脾气虚证 Hp 感染率低，与胃黏膜细胞表面黏液层减少，改变了最佳生态环境有关，提示"证"与"菌"，"炎"与"组织学变化"存在一定联系。

(二)核转录因子 kappaB 诊断学

核转录因子 kappaB(NF－kB)在胃窦黏膜内分布较广，存在于多种类型细胞的胞质中。多种因素如细菌脂多糖、病毒或病毒产物，各种应激性刺激等能够使 NF－kB 表达增强。正常人的胃黏膜上皮细胞、间质细胞内 NF－kB100% 呈弱表达；腺上皮细胞 63.64% 呈弱表达，36.36% 呈中度表达。慢性胃炎脾胃湿热证的胃黏膜上皮细胞 66.67% 呈弱表达，24.24% 呈中度表达，9.09% 呈强表达。脾胃湿热证腺上皮细胞 18.18% 呈弱表达，30.30% 呈中度表达，51.51% 呈强表达。脾胃湿热证间质细胞 15.15% 呈弱表达，51.51% 呈中度表达，33.33% 呈强表达。慢性胃炎脾胃湿热证胃黏膜的 NF－kB 表达明显增强，$P<0.05\sim0.01$。

慢性胃炎脾胃气虚证胃黏膜上皮细胞 96% 呈弱表达，4% 呈中度表达，0% 呈强表达。脾胃气虚证腺上皮细胞 52% 呈弱表达，36% 呈中度表达，12% 呈强表达。脾胃气虚证间质细胞 64% 呈弱表达，28% 呈中度表达，8% 呈强表达。脾胃湿热证胃窦黏膜 NF－kB 的表达高于脾胃气虚证，$P<0.05\sim0.01$。脾胃气虚证只有胃黏膜间质细胞的弱表达为 64%，明显低于对照组的 100%，$P<0.05$，其他胃窦黏膜细胞 NF－kB 的表达增强不明显。

(三)转化生长因子－α 诊断学

慢性胃炎胃窦黏膜内的转化生长因子－α(TGF－α)表达也增强，脾胃湿热证胃窦黏膜内 TGF－α 的表达明显高于脾气虚证和对照组，$P<0.05\sim0.01$。脾气虚证 TGF－α 表达和对照组无明显差异。

参考文献

[1]武一曼，等. 脾胃湿热证慢性胃炎与 Hp 感染率、NF－kB、TGF－α 表达的相关性研究. 中医杂志，2005，46(6)：449～450.

[2]杨春波，等. 脾胃湿热证的临床研究. 福建中医学院学报 1999，9(4)：1～4.

蓝、绿色点混杂，胆囊后方为红和品红色点，与胆汁区之色量级差约为3级。脂餐试验胆囊收缩率基本正常，平均为53.11%。肝气郁结证的形态介于肝胆湿热型与肝郁脾虚型之间，无明显特征。B超检查可以对此证与肝胆湿热证、肝血瘀证、肝郁脾虚证的鉴别提供帮助。

(2)恽敏、石莹肝郁气滞证的胆囊形态正常或略大，壁略毛糙，稍增厚，透声正常或稍差。以中等结石为主，脂餐收缩功能多数正常或稍差。

(3)李世忠等620例胆石症的气滞证，指的是肝郁气滞证，约占半数以上，为最多见的一型，其胆囊大小在正常范围的占大多数，大于正常者很少见。急性发作时，胆囊较慢性期增大，平均增大(1×1.2)cm，慢性期有1/3患者的胆囊壁增厚或不光滑，急性发作时则有93.8%患者有此种改变，单个结石不到1/3，以中小结石居多。

2. X线诊断学

恽敏、石莹肝郁气滞证的口服法，胆囊造影可见胆囊显影正常或延迟显影，显影浅淡，少数可不显影，胆囊之收缩和排空功能稍差，常伴有结石。

3. 正电子发射断层影像诊断学

有人用正电子发射断层显像(PET)的方法[7-1-6]初步找到了肝气郁结证相关脑区的功能定位信息，下列部位多呈现葡萄糖代谢减低：左侧额下回(Brodmann area 47)，扣带回前部，扣带回后部，颞中回(Brondann area 21)，额中回(Brondann area 6)，双侧颞上回(Brondann area 37、38)，中央前回(Brondann area 4、6)等。葡萄糖代谢增高的脑区域包括中脑和延桥交界，右侧楔叶(Brodmann area 18)，左侧小脑。

(四)血液检验诊断学

1. 血浆血栓素β_2(TXB_2)及6-酮前列腺素(6-Keto-$PGF_{1\alpha}$)诊断学

徐淑文等[7]的52例肝郁气滞证的血浆TXB_2明显上升，其平均值为(152±79)pg/ml，22例正常人为(64±335)pg/ml。6-Keto-$PGF_{1\alpha}$明显上升为(194±77)pg/ml，正常人为(113±77)pg/ml。TXB_2/6-Keto-$PGF_{1\alpha}$明显上升为0.80±0.34，止常人为0.53±0.22，$P<0.01$。

2. 血5-羟色胺诊断学

血5-羟色胺为下丘脑神经分泌细胞产生的一种神经介质，直接刺激垂体分泌泌乳素。李凤文等观察了高血压肝郁证患者，血中5-羟色胺的含量明显增高。

张问渠[19]在研究中发现，高血压病肝郁证血5-羟色胺(HT)明显增高，经疏肝理气药物治疗后，随着肝郁症状的缓解，5-HT也逐渐恢复正常。

3. 血清泌乳素诊断学

下丘脑分泌的催乳素抑制因子(PIF)抑制垂体泌乳素(PRL)的分泌。

(1)王霞灵等[8]的100例肝郁证有原发不孕15例，继发不孕17例，更年综合症18例，附件炎13例，月经不调16例，子宫肌瘤8例，经前紧张症13例；100例非肝郁证有原发不孕11例，继发不孕13例，更年综合症16例，附件炎16例，月经不调20例，子宫肌瘤12例，经前紧张症12例，肝硬化3例，慢迁肝15例，慢活肝12例，溃疡病4例，慢性胃炎4例，高血压病2例。肝郁证的PRL明显上升，88例高于正常值(正常值1.3~12.lng/ml)，其平均值为(31.80±8.20)ng/ml。也非常明显高于非肝郁证，非肝郁证仅 8 例升高，其平均值为(10.26 ±2.4)ng/ml。国外有医学家研究指出情绪异常(如抑郁、急躁、惊恐、应激状态及运动等)可直接引起 PRL 的上升。用加味逍遥散治疗，药物组成为柴胡、香附、当归、丹参、白芍、白术、茯苓、炙甘草，每日一剂，水煎，分两次服，连服 30 天后，大多数患者肝郁症状和体征明显减轻或消失，随着病情的改善，血清 PRL 水平也随之明显下降，多数患者恢复到正常范围，其平均值为(25.30 ±6.28)ng/ml。治疗 60 天后继续下降为(18.56 ±4.32)ng/ml，治疗 90 天后下降为(12.06 ±2.88)ng/ml。

(2)王希浩[9]通过临床观察，指出 34 例月经病肝郁证的血清泌乳素上升，其平均值为(36.04 ±15.24)ng/ml，53 例正常人的平均值为(12.87 ±6.2)ng/ml。

(五)尿液检验诊断学

1. 尿儿茶酚胺诊断学

周大桥等[10]的 96 例肝郁气滞证有慢性乙型肝炎、肝硬化、高血压、原发不孕、继发不孕、更年综合症、经前期紧张症等。尿儿茶酚胺明显上升，其平均值为(30.31 ±2.45)μg/24h，96 例相同病种的非肝郁证为(19.42 ±1.15)μg/24h，正常范围：15 ~20μg/24h，$P<0.01$。

2. 尿环核甙酸诊断学

奚刚等[11]的 24 例肝郁气滞证中包括冠心病 5 例，胃溃疡 2 例，神经官能症 10 例，肿瘤 4 例，胆囊炎 2 例，高血压 1 例。24 时尿中的环－磷酸腺苷(cAMP)明显下降，其平均值为(1614 ±613)ng/ml，10 例正常人为(3011 ±914)ng/ml。24 时尿中的环－磷酸鸟甙(cGMP)明显上升为(1014 ±923)ng/ml，正常人为(410 ±120)ng/ml。cAMP/cGMP 明显下降，其平均值为 2.39，正常人的平均值为 7.64 ±2.25。

得出结论：尿的 cAMP 明显下降，cGMP 明显上升及 cAMP/cGMP 明显下降，可以作为肝郁气滞证的诊断依据。

(六)内分泌诊断学

1. 血浆儿茶酚胺诊断学

金益强等[12]的 30 例肝郁气滞证中有 12 例慢性肝炎、12 例神经官能及 16 例更年期综合征，其血浆去甲肾上腺素上升，其平均值为(2054.0 ±154.4)pmol/L，30 例正常人为(1997.0 ±139.1)pmol/L。肾上腺素上升为(923.5 ±91.5)pmol/L，正常人为(824.2 ±61.3)pmol/L，明显低于肝阳化风，肝火上炎，肝阳上亢等实证，明显高于肝气虚、肝血虚、肝阴虚等虚证。

2. 血清雌激素诊断学

女性肝郁气滞证患者十分常见，血清雌激素的测定可能对肝郁气滞证的诊断有一定的帮助，肝郁气滞证时，雌激素降解障碍，血清 E_2 上升是可以理解的。非肝病肝郁气滞证的血清 E_2 上升的原因有待进一步研究。王霞灵等的 100 例肝郁气滞证包括原发不孕 18 例，继发不孕 8 例，更年期综合症 6 例，附件炎 5 例，月经不调 5 例，功能性出血 1 例，子宫肌瘤 2 例，经前紧张症 6 例，肝硬化 3 例，慢迁肝 15 例，慢活肝 12 例，溃疡病 4 例，慢性胃炎 4 例，高血压病 2 例。100 例非肝郁气滞证有原发不孕 18 例，继发不孕 8 例，更年综合症 6 例，附件炎 5 例，月经不调 5 例，功能性出血 1 例，子宫肌瘤 2 例，经前紧张症 6 例，肝硬化 3 例，慢迁肝 15 例，慢活肝 12 例，溃疡病 4 例，慢性胃炎 4 例，高血压病 2 例。肝郁气滞证月经后期雌激素（雌二醇，E_2）明显上升，其平均值为（175.45 ±70.54）pg/ml，非肝郁气滞证为（21.65 ±4.58）pg/ml。肝郁气滞证排卵期为（1348.6 ± 666.6）pg/ml，非肝郁气滞证为（637.53 ±4.58）pg/ml。肝郁气滞证月经前期为（61.98 ± 37.5）pg/ml，非肝郁气滞证为（22.18 ±4.88）pg/ml。肝郁气滞证绝经期为（285.75 ± 219.9）pg/ml，非肝郁气滞证为（52.58 ±27.91）pg/ml。肝郁气滞证闭经期为（24.5 ± 10.6）pg/ml，非肝郁气滞证为（10.42 ±1.55）pg/ml。女性肝郁气滞证在月经后期、排卵期、月经前期、绝经期及闭经期的 E_2 明显高于比非肝郁气滞证，$P<0.01$。血中雌激素增高，影响体内糖、脂、蛋白质的代谢，使基础代谢呈现亢进状态。

26 例男性肝郁气滞证的 E_2 明显上升为（91.23 ±76.4）pg/ml，非肝郁气滞证为（70.33 ±58.03）pg/ml，但离散度大，$P>0.05$。

王霞灵等发现肝郁气滞证部分患者有不同程度的睾酮浓度升高。

（七）植物神经功能诊断学

1. 李运河等[13]的 34 例肝郁气滞证，有神经官能症 8 例，胃溃疡 6 例，冠心病 6 例，高血压病 5 例，慢性胆囊炎 3 例，甲亢 2 例，胆结石 2 例，癔病 1 例，慢性胃炎 1 例。其植物神经功能：①眼心反射：令受试者安静平卧，先测取一分钟脉搏数，然后闭目，以 50g 法码压迫眼球 30 秒后，脉搏次数下降 10 次以上，说明副交感神经亢进，脉搏次数反而增加，说明交感神经功能亢进。②皮温测定：两对称部位温度差大于 0.5℃，说明副交感神经功能亢进。③皮肤划痕试验：在室温 20～24℃，光线充足条件下，用银针的针柄分别以慢而有力和轻而快速两种手法，在受试者前臂内侧划三道 5～8cm 纵线，观察其反应。10s 内出现明显红色或白色条纹者为阳性，其中红纹超过 15min，或白纹超过 5min，说明交感神经功能亢进。④立卧差在 10 次以上者为异常。⑤坐卧血压差：先测受试者坐位时的血压，然后令其静卧 3 分钟，测其血压，收缩压超过 15mmHg 和或舒张压超过 1015mmHg 为异常。

测定结果：3 例正常；交感神经亢进 26 例；副交感神经亢进 2 例；两者均亢进 1 例。30 例正常人中测定 27 例正常；交感神经亢进 1 例；副交感神经亢进 2 例；两者均亢进 0 例。肝郁气滞证交感神经亢进者占 76%，交感神经亢进可以作为肝郁气滞证的诊断依据。

2. 金益强等 30 例肝气郁结证患者，45% 的患者交感神经偏亢进，27% 的患者副交感神经偏亢进，13% 的患者双相紊乱。

3. 张震等[14]报道 53 例中医肝病患者，42 例具有不同程度的植物神经功能失调，经辨证以肝郁居多，有 37 例。植物神经紊乱类型则以交感神经偏亢较为常见，计 20 例，副交感偏亢 13 例，双相紊乱 9 例。肝对情志、气机、脾胃、月经和爪甲的影响，与植物神经功能有惊人的相似之处。

4. 黄炳山等[15]肝郁气滞证的植物神经功能状态，大多数表现障碍，且以交感神经偏亢为主。

5. 周大桥等 96 例肝郁气滞证有慢性乙型肝炎、肝硬化、高血压、原发不孕、继发不孕、更年综合症、经前期紧张症等。尿儿茶酚胺的含量明显上升，其平均值为（30.31 ± 2.45）μg/24h，96 例相同病种的非肝郁患者的平均值为（19.42 ±1.15）μg/24h，在正常范围（15～20μg/24h）。

(八)血液流变诊断学

1. 崔向阳等[16]观察了25例肝气郁结证及35例肝郁乘脾证，全血黏度比、全血还原黏度比及血沉方程K值均明显高于56例正常人，$P<0.01$。部分患者治疗后，临床症状好转，血液流变学复查的指标均明显改善。全血黏度比、全血还原黏度比及血沉方程K值均明显上升可能为肝气郁结证及肝郁乘脾证的诊断依据。

2. 黄炳山等肝郁气滞证的全血比黏度、全血还原黏度比、血沉方程K值均明显高于正常组。

3. 柴丽娜等[17]检测222例月经病肝郁气滞证的盆腔血流图及血液流变学，结果表明，不仅局部盆腔血液不畅，同时也表现为全身性的血行受阻：①全血高切黏度比明显增高，而全血低切黏度比及血浆黏度比无明显变化。②红细胞电泳、血小板电泳时间明显延长。③肝郁气滞证经期、经前期盆腔血流图异常波形的出现率显著高于健康组，提示肝郁气滞证的经前、经期气血阻滞较重。

4. 张清波等7例病毒性肝炎肝郁气滞证的全血黏度比下降，其平均值为3.37，病毒性肝炎肝肾阴虚证为4.18，明显高于病毒性肝炎肝郁气滞证，$P<0.01$。病毒性肝炎肝郁气滞证的血细胞压积明显下降为34.14%，正常人为44.1%，明显低于病毒性肝炎肝肾阴虚证的39.54%。

(九)微循环诊断学

李爱中等[18]的60例肝郁气滞证甲皱微循环的表现：①异常血管襻出现率明显增高，扭曲状、花瓣状、点状、分支状及管经粗细不匀。②微血管排列紊乱占37%，明显高于正常。③鲜红微血流出现率明显低于正常人的67%，暗红色明显高于正常人的33%。④微血管中血流动态，有的呈线粒流，有的呈断续流或称虚线流，时而血细胞积聚成团。⑤血流缓慢较多。⑥有30%的患者微血管周围有渗出和出血。⑦血管襻的顶端有扩张、瘀血。

(十)皮肤电位诊断学

周大桥等97例肝郁气滞证安静时掌心皮肤电位为(0.257 ± 0.028)mv，97例对照组为(0.353 ± 0.177)mv。4℃冷刺激皮肤电位明显上升为(0.69 ± 0.18)mv，对照组为(0.24 ± 0.0107)mv，$P<0.05$。

(十一)胃电图诊断学

周大桥等97例肝郁气滞证的胃电图检查：空腹胃电波的频率稍下降，其平均值为(2.62 ± 0.027)次/分。97例对照组为(2.61 ± 0.026)次/分。进餐后为(2.65 ± 0.037)次/分，正常人为(2.63 ± 0.026)次/分。空腹胃电波的波幅均明显上升为(114.86 ± 22.04)mv，对照组为(79.85 ± 16.52)mv。进餐后下降为(87.92 ± 21.37)mv，对照组进餐后明显上升为(142.13 ± 27.03)mv，$P<0.01$。

参考文献

[1]金益强，等．中医肝不同证候血浆去甲肾上腺素和肾上腺素含量及植物神经功能的研究．中国中西医结合杂志，1998，18(9)：655~657.

[2]潘其民，等．中医肝病流行病学调查．中西医结合杂志，1991，11(3)：153~155.
[3]陈家旭．对肝气的初步认识．湖北中医杂志，1995(3)：24~26.
[4]车桂燕，等．肝郁气滞证发病学及病因学探讨．黑龙江中医药，1989(5)：8~14.
[5]祝德军，等．彩色七段编码配合B超在慢性胆囊炎中医辨证中的应用．中国超声医学杂志，1994，10(7)：31~32.
[6]王爱成，等．肝气郁结证的实验研究进展．医学综述，2005，11(1)：74~75.
[7]徐淑文，等．肝郁气滞证患者血浆TXB_2、6-酮-$PGF_{1\alpha}$含量分析．黑龙江中医药，1989(5)：52~53.
[8]王霞灵，等．肝郁患者雌激素水平研究．湖北中医杂志，1996，18(4)：38.
[9]王希浩．肝郁型月经病与血清泌乳素水平关系的研究．中医研究，1992，5(2)：26.
[10]周大桥，等．肝郁患者植物神经功能状态探讨．湖北中医杂志，1991，13(1)：41~42.
[11]奚刚，等．24例肝郁气滞证病人尿中环核苷酸变化研究．黑龙江中医药，1989(5)：47.
[12]金益强，等．中医肝不同证候血浆去甲肾上腺素和肾上腺素含量及植物神经功能的研究．中国中西医结合杂志，1998，18(9)：655~657.
[13]李运河，等．肝郁气滞证患者植物神经功能状态的调查分析．黑龙江中医药，1989(5)：48~49.
[14]张震，等．从“肝病”患者之植物神经功能失调看“疏泄”的实质．云南中医杂志，1982，3(1)：1.
[15]黄炳山，等．肝郁气滞证A型性格．黑龙江中医药，1989(5)：24.
[16]崔向阳，等．60例肝郁气滞证及相关证候病人的血流变性变化的初步研究．黑龙江中医药，1989(5)：49.
[17]柴丽娜，等．肝郁型月经病血液流变学及盆腔血流图的观察与分析．山东中医杂忘，1997，16(2)：61~62.
[18]李爱中，等．60例肝郁气滞证及其相关证候病人的甲皱微循环变化浅析．黑龙江中医药，1989(5)：50~51.
[19]张同渠．高血压肝郁证的临床研究．中西医结合杂志，1988，8(7)：396.

第二节　肝气虚证

五脏皆有气、血、阴、阳，肝亦有其气、血、阴、阳。肝虚证有属于血亏而体不充者，也有属于气衰而用不强者，“体”是指物质，阴和血，肝虚证指肝阴和肝血不足。“用”指功能，指肝阳和肝气不强。肝虚证应包括气、血、阴、阳在内，即肝血虚证、肝气虚证、肝阴虚证、肝阳虚证四种。然世人常偏于肝阴血之不足，而忽略肝阳气之衰微，以致影响脏象学说与阴阳学说的完整性。肝的病理特点是“肝阴肝血常不足，肝气肝阳常有余”，肝以血为体，以气为用。病理情况下，既有肝体不足之血虚，亦有肝用不及之气虚，故而可以认为，肝气虚证(Deficiency of Liver-Qi)是普遍和客观存在的[1]。

(一)症状诊断学

陈家旭等[2]介绍北京市朝阳医院的520例气虚证中，肝气虚证有98例，占18.85%，以女性、中年居多。①神疲乏力、气短或懒言。②腹胀纳呆。③情绪及思维活动的改变，如抑郁寡欢、思维迟钝、多梦、易惊善恐等。④肝脉循行部位出现不适，如胸胁满闷、喜太息、少腹坠胀等。⑤不耐疲劳，四肢乏力。⑥女性可出现月经不调、痛经、闭经等。⑦视力减退。⑧筋脉挛缩。肝阳虚证：①两胁怕冷。②四肢厥冷。③腰膝、少腹冷痛。

（二）检体诊断学

舌苔白，舌胖或有齿印、脉虚无力沉细而滑。

（三）血液检验诊断学

1. 血清乳酸脱氢酶及其同工酶活性诊断学

陈家旭等的45例肝气虚证中有15例肝病肝气虚证：慢性迁延性肝炎、慢性活动性肝炎、早期肝硬化各5例。30例非肝病肝气虚证中有高血压病6例，更年期综合征8例，神经衰弱10例，慢性胃炎3例，冠心病3例。脾气虚证，慢性胃炎14例，十二指肠球部溃疡8例，胃肠功能失调及慢性结肠炎各4例。测定血清乳酸脱氢酶(LDH)及其同工酶的活性：①30例非肝病肝气虚证血清乳酸脱氢酶明显下降，其平均值为(299.10±75.29)IU/L，20例正常人为(352.30±90.97)IU/L，$P<0.05$。肝病肝气虚证的LDH轻度上升，为(360.30±80.64)IU/L。肝病肝气虚证明显高于非肝病肝气虚证，$P<0.05$。肝病肝气虚证的LDH明显高于脾气虚证，为(291.87±85.67)IU/L，$P<0.05$。而非肝病肝气虚证与脾气虚证无明显差异。②非肝病肝气虚证、肝病肝气虚证、脾气虚证的LDH_1均下降，分别为(87.87±29.55)IU/L、(90.35±41.2)IU/L、(83.60±46.47)IU/L，正常人为(108.71±28.48)IU/L。③非肝病肝气虚证、肝病肝气虚证、脾气虚证的LDH_2均下降，分别为(97.16±26.34)IU/L、(98.32±27.14)IU/L、(92.60±34.04)IU/L，正常人为(108.71±28.48)IU/L。④非肝病肝气虚证的LDH_3明显下降为(72.43±32.11)IU/L，正常人为(91.74±28.21)IU/L，$P<0.05$。肝病肝气虚证的LDH_3高于非肝病肝气虚证，为(80.95±32.51)IU/L。脾气虚证明显下降为(66.11±27.81)IU/L，$P<0.01$。脾气虚证高于肝气虚证，无明显差异。⑤非肝病肝气虚证、肝病肝气虚证、脾气虚证的LDH_4均上升，分别为(32.07±24.66)IU/L、(38.44±16.27)IU/L、(33.55±22.71)IU/L，正常人为(27.01±19.28)IU/L。⑥非肝病肝气虚证的LDH_5明显下降为(13.56±9.51)IU/L，正常人为(23.91±17.45)IU/L，$P<0.05$。肝病肝气虚证的LDH_5明显高于非肝病肝气虚证，为(32.52±15.21)IU/L，$P<0.01$。脾气虚证明显下降为(17.94±13.99)IU/L，明显低于肝病肝气虚证，$P<0.01$。

非肝病患者的LDH及其同工酶LDH、$LDH_{1,2}$、LDH_3、LDH_5下降，LDH_5上升，其中LDH、LDH_3、LDH_5明显下降应该考虑为肝气虚证。肝病患者的LDH及其同工酶LDH、$LDH_{1,2}$、LDH_3、LDH_5下降，LDH_5上升，其中LDH、LDH_5明显下降应该考虑为肝气虚证。

2. 血清蛋白诊断学

陈家旭等的肝气虚证血清蛋白的测定：①30例非肝病肝气虚证的血清总蛋白下降，其平均值为(7.62±0.81)g/dl。15例肝病肝气虚证明显下降为(6.89±0.98)g/dl，$P<0.01$。脾气虚证明显下降为(6.92±0.81)g/dl，$P<0.01$。非肝病肝气虚证明显高于脾气虚证，$P<0.01$。脾气虚证明显下降为(6.89±0.98)g/dl，$P<0.01$。非肝病肝气虚证明显高于脾气虚证，$P<0.01$。②非肝病肝气虚证血清白蛋白下降为(4.71±0.47)g/dl。15例肝病肝气虚证血清白蛋白明显下降为(3.80±0.54)g/dl，$P<0.01$。脾气虚证明显下降

为(4.00±1.08)g/dl，$P<0.01$。非肝病肝气虚证明显高于脾气虚证，$P<0.01$。③非肝病肝气虚证血清A/G上升为1.65±0.23。肝病肝气虚证血清A/G明显下降为1.27±0.22，$P<0.01$。血清总蛋白、血清白蛋白及血清A/G均明显下降，提示肝气虚证的肝脏有实质性损害，致合成蛋白质的功能下降。脾气虚证血清总蛋白、血清白蛋白比非肝病肝气虚证更明显，由于吸收障碍，脾气虚证与非肝病肝气虚证不难鉴别。

3. 谷丙转氨酶诊断学

陈家旭等[2]指出，肝病肝气虚证谷丙转氨酶(GPT)明显上升，其平均值为(40.73±11.70)IU/L，正常人为(29.12±9.28)IU/L，$P<0.01$。非肝病肝气虚证GPT为(30.40±10.31)IU/L，明显低于肝病肝气虚证，$P<0.05$。脾气虚证GPT为(32.55±8.20)IU/L。

4. 血多巴胺β羟化酶活性诊断学

陈家旭等30例非肝病肝气虚证的血多巴胺β－羟化酶活性明显增高，其平均值为36.74±10.51，正常人为(21.85±12.10)IU，$P<0.01$。15例肝病肝气虚证明显下降为(15.23±3.42)IU，$P<0.05$。

5. 血清微量元素诊断学

陈家旭等血清微量元素的测定：①30例非肝病肝气虚证的血清锌明显下降，其平均值为(109.50±32.83)μg/dl，20例正常人为(131.70±32.22)μg/dl，$P<0.05$。15例肝病肝气虚证明显下降为(106.44±23.17)μg/dl，$P<0.01$。脾气虚证为(110.27±27.24)μg/dl，$P<0.05$。血清Zn下降可能反映气虚证的共性。②15例肝病肝气虚证血清铜下降为(137.20±28.66)μg/dl。非肝病肝气虚证明显下降为(112.73±31.49)μg/dl，正常人为(142.35±29.95)μg/dl，$P<0.01$。脾气虚证上升(152.93±39.2)μg/dl，明显高于非肝病肝气虚证，$P<0.01$。③肝病肝气虚证血清锌/铜上升为0.866±0.218。非肝病肝气虚证明显下降为1.002±0.281，正常人为0.943±0.238，$P<0.01$。脾气虚证明显下降为0.756±0.253。

6. 血红蛋白诊断学

石林阶等[3]的36例肝气虚证血红蛋白下降，平均值为(125.27±11.86)g/L，正常人为(130.15±22.41)g/L。

7. 血浆儿茶酚胺诊断学

(1)陈泽奇等[4]的36例肝气(阳)虚证的血浆去甲肾上腺素(NE)明显下降，其平均值为(1209.8±375.8)pmol/L，60例正常人为(2236.9±1121.5)pmol/L，$P<0.01$。30例肝胆湿热证明显高于肝气(阳)虚证，为(3282.8±1676.7)pmol/L，$P<0.01$。血浆肾上腺素(E)也明显下降，其平均值为(532.6±211.9)pmol/L，60例正常人为(957.3±477.7)pmol/L，$P<0.01$。肝胆湿热证明显高于肝气(阳)虚证，为(1459.5±1058.9)pmol/L，$P<0.01$。

(2)鄢东红等[5]的20例肝气虚证中包括慢性胆囊炎7例，胆石症7例，慢性胃炎6例。①血浆NE明显下降，其平均值为(1218.59±78.35)pmol/L，96例正常人为(1856.40±64.90)pmol/L，$P<0.01$。20例肝阴虚证明显高于肝气虚证，为(1543.67±109.82)pmol/L。②E明显下降为(730.89±63.88)pmol/L，96例正常人为(1028.90±47.48)pmol/L，$P<0.01$。肝阴虚证明显高于肝气虚证，为(967.97±82.16)pmol/L。

(3)石林阶等[3]的36例肝气虚证血浆NE明显下降，其平均值为(1209.80+375.80)

pmol/L，正常人为(1997.0±139.10)pmol/L，$P<0.01$。E明显下降为(532.60±211.90)pmol/L，正常人为(824.20±61.70)pmol/L，$P<0.01$。

8. 血浆β－内啡肽诊断学

王晓兰等[6]的23例肝气(阳)虚证血浆β－内啡肽明显上升，其平均值为(159.39±43.01)pg/ml，正常人为(136.68±31.05)pg/ml，$P<0.05$。明显低于肝胆湿热证的181.60±38.08pg/ml。

参考文献

[1]陈丹，等．肝气虚与肝阳虚的研究进展．中华名医论坛，1996，15（3）：20～21.
[2]陈家旭，等．肝气虚证临床证型的病理生理学初步研究．中国中西医结合杂志，1995，15(2)：67～70.
[3]石林阶，等．肝血虚证辅助实验诊断指标的初步研究．湖南中医学院学报，1999，19(4)：50～51.
[4]陈泽奇，等．肝气(阳)虚证患者血浆去甲肾上腺素和肾上腺素含量分析．湖南中医学院学报，1999，19(1)：20～21.
[5]鄢东红，等．中医肝病证候血浆去甲肾上腺素和肾上腺素含量的研究．湖南中医学院学报，1999，19(1)：22～23.
[6]王晓兰，等．肝胆湿热证病人血浆β－内啡肽临床研究．湖南医科大学学报，1997，22(3)：215～216.

第三节　肝阴虚证

肝阴魂之舍也，肝阴虚证多由情志不遂，肝郁化火伤阴，或肝病、热病日久，耗伤肝阴。肝脏本身精血、阴液亏损所引起的一系列病理、生理变化和临床表现，称之为肝阴虚证。

(一)症状诊断学

肝阴虚证主要症状出现的频率依次为：头晕46次(占76.4%)，头痛19次(占31.1%)，视物昏花29次(占47.54%)，两目干涩20次(占32.8%)，胁肋隐痛30次(占63.9%)，肢体麻木27次(占44.26%)，妇女月经不调(或经后腹痛绵绵，或月经后期，或月经量少，或闭经，或不孕等)18次(占29.5%)，耳鸣9次(占14.75%)，耳聋3次(占4.91%)，筋脉拘挛(手足蠕动)16次(占26.22%)。另外尚有烦躁不安，心悸少寐、形体消瘦、纳呆乏力等症状，其出现率为6%～26%。阴虚症状为五心烦热、潮热盗汗、口渴。在不同疾病肝阴虚证各种症状出现率又有差异，如慢性肝炎、肝硬化胁肋隐痛出现率为91.5%，头晕为52.25%。眼科疾病中，视物昏花或两目干涩的出现率为100%；妇科疾病中，月经不调出现率为100%。神经官能症以头晕，肢麻，心烦失眠，急躁不安为主，其症状出现率在50.1%～87.51%之间[1]。

(二)检体诊断学

脉弦数或细数、舌红少苔或无苔的出现率最高，在54%～81.25%之间。

（三）血液检验诊断学

1. 微量元素诊断学

王冠庭等[2]的12例慢性肝病肝阴虚证血锌明显下降，平均值为(7.91±1.82)μg/g。20例正常人为(31.09±12.41)μg/g，$P<0.01$。血铜上升为3.99μg/g，正常人为3.07μg/g。

2. 血浆儿茶酚胺诊断学

(1)金益强等[3]的20例肝阴虚证有13例慢性肝炎，7例神经官能症。血浆去甲肾上腺素明显下降，其平均值为(1543.7±109.8)pmol/L，30例正常人为(1997.0±139.1)pmol/L，$P<0.05$。肾上腺素明显下降为(767.1±60.0)pmol/L，正常人为(824.2±61.3)pmol/L，$P<0.05$。明显高于肝气虚证及肝血虚证，明显低于肝病实证。

(2)宋伟熙等[4]的40例肝阴虚证有32例慢性肝炎，8例眼底疾病。血浆去甲肾上腺素明显上升，其平均值为(1974.3±26.3)pmol/L，40例正常人为(1885.4±18.0)pmol/L，$P<0.05$。肾上腺素明显下降为(691.4±9.5)pmol/L，正常人为(868.7±7.3)pmol/L，$P<0.05$。

3. 红细胞膜ATP酶活性诊断学

Na^+，K^+，－ATP酶又称钠泵，是细胞膜上的一种重要酶蛋白，担负着细胞膜内外Na^+、K^+的主动运转，以维持红细胞内高钾低钠状态。但这种转运是一个耗能过程，需要消耗ATP，通常红细胞产能的40%以上用于维持钠泵的正常运转。因此，红细胞膜ATP酶活性的变化可引起细胞热量生成的改变。陈锐群等报道大鼠阴虚内热时，肝、肾及小肠黏膜细胞中Na^+，K^+，－ATP酶活性明显升高，并用知母菝契皂甙元这一清虚热药治疗得到反证，认为钠泵活性与机体的寒热有相当密切的关系。石林阶等[5]的27肝阴虚证有慢性肝炎16例，眼底病5例，慢性胆囊炎3例，月经量少与闭经3例。肝阴虚证红细胞膜Na^+，K^+－ATP酶、Mg^{2+}－ATP酶明显上升，其平均值分别为(0.37±0.13)μmol/(mg·h)、(0.41±0.15)μmol/(mg·h)，30例正常人分别为(0.24±0.11)μmol/(mg·h)、(0.29±0.14)μmol/(mg·h)。Ca^{2+} ATP酶活性轻度上升为(0.63±0.18)μmol/(mg·h)，正常人为(0.60±0.15)μmol/(mg·h)。

（四）植物神经功能诊断学

金益强等的20例肝阴虚证，9%的患者交感神经偏亢进，55%的患者副交感神经偏亢进，9%的患者双相紊乱。

参考文献

[1]石林阶．肝阴虚证治探讨．湖南中医杂志，1991(3)：21～22.
[2]王冠庭，等．慢性肝病虚证(肝阴虚、脾气虚)血中微量元素锌铜的变化及其意义．中西医结合杂志，1982，2(3)：145～146.
[3]金益强，等．中医肝不同证候血浆去甲肾上腺素和肾上腺素含量及植物神经功能的研究．中国中西医结合杂志，1998，18(9)：655～657.
[4]宋伟熙，等．肝系不同证候血浆去甲肾上腺素和肾上腺素含量分析．山东中医药大学学报，2004，28(2)：110～113.

[5]石林阶，等．肝阴虚证患者红细胞膜 ATP 酶活性测定．湖南医科大学学报，2000，25(5)：509~511.

第四节 肝血虚证

石林阶等[1]肝血虚证(Liver Blood Deficiency)是指肝血不足，所系组织器官失养。病理生理学基础的研究中发现肝血虚证的主要病理生理学基础是血液中血红蛋白减少，外周交感-肾上腺髓质机能减退，红细胞能量代谢降低。

(一)症状诊断学

眩晕，视物昏花或视力减退，肢体麻木，妇女月经量少或闭经[7-4-2]。诊断标准：视物昏花或视力减退，肢体麻木，妇女月经量少或闭经等 3 个症状中的一个兼有其他 2 项，可以诊断为肝血虚证。

(二)检体诊断学

面、唇、甲淡白无华，舌质淡、脉弦细或细。

脉图诊断学

李冰星等[3]的 30 例肝血虚证中男性 13 例，女性 17 例。平均年龄为(46.26 ±11.26)岁。上消化道出血 20 例，月经不调 7 例，心律失常 2 例，风心病 1 例。其脉图参数：①主波高度明显降低，平均值为(13.56 ±4.19)mm，正常人为(15.50 ±3.96)mm，$P<0.05$。②上升支时间明显延长，为(0.12 ±0.02)s，正常人为(0.10 ±0.01)s，$P<0.01$。③脉动周期时间缩短为(0.86 ±0.13)s。④主波上 1/3 宽度缩短为(0.16 ±0.04)mm。⑤潮波高度/主波高度上升为 0.76 ±0.14。⑥降中峡高度/主波高度延长为 0.42 ±0.11。⑦脉图总面积明显缩小为(123.30 ±33.65)mm^2，正常人为(104.87 ±37.46)mm^2，$P<0.05$。

主波高度明显降低、上升支时间明显延长可以作为肝血虚证的诊断依据。

(三)超声心动图诊断学

黄碧群等[4]的 26 例肝血虚证中包括上消化道出血 15 例，月经不调 8 例，心律失常 1 例，风心病 1 例，慢性肝病 1 例。用心脏切面超声和 M 型超声心动图测定下列指标：①左房内径(LA)的平均值为(26.30 ±2.89)ml，正常人为(27.70 ±1.79)ml。②左室内径(LV)为(45.69 ±3.98)ml，正常人为(46.03 ±3.48)ml，$P<0.01$。③左室后壁厚度(LVEW)为(8.69 ±0.97)ml，正常人为(9.22 ±0.95)ml。④室间隔厚度(IVS)为(8.57 ±0.80)ml，正常人为(9.18 ±0.98)ml。⑤主动脉内径(AO)为(26.23 ±2.58)ml，正常人为(27.48 ±2.56)ml。⑥二尖瓣 E 点至室间隔距离(EPSS)为(6.65 ±1.29)ml，正常人为(7.38 ±1.31)ml。⑦左室收缩末期内径(ESD)为(31.03 ±5.63)ml，正常人的平均值为(30.45 ±4.67)ml。⑧左室舒张末期内径(EDD)明显增加为(45.92 ±4.09)ml，正常人为(46.55 ±4.67)ml。⑨左室舒张末期容积(EDV)明显增加为(99.61 ±24.44)ml，正常人为(105.10 ±39.11)ml。⑩左室收缩末期容积(ESV)为(35.26 ±22.29)ml，正常人为(33.65 ±16.46)ml。⑪左室收缩排出平均速率(MSER)为(196.65 ±106.52)ml/s，正常人的平均值为(203.63 ±141.09)ml/s。

肝血虚证的11项指标均上升，但与正常人无明显差异。

(四)血液检验诊断学

1. 血红蛋白和血清铁蛋白诊断学

石林阶等的62例肝血虚证包括47例缺铁性贫血，10例慢性再生障碍性贫血，3例月经量少与闭经，2例眼底疾病。血红蛋白下降，平均值为(76.64 ±23.03)g/L，正常人为(130.15 ±22.41)g/L，$P<0.01$。36例肝气虚证为(125.27 ±11.86)g/L，27例肝阴虚证为(143.16 ±34.07)g/L。

20例缺铁性贫血肝血虚证的血清铁蛋白明显下降为(48.30 ±32.45)μg/L，正常人为(86.85 ±57.15)μg/L，$P<0.01$。9例缺铁性贫血心血虚证为(80.54 ±53.70)μg/L。

2. 血浆儿茶酚胺诊断学

(1)石林阶等27例肝血虚证包括18例缺铁性贫血和9例慢性再生障碍性贫血，血浆去甲肾上腺素明显下降，其平均值为(806.83 ±319.74)pmol/L，30例正常人为(1156.0 ±334.37)pmol/L，$P<0.01$。肾上腺素明显下降为(444.65 ±189.50)pmol/L，正常人为(559.12 ±162.58)pmol/L，$P<0.05$。

石林阶等的42例肝血虚证的血浆去甲肾上腺素明显下降，其平均值为(1086.43 ±251.264)pmol/L，正常人为(1997.0 ±139.10)pmol/L，$P<0.01$。肾上腺素明显下降为(431.06 ±135.33)pmol/L，正常人为(824.20 ±61.70)pmol/L，$P<0.01$。同一作者的肝血虚证及正常值的数据有一定差距，说明证名诊断学的研究任重而道远。

(2)金益强等[5]的30例肝血虚证，20例缺铁血贫血、3例再生障碍性贫血及7例闭经。其血浆去甲肾上腺素明显下降，其平均值为(1100.4 ±150.5)pmol/L，30例正常人的(1997.0 ±139.1)pmol/L。肾上腺素明显下降为(451.2 ±70.9)pmol/L，正常人为(824.2 ±61.3)pmol/L，$P<0.05$。

3. 红细胞膜ATP酶活性诊断学

石林阶等的31例肝血虚证中16例缺铁血贫血，15例再生障碍性贫血。肝血虚证红细胞膜Na^+，K^+ – ATP酶、Mg^{2+} – ATP酶、Ca^{2+} ATP酶活性明显下降，其平均值分别为0.154 ±0.181、0.130 ±0.072、0.530 ±0.159，30例正常人分别为0.250 ±0.012、0.300 ±0.16、0.620 ±0.170，$P<0.01$。

4. 红细胞耗氧率诊断学

石林阶等35例肝血虚证的红细胞耗氧率明显下降为82.25 ±36.39，正常人为107.26 ±18.46，$P<0.01$。

5. 血浆血栓素及6 – 酮前列环素诊断学

周泽泉等的18例肝血虚证中包括上消化道出血6例，功能性子宫出血8例，血小板减少性紫癜4例。血浆血栓素β_2(TXB_2)明显上升，其平均值为(126.68 ±36.33)ng/L，31例正常人为(41.51 ±16.08)ng/L，$P<0.01$。6 – 酮前列环素(6 – Keto – $PGF_{1\alpha}$)明显下降为(71.11 ±31.87)ng/L，正常人为(109.38 ±62.10)ng/L，$P<0.01$。TXB_2/6 – Keto – $PGF_{1\alpha}$(T/K)明显上升为2.09 ±1.01，正常人为0.47 ±0.22，$P<0.01$。TXB_2、T/K明显上升及6 – Keto – $PGF_{1\alpha}$明显下降可以作为肝血虚证的诊断依据。

(五)血液流变性诊断学

黄惠勇等[6]的20例肝血虚证血液流变学变化：①全血黏度比($19.2S^{-1}$)增高，其平均值为37.53±18.88，40例正常人为35.02±8.138。②全血黏度比（192.00S^{-1}）下降为3.30±0.70，正常人为4.06±0.89。③血浆黏度比明显下降为1.69±0.08，正常人为1.81±0.11，$P<0.05$。④红细胞电泳时间延长为（19.91±2.94）s，正常人为（17.79±1.16）s。⑤红细胞压积明显缩小为0.34±0.10，正常人为0.47±0.04，$P<0.01$。⑥血沉明显上升为（30.30±16.99）mm/h，正常人为（21.63±12.41）mm/h，$P<0.05$。全血黏度比（19.2S^{-1}）增高、全血黏度比（192.00S^{-1}）下降、血浆黏度比明显下降、红细胞电泳时间延长、红细胞压积明显缩小及血沉明显上升可以作为肝血虚证的诊断依据。

肝血虚证与20例心血虚证比较，心血虚证的全血黏度比（19.2S^{-1}）明显低于肝血虚证，全血黏度比（192.00S^{-1}）高于心血虚证。血浆黏度比明显低于心血虚证，红细胞电泳时间长于心血虚证，红细胞压积明显小于心血虚证，血沉低于心血虚证。

肝血瘀证与20例肝血虚证比较，肝血虚证的全血黏度（19.2S^{-1}）明显高于肝血瘀证，其平均值为37.53±18.88。全血黏度比（192.00S^{-1}）也明显高于肝血瘀证，为3.30±0.70。血浆黏度比低于肝血瘀证，为1.69±0.08。红细胞电泳时间非常明显短于肝血瘀证，为（19.91±2.94）s。红细胞压积小于肝血瘀证，为0.34±0.10。红细胞沉降率明显低于肝血瘀证，为（30.30±16.99）mm/h。血液流变性的表现有助于两证的鉴别。

（六）植物神经功能诊断学

金益强等的30例肝血虚证，10%的患者正常，10%的患者交感神经偏亢进，50%的患者副交感神经偏亢进，30%的患者双相紊乱。

（七）血清铜锌诊断学

黄献平等[7]的30例肝血虚证中上消化道出血11例，功能性子宫出血15例，血小板减少紫癜4例，测定其微量元素：①血清锌明显下降，平均值为（16.92±2.01）μmol/L，40例正常人为（21.49±2.81）μmol/L，$P<0.01$。②血清铜略下降为（15.77±3.20）μmol/L，正常人为（16.66±2.78）μmol/L。③血清锌/铜明显下降为1.10±0.24，正常人为1.32±0.24，$P<0.01$。血清锌、锌/铜明显下降可以作为肝血虚证的诊断依据。

参考文献

[1]石林阶，等．肝血虚证辅助实验诊断指标的初步研究．湖南中医学院学报，1999，19(4)：50.
[2]石林阶，等．肝血虚证病人血浆去甲肾上腺素和肾上腺素水平研究．湖南中医学院学报，1996，16(3)：51～53.
[3]李冰星，等．心病气血辨证脉图参数观测．湖南中医学院学报，1998，15(2)：1～3.
[4]黄碧群，等．心病气血辨证超声心动图参数分析．湖南中医学院学报，1998，18(3)：1～3.
[5]金益强，等．中医肝不同证候血浆去甲肾上腺素和肾上腺素含量及植物神经功能的研究．中国中西医结合杂志，1998，18(9)：655～657.
[6]黄惠勇，等．血液流变性与心病辨证关系的研究．湖南中医学院学报，1997，17(1)：35～37.
[7]黄献平，等．心病气血辨证与血清锌铜铁钙含量的关系．辽宁中医杂志，1997，24(4)：149～150.

第五节　肝血瘀证

没有一本中医诊断学提到肝血瘀证，有的文献提到肝病的血瘀证，少数人提到肝血瘀证。血液运行受阻，污秽之血积于肝内，形成痞块。痞块即肝脾肿大，质较硬，脾可能与脾无关，但与肝有关。肝纤维化是痞块形成过程中的核心问题。也是肝血瘀证的形成、发展导致死亡的本质。肝血瘀阻造成门脉系统压力上升，门静脉扩张，脾脏肿大。肝纤维化是慢性肝病向肝硬化发展的必然途径，而肝硬化的基本表现为肝脾肿大，质较硬，属中医“积聚”的范畴。虽然引起积聚的病因很多，但无论何种病因引起的积聚均有肝血瘀阻这一共同的致病机理。外感疫毒，侵入肝脏，扰乱气机，气滞血瘀，血无所主，血不养肝而致血瘀，发展为肝硬化。此外毒邪为有机之邪，可直接阻滞血液的运行，致瘀血于肝，现代医学所提及的肝炎病毒，相当于“疫毒”。情志所伤，劳倦可扰乱气机，或耗伤正气，导致气滞。然而肝疏导全身之气，为“藏血”之脏，故先瘀血于肝。肝炎病人精神或体力劳累常加重病情，相当于上述病因。饮食不节，伤脾胃，扰乱肝主疏泄的功能，久之则瘀血于肝，如长期酗酒、接触损肝药物等则属于此类。此外，血吸虫病亦相当于虫阻脉道，致血瘀于肝。

(一)症状诊断学及检体诊断学

唐智敏等[1]肝血瘀证的临床表现：①肝区或两胁疼痛(隐痛或刺痛)不移，尤其是右胁。②肝脾肿大或缩小，质较硬或有压痛、叩击痛。③毛细血管扩张征如肝掌、蜘蛛痣。④脐周腹壁静脉曲张，食管胃底静脉曲张。⑤由于瘀血往往为污秽之血及离经之血，而导致各种出血，如经常鼻衄，齿衄。⑥皮肤黏膜瘀点、瘀斑。⑦呕血、黑便、血性腹水。⑧肝病面容，肌肤甲错。⑨脉涩或结代、无脉。⑩舌质紫暗或舌体瘀点、瘀斑、舌下静脉曲张。每项 1 分进行积分，大于 3 分则诊断为肝病血瘀证。

(二)影像诊断学

1. B 超诊断学

普通 B 超测量 24 例肝血瘀证脾脏的长轴、短轴及最大厚度，计算其体积，为 178 ~ 3181mm，平均值为 1202mm。104 例正常人为 161. 2mm。肝内门脉主干的管径明显增粗，为 14 ~ 32mm，平均值为 19. 25mm，100 例正常人为 10. 57mm。

经桃仁提取物静脉注射等综合治疗 3 ~ 12 月，脾脏的体积均见明显缩小，为 30 ~ 1767mm，平均缩小 551mm。门脉主干的管径明显缩小，最明显的缩小 7mm，平均缩小 2. 63mm。门脉主干的管径由 19. 25mm 明显缩小为 12. 62mm。

2. 彩超诊断学

唐智敏等[2]的 40 例血瘀证中包括肝炎后肝硬化 20 例，慢性肝炎 20 例。非血瘀证 20 例均为慢性肝炎。彩超所见：①20 例肝硬化血瘀证的门脉主干内径明显增加，其平均值为(14. 5 ± 1. 5) mm，24 例正常人为(12. 1 ± 2. 1) mm，$P < 0.01$。20 例慢性肝炎肝血瘀证门脉主干内径明显增加为(13. 4 ± 1. 7) mm，$P < 0.05$。肝硬化血瘀证的门脉主干内径明显大于慢性肝炎肝血瘀证，$P < 0.05$。20 例慢性肝炎非血瘀证门脉主干内径增加为(12. 7 ±

1.8)mm。②肝硬化血瘀证的血流速度明显减慢为(13.87±2.93)mm/s，正常人为(19.93±3.14)mm/s，$P<0.01$。慢性肝炎肝血瘀证门脉血流速度明显减慢为(15.73±2.54)mm/s，$P<0.01$。肝硬化血瘀证的血流速度明显慢于慢性肝炎肝血瘀证，$P<0.05$。慢性肝炎非血瘀证血流速度减慢为(18.19±2.88)mm/s。慢性肝炎血瘀证血流速度明显慢于慢性肝炎非血瘀证，$P<0.05$。③肝硬化肝血瘀证门脉血流量明显增加为(1169±238)ml/min，正常人为(795±185)ml/min，$P<0.01$。慢性肝炎肝血瘀证门脉血流量明显增加为(1023±179)ml/min，$P<0.01$。肝硬化血瘀证的门脉血流量明显大于慢性肝炎肝血瘀证，$P<0.05$。慢性肝炎非血瘀证门脉血流量增加为(892±123)ml/min。慢性肝炎血瘀证门脉血流量明显大于慢性肝炎非血瘀证，$P<0.05$。门脉主干内径明显增加、门脉平均血流速度明显减慢及门脉血流量明显增加可以作为肝血瘀证的诊断依据。上述肝硬化肝血瘀证与慢性肝炎非肝血瘀证资料比较，门脉血液动力学3项指标均有显著性差异，$P<0.01$，说明慢性肝炎非肝血瘀证病情恶化，从而发展为肝硬化，即肝血瘀证加重的过程。慢性肝炎的血瘀证组与非血瘀证组比较，门脉主干内径无显著性差异，但门脉平均血流速度、门脉血流量均有显著性差异，$P<0.01$、0.05。

7例血瘀证的门脉主干内径为(13.2±1.6)mm，门脉平均血流速度为(15.09±2.15)mm/s，门脉血流量为(1089±103)ml/min。给予血府逐瘀汤加减治疗1个月后，复查上述门脉血液动力学指标。活血化瘀治疗使肝病血瘀证患者门脉平均血流速度加快，门脉血流量减少，分别为(18.85±2.73)mm/s、(945±124)ml/min，但对门脉内径无显著性影响为(13.5±1.5)mm。活血化瘀治疗对5例非血瘀证慢性肝病患者门脉血液动力学无明显影响，提示活血化瘀治疗对门脉血液动力学异常的改善作用仅适用于肝血瘀证。

慢性肝炎非血瘀证与健康对照组比较，3个门脉血液动力学指标均无显著性差异，但是门脉主干内径增加为(12.7±1.8)mm，门脉平均血流速度变慢为(18.19±2.88)mm/s，门脉血流量增加为(892±123)ml/min，提示有发展为中医肝血瘀证的可能，最后变为肝硬化，应该用彩超对患者的病进行监测。虽然活血化瘀治疗传统中医诊断的非血瘀证慢性肝病患者，门脉血液动力学无明显影响，此类患者是否需要进行活血化瘀治疗，值得中医临床学家认真地加以探讨。肝硬化肝血瘀证与慢性肝炎肝血瘀证的门脉血液动力学3项指标比较，均有显著性差异，$P<0.01$，如果对慢性肝炎肝血瘀证进行积极的治疗，可能避免这些慢性肝炎发展为肝硬化。

3. 超声心动图诊断学

黄碧群等[3]测定22例肝硬化肝血瘀证超声心动图的指标：①左房内径(LA)的平均值为(27.18±3.48)mm，正常人为(27.70±1.79)mm。②左室内径(LV)明显增加为(45.31±6.29)mm，正常人为(46.03±3.48)mm。③左室后壁厚度(LVEW)为(10.18±1.56)mm，正常人为(9.22±0.95)mm。④室间隔厚度(IVS)为(10.56±1.40)mm，正常人为(9.18±0.98)mm。⑤主动脉内径(AO)为(27.68±3.61)mm，正常人为(27.48±2.56)mm。⑥二尖瓣E点至室间隔距离(EPSS)为(7.40±2.18)mm，正常人为(7.38±1.31)mm。⑦左室收缩末期内径(ESD)为(32.04±5.70)mm，正常人为(30.45±4.67)mm。⑧左室舒张末期内径(EDD)为(46.18±6.70)mm，正常人为(46.55±4.67)mm。⑨左室舒张末期容积(EDV)为(101.77±59.12)ml，正常人为(105.10±39.11)ml。⑩左室收缩末期容积(ESV)为(35.68±20.33)ml，正常人为(33.65±16.46)ml。⑪左室收缩排出平均

速率(MSER)为(214.63±122.27)ml/s，正常人为(203.63±141.09)ml/s。

(三)免疫诊断学

蒋傅梅发现慢性肝炎肝血瘀证的细胞免疫功能低下，而体液免疫相对活跃，免疫球蛋白 IgG、IgA、IgM 上升。

(四)血液检验诊断学

1. 血浆血栓素 β_2 及6-酮前列环素诊断学

周泽泉等[4]的28例肝血瘀证包括肝炎后肝硬化20例，酒精性肝硬化5例，血吸虫性肝硬化3例。其血浆血栓素 β_2 明显上升，其平均值为(170.81±55.12)ng/L，31例正常人为(41.51±16.08)ng/L，$P<0.01$。6-酮前列环素明显下降为(61.95±24.60)ng/L，正常人为(109.38±62.10)ng/L，$P<0.01$。T/K 明显上升3.06±1.28，$P<0.01$。

2. 血清蛋白诊断学

血清白蛋白(A)减少、球蛋白(G)，特别是γ-球蛋白升高，A/G 比值下降甚至倒置[6]。

3. 血象诊断学

李廷福[5]30例血吸虫肝硬化腹水中，21例肝血瘀证的血色素：12例10g/dl以下；7例10~12g/dl；2例12.1g/dl以上。红细胞：11例300万/mm^3以下；7例300~400万/mm^3；3例401万/mm^3以上。白细胞：3例4000/mm^3以下；11例4000~6000/mm^3；5例6000~10000/mm^3；2例10001/mm^3以上。

(五)血液流变性诊断学

有的文献报告认为，全血黏度的变化无规律。有的认为，高血黏度、血沉、血沉方程K值增高。有人进一步分析，认为肝血瘀证合并肝阴(血)虚证时，血液流变学指标下降，反之肝阴(血)虚证时，血黏度、红细胞压积增高。

黄惠勇等的20例肝血瘀证血液流变性的表现：①全血黏度($19.2S^{-1}$)明显下降，其平均值为29.34±17.13，正常人为35.02+8.13，$P<0.01$。②全血黏度($192.00S^{-1}$)明显下降，为2.83±0.77，正常人为4.06±0.89，$P<0.01$。③血浆黏度下降，为1.74±0.14，正常人为1.81±0.11。④红细胞电泳时间明显延长，为(23.42±2.51)s，正常人为(17.79±1.16)s，$P<0.01$。⑤红细胞压积非常明显缩小，为(37±8)%，正常人为(47±4)%，$P<0.01$。⑥红细胞沉降率非常明显加快为(36.10±20.76)mm/h，正常人为(21.63±12.41)mm/h，$P<0.01$。

全血黏度($19.2S^{-1}$)明显下降、全血黏度($192.00S^{-1}$)明显下降，红细胞电泳时间明显延长，红细胞压积非常明显缩小，红细胞沉降率非常明显加快可以作为肝血瘀证的诊断依据。

肝血瘀证与心气虚证比较，说明心气虚对肝血瘀的影响远远不如对心血瘀的影响。全血黏度($19.2S^{-1}$)明显低于心气虚证患者，$P<0.01$。全血黏度($192.00S^{-1}$)低于心气虚证。血浆黏度明显低于心气虚证患者，$P<0.05$。红细胞电泳时间略长于心气虚证。红细胞压积小于心气虚证。红细胞沉降率明显快于心气虚证患者。

肝血瘀证与20例肝血虚证比较，血液流变性的表现：肝血虚证的全血黏度

(19.2S⁻¹)高于肝血瘀证。全血黏度(192.00S⁻¹)高于肝血瘀证。肝血虚证的血浆黏度高于肝血瘀证。肝血虚证的红细胞电泳时间短于肝血瘀证。肝血虚证的红细胞压积小于肝血瘀证。肝血虚证的红细胞沉降率低于肝血瘀证。血液流变性的表现有助于两证的鉴别。

(八)肝纤维化诊断学

过去我们通过肝脏的活检了解肝脏的纤维化状态，现在运用血液检验学的手段了解肝脏纤维化的程度。而肝血瘀阻程度与肝纤维化程度密切相关。吴嘉赓等发现：肝炎肝纤维化患者血清透明质酸(HA)、腺苷脱氨酶(ADA)，谷胱甘肽－S－转移酶(GST)明显高于健康人，并按肝郁脾虚证＜血瘀气滞证＜热郁血瘀证依次递增，各证间有非常显著的差异。

唐智敏等的35例肝病肝血瘀证中有慢性肝炎26例，肝炎后肝硬化9例。非血瘀证中有慢性肝炎28例，肝炎后肝硬化7例。所有患者均无结缔组织疾病、运动系统疾病及近期手术史。测定与肝纤维化有关的下列检验学指标：①肝病肝血瘀证血清人前胶原肽Ⅲ(hPCⅢ)明显上升，其平均值为(346.94±174.73)μg/L，30例正常人为(87.00±9.16)μg/L，$P<0.01$。肝病非血瘀证明显低于肝病肝血瘀证，为(200.63±110.48)μg/L，$P<0.01$。②肝病肝血瘀证血清透明质酸(HA)明显上升为(469.54±218.37)μg/L，正常人为(61.70±48.02)μg/L，$P<0.01$。肝病非血瘀证明显低于肝病肝血瘀证，为(144.89±143.74)μg/L，$P<0.01$。③肝病肝血瘀证层粘素(LN)明显上升为(128.22±41.02)μg/L，正常人为(93.71±20.35)μg/L，$P<0.01$。肝病非血瘀证明显低于肝病肝血瘀证，为(99.77±15.86)μg/L，$P<0.01$。

12例肝病血瘀证患者给予活血化瘀治疗，使用血府逐瘀汤(当归15g，生地黄12g，桃仁10g，红花10g，枳壳15g，炙甘草12g，赤芍30g，柴胡9g，川芎10g，川牛膝12g，鸡内金15g，大黄10g)，每日1剂。1个月后复查，hPCⅢ由(320.15±206.34)μg/L下降为(255.67±200.44)μg/L。HA由(519.42±492.19)μg/L下降为(189.00±176.23)μg/L，$P<0.05$。LN在治疗前后分别为(110.13±24.90)μg/L、(111.11±32.31)μg/L。

其中7例服用血府逐瘀汤2个月后再次复查，hPCⅢ由(317.12±187.05)μg/L下降为(141.71±95.19)μg/L，$P<0.05$。HA由(497.12±202.13)μg/L下降为(146.67±65.15)μg/L，$P<0.01$。LN由(119.35±20.18)μg/L下降为(92.55±17.93)μg/L，$P<0.05$。

因此，hPCⅢ、HA及LN明显上升可以作为肝病血瘀证的诊断依据，而且可以说明血瘀的严重程度。同时笔者认为，临床诊断非血瘀证35例患者也应该根据检验学资料hPCI-II、HA及LN的明显上升，诊断为肝血瘀证，进行积极的活血化瘀治疗。这样，我们改变肝血瘀证的诊断标准，就大大地发展了中医学。

参考文献

[1]唐智敏，等．肝血瘀阻与肝纤维化关系的临床研究．中国中西医结合杂志，1997，2(2)：41～43.

[2]唐智敏，等．肝病血瘀证与门脉血液动力学的关系．中国中西医结合杂志，1996，16(4)：216～217.

[3]黄碧群，等．心病气血辨证超声心动图参数分析．湖南中医学院学报，1998，18(3)：1.

[4]周泽泉，等．心病气血辨证与 TXB_2、6 - Keto - $PGF_{1\alpha}$ 的临床研究．中国中医基础医学杂志，1998，4(4)：30~32.

[5]李廷福．肝脏疾病辨证分型与某些客观指标的联系．湖北中医杂志，1983，5(2)：43~45.

第六节　肝火证

肝火证(Flaming - up Liver - Fire)又称肝火炽热证、肝经实火证及肝火上炎证。肝火上炎多由肝气郁而化火所致。肝之阳气升动太过，是里实热证。肝热和肝火性质相同，火甚于热，肝热病轻而肝火病重。肝火上炎，上攻头目，以眼疾多见，占65.82%。

黎杏群等[1]的70例肝火上炎证中有急性单纯性疱疹角膜炎34例，急性虹膜睫状体炎15例，高血压病13例，蛛网膜下腔出血，眼外伤等8例。目赤肿痛，头胀头痛，口苦口干，烦躁易怒，暴鸣暴聋或吐衄，大便结，尿黄短，舌质红，苔黄，脉弦数。

66例肝火证的白三烯 C_4 明显上升，其平均值为(0.63 ±0.11)ng/ml，正常人为(0.58 ±0.07)ng/ml，$P<0.05$。肝火上炎证的治则为清肝泻火，清肝泻火汤治之，方剂组成：龙胆草、黄芩、栀子、丹皮、泽泻等。14例治疗4周后，白三烯 C_4 由(0.62 ±0.13)ng/ml 明显下降为(0.39 ±0.08)ng/ml，$P<0.01$。

36例肝火证血浆P物质(SP)明显上升，平均值为(21.54 ±7.92)pg/ml，35例正常人为(11.31 ±3.25)pg/ml，$P<0.01$。10例治疗后SP由(26.11 ±10.02)pg/ml 明显下降为(17.43 ±7.17)pg/ml，$P<0.05$。

41例肝火证的肿瘤坏死因子(TNF)明显上升，其平均值为(1.81 ±0.25)ng/ml，30例正常人为(1.30 ±0.35)ng/ml，$P<0.01$。21例治疗后TNF由(1.925 ±0.20)ng/ml，明显下降为(1.428 ±0.15)ng/ml，$P<0.05$。

30例肝火证红细胞超氧化物岐化酶(SOD)活性轻度上升，其平均值为(108.94 ±24.79)U/ml，正常人为(101.72 ±19.00)U/ml。

30例肝火证的红细胞内核苷酸含量：①红细胞内ATP明显下降，其平均值为(2.011 ±0.710)μmol/gHb，正常人为(4.106 ±1.457)μmol/gHb，$P<0.01$。②红细胞内ADP下降为(0.713 ±0.253)μmol/gIIb，正常人为(0.843 ±0.296)μmol/gHb。③红细胞内AMP明显上升为(0.440 ±0.155)μmol/gHb，正常人为(0.154 ±0.054)μmol/gHb，$P<0.01$。④红细胞内腺苷酸池水平明显下降，腺苷酸池 = ATP + ADP + AMP，为(3.164 ±1.016)μmol/gHb，正常人为(5.546 ±1.546)μmol/gHb，$P<0.01$。⑤蓄能率明显下降，蓄能率 =(ATP + ADP) ×0.5/(ATP + ADP + AMP)，为0.767 ±0.184，正常人为0.882 ±0.201，$P<0.05$。

30例肝火证血浆丙二醛(MDA)轻度上升，其平均值为(3.86 ±1.37)nmol/ml，正常人为(3.80 ±1.21)nmol/ml，低于肝火证的(4.12 ±0.63)nmol/ml。13例治疗后MDA由(4.08 ±0.57)nmol/ml，明显下降为(3.03 ±0.56)nmol/ml，$P<0.01$。

63例肝火证血浆前列腺素的测定：①前列腺素 $F_{2\alpha}$($PGF_{2\alpha}$)明显上升，平均值为(635.61 ±136.40)pg/ml，30例正常人为(528.14 ±141.74)pg/ml，$P<0.01$。②前列腺素 E_2(PGE_2)明显上升为(567.87 ±143.46)pg/ml，正常人为(494.85 ±146.09)pg/ml，$P<0.05$。③$PGF_{2\alpha}/PGE_2$ 上升为1.19 ±0.45，正常人为1.10 ±0.25。

32例肝火证中15%的患者正常，63%的患者交感神经亢进，13%的患者副交感神经亢进，9%交感神经、副交感神经亢进。42例正常人分别为91%、0、9%、0。肝阳上亢证分别为9%、67%、5%、19%。

30例肝火证血浆皮质醇上升，其平均值为(436.37±131.71)nmol/L，30例正常人为(382.33±107.56)nmol/L，$P<0.05$。低于肝胆湿热证的(485.01±137.43)nmol/L。

30例肝火证的血浆醛固酮明显上升，其平均值为(335.37±112.45)nmol/L，30例正常人为(200.80±66.80)nmol/L，$P<0.05$。高于34例肝胆湿热证的(315.16±105.03)nmol/L。

51例肝火证的血清总三碘甲状腺原氨酸(T_3)明显下降，其平均值为(0.92±0.30)nmol/L，30例正常人为(1.51±0.33)nmol/L，$P<0.01$。肝火证的总血清甲状腺素(T_4)明显下降，其平均值为(97.83±25.61)nmol/L，40例正常人为(109.11±23.88)nmol/L，$P<0.05$。

30例肝火证的促甲状腺激素(TSH)明显上升，其平均值为(2.71±0.89)ng/L，30例正常人为(2.23±0.65)ng/L，$P<0.05$。

30例肝火证血浆儿茶酚胺的测定：①血浆去甲肾上腺素(NE)明显上升，其平均值为(3474.3±2002.0)μmol/gHb，正常人为(2326.9±1121.5)μmol/gHb，$P<0.05$。②血浆肾上腺素(E)明显上升，其平均值为(1684.4±828.5)μmol/gHb，正常人为(957.3±477.7)μmol/gHb，$P<0.05$。③多巴胺(DA)明显上升为(473.1±230.5)μmol/gHb，正常人为(327.8±171.5)μmol/gHb，$P<0.05$。肝火上炎证、肝阳上亢证的NE、E和DA均明显高于肝胆湿热证。

参考文献

[1]黎杏群，等. 肝火证、肝胆湿热证的病理生理学基础研究. 湖南医科大学学报，1996，21(1)：34.

第七节　肝郁脾虚证

肝郁脾虚证(Deficiency of the spleen and stagnation of the liver - Qi)是中医脏腑病证中最常见的一个证。

(一)症状诊断学

陈国桢[1]指出肝郁证主要症状：①精神抑郁，烦躁。②胁肋胀痛或乳房、少腹胀痛。③咽部有梗塞感。④脉弦。脾虚证主要症状：①四肢倦怠、乏力。②纳差。③腹胀。④便溏。肝郁证的次要症状：①口苦咽干。②失眠。③嗳气反酸，舌质紫，月经色暗有块。脾郁次要症状：①清瘦。②萎黄。③轻度浮肿。④胃脘痛。⑤恶心呕吐。⑥舌质淡或胖嫩。具有肝郁两个以上的主要症状，一个以上的脾虚主要症状及两个以上的肝郁、脾郁的次要症状可以诊断为肝郁脾虚证。下面全部为陈国桢文中的资料。

(二)脉象诊断学

陈国桢的389例脉诊的结果，以弦细脉最多，占46%，弦脉38%，弦滑脉11%，沉细脉5%。其中92例患者用BYS-1 4型四道脉象心电仪记录，弦脉的波形特征是：主波波幅高，升支陡峭，升支斜率大，主波峰较圆钝。峰支峡相对高度较高，降支斜率小。脉搏波速大。弦细脉波形特征：主波波幅低，升支坡度稍平缓，升支斜率小，峰支峡相对位置与弦脉相近，降支斜率小。脉波波速稍大。

(三)影像诊断学

1. 超声诊断学

一些肝郁脾虚证与胆囊炎及胆石症有关。

(1)祝德军等[2]报道，31例慢性胆囊炎肝郁脾虚证胆囊大小平均为(5.57×2.01)cm。胆囊横径小，张力差，因而多呈细长形。纵径与横径之比值多数大于2.6，平均为2.76，正常人为2.32。张力较低，囊壁略毛糙。胆汁透声略差或正常。胆囊区有压痛。在彩色七段编码图上，胆囊壁多由红点组成，胆汁区蓝、绿色点混杂。胆囊后方为红色和品红色点，与胆汁区之色量级差约为3级。脂餐试验中多数患者的胆囊收缩率明显降低为37.61%，正常人为56.20%。胆囊壁损害不明显而胆囊收缩率却明显降低，这可能是由于"脾气虚"而收缩无力所致。

(2)恽敏、石莹的肝郁脾虚证B超见胆囊细长或缩小，甚则变形，囊壁增厚，厚薄不均，呈不规则形状，与周围粘连，胆囊轮廓与肝脏分界不清或消失，透声差，张力差，胆汁少，紧裹结石，以中小结石为主，胆囊收缩率降低较明显。

(3)李世忠等620例胆石症中的肝郁脾虚证，胆囊的长度偏短，其平均值在诸型中最短，为5.7cm，胆囊壁增厚和不光滑者近半数，胆囊充满结石者占半数，小结石居多，占51.6%。

(四)血浆环核甙酸诊断学

陈国桢的肝郁脾虚证病人，以慢性肝炎，胃、十二指肠溃疡为主，还有慢性胃炎、慢性结肠炎、慢性胆囊炎、胃肠型神经官能症、精神分裂症及痛经。222例肝郁脾虚证的血浆环-磷酸腺甙(cAMP)明显下降，其平均值为(15.06±6.66)pmol/ml，50例正常值为(20.06±5.44)pmol/ml，$P<0.05$。血浆环-磷酸鸟甙(cGMP)明显上升为(8.64±4.95)pmol/ml，正常值为(5.29±2.50)pmol/ml，$P<0.05$。cAMP/cGMP明显下降为2.29±1.86，正常值为4.48±1.78，$P<0.05$。121例采用舒肝健脾药物治疗cAMP明显上升，$P<0.01$，达到正常水平，cGMP无明显变化，cAMP/cGMP明显上升，$P<0.05$，但未达到正常水平。cAMP明显下降、cGMP明显上升及cAMP/cGMP明显下降可以作为肝郁脾虚证的诊断依据。

(五)尿的检验诊断学

1. 尿硫酸甲氨基羟苯基乙二醇诊断学

陈国桢[1]的36例肝郁脾虚证的尿硫酸甲氨基羟苯基乙二醇($MHPG-SO_4$)明显下降，其平均值为(1127.73±535.07)μg/24h，正常值为(1451.20±434.00)μg/24h，$P<0.05$。尿$MHPG-SO_4$明显下降可以作为肝郁脾虚证的诊断依据。

2. D-木糖吸收功能诊断学

(1)陈国桢的277例肝郁脾虚证的木糖排泄率明显下降，其平均值为(21.58±

5.75)%，45例正常人为(27.08±2.97)%，采用舒肝健脾药物治疗后，木糖排泄率明显上升，$P<0.01$。

(2)肖桂林等[3]的33例肝郁脾虚证中有13例慢性肝炎，12例慢性胃炎，8例溃疡病。木糖排泄率明显下降，其平均值为(15.24±2.88)%，32例正常人为(25.75±2.06)%，$P<0.01$。木糖排泄率明显下降可以作为肝郁脾虚证的诊断依据。

(六)内分泌诊断学

1. 儿茶酚胺诊断学

肖桂林等33例肝郁脾虚证有慢性肝炎13例，慢性胃炎12例，溃疡病8例。测定其血浆儿茶酚胺：①肝郁脾虚证的去甲肾上腺素(NE)明显下降，其平均值为(1309.12±347.58)pmol/L，32例正常人的(1963.67±280.04)pmol/L，$P<0.05$。②肝郁脾虚证的肾上腺素(E)的含量明显下降为(452.94±77.94)pmol/L，正常人为(802.89±33.72)pmol/L，$P<0.05$。

2. 血清雌二醇诊断学

陈国桢的36例痛经肝郁脾虚证血浆雌二醇明显上升，其平均值为(46.95±2.86)pmol/ml，正常人为(35.68±1.62)pmol/ml，$P<0.01$。采用舒肝健脾药物治疗后，肝郁脾虚证血浆雌二醇明显下降，$P<0.05$。血浆雌二醇明显上升可以作为痛经肝郁脾虚证的诊断依据。

(七)免疫诊断学

邓银泉等[4]认为38例代偿期肝硬变多因肝、脾、肾功能失调所致，整个病变过程，有肝郁脾虚证向热郁血瘀证、阴虚络阻证发展的趋势。本组患者各证间血清腺苷脱氨酶(ADA)有非常显著差异，$P<0.01$。并按肝郁脾虚证、热郁血瘀证、阴虚络阻证顺序依次递增。分别为(13.72±5.31)、(22.47±5.96)、(34.11±8.15)U/L。3个证中，肝郁脾虚型病处早期，血清ADA上升不明显，阴虚络阻证病情较重，则血清ADA上升较显著。提示血清ADA可能与肝硬变病情程度及中医证型有关。

测定肝郁脾虚证T淋巴细胞亚群的各项指标：①OKT_1下降，其平均值为(74.07±3.91)%，正常人为(75.79±5.63)%，$P<0.01$。②OKT_4上升为(48.35±3.88)%，正常人为(46.35±4.43)%。③OKT_8明显上升为(29.57±1.74)%，正常人(25.82±1.95)%。④OKT_4/OKT_8明显下降为1.64±0.18，正常人为1.79±0.42，$P<0.05$。

(八)血液流变诊断学

邝元亮等[5]的15例肝郁脾虚证中包括胃十二指肠球部溃疡8例，慢性肝炎7例。其血液流变学表现如后：①肝郁脾虚证的淋巴细胞电泳率明显下降，其平均值为0.819±0.115，正常人为0.915±0.082，$P<0.01$。②女性肝郁脾虚证的红细胞电泳率为0.958±0.122，16例正常女性为1.000±0.123。男性肝郁脾虚证的红细胞电泳率为0.940±0.077，21例正常男性为0.944±0.064。③男性肝郁脾虚证的血沉明显加快为(20.0±13.2)mm/h，21例正常男性为(6.0±6.2)mm/h，$P<0.05$。④女性肝郁脾虚证的血沉加快为(41.3±29.7)mm/h，正常女性为(21.0±7.0)mm/h，$P<0.01$。⑤男性肝郁脾虚证红细胞压积明显下降为(42.5±5.0)%，正常男性为(48.2±3.0)%，$P<0.05$。⑥男性肝

郁脾虚证的全血黏度($38.4S^{-1}$)比明显下降为6.10±1.48，正常男性为7.21±1.68。⑦男性肝郁脾虚证的全血黏度($1.92S^{-1}$)比下降为16.47±11.60，正常男性为22.01±7.84。⑧女性肝郁脾虚证的全血黏度($1.92S^{-1}$)比明显下降为6.80±1.30，正常女性为20.00±8.24，$P<0.05$。⑨女性肝郁脾虚证的全血黏度($9.6S^{-1}$)比明显下降为3.92±0.73，16例正常女性为6.83±2.48，$P<0.05$。⑩血浆黏度比：正常人<脾气虚证<肝郁脾虚证<肝胃不和证，男性分别为1.69±0.10、1.68±0.21、1.69±0.12、1.85±0.37。女性分别为1.74±0.12、1.77±0.15、1.77±0.24、1.86±0.08。各证之间无显著差异，$P>0.05$。

(九)植物神经功能诊断学

1. 陈国桢[1]的226例肝郁脾虚证中，15.04%交感神经亢进，31.86%副交感神经亢进，42.92%交感神经、副交感神经均亢，9.29%功能正常。50例正常人分别占4%、6%、2%、88%。采用舒肝健脾药物治疗后，205例异常者中，103例恢复正常，$P<0.05$。植物神经功能改善的程度与临床的疗效一致。

2. 金益强等[6]报道，42例肝郁脾虚证中，交感神经亢进14%，副交感神经亢进31%，功能正常5%。42例正常人分别占0%、10%、90%。40例肝郁气滞证分别占45%、27%、15%。肝郁脾虚证和肝郁气滞证不难鉴别。

(十)胃电图诊断学

王建华等[7]的121例脾虚肝郁证胃电图检查：①121例脾虚肝郁证的空腹频率明显下降，其平均值为(2.72±0.22)次/分，正常人为(3.00±0.12)次/分，$P<0.01$。②进餐后脾虚肝郁证的胃电频率明显上升为(2.86±0.31)次/分，正常人为(2.61±0.29)次/分，$P<0.01$。③脾虚肝郁证空腹胃电波的波幅均明显下降(52±47)微伏，正常人为(108±51)微伏，$P<0.01$。明显低于肝胃不和证的(114±80)微伏。④进餐后脾虚肝郁证胃电波幅均明显低于正常人，为(168±158)微伏，正常人为(251±76)微伏，$P<0.01$。明显低于肝胃不和证的(501±235)微伏，$P<0.01$。⑤脾虚肝郁证胃电高幅时积明显下降为(1632±1047)微伏/分钟，正常人为(2469±1590)微伏/分钟，$P<0.01$。明显低于肝胃不和证的(6620±3103)微伏/分钟，$P<0.01$。

空腹胃电频率、空腹胃电波的波幅、进餐后胃电波幅、胃电高幅时积明显下降，胃电频率明显上升可以作为脾气虚证的诊断依据。空腹胃电波的波幅、进餐后胃电波幅及胃电高幅时积明显低于肝胃不和证，利于脾虚肝郁证及肝胃不和的鉴别诊断。

参考文献

[1]陈国桢．肝郁脾虚证的本质探讨．中西医结合杂志，1985，5(12)：732~735.

[2]祝德军，等．彩色七段编码配合B超在慢性胆囊炎中医辨证中的应用．中国超声医学杂志，1994，10(7)：31~32.

[3]肖桂林，等．肝郁脾虚证实验诊断指标的研究．湖南中医学院学报，1998，18(2)：4~5.

[4]邓银泉，等．肝硬变患者血清腺苷脱氨酶和外周血T细胞亚群与中医证型关系．中国中西医结合杂志，1994，14(3)：148.

[5]邝元亮，等．脾气虚证血液流变性的初步研究．中医杂志，1987，28(6)：462~463.

[6]金益强，等．中医肝不同证候血浆去甲肾上腺素和肾上腺素含量及植物神经功能的研究．中国

中西医结合杂志，1998，18(9)：655~657.
[7]王建华，等．脾胃病患者的中医辨证与胃电图检查结果关系的探讨．中医杂志，1983(2)：464~466.

第八节 肝胆湿热证

湿热蕴结肝胆，疏泄功能失职所发生的临床现象，称之为肝胆湿热证(Wetness - Heat of Liver and Gallbladder)，属实证。肝胆湿热证与肝火证均属中医肝病的实热证，治法为清肝泻火，以龙胆泻肝汤为代表方。此两证的病机同中有异，“火”与“热”均为阳盛所致，但火为热之甚，程度上有差别。就病因而言，湿热多为外淫，肝火常由内生。经流行病学调查，肝胆湿热证以肝胆疾患居多，占82.96%[1]。

(一)症状诊断学

①胸胁胀痛，②头身沉重，③口苦、口干不欲饮，④尿黄浊，⑤呕恶、纳呆、腹胀，⑥面目周身发黄或带下黄臭或阴囊湿疹。⑦苔黄腻脉滑弦数。7条临床表现中具备4条，即可诊断为肝胆湿热证[2]。

(二)检体诊断学

苔黄腻脉滑弦数。可见于胆囊炎、胆石症、胰腺炎、慢性盆腔炎等疾病的体格检查。

(三)影像诊断学

1. 超声诊断学

祝德军等[3]用彩色七段编码配合B超检查慢性胆囊炎，对照组为32例健康人，胆囊平均为(5.38×2.28)cm。纵径与横径之比为2.32，张力一般，胆囊壁光整，胆汁透声正常。胆囊区无压痛。在七段编码图上，胆囊壁为红色光带，胆汁区为蓝色，胆囊后方以红色为主，与胆汁区之色量级差约为4级。脂餐试验胆囊收缩率正常，平均为56.20%。

有34例慢性胆囊炎肝胆湿热证的胆囊略大，平均为(5.99×2.84)cm。纵径与横径之比值多数小于2.3，平均为2.1。张力较高，胆囊壁毛糙，胆汁内多有弥漫性小光点或中等强度的沉积性回声，胆汁透声性差。胆囊区压痛明显。在七段编码图上，胆囊壁多由红色光点组成。胆汁区以黄色为主，其中可杂有红点或片状红色区，胆囊后方以红色为主，与胆汁区之色量级差一般在二级以内。脂餐试验约半数患者的胆囊收缩率略低于正常(平均为50.26%)。肝胆湿热证是慢性胆囊炎中炎症比较明显的，由于炎症的渗出而导致胆汁混浊和透声性的降低，在黑白显示中透声性如何，只能以医生的感觉为标准，而在彩色七段编码图上可转化为半定量的色量级差来显示，使之更准确。胆囊张力较高，纵径与横径之比值较小，多数不超过2.3。

恽敏、石莹报道，肝胆湿热证的胆囊轮廓明显增大，壁毛糙，增厚明显，可呈双层，张力增高，透声差，囊内有弥慢性小光点或中等强度之沉积性回声，伴结石或结石嵌顿，结石可较多，以大中结石为主，肝内胆管，胆总管，肝总管可见模糊毛糙，脂餐后胆囊收缩功能差或无功能。

李世忠等620例胆石症中，湿热证占14.8%，除血瘀型外，胆囊比其他诸型的略大，大于正常者多见，小于正常者少，2/3 的患者胆囊壁增厚和不光滑，胆石多而充满胆囊者占 54.3%，单个结石占 21.3%，长径小于 0.5cm 的小结石占 41.4%。胆囊稍大。囊壁增厚或不光滑者居多，约占 2/3。胆石数目多及充满胆囊者居多，占 54.7%，单个结石者少见。小结石多见。

2. 胆囊造影诊断学

恽敏、石莹肝胆湿热证的口服法胆囊造影，胆囊常不显影，而静脉法可见胆管显影而胆囊仍不显影。当胆囊显影时可见显影浅淡，壁模糊毛糙，形状增大，收缩及排空功能均差，常伴有肝胆管扩张，狭窄或结石等征象。此型相当于急性胆囊炎或慢性胆囊炎的急性发作。

(四)血液检验诊断学

1. 肿瘤坏死因子诊断学

黎杏群等的 87 例肝胆湿热证中有胆囊炎、胆石症 35 例，胰腺炎 27 例，慢性盆腔炎 25 例。肿瘤坏死因子(TNF)明显上升，其平均值为(1.92 ± 0.48)ng/ml，30 例正常人为(1.30 ± 0.35)ng/ml，$P < 0.01$。肝胆湿热证治则为清肝利湿，用清肝利湿汤治疗，方药组成：柴胡、当归、茵陈、虎杖、金钱草等，疗程均 4 周。22 例治疗 4 周后 TNF 由(2.142 ± 0.54)ng/ml，明显下降为(1.655 ± 0.33)ng/ml，$P < 0.01$。

2. 红细胞超氧化物歧化酶诊断学

黎杏群等的 30 例肝胆湿热证红细胞超氧化物歧化酶(SOD)活性明显下降，其平均值为(92.96 ± 15.59)U/ml，正常人为(101.72 ± 19.00)U/ml，$P < 0.05$。用清肝利湿汤治疗，SOD 由(115.83 ± 14.96)U/ml，明显下降为(95.52 ± 11.15)U/ml，$P < 0.01$。

3. 血浆丙二醛诊断学

黎杏群等的 30 例肝胆湿热证血浆丙二醛(MDA)上升，其平均值为(4.12 ± 0.63)nmol/ml，正常人为(3.80 ± 1.21)nmol/ml，用清肝利湿汤治疗，MDA 由(4.08 ± 0.57)nmol/ml，明显下降为(3.03 ± 0.56)nmol/ml，$P < 0.01$。

4. 血浆 β－内啡肽活性诊断学

王晓兰等的 75 例肝胆湿热证中包括慢性胆囊炎、胆石症 37 例，慢性胰腺炎 20 例，慢性盆腔炎 18 例。血浆 β－内啡肽明显上升，其平均值为(181.60 ± 38.08)pg/ml，30 例正常人为(136.68 ± 31.05)pg/ml。21 例以清肝利湿方为主要治则，4 周为一疗程，治疗后血浆 β－内啡肽明显下降，由(194.60 ± 28.48)pg/ml 下降为(144.99 ± 29.28)pg/ml。

5. 血清铜锌诊断学

王冠庭等[4]的 10 例慢性肝病中肝胆湿热证血锌低于正常，其平均值为(22.65 ± 2.03)μg/g。20 例正常人的平均值为(31.09 ± 12.41)μg/g。血铜上升，平均为 3.48μg/g，正常人为 3.07μg/g，$P < 0.05$。

6. 血浆血栓素 $β_2$ 及 6－酮前列腺素诊断学

黎杏群等的 76 例肝胆湿热证的检测：①肝胆湿热证的血浆血栓素 $β_2$(TXB_2)明显增高，其平均值为(242.75 ± 94.80)pg/ml，30 例正常人为(157.55 ± 41.47)pg/ml，$P < 0.01$。②6－酮前列腺素(6－Keto－$PGF_{1α}$)明显增高，其平均值为(211.79 ± 70.11)pg/ml，正常人为(154.57 ± 45.75)pg/ml，$P < 0.01$。③TXB_2/6－Keto－$PGF_{1α}$ 增高，其平均值为

1.17 ±0.45，正常人为1.09 ±0.31。19 例治疗后 TXB_2 下降。6 - Keto - $PGF_{1\alpha}$ 由(230.5 ±76.5)pg/ml。明显下降为(179.0 ±55.6)pg/ml，$P<0.05$。

7. 血浆前列腺素诊断学

黎杏群等的76 例肝胆湿热证血浆前列腺素的测定：①前列腺素 $F_{2\alpha}$ ($PGF_{2\alpha}$)明显上升，平均值为(639.15 ±136.38)pg/ml，30 例正常人为(528.14 ±141.74)pg/ml，$P<0.01$。②前列腺素 E_2 (PGE_2)明显上升为(758.58 ±146.09)pg/ml，正常人为(494.85 ±146.09)pg/ml，$P<0.01$。③$PGF_{2\alpha}$/PGE_2 明显下降为0.88 ±0.22，正常人为1.10 ±0.25，$P<0.01$。

19 例治疗后 $PGF_{2\alpha}$ 由(661.5 ±112.6)pg/ml 明显下降为(577.3 ±137.5)pg/ml，$P<0.05$。PGE_2 由(745.5 ±103.2)pg/ml 明显下降为(630.8 ±124.9)pg/ml，$P<0.01$。

8. 血浆P物质诊断学

黎杏群等的70 例肝胆湿热证血浆P物质(SP)明显上升，平均值为(19.19 ±7.19)pg/ml，35 例正常人为(11.31 ±3.25)pg/ml，$P<0.01$。10 例清肝利湿治疗后SP由(18.44 ±4.19)pg/ml 明显下降为(13.31 ±3.37)pg/ml，$P<0.05$。

(五)内分泌素诊断学

1. 血浆皮质醇、血浆醛固酮诊断学

黎杏群等的34 例肝胆湿热证血浆皮质醇明显上升，其平均值为(485.01 ±137.43)nmol/L，30 例正常人为(382.33 ±107.56)nmol/L，$P<0.05$。高于30 例肝火证的(436.37 ±137.43)nmol/L。血浆醛固酮明显上升，其平均值为(315.16 ±105.03)nmol/L，30 例正常人为(200.80 ±66.80)nmol/L，$P<0.05$。低于30 例肝火证的(335.37 ±112.45)nmol/L。

2. 血清甲状腺素诊断学

黎杏群等34 例肝胆湿热证的血清总三碘甲状腺原氨酸(T_3)明显下降，其平均值为(0.82 ±0.29)nmol/L，30 例正常人为(1.51 ±0.33)nmol/L，$P<0.01$。总血清甲状腺素(T_4)明显下降，其平均值为(92.75 ±25.35)nmol/L，40 例正常人为(109.11 ±23.88)nmol/L，$P<0.05$。

3. 血促甲状腺激素诊断学

34 例肝胆湿热证的促甲状腺激素(TSH)明显上升，其平均值为(2.65 ±0.95)ng/L，30 例正常人为(2.23 ±0.65)ng/L，$P<0.05$。

4. 血浆儿茶酚胺诊断学

(1)黎杏群等的30 例肝胆湿热证血儿茶酚胺的测定：①血浆去甲肾上腺素(NE)明显上升，其平均值为(3282.8 ±1676.7)μmol/gHb，正常人为(2326.9 ±1121.5)μmol/gHb，$P<0.05$。②血浆肾上腺素(E)明显上升，其平均值为(1459.5 ±1258.9)μmol/gHb，正常人为(957.3 ±477.7)μmol/gHb，$P<0.05$。③多巴胺(DA)明显上升为(420.5 ±279.5)μmol/gHb，正常人为(327.8 ±171.5)μmol/gHb，$P<0.05$。

(2)陈泽奇等30 例肝胆湿热证的血浆去甲肾上腺素(NE)明显上升为(3282.8 ±1676.7)pmol/L，60 例正常人为(2236.9 ±1121.5)pmol/L，$P<0.01$。血浆肾上腺素(E)明显上升为(1459.5 ±1058.9)pmol/L，正常人为(957.3 ±477.7)pmol/L，$P<0.01$。

参考文献

[1]黎杏群，等．肝火证、肝胆湿热证的病理生理学基础研究．湖南医科大学学报，1996，21(1)：34～40.

[2]王晓兰，等．肝胆湿热证病人血浆β－内啡肽临床研究．湖南医科大学学报，1997，22(3)：215～225.

[3]祝德军，等．彩色七段编码配合B超在慢性胆囊炎中医辨证中的应用．中国超声医学杂志，1994，10(7)：31～32.

[4]王冠庭，等．慢性肝病虚证(肝阴虚、脾气虚)血中微量元素锌铜的变化及其意义．中西医结合杂志，1982(2)：145～146.

第九节　肝胃不和证

肝胃不和证是指肝气郁结，横逆犯胃，胃失和降，以脘腹胀痛为主要症状。又称肝气犯胃证，肝胃气滞证。肝胃不和证是由于肝气郁结，疏泄失常，影响到胃的功能，使胃失和降所致。

(一)症状诊断学

胃脘胀痛，甚至牵连胁背。嗳气反酸，情绪抑郁或易怒，善太息，食欲减少或口苦。肝郁甚者，尚有心烦易怒，胸闷胁痛。气滞盛者，尚有嘈杂，嗳气频频。每因情志不遂而痛作或疼痛加剧。

(二)检体诊断学

舌红苔薄，脉弦。化热则见苔黄，脉数。

(三)钡餐X线诊断学

杨爱敏等[1]的73例肝胃不和证中，17例有大、中量的空腹胃积液，占23.3%。低张力型占23.3%，无力型占20.5%，胃黏膜皱襞粗大者占19.2%，蠕动波变深者占20.6%，蠕动波变浅者占34.2%，胃排空快者占34.2%，出现十二指肠激惹征者占12.3%，出现十二指肠痉挛者占11.0%，小肠运动加快者占43.3%，小肠运动变慢者占9.6%，小肠黏膜皱襞变粗，钡剂分布不匀者占19.2%，肠管胀气者占1.4%，结肠运动加快者占31.5%。盲肠低位，位于小盆腔内者占2.7%，结肠胀气者占12.6%。

(四)血液检验学诊断

危北海等[2]的251例患者中有159例慢性胃炎、溃疡病，52例慢性肾小球肾炎，40例妊娠呕吐和妊娠水肿病。其中74例肝胃不和证的血清乙酰胆碱明显增加，其平均值为(41.7±1.7)μg/ml，69例正常人为(32.4±1.2)μg/ml，$P<0.01$。血清胆碱酯酶明显下降为(840+70)μg%，47例正常人为(1134+8)μg%，$P<0.01$。血清甘胆酸明显增加为(140±12)μg/ml，69例正常人为(113±2.0)μg/ml，$P<0.01$。血清胃泌素明显下降(90±9.5)pg/ml，32例正常人为(130±7.0)pg/ml，$P<0.05$。

（五）胃电图诊断学

王建华等[3]的212例消化系统疾病中，183例患者经纤维胃镜检查确诊消化性溃疡、十二指肠球炎、慢性胃炎。其胃电图检查：①20例肝胃不和空腹胃电波的频率明显下降，其平均值为(2.84±0.24)次/分，36例正常人为(3.00±0.12)次/分，$P<0.01$。②进餐后肝胃不和证胃电频率明显上升(2.94±0.24)次/分，正常人为(2.61±0.29)次/分，$P<0.01$。③肝胃不和证空腹胃电波的波幅上升为(114±80)μm，正常人为(108±51)μm。④进餐后肝胃不和证胃电波幅明显上升为(501±235)μm，正常人为(251±76)μm，$P<0.01$。⑤肝胃不和证胃电高幅时积明显上升为(6620±3103)μm·min，正常人为(2469±1590)μm·min，$P<0.01$。

（六）血液流变诊断学

邝元亮等[4]15例肝胃不和证的血液流变学表现：①淋巴细胞电泳率明显下降，其平均值为0.850±0.130，正常人为0.915±0.082，$P<0.05$。②12例男性肝胃不和证的红细胞电泳率为0.954±0.046，17例正常男性为0.944±0.064。③12例男性肝胃不和证的血沉明显加快为(13.2±9.5)mm/h，21例正常男性的平均值为(6.0±6.2)mm/h，$P<0.05$。④3例女性肝胃不和证的血沉加快为(44.7±7.5)mm/h，21例正常女性的平均值为(21.0±7.0)mm/h，$P<0.01$。⑤12例男性肝胃不和证红细胞压积明显下降为(45.0±6.5)%，17例正常男性为(48.2±3.0)%。⑥3例女性肝胃不和证的全血黏度($38.4S^{-1}$)比为7.14±1.27，16例正常女性为5.21±1.28，$P<0.01$。⑦12例男性肝胃不和证的全血黏度($1.92S^{-1}$)比为25.21±6.8，17例正常男性为22.01±7.84。⑧3例女性肝胃不和证的全血黏度($1.92S^{-1}$)比明显上升为34.29±15.44，21例正常女性为22.01±7.84，$P<0.01$。⑨3例女性肝胃不和证的全血黏度($9.6S^{-1}$)比明显上升为10.70±3.25，16例正常女性为6.83±2.48，$P<0.01$。⑩血浆黏度比：正常人＜脾气虚证＜肝郁脾虚证＜肝胃不和证，男性分别为1.69±0.10、1.68±0.21、1.69±0.12、1.85±0.37。女性分别为1.74±0.12、1.77±0.15、1.77±0.24、1.86±0.08。各证之间无显著差异，$P>0.05$。

参考文献

[1]杨爱敏，等．脾虚型与肝胃不和型患者胃肠X线钡餐检查初步观察．广州中医学院学报，1989(6)：8～11.
[2]危北海，等．神经介质和消化道激素与中医证型的关系分析．中医杂志，1989，30(11)：45～46.
[3]王建华，等．脾胃病患者的中医辨证与胃电图检查结果关系的探讨．中医杂志，1983(24)：464～466.
[4]邝元亮，等．脾气虚证血液流变性的初步研究．中医杂志，1987，28(6)：462～463.

第八章　肾病诊断学

肾位于腰部，腰为肾之府。肾的生理功能是藏精、主水、纳气、生髓、主骨，通于脑。开窍于耳及二阴，与膀胱相表里。肾为水火之脏，它的作用可概括为肾阴肾阳两方面。房劳、下焦湿热久蕴、热病后期，五志化火均可损伤肾阴而出现腰酸膝软，以及阴虚内热等肾阴不足的现象；禀赋不足，久病体虚，水湿久留等，可致肾阳虚而出现腰酸膝软以及阳虚内寒等肾阳不足的临床现象。肾主水，主持与调节人体水液代谢的功能。肾主纳气，肺主呼吸，肾协助之，使气下归于肾称为纳气，若肾虚纳气困难，则呼多吸少，气不下归于肾，称为肾不纳气。肾与膀胱相表里，膀胱有贮尿和排尿的作用。肾与膀胱疾病的主要共同症状是腰膝酸软、头晕、耳鸣，皆因肾阳虚、肾阴虚所致。其次排尿的改变，如尿多或尿少、尿清或尿浊等症状也常见，乃与肾、膀胱气化失常，开合失利有关。肾病以虚证为主，仅肾湿热证、膀胱湿热及肾血瘀证为实证。

第一节　肾虚证

《内经》认为“肾开窍于耳”、“肾主耳”。肾内藏元阴、元阳，只宜固密，不宜耗泄，其病症多为虚症，称为肾虚证(Kidney Deficiency)。表现为生殖、生长发育、水液代谢、固摄、纳气方面的异常。

(一)症状诊断学

腰膝酸痛为肾虚证的基本条件，膝软，足跟痛，双耳失聪(鸣、聋、重听、听力下降)，发脱齿摇，不孕、不育，性机能失常(早泄、阳痿、遗精、滑精、性功能差)，月经(经少或闭经)，尿有余沥或失禁，其中任何两项同时出现，或其中 项与腰膝足酸痛结合即可诊断为肾虚证。

(二)听力诊断学

俞军等[1]的73例慢性肾病中，55例诊断为肾虚证，其中46例有不同程度的高频听力损害，听力损害发生率为83.6%，高频听力平均损失(35.7±6.9)dB、而18例肾病非肾虚证中，仅有4例呈不同程度的高频听力损害，听力损害发生率为22.2%，高频听力平均损失（28.4±3.3)dB，肾虚证的听力损害发生率及听力损害的程度均明显高于非肾虚证，$P<0.01$。

(三)血液检验诊断学

1. 血清白细胞介素诊断学

陈小峰等[2]的28例肾虚证有肾病9例，糖尿病10例，中风3例，恶性肿瘤6例。其血清白细胞介素的含量：①血清中白细胞介素-2(IL-2)明显下降，其平均值为(293.71±155.21)pg/L，33例正常人的平均值为(636.21±254.94)pg/L，$P<0.01$。②可溶性白

细胞介素－2受体(SIL－2R)下降为(132.5±52.03)kU/L，正常人为(143.45±52.69)kU/L。③白细胞介素－6(IL－6)明显上升为(1242.46±289.63)ng/L，正常人为(1003.53±350.84)ng/L，$P<0.01$。

血清中白细胞介素－2明显下降，可溶性白细胞介素－2受体下降，白细胞介素－6明显上升是肾虚的免疫病理基础之一，肾的功能与白细胞介素的调节作用有关，可以作为肾虚的诊断依据。

2. 红细胞钢性诊断学

红细胞钢性表现为红细胞变形能力，用测定红细胞滤过指数(IF)来反应红细胞的变形能力大小，IF的数值能间接地反映红细胞通过核孔滤筛所受相对阻力的大小，IF值越大，变形能愈差；反之IF值越小，变形能力愈强。申春娣等[3]观察了432例红细胞的变形能力，其中158例肾虚证中包括慢性肾病(含慢性肾炎、肾功能衰竭、慢性肾盂肾炎、糖尿病性肾炎、肾病综合证)107例，慢支、肺气肿、肺心病39例，其他17例。109例非肾虚证来自痔科、消化科等排除肾虚证的住院病人。肾虚证的IF值明显上升，平均值为0.47±0.33，156例正常人为0.24±0.07，$P<0.001$。108例非肾虚证为0.25±0.06。说明肾虚证的红细胞变形能力受到了严重的损伤，IF值明显上升可以作为肾虚证的诊断依据。

3. 血清脂类诊断学

俞军等的55例患者诊断为肾虚证，18例肾病无肾虚证，测定其血脂水平：①肾虚证的总胆固醇(TC)明显上升，其平均值为(5.78±0.42)mmol/L，30例正常人为(4.15±0.31)mmol/L，$P<0.01$。18例非肾虚证上升为(4.19±0.33)mmol/L，明显低于肾虚证，$P<0.05$。②肾虚证高密度脂蛋白－胆固醇(HDL－Ch)明显下降为(0.49±0.17)mmol/L，正常人为(1.27±0.14)mmol/L，$P<0.01$。非肾虚证明显下降为(0.80±0.15)mmol/L，明显高于肾虚证，$P<0.05$。③肾虚证低密度脂蛋白－胆固醇(LDL－Ch)明显上升为(3.38±0.39)mmol/L，正常人为(3.22±0.51)mmol/L，$P<0.05$。非肾虚证明显上升为(3.33±0.44)mmol/L，明显低于肾虚证，$P<0.05$。④肾虚证apoA－1明显下降为(1.07±0.15)g/L，正常人为(1.26±0.23)g/L，$P<0.01$。非肾虚证明显下降(1.22±0.19)g/L，明显高于肾虚证，$P<0.05$。⑤肾虚证apoB－100明显上升为(1.55±0.34)g/L，正常人为(0.93±0.14)g/L，$P<0.01$。非肾虚证明显下降(1.49±0.37)g/L，明显低于肾虚证，$P<0.05$。⑥肾虚证甘油三脂(TG)明显上升为(3.13±0.63)mmol/L，正常人为(1.12±0.33)mmol/L，$P<0.01$。非肾虚证明显上升为(1.92±0.36)mmol/L，明显低于肾虚证，$P<0.01$

TC、TG、LDL－Ch、apoB－100明显上升，HDL－Ch、apoA－1明显下降可以作为肾虚证的诊断依据。

(四)骨矿(骨钙)量诊断学

1. 赵玉堂等[4]测定502例肾虚证患者及3079例健康人的骨矿含量即钙含量。将左前臂尺骨鹰嘴到尺骨茎突远端1/3交界点作为测量点。测定结果说明：女性35岁，男性40岁以前，骨钙含量随年龄增长而增加，呈正相关，骨钙含量平均每年增加速率，女性为0.010379/cm^2，男性为0.01179g/cm^2，男性快于女性。这正是人体骨骼生长、发育致成熟阶段；女性 36 ~ 42 岁（平均 39 岁），男性 41 ~ 48 岁（平均 45 岁）以后，骨钙含量随年龄增长而下降，呈负相关，平均每年下降速率，女性为 0.005289/cm^2，男性为 0.002419/cm^2，女性快于男性。

肾虚者的骨钙含量明显低于同年龄组的健康者，$P<0.01$。①45 ~ 54 岁：90 例女性健康者骨钙含量的平均值为（0.682 ±0.041）g/cm^2，70 例女性肾虚证为（0.58 ±0.04）g/cm^2。②55 ~ 64 岁：92 例女性健康者的骨钙含量为（0.625 ±0.048）g/cm^2，120 例女性肾虚证为（0.516 ±0.047）g/cm^2。③65 ~ 74 岁：74 例女性健康者的骨钙含量为（0.567 ±0.047）g/cm^2，77 例女性肾虚证为（0.472 ±0.053）g/cm^2。④11 例 75 岁以上女性健康者的骨钙含量为（0.528 ±0.052）g/cm^2，10 例 75 岁以上女性肾虚证为（0.456 ±0.082）g/cm^2。⑤45 ~ 54 岁：89 例男性健康者的骨钙含量为（0.801 ±0.035）g/cm^2，52 例男性肾虚证为（0.708 ±0.041）g/cm^2。⑥55 ~ 64 岁：54 例男性健康者的骨钙含量为（0.77 ±0.039）g/cm^2，73 例男性肾虚证为（0.659 ±0.046）g/cm^2。⑦65 ~ 74 岁：64 例男性健康者的骨钙含量为（0.74 ±0.071）g/cm^2，84 例男性肾虚证为（0.633 ±0.06）g/cm^2。⑧30 例 75 岁以上男性性健康者的骨钙含量为（0.73 ±0.046）g/cm^2，16 例 75 岁以上男性性肾虚证为（0.582 ±0.06）g/cm^2。骨钙含量明显低于同年龄组的健康者可以作为肾虚证的诊断依据。

2. 郭素华等[5]的成都地区门诊和住院 2038 例患者，40 ~ 69 岁，其中肾虚证 1144 例，男 320 例，包括 40 ~ 49 岁 81 例，50 ~ 59 岁 101 例，60 ~ 69 岁 138 例。女 824 例，其中 40 ~ 49 岁 257 例，50 ~ 59 岁 356 例，60 ~ 69 岁 211 例。无肾虚证 608 例，男 306 例，女 302 例。肺虚证 164 例，男 80 例，女 84 例。脾虚证 152 例，男 76 例，女 76 例。成都地区正常成人汉族人 460 例，男 184 例，女 276 例。测量人体右桡骨中下端 1/3 交界处，所得数据有骨线密度（BMC）、骨宽度（BW）、骨面密度（BMC/BW），对肾虚证与无肾虚证患者骨密度、正常人骨密度进行观察。同性别、同年龄组的骨线密度和骨面密度比较，肾虚证明显低于非肾虚证，$P<0.05 \sim 0.01$，骨面密度更明显，$P<0.01$。结论与赵玉堂等的观察是一致的。

肾虚证桡骨骨矿含量的平均值几乎都低于正常值减去 1 倍标准差。如果将 40 ~ 49 岁的骨密度正常值减去 2 倍标准差，本资料多显示为肾虚证。男性骨密度的平均值为（0.695 ±0.079）g/cm^2，下限为（0.695 −0.079 =0.616）g/cm^2，女性骨密度的平均值为（0.616 ±0.110）g/cm^2，下限为（0.616 −0.110 =0.506）g/cm^2，作为判别肾虚证的临界值，即男性骨密度 <0.6g/cm^2，女性骨密度 <0.5g/cm^2，可以作为肾虚证的诊断依据。经临床反馈验证，男性相关符合率为 76%，女性相关符合率为 80%。

将不同虚证骨密度比较，肾虚证与同性别、同年龄组脾虚证和肺虚证骨线密度和骨面密度比较，肾虚证均低于脾虚证和肺虚证，其中部分性别、年龄组有显著性差异，有利于肾虚证与脾虚证、肺虚证的鉴别。下文介绍肾虚证、脾虚证、肺虚证骨面密度（单位为 g/cm^2）的资料：①男性 40 ~ 49 岁中 81 例肾虚证明显下降，其平均值为 0.695 ±0.079，104 例正常人为 0.810 ±0.089，$P<0.01$。18 例脾虚证和 16 例肺虚证的骨面密度下降，但明显高于肾虚证，分别为 0.740 ±0.099、0.761 ±0.074，$P<0.01$。②男性 50 ~ 59 岁中 101 例肾虚证明显下降为 0.685 ±0.095，70 例正常人为 0.818 ±0.084，$P<0.01$。31 例脾虚证和 33 例肺虚证的骨面密度下降，但明显高于肾虚证，分别为 0.717 ±0.059、0.734 ±0.071，$P<0.01$。③男性 60 ~ 69 岁中 138 例肾虚证明显下降为 0.654 ±0.105，10 例正常

人为0.745±0.092，$P<0.01$。27例脾虚证和33例肺虚证的骨面密度下降，但明显高于肾虚证，分别为0.740±0.217、0.704±0.107，$P<0.01$。④女性40~49岁中257例肾虚证明显下降为0.616±0.110，129例正常人为0.692±0.093，$P<0.01$。18例脾虚证和16例肺虚证的骨面密度下降，但高于肾虚证，分别为0.746±0.099、0.636±0.065，脾虚证明显高于肾虚证，$P<0.05$。⑤女性50~59岁中356例肾虚证明显下降为0.557±0.092，111例正常人为0.669±0.104，$P<0.01$。34例脾虚证和34例肺虚证的骨面密度下降，但明显高于肾虚证，分别为0.658±0.109、0.603±0.083，$P<0.01$。⑥女性60~69岁中211例肾虚证明显下降为0.482±0.091，36例正常人为0.618±0.093，$P<0.01$。12例脾虚证和33例肺虚证的骨面密度下降，但明显高于肾虚证，分别为0.543±0.065、0.538±0.082，$P<0.05$、$P<0.01$。

3. 蔡新吉等[6]的184例住院患者中，男102例，女82例。45岁以内成人期84例，45~60岁老年前期70例，大于60岁老年期30例。糖尿病110例，慢性肾炎36例，慢性再生障碍性贫血38例。其中肾虚证104例，非肾虚证80例。对照组选择150名健康人，成人期73名，老年前期57名，老年期20名。检测部位以右尺、桡骨中、下1/4交界处作为测量点。检测时，将探头对准量点，仪器由微机自动控制，并自动显示骨矿物含量(g/cm)。

尺、桡骨骨矿物含量成人期、老年前期和老年期肾虚证明显低于非肾虚证及对照组。例如62例成人男性肾虚证桡骨骨矿物含量明显低于非肾虚证及对照组，其平均值分别为(0.731±0.083)g/cm^2、(0.845±0.021)g/cm^{2}及(0.659±0.046)g/cm^2。肾虚证明显低于对照组、非肾虚证，$P<0.01$。非肾虚证明显低于对照组，$P<0.05$，提示糖尿病、慢性肾炎及慢性再生障碍性贫血均有轻度的肾虚证。在糖尿病、慢性肾炎和慢性再生障碍性贫血3种疾病中，肾虚证骨矿物的含量明显下降，例如糖尿病肾虚证桡骨骨矿物的含量明显地低于非肾虚证及对照组，其平均值分别为(0.651±0.083)g/cm^2、(0.792±0.013)g/cm^{2}及(0.744±0.057)g/cm^2。因此，尺、桡骨骨矿物含量的下降是肾虚证定性、定量的诊断依据。

4. 王际孝等[7]研究发现，人群骨矿分布随年龄不同而有较大的变化，男、女骨矿含量及骨密度的峰值年龄在25~35岁之间，中老年以后则逐渐减少，年龄越大，其减少越明显。中老年人肾虚证的发生率随年龄的增长而逐渐升高，肾虚证的骨密度明显低于同年龄健康人。

（五）生命质量诊断学

1947年世界卫生组织给健康下定义为“健康不仅仅是没有疾病或虚弱，而是包括身体、心理和社会方面的完好状态”。生命质量正是从这几方面的综合指标来评价健康状况的。本研究发现，肾虚证与生命质量关系密切，即肾虚者生命质量下降。吴燕等[8]研究发现肾虚者的生命质量下降。测定433例离退休干部与知识分子生命质量的量表是由35个专家使用特尔菲法(Delphi)确定的，量表中分身体、心理和社会适应性三个方面。身体方面有32项，包括身体各系统常见症状；心理方面有26项，包括认知能力、情感控制及睡眠方面的症状或问题；社会适应性包括10项社会交往方面的问题，以上各项均有一项权重系数。每例通过计算获得的分值在1~100之间，得分越高表示生命质量越低。生命质量大于75者定为生命质量差，是老年肾虚证的一个诊断依旧。

老年肾虚证发生率为40.88%，无肾虚证者为50.57%，无其他虚证者为8.55%。男女两组肾虚证发生率有极显著性差别，女性高于男性，分别为39.5%和43.0%。不同年龄组肾虚证发生率随年龄增大而增高，差别有极显著性，50~59岁为31.95%；60~69岁为45.87%；70岁以上为72.41%。

肾虚证者经常有烦恼的比例高于无肾虚者，差别有显著性意义，分别为18.7%及10.85%。无肾虚证者有衰老感所占比例明显低于有肾虚证者，分别为23.87%及12.44%。经常有烦恼和有衰老感时应该考虑肾虚证的存在。

可以得出结论，要具体地缓解肾虚者的症状，改善其生命质量，延长寿命，已不是简单地改善生活和劳动条件、卫生设施以及日益完善某些疾病的治疗方法所能解决的，还需要采取中药治疗，补肾历来是中医药物疗法中主要的养生益寿方法。研究表明，补肾能提高老年机体的代偿反应潜力，具有调节性治疗的特点。当人们出现某种功能衰退、生命质量下降时，采取补肾治疗，必然能推迟或防止老化过程的开始，至少能提高生命质量，增加健康工作和生活的年限。

(六)微量元素诊断学

1. 王东方等[9]的120例感觉神经性耳聋中，包括单侧耳聋39例，双侧81例。突发性耳聋43例；爆震性耳聋5例，9耳；噪音性耳聋11例，22耳；药物性耳聋6例，12耳；原因不明55例，108耳。进行铁的测定：①肾虚证34例(其中10例伴有慢性肾炎，6例伴有肾病综合征)，非肾虚证86例。肾虚证血清铁明显下降，其平均值为(10.73±6.06)μmol/L，50例正常人为(19.27±5.71)μmol/L，$P<0.01$。非肾虚证为(18.86±4.91)μmol/L。②血清总铁结合力明显下降为(54.84±8.68)μmol/L，正常人为(67.03±9.06)μmol/L，$P<0.01$。非肾虚证为(66.58±8.84)μmol/L。③血清运铁蛋白明显下降为(1.96±0.24)g/L，正常人为(2.43±0.28)g/L，$P<0.01$。非肾虚证为(2.48±0.26)g/L。因此，治疗感觉神经性聋肾虚证时，在中医补肾的基础上，应重用含铁量较高的中药，如磁石等。

2. 傅晓东等[10]的41例肾病综合征，其中23例肾虚证者血清铁、锌明显下降，其平均值分别为(16.58±2.03)mmol/L、(15.23±4.48)mmol/L。18例非肾虚证分别为(18.15±4.02)mmol/L、(17.64±2.14)mmol/L。肾虚证与健康人血清铜、镁含量无明显差异。

3. 张凤山等[11]测定了79例肾虚病人头发及血清微量元素的含量，血锌、铬，头发铬、钙、钴明显低于正常值。血铬、头发钙还明显低于其他虚证病人。头发钼明显高于其他虚证病人。

4. 俞军等[12]采用日本岛津AA646型原子吸收分光光度计测定血清微量元素：①55例慢性肾病的肾虚证患者血清锌的含量明显下降，其平均值为(16.46±1.97)mmol/L，30例正常人为(17.68±1.99)mmol/L，$P<0.05$。②肾虚证血清铜微上升为(17.73±2.68)mmol/L，30例正常人(17.48±2.88)mmol/L。③肾虚证血清铁明显下降为(15.53±4.23)mmol/L，30例正常人(19.97±4.06)mmol/L，$P<0.01$。④肾虚证血清镁为(1.04±0.21)mmol/L，30例正常人(1.05±0.17)mmol/L。

（七）免疫诊断学

1. 许得盛等[13]的40例肾虚证中有13例慢性支气管炎，4例慢性肠胃炎，3例心血管病，7例其他疾病，13例未确诊疾病等。对照组20例中有7例慢性支气管炎，3例慢性肠胃炎，2例心血管病，3例其他疾病，5例未确诊等。肾虚证淋转率明显下降，平均值为(26492±17848)cpm，23例正常人为(50145±22033)cpm，$P<0.05$。用右归饮治疗，熟地9g，山茱萸3g，山药6g，枸杞子6g，杜仲6g，肉桂6g，附子6g，甘草6g，由上海练塘制药厂加工成浸膏片(每15片含原方规定生药剂量的50%)，每次5片，1天3次，疗程为3个月。治疗后明显上升为(52933±38142)cpm，$P<0.01$。

2. 肾虚证的自然杀伤细胞活性明显下降，其平均值为(27.8±9.18)%，对照组为(39.33±7.90)%，$P<0.01$。治疗后明显上升为(41.20±13.20)%，$P<0.01$。

3. 肾虚证的嗜中性粒细胞吞噬指数为0.28±0.12，正常人为0.29±0.03，治疗后提高为0.30±0.13。

4. 肾阳虚证的C_3补体下降，其平均值为(1.66±0.59)g/L，正常人为(1.80±0.36)g/L。

5. 肾虚证的干扰素(γ-IFN)明显下降，其平均值为(790±691)ng/L，正常人为(1392±531)ng/L，$P<0.05$。用右归饮治疗3个月后上升(969±730)ng/L。

6. 肾虚证的循环免疫复合物明显上升，其平均值为(0.21±0.09)OD值，正常人为(0.15±0.03)OD值，$P<0.05$。治疗后明显下降为(0.14±0.05)OD值，$P<0.01$。

7. 肾虚证的白细胞介素Ⅱ(IL-2)下降为(8.42±5.64)U/L，正常人为(10.31±2.05)U/L。用右归饮治疗3个月后上升为(9.70±5.97)U/L。

（九）血液流变诊断学

除泳等[14]的59例慢性肾病中，43例肾虚证的血液流变学表现：①肾虚证全血高切黏度比明显下降，其平均值为3.96±0.73，非肾虚证为6.32±1.18，健康人为4.98±0.41，$P<0.01$。②肾虚证全血低切黏度比明显下降为5.33±1.16，非肾虚证为7.71±1.58，健康人为6.22±1.34，$P<0.01$。③肾虚证血浆黏度比明显上升为1.99±0.42，非肾虚证为1.73±0.23，正常人为1.57±0.25，$P<0.01$。④肾虚证红细胞压积明显下降为(41±8)%，正常人为(49±7)%，$P<0.01$。非肾虚证为(47±6)%。⑤肾虚证血沉方程K值明显升高为41.3±10.4，正常人为35.4±12.3，$P<0.05$。非肾虚证为35.2±11.1。因此，全血黏度比和红细胞压积均明显下降，血浆黏度比和血沉方程K值明显升高，可以作为肾虚证的诊断依据。

（十）脑电图脑诱发电位诊断学

朱世明[15]的47例肾虚证。平均年龄42.3岁，男30例，女17例。非肾虚组60例(包括正常人及其他脏虚者)。应用Neuromatic-2000C型双道神经肌电描记仪分别检测体感诱发电位(SEP)和听觉诱发电位(AEP)，电极位置参照国际脑电图学会标准。肾虚证的SEP的P_3波和N_3波峰潜伏期的平均值分别为(48.68±3.22)、(71.23±7.69)ms比非肾虚者的(42.59±3.67)、(63.42±6.74)ms非常明显地延迟，$P<0.01$。

肾虚证的AEP，38个耳1波缺失，占40.42%，缺失率明显增高，而非肾虚证26个耳 1 波缺失，占 21.67%。肾虚证的平均听阈为(52.64 ± 5.78)dB，明显高于非肾虚证的(44.72 ± 4.23)dB。

体感诱发电位的 P_3 波和 N_3 波峰潜伏期非常明显地延迟，听觉诱发电位 1 波缺失率明显增高，平均听阈明显升高，可以作为肾虚证的诊断依据。

参考文献

[1]俞军，等．肾病听力损害及血脂水平与肾虚证关系探讨．辽宁中医杂志，1999，26(4)：150～152.

[2]陈小峰，等．肾与白细胞介素的关系一附 28 例肾虚患者的临床研究．中国中医基础医学杂志，2000，6(12)：807～809.

[3]申春娣，等．肾虚证与红细胞钢性的研究．中国中医基础医学杂志，1995，1(2)：28～30.

[4]赵玉堂，等．骨矿含量与肾虚、肾主骨关系的研究．中国骨质疏松杂志，1996(2)：19.

[5]郭素华，等．肾虚证与骨密度的关系．中国中西医结合杂志，1995，15(11)：655.

[6]蔡新吉，等．肾虚证患者骨矿物含量改变的初步探讨．中国中西医结合杂志，1994，14(3)：154.

[7]王际孝，等．成年人群骨矿含量及中老年肾虚对骨矿影响的研究，中医杂志，31(9)：539.

[8]吴燕，等．肾虚证与生命质量关系的分析．同济医科大学学报，1994，23(增刊2)：141～143.

[9]王东方，等．感觉神经性聋铁生化测定与中医肾虚关系初探．辽宁中医杂志，1995，22(2)：49～50.

[10]傅晓东，等．肾病综合证听力应清微量元素与肾虚证关系初探．辽宁中医杂志，1996，23(1)：1～2.

[11]张凤山，等．肾虚病人头发及血清微量元素的变化．哈尔滨医科大学学报，1994(4)：39.

[12]俞军，等．慢性肾病患者听力损伤及血清微量元素与肾虚证关系的探讨．中国中西医结合杂志，1996，16(1)：274～276.

[13]许得盛，等．右归饮、四君子汤、桃红四物汤调节肾虚、脾虚、血瘀证患者免疫功能的观察．中国中西医结合杂志，1999，19(12)：712～714.

[14]除泳，等．慢性肾病患者听力损害及血液流变学与肾虚证关系的探讨．中国中西医结合耳鼻喉科杂志，1996，4(1)：5～8.

[15]朱世明．从肾虚证脑诱发电位变化研究“肾脑相关”和“肾耳相关”．山东中医学院学报，1994，18(6)：42.

第二节　肾气虚证

一般中医诊断学没有提到肾气虚证，不少中医文献中介绍了此证。肾气虚证者病情加重，发展为肾阳虚证。

(一)血压诊断学

方素钦等[1]的 672 例体检中老年人，排除有明显的心、脑、肾器质性损害，男 379 例，女 293 例、肾虚证 578 例，无虚证者(对照组)94 例、肾虚证中有肾气虚证 334 例，肾阴虚证 156 例，肾阳虚证 88 例。肾气虚证的收缩压、舒张压、脉压及平均动脉压明显上升，分别为(16.89 ± 2.85)、(10.40 ± 1.60)kPa、(6.49 ± 2.13)及(14.73 ± 2.29)kPa，无虚证者分别为(14.80±1.55)、(9.45±1.21)kPa、(5.36±1.28)及(13.02±1.31)kPa，$P<0.05$。肾阳虚证的收缩压、舒张压、脉压及平均动脉压明显上升，分别为(17.32±2.81)、(10.71±1.40)、(6.61±1.95)、(15.12±2.25)kPa，$P<0.05$。肾阴虚证上升更明显，分别为(19.64±1.84)、(11.02±1.62)、(8.17±2.41)及(16.77±1.36)kPa。肾阴虚证的收缩压、脉压及平均动脉压脉明显高于肾阳虚证，$P<0.05$。肾气虚证的收缩压、舒张压、脉压及平均动脉压明显低于肾阳虚证，$P<0.05$。肾阳虚证，收缩压、舒张压及脉压明显上升可以作为肾气虚证的诊断依据。血压以下列次序递增：无虚证者<肾气虚证<肾阳虚证<肾阴虚证，高血压肾气虚证随着血压的上升而发展为肾阳虚证，进一步发展为肾阴虚证。肾气虚证与肾阳虚证、肾阴虚证不难进行鉴别。

(二)血液检验诊断学

1. T细胞亚群诊断学

方素钦等肾气虚证的T细胞亚群失调，测定其白细胞分化抗原：①肾气虚证白细胞分化抗原$_3$(CD_3)下降，其平均值为(57.40±9.51)%，94例无虚证为(58.14±10.01)%。②肾气虚证CD_3绝对值为(1.19±0.47)%，无虚证为(1.21±0.47)%。③肾气虚证的CD_4明显下降为(38.64±7.92)%，无虚证为(41.16±5.23)%，$P<0.05$。④肾气虚证CD_4绝对值下降为(0.80±0.33)%，无虚证为(0.85±0.31)%。⑤肾气虚证CD_8上升为(28.48±7.28)%，无虚证为(27.54±8.29)%。肾气虚证CD_8明显低于肾阳虚证CD_8的(31.58±4.20)%，$P<0.05$。⑥肾气虚证CD_8绝对值上升为(0.59±0.25)%，无虚证为(0.57±0.24)%。⑦肾气虚证的CD_4/CD_8明显下降为1.42±0.40，无虚证为1.62±0.50，$P<0.05$。肾气虚证明显高于肾阳虚证的1.19±0.25，$P<0.05$。⑧肾气虚证的CD_4绝对值/CD_8绝对值明显下降为0.03±0.01，无虚证为0.034±0.01，$P<0.05$。明显高于肾阳虚证的0.02±0.01，$P<0.05$。

T细胞亚群失调状态时，CD_4、CD_4/CD_8、CD_4绝对值/CD_8绝对值、CD_4/CD_8明显下降，CD_8明显上升可以作为肾气虚证的诊断依据。

T细胞亚群失调状态，肾气虚证的CD_3、CD_3绝对值、CD_4、CD_4绝对值、CD_8、CD_4/CD_8、CD_4绝对值/CD_8绝对值位于肾阳虚证和正常值之间，再次说明如血压的变化一样，肾气虚证随着病情的发展而转变为肾阳虚证。

2. 性激素诊断学

方素钦等报道，672例体检的中老年人，测定其血清睾酮(T)及雌二醇(E_2)：①201例男性肾气虚证的E_2上升，其平均值为(0.06±0.03)pmol/L，26例对照组为(0.05±0.003)pmol/L，男性肾气虚证的E_2明显低于58例男性肾阳虚证的(0.07±0.04)pmol/L，$P<0.05$。肾阴虚证为(0.06±0.03)pmol/L。②男性肾气虚证血清T下降为(20.81±5.92)nmol/L，对照组为(22.60±7.09)nmol/L，明显高于肾阳虚证的(15.34±5.14)nmol/L，$P<0.05$。肾阴虚证为(20.13±5.53)nmol/L。③肾气虚证的T/E_2下降为422.8±266.4，对照组为488.8±151.9。肾气虚证的T/E_2明显高于肾阳虚证的320.4±306.42，$P<0.05$。肾阴虚证为399.2±188.3。④女性肾气虚证的E_2下降为(0.02±0.02)pmol/L，68例对照组为(0.04±0.003)pmol/L，30例肾阳虚证为(0.01±0.02)pmol/L，62例肾阴虚证为(0.02±0.03)pmol/L。⑤女性肾气虚证血清T上升为(1.10±

0.50)nmol/L，对照组为(0.89±0.27)nmol/L，女性肾气虚证血清T明显低于肾阳虚证的(1.42±0.67)nmol/L，$P<0.05$。肾阴虚证为(1.02±0.44)nmol/L。⑥肾气虚证的T/E_2明显上升为91.14±59.89，对照组为29.29±16.51，$P<0.05$。肾气虚证的T/E_2明显低于肾阳虚证的172.7±121.52，$P<0.05$。肾阴虚证为86.58±54.93。

(二)红细胞超氧化物歧化酶诊断学

罗陆一等[2]的26例慢性肾炎肾气虚证红细胞超氧化物歧化酶的活性明显下降，其平均值为(16.54±5.65)U/mg血红蛋白，48例正常人为(20.37±6.80)U/mg血红蛋白，$P<0.05$。

(三)血浆血栓素β_2及6－酮前列腺素诊断学

朱肝疆等[3]对60例慢性肾炎患者进行血浆血栓素β_2(TXB_2)、6－Keto－$PGF_{1\alpha}$测定，结果显示血浆TXB_2均上升，其测定值依次递增：对照组＜肾气虚证＜肾阳虚证＜肾阴虚证。

(四)骨矿(骨钙)量诊断学

郭素华等[4]的2038例40～69岁成都地区门诊和住院患者中，排除患有影响骨代谢的内分泌疾病和医源性疾病，包括肾气虚证439例，男135例，女304例，无肾虚证608例。正常成都地区成人汉族人460例。测量人体右桡骨中下端1/3交界处，所得数据有骨线密度(BMC)、骨宽度(BW)、骨面密度(BMC/BW)。

在同性别、同年龄组中，肾气虚证的骨密度明显高于肾阳虚证及肾阴虚证。介绍肾气虚证、肾阳虚证、肾阴虚证骨面密度(BMC/BW，单位为g/cm^2)的资料如下：①32例40～49岁男性肾气虚证明显下降，其平均值为0.702±0.080，104例正常人为0.810±0.089，$P<0.01$。34例肾阴虚证和15例肾阳虚证的骨面密度下降，但低于肾气虚证，分别为0.692±0.066、0.689±0.104。②46例50～59岁男性肾气虚证明显下降，其平均值为0.701±0.113，104例正常人为0.810±0.089，$P<0.01$。30例肾阴虚证和25例肾阳虚证的骨面密度下降，但低于肾气虚证，分别为0.685±0.086、0.656±0.062，$P<0.05$。③57例60～69岁男性肾气虚证明显下降，其平均值为0.659±0.077，104例正常人为0.810±0.089，$P<0.01$。29例肾阴虚证和25例肾阳虚证的骨面密度分别为0.664±0.087、0.643±0.135。④140例40～49岁女性肾气虚证明显下降，其平均值为0.624±0.132，104例正常人为0.810±0.089，$P<0.01$。59例肾阴虚证和15例肾阳虚证的骨面密度下降，分别为0.620±0.072、0.592±0.081。肾气虚证明显高于肾阳虚证，$P<0.05$。⑤202例50～59岁女性肾气虚证明显下降，其平均值为0.570±0.090，104例正常人为0.810±0.089，$P<0.01$。59例肾阴虚证和58例肾阳虚证的骨面密度下降，分别为0.496±0.099、0.524±0.089。肾气虚证明显高于肾阳虚证，$P<0.01$。⑥97例60～69岁女性肾气虚证明显下降，其平均值为0.502±0.078，104例正常人为0.810±0.089，$P<0.01$。38例肾阴虚证和76例肾阳虚证的骨面密度下降，分别为0.561±0.090、0.448±0.095。肾气虚证明显高于肾阳虚证，$P<0.01$。

肾气虚证骨密度明显高于肾阳虚证，再一次证明肾气虚证病情加重可发展为肾阳虚证。气属阳，耗气或损阳又可发展为肾阴虚证，因此，肾气虚证骨密度也明显高于肾阳虚证。

（五）尿渗透压和溶质清除率诊断学

高菁[5]报道，20例肾功能正常的肾病综合征（内生肌酐清除率均大于(90±10)ml/min；血肌酐小于1.5mg/dl）中，5例肾气虚证的尿渗透压（Uosm）明显下降，其平均值为(539±178.8)mosm/(kg·H_2O)，明显高于在正常范围的肾阴虚证（标准晨尿Uosm≥700mosm/(kg·H_2O)的(760±113.8)mosm/(kg·H_2O)，$P<0.05$。肾气虚证的病情恶化、发展为肾阳虚证，Uosm继续下降，8例肾阳虚证的Uosm为(443±162.0)mosm/(kg·H_2O)，说明肾气虚证的病情比肾阳虚证轻。

肾气虚证的溶质清除率（Cosm）1.42ml/min明显下降，正常人应大于3.00ml/min。明显低于肾阴虚证的2.20ml/min，$P<0.05$。肾阳虚证为1.15ml/min，也说明肾气虚证的病情恶化、发展为肾阳虚证的规律。

当内生肌酐清除率、血肌酐正常时，肾气虚证的Uosm、Cosm的灵敏度高，已经明显下降，反映出肾功能受到损害。

（六）单克隆抗体诊断学

武文斌等[6]应用单克隆抗体OKT系列检测T细胞亚群与肾气盛衰规律的关系：8~24岁年龄组的OKT_3、OKT_4较25~40岁组为低，与年龄呈中度正相关。25~40岁组的OKT_3、OKT_4较其他组高。41~64岁年龄组的OKT_3、OKT_4较25~40岁组为低，与年龄呈中度负相关。OKT_8有所增高，与年龄呈轻度正相关。提示T淋巴细胞亚群变化与中医肾气盛衰规律有密切联系，OKT_3、OKT_4、OKT_8水平的变化可以作为肾气盛衰辨证的依据。

（七）微循环诊断学

胡国庆等[7]40例肾气虚证的微循环观察所见：①微循环血管轮廓模糊者明显增多，占58.15%，22例正常人占4.55%，$P<0.05$。②血色鲜红者占12.5%，正常人占90.91%；血色暗红者占45%，正常人无；血色淡红者占42.5%，正常人占9.09%，血色淡红和暗红多见，$P<0.05$。③血流呈线状者占7.5%，呈粒状占2.5%，呈瘀滞者占5%，呈虚线状占37.5%，呈断线状占47.5%，正常人分别为52.38%、0%、0%、28.57%、23.81%，$P<0.05$。④微循环血流速度明显减慢为0.24mm/s，正常人为(0.32±0.09)mm/s，$P<0.01$。⑤微循环血管血液流量明显下降为12.95μm^3/s，正常人为(18.41±5.95)μm^3/s，$P<0.01$。⑥正常发夹状管襻明显下降为16.79±7.42，正常人为29.27±6.5。扭曲管襻明显上升为8.03±5.08，正常人为2.55±2.6，$P<0.01$。扩张管襻为2.1%，正常人为(2.64±2.4)%。

（八）心机图诊断学

史载祥等[8]的肾气虚证23例，包括冠心病心绞痛7例，原发性心肌病1例，肺原性心脏病3例，慢性气管炎肺气肿2例，支气管肺癌4例，慢性肾炎6例。用NIHON-KON-DEN RM-45型多导生理记录仪同步记录心电图、心音图、颈动脉搏动图及心尖搏动图。观察肾气虚证的下列指标：①心率（HR）明显加快，其平均值为(75.04±2.77)次/分，200例正常人为(71.07±0.67)次/分。②左室射血前时间（PEP）明显延长为(101.78

±2.70)ms，正常人(96.75±0.89)ms。③左室射血时间(LVET)明显缩短为(273.84±5.76)ms，正常人(285.38±1.34)ms。④心机械收缩时间(QS_2)缩短为(375.66±6.65)ms，正常人(382.11±1.72)ms。⑤PEP/LVET下降为0.38±0.01，正常人为0.34。⑥机械收缩时间(MST)缩短为(315.26±6.78)ms，正常人为(332.58±1.60)ms。⑦等容收缩期(ICT)缩短为(41.36±2.82)ms，正常人为(47.39±0.73)ms。⑧LVET/ICT下降为7.49±0.65，正常人为6.37±0.13。⑨IRP明显延长为(139.38±10.63)ms，正常人(115.39±1.77)ms。⑩a%比值明显增大为11.18±2.80，正常人7.37±0.32。⑪快速充盈期(RFT)缩短为(66.71±5.88)ms，正常人为(74.09±1.43)ms。⑫缓慢充盈期(SFT)缩短为(180.38±21.31)ms，正常人为(249.95±9.07)ms。⑬SFT/RFT下降为3.18±0.11，正常人为2.83±0.41。23例肾气虚证与正常人比较，MST、ICT、SFT明显缩短，PEP、IRP延长，PEP/LVET比值增大。正常人PEP/LVET的上限为0.42，肾气虚证的0.38尚居正常范围之内。

参考文献

[1]方素钦，等．中老年人肾虚证与性激素及免疫功能的研究．福建中医药，2002，33(2)：1~3.
[2]罗陆一，等．慢性肾炎肾气虚患者红细胞超氧化物歧化酶变化．中西医结合杂志，1987，7(10)：587.
[3]朱肝疆，等．慢性肾小球疾病TXB_2，6-Keto-$PGF_{1α}$的改变．实用中西医结合杂志，1991，4(4)：338.
[4]郭素华，等．肾虚证与骨密度的关系．中国中西医结合杂志，1995，15(11)：655.
[5]高菁．尿渗透压测定与中医证的关系探讨——附185例病案分析．北京中医药大学学报，1995，18(1)：53~55.
[6]武文斌，等．T细胞亚群与肾气盛衰规律的探讨．辽宁中医杂志，1995，22(6)：242.
[7]胡国庆，等．气虚证与微循环的研究．上海中医药杂志，1990(5)：46.
[8]心气虚与左心功能不全研究概述．上海中医药杂志，1983(8)：25~27.

第三节 肾阳虚证

肾阳是人体生命活动的原动力，为人体生命之根本，被视为生命的象征，受到历代医家的重视。现代医家对肾阳虚的研究表明，肾阳虚的出现标志着机体各种功能处于低下状态。肾阳虚因有轻重程度的差异，有病前肾阳虚体质和临床肾阳虚证的区别。肾阳虚证为肾阳虚衰，温煦失职，气化失权，因久病不愈，或常常由于劳损过度，或年老体衰所致。肾阳虚证呈现下丘脑(或更高的中枢)调节功能的紊乱。下丘脑是神经、体液、内分泌的整合中枢，连接神经、内分泌、免疫三大系统，现称神经-内分泌-免疫整合网。

(一)症状诊断学

1. 肾阳虚证半定量化诊断学

严石林等[1]的研究，通过大量临床调查，从中提取最能反映肾阳虚证的40个症状体征，每项症状按轻、中、重度予以描述：①腰膝酸痛：隐隐约约感到腰膝酸痛，可自然消失，痛苦不大(轻度)；劳累后腰膝酸痛，休息或按压后，可以好转活动自如(中等)；经常腰膝酸痛，休息按压后不能减轻，弯曲转侧困难(重度)。以后均按轻度、中等、重度的次序描述肾阳虚证的症状体征。②畏寒：时有怕冷，稍有怕风，不必增加衣被；经常怕冷，畏风，想穿厚的衣服；极度怕冷不敢见风，必须穿厚实的衣服。③肢冷：自不觉冷，摸腕踝关节以下有冷感；自觉手足发冷，摸腕踝关节的上下有冷感；自觉手足如冰，摸肘膝关节以下，冷感明显。④腰背发冷：腰背时有冷感，不必增加衣被；腰背经常发冷，喜温喜热，适当增加衣被；腰冷如冰，着厚的衣被也不能缓解寒冷。⑤头晕目眩：偶尔略感头昏眼花，随即自行消失；经常感到头昏眼花，时轻时重，但闭目能止；头昏眼花，天旋地转，如坐舟车，站立不稳，不能自止。⑥耳鸣：偶尔出现，时间短，很快消失；时有耳鸣，夜深人静时较明显；持续耳鸣，鸣声较大。⑦精神萎靡：劳倦后出现精神不振，休息后容易恢复；不因任何原因，容易出现精神疲倦，休息后不易恢复；整天无精打采，疲惫不堪，休息后不能恢复。⑧面目水肿：面目时有轻度水肿，皮薄不发亮；面目经常水肿，皮薄发亮，按之凹陷不显；面目明显水肿，眼裂变窄，皮薄光亮，按之有凹陷。⑨阳痿：阴茎能勃起，但进入阴道立即射精；阴茎虽能勃起但举而不坚，不能进入阴道；阴茎完全不能勃起，不能进行性交。⑩阴冷：阴囊略有冷感，得温则减；阴冷发凉，得温难减；阴冷如冰，冷汗淋漓，得温不减。⑪滑精：偶尔滑精，每月2~3次，能进行性生活，但无快感；不时滑精，每月3~6次，性欲淡漠，精神不振；经常滑精每月6次以上，无性欲要求，身倦乏力。⑫早泄：性交不足2分钟即射精；阴茎刚插入即射精；还未进入阴道已经射精。⑬性欲减退：不易引起性欲冲动，性交无快感；性欲淡漠，不欲同房；没有性欲，排斥异己，厌恶同房。⑭咳喘痰清：偶尔咳嗽气喘，痰白清稀，活动后无明显加重；经常咳嗽气喘，痰白清稀，呼多吸少，活动加重，休息减轻；咳嗽心累气喘，痰白清稀，呼多吸少，动则尤甚，休息无明显减轻。⑮久病不愈：病程6个月~1年；病程2~3年；病程3年以上。⑯口淡无味：口中稍淡，仍有味觉；口中稍淡，口味偏差；口中淡味，毫无味觉。⑰口渴饮水：口中微渴，或口干明显，不想饮水，或渴思温水；口渴明显，饮水量不多，但思温水，饮可解渴；口渴尤甚，饮水量多，但思热水，饮不解渴。⑱口咸：口中略带咸味，偶尔可见；口中有咸味，或吐痰，吐口水中带有咸味；口中常有咸味或吃任何食物只能感觉咸味。⑲尿频：白天5~6次；白天7~8次；白天9次以上。⑳尿后余沥：尿后几滴即尽；尿后滴几滴，停顿片刻又滴几滴，方能解尽；尿后反复滴尿，淋漓不尽。㉑小便失禁：小便自我控制能力较差，偶尔自流或劳累诱发；小便不能控制，容易自己流出，不存在诱发原因；小便完全失控，有一点流一点。㉒夜尿频多：夜晚2~3次；夜晚4~5次；夜晚6次以上。㉓小便清长：尿清，昼夜尿量较正常略为增多；尿清，昼夜尿量明显增多；尿清，昼夜尿量极多，甚至不能控制。㉔小便不利：尿出偶尔不畅，尿道略有不适，尿量基本正常；尿出间断不畅，尿细，尿量略偏少；尿出经常不畅，排尿难，尿量极少。㉕大便秘结：大便干结，排便欠畅，2天1次；大便燥结，排便不爽，3~4天1次；大便干燥，排便艰难，4天以上1次。㉖大便溏稀：大便略稀，每天2次；大便清稀，3~4次/天；大便清稀如水，每天5次以上。㉗大便失禁：尚能控制，偶尔自流；大便已不能控制，不时自遗；大便失约，经常自遗。㉘完谷不化：大便中含有少许食物残渣；大便中含有较多食物残渣；大便清稀如水，食物成形，全未消化。㉙五更泄泻：偶尔清晨5时~6时解便，腹部稍有不适；每日清晨5时~6时解便，腹部隐痛，大便微溏；每日清晨5时~6时解便，腹痛明显，大便清稀。

2. 肾阳虚证常见症状的阳性率

(1)杨勇等[2]茸参补肾胶囊治疗52例肾阳(气)虚证常见的症状：①76.92%畏寒肢冷，下肢尤甚。②73.08%性欲减退。③94.23%神疲乏力。④92.31%夜尿增多。⑤32.69%下肢浮肿。⑥28.84%气短而喘。⑦28.84%大便溏薄。⑧79.63%遗精。口服茸参补肾胶囊(正大青春宝药业有限公司生产)，每次2粒，每天2次，4周为1疗程，连续观察2个疗程。治疗后上述全部症状均明显好转。

(2)李兆秀等[3]35例肾阳虚证常见的症状：100%畏寒肢冷，95.71%腰膝酸痛，85.71%夜尿频多，98.21%阳痿，44.86%遗精，83.92%早泄，84.29%耳聋耳鸣，44.29%面目虚浮，71.43%发脱或齿摇，64.29%尿有余沥或失禁。

(二)检体诊断学

面色苍白或黧黑，舌淡苔白。脉沉细，尺脉尤甚。

1. 肾阳虚证半定量化诊断学

严石林等的研究，对肾阳虚证的40个症状体征进行定量计分，每项按轻、中、重各记1、2、3分。①面色白：面色微微淡白(轻度)；面色淡白，略有光彩(中等)；面色淡白，面目轻度浮肿，白而发光(重度)。以后均按轻度、中等、重度的次序描述肾阳虚证的体征。②面色暗黑：面色灰暗，有光泽；面色黑暗，略带光泽；面色暗黑没有光泽。③下肢水肿：内踝附近有轻度水肿，按之凹陷，不甚明显；膝关节以下经常水肿，按之凹陷明显，尚能逐渐恢复；整个下肢高度水肿，按之如泥，凹陷不易恢复。④苔薄：舌面舌苔似有似无，能清楚看见舌质；舌面有少许舌苔，能见舌质；舌面有层薄薄苔垢，隐隐能见舌质。⑤苔白滑：苔白，舌上有津，舌质细腻；苔白，舌面津液充足，光亮；苔白，舌面水液过剩，伸舌欲滴。⑥舌青紫：舌淡紫，舌面有津，舌红紫，舌面无津；舌青紫，舌面有津，舌绛紫，舌面无津；舌紫，舌面有津，舌紫，舌面无津。⑦舌质淡胖：舌质淡白，舌体略有增大，伸舌时与口唇四周有一定间隙；舌质淡白，舌体略有增大，伸舌时与口唇四周有少许间隙；舌质淡白，舌体增大明显，盈口满嘴，与口唇四周没有间隙。⑧迟脉：脉搏迟慢，一息3.5~4次；脉搏较慢，一息3~3.5次；脉搏极慢，一息3次以下。⑨脉无力：脉象柔弱，应指略有力量；脉象极软，应指缺乏力量；脉象似有似无应指毫无力量。⑩沉脉：轻取、中取，脉搏轻微跳动，重取明显；轻取无脉，中取脉搏轻微跳动，重取明显；轻取、中取无脉，重取才觉明显。⑪尺脉不足，浮取不得，中取、重取脉来略有力量；轻取无脉，中取、重取，力量不足；轻取、中取无脉，沉取隐约感到尺脉跳动。

定性计分，主要症状体征每出现1项记2分；次要症状体征每出现1项记1分。主要症状体征为腰膝酸痛；畏寒；夜尿频多；尺脉不足。次要症状体征：①阳失温煦：肢冷；腰背发冷；面色白；面色暗黑；头晕目眩；精神萎靡；耳鸣。②不主生殖：阳痿；阴冷；滑精；早泄；性欲减退。③水液失调：面目水肿；下肢水肿；口咸；口淡无味；口渴饮水。④不司二便：尿频；尿后余沥；小便清长；大便不利；小便失禁；大便秘结；大便溏稀，大便失禁；完谷不化；五更泄泻。⑤不主纳气：咳喘痰清。⑥舌脉：苔薄，苔白滑；舌青紫、舌质淡胖；迟脉、脉无力、沉脉。病史久病不愈。

肾阳虚证应具备主要症状2项以上，次要症状3项以上，即定性记分，其中主要症状2项、次要症状3项共7分以上。定量积分：轻度1分；中等度2分；重度3分。定性定量积分相加 12 分，或大于 12 分，为 13 ~ 22 分。其中定性记分中主证 2 项、兼证 3 项共 7 分，若 5 项症状体征均为轻度，则定量共 5 分。此时定量计分，可以是 10 分或 15 分。典型肾阳虚证应具备主证 4 项，兼证 3 项以上，定性定量积分相加 18 分，或大于 18 分。

2. 血压诊断学

方素钦等[4]672 例体检的中老年人，其有 88 例肾阳虚证，收缩压、舒张压明显上升，分别为(17.32 ± 2.81)、(10.71 ± 1.40) kPa，94 例对照组分别为(14.80 ± 1.55)、(9.45 ± 1.21) kPa，$P < 0.05$。肾阴虚证上升更明显，分别为(19.64 ± 1.84)、(11.02 ± 1.62) kPa，肾阴虚证的收缩压、舒张压明显高于肾阳虚证，$P < 0.05$。肾阳虚证脉压差明显上升为(6.61 ± 1.95) kPa，对照组为(5.36 ± 1.28) kPa，肾阴虚证上升更明显，为(8.17 ± 2.41) kPa。收缩压、舒张压及脉压明显上升可以作为肾阳虚证的诊断依据。

3. 体温诊断

徐敏等[5]甲状腺切除术所致的肾阳虚证直肠温度明显下降，其平均值为(39.11 ± 0.01)℃，甲状腺未切除术为(39.36 ± 0.02)℃，温肾助阳方药治疗 26 天后直肠温度明显上升(39.20 ± 0.03)℃。甲状腺切除后灌服的温肾助阳方药由熟附子、肉苁蓉、菟丝子、淫羊藿、巴戟天、黄芪、淮山药、熟地、何首乌、当归等药组成，按传统方法制备煎剂。术后第 5 天开始灌服中药 1 次/天，给药量相当于临床成人常用量。肾阳虚证的心率明显下降为(154.48 ± 1.55)次/分，健康者为(168.18 ± 3.05)次/分，甲状腺切除术灌服中药后明显上升为(163.64 ± 2.20)次/分，基本上恢复正常。直肠温度明显下降、心率下降可能为肾阳虚证的诊断依据。

我们需要按照贝叔英等检测脾阴虚证皮温的方法测定肾阳虚证皮温的变化，让皮温的检测成为肾阳虚证诊断和鉴别诊断的一个手段。

(三) 影像诊断学

1. X 线胸片诊断学

陈永光等[6]的 150 例慢性支气管炎肾阳虚证 X 线胸片所见：①肺门增宽、结构不清及边缘模糊者占 64.66%。②肺纹理以纤细、稀疏、减少为特征，亦可见弥漫性增粗与紊乱征象混合存在，其间可掺杂肺间质纤维变性改变。一般涉及 5/6 ~ 6/6 肺野者占 44.00%，涉及 3/6 ~ 4/6 肺野者占 27.33%。③4% 无肺气肿，轻度肺气肿占 18.66%，中度肺气肿占 57.33%，重度肺气肿占 20.02%。④心胸横径大于 0.4mm，占 65.49%。伴有肺动脉高压的 X 线征象，65.27% 右下肺动脉增粗，大于 15mm。75.69% 肺动脉圆椎隆突大于 4mm。肾阳虚的心胸比率明显小于肺气虚、脾阳虚型，有心脏小的倾向。肺动脉园椎的隆突度随肺气虚、脾阳虚、肾阳虚的演变而存在递增的规律，提示慢支炎发展到肾阳虚证这个阶段，是由呼吸系病变逐步演变心血管系统病变的一个过程。

2. 肠胃道钡餐诊断学

陈永光等[7]对 48 例慢性支气管炎肾阳虚证钡餐 X 线检查所见：①17 例有少量空腹胃积液，占 35.42%；30 例有中等量空腹胃积液，占 62.5%，1 例大量空腹胃积液。中等量空腹胃积液的阳性率明显高于肺气虚证的 4.54%。说明胃液分泌量及排空障碍较肺气虚证为著，$P < 0.05$。②18 例胃黏膜皱襞粗大，占 37.5%，明显高于肺气虚证的 4.5%，$P < 0.01$。5 例胃黏膜皱襞细小，占 10.42%，肺气虚证无 1 例胃黏膜皱襞细小。③4 例牛

角型胃，13 例鱼钩型胃。31 例无力型胃，占 65.58%，明显高于肺气虚证的 13.63%，$P<0.05$。25 例胃下垂，占 52.08%，明显高于肺气虚证的 4.54%，$P<0.05$。④无 1 例运动加快，16 例排空时间正常，32 例运动变慢，占 66.67%。⑤13 例小肠运动变慢，9 小时以上小肠仍未排空。⑥38 例结肠运动亢进，占 79.17%。

3. 腹部平片 X 线诊断学

肾阳虚证包括输尿管结石病，梁定等[8]报道，29 例输尿管结石病肾阳虚证的 X 线表现：①结石均位于输尿管上段，中下段的输尿管结石可以不考虑肾虚证。②全部结石为长圆形。③全部结石的密度均匀。④绝大多数结石的边缘光滑。⑤绝大多数的结石为单个。⑥梁文报道，51 例肾输尿管结石直径的平均值为 1.35cm，而肾结石要大得多，29 例输尿管结石直径的平均值必定明显小于 1.35cm。梁定等的 29 例输尿管结石病肾阳虚证的 X 线表现仅反映了南京地区的情况，如贵州毕节地区输尿管结石病的 X 线表现与南京完全不同。

4. 静脉尿路造影诊断学

静脉尿路造影(IVP)显示肾小盏扩大成圆形，有时穹窿部稍凹入。肾盂明显扩大，正常人肾盂下缘与输尿管外缘呈弧线，此时变成锐角，结石上段的输尿管明显增粗。结石上方输尿管的直径因痉挛而明显变窄，结石下方的输尿管明显变细或消失。病情严重时发生肾绞痛，肾动脉痉挛，血液不能进入肾脏，静脉尿路造影出现肾盏、肾盂及输尿管不显影的现象，肾实质明显变薄。孙品英等对 100 例病程迁延的输尿管嵌顿性结石进行静脉尿路造影检查，99 例肾盂及结石近侧输尿管积水，1 例肾盏、肾盂及输尿管不显影，排石后肾盏、肾盂及输尿管显影。49 例临床辨证为肾阳虚证，40 例无特殊见证，10 例阴阳两虚证，1 例单纯肾阴虚证。99 例经温肾利水法治疗(附子、桂枝、川断、仙灵脾、黄精、川椒、牛膝、枳实、车前子等药组方，单纯肾阴虚者去附子、桂枝，加生地、白芍)后，有效率为 88%，排石后只有 2 例复发。文献报道 5 年复发率为 12%。此组病例说明肾盂输尿管积水，肾盏、肾盂及输尿管不显影，可以作为肾阳虚证的诊断依据。治疗肾盂输尿管积水必须温肾阳，因为动物实验证明肾阳虚是结石的发病原因之一。

酚呋红试验(PSP)，正常人静注后 15 分钟排出 40%，15～60 分钟排出 32%，60 分钟一共排出 72%。孙品英等对 80 例做了酚呋红试验，其中有 61 例 15 分钟排出值小于 15～60 分钟排出值；19 例 15 分钟排出值大于 15～60 分钟排出值。经温肾利水治疗后，21 例 15 分钟排出值小于 15～60 分钟排出值；59 例 15 分钟排出值大于 15～60 分钟排出值。酚呋红试验，静注后 15 分钟排出值小于 15～60 分钟排出值，可以作为肾阳虚证的诊断依据。

上述 3 种检查均反映了肾功能的损害，但不一定是不可恢复性损害，如笔者遇见一例输尿管结石的 IVP 不显影，排石后显影。100 例病程迁延的输尿管嵌顿性结石患者 3 种检查的阳性率：IVP 为 100%；IRG 为 80.4%；PSP 为 76.2%。3 项检查发现的肾功能损害，可作为肾阳虚证的诊断依据。

5. 超声诊断学

肾集合系统分离明显，代表肾盂积水很重。结石呈一强回声光团，后方伴声影。可见结石上方的输尿管明显扩展。肾实质明显变薄。在静脉尿路造影出现肾盏、肾盂及输尿管不显影时，可见肾集合系统分离明显及肾实质的存在。输尿管口向膀胱中的喷尿量明显减少。

6. 彩色多普勒超声诊断学

冼绍祥等[9]使用彩色多普勒超声诊断仪测定30例充血性心力衰竭心肾阳虚证舒张期的室间隔厚度、左室后壁厚度、左室舒张末期内径，先计算出左室重量，再测左室的重量指数，明显上升，其平均值为(179.52±82.700)g/m^2，明显高于30例充血性心力衰竭非肾阳虚证的(131.63±55.65)g/m^2，$P<0.05$。两证的慢性充血性心力衰竭患者在年龄、性别、病程、导致心衰发生的基础心血管疾病等方面均具有可比性，$P<0.05$。左室的重量指数明显上升可以作为充血性心力衰竭肾阳虚证定性定量的诊断依据。此组病例称之为心肾阳虚证较为妥当，此组肾阳虚证是由心阳虚证的病情发展而来。为了区别由肺气虚证、肺阳虚证的病情发展为肾阳虚证，称为肺肾阳虚证，如支气管哮喘肾阳虚证。许多心血管疾病分证诊断学研究的文献资料，只提到心气虚证、心阳虚证，没有提到肾阳虚证，事实上这些病例中包括了许多肾阳虚证。这里反映了中医学“证”的诊断学研究的复杂性和困难，只有运用现代医学促进中医学的发展，才能解决这些问题。

7. 肾图诊断学

(1)王新礼等[10]的29例肾病综合征肾阳虚证的肾图高峰时间、半排时间的平均值分别为(3.14±0.48)、(7.27±1.02)min。明显短于肾病综合征非肾阳虚证的(3.49±0.71)、(7.89±1.11)min，$P<0.05$。15分钟残存率为(40.98±3.64)%，明显低于非肾阳虚证的(44.79±3.77)%，$P<0.01$。肾病综合征肾阳虚证的肾脏指数为(72.51±2.46)%，明显高于非肾阳虚证的(71.21±2.27)%，$P<0.05$。可见肾阳虚证的肾损害较轻，可将肾图的改变作为肾病综合征肾阳虚与非阳虚证的鉴别指标之一。

(2)孙品英等介绍92例病程迁延的输尿管嵌顿性结石的放射性核素肾图，肾图灵敏度较高，主要反映肾小管的功能。61例梗阻，23例不完全梗阻，8例通畅。经温肾利水法治疗后，13例梗阻、19例不完全梗阻及50例通畅。说明放射性核素肾图发现梗阻或不完全梗阻时，为肾阳虚证的一种表现。1例排石后，静脉尿路造影正常，但放射性核素肾图峰值较低。说明排石后应作放射性核素肾图检查，了解患肾的肾功能，以判断肾阳虚证是否存在，决定是否继续温肾治疗。

(四)血液检验诊断学

1. 红细胞诊断学

(1)红细胞糖酵解率诊断学

何开玲等[11]发现肾阳虚证红细胞糖酵解率较正常低，肾阴虚患者红细胞糖酵解率较正常高，治疗后则趋于正常。

(2)红细胞纳泵诊断学

查良伦等的22例肾阳虚证来自4种疾病，其红细胞纳泵活性明显下降，其平均值为0.2461±0.009，19例正常人为0.3640±0.011。10例肾阳虚证红细胞纳泵活性为0.2420±0.015，温阳中药治疗半年后明显好转，红细胞纳泵活性上升为0.3357±0.021。8例肾阴虚患者的红细胞纳泵活性的平均值为0.3575±0.015，接近正常值。红细胞纳泵活性明显下降可以作为肾阳虚证的诊断依据。

(3)红细胞过氧化脂质、超氧化物歧化酶和三磷腺苷酶诊断学董慧等[12]19 例肾移植肾阳虚证的红细胞过氧化脂质明显上升，其平均值为(1.78 ± 0.32) nmol/mgHb，正常人为(1.46 ± 0.38) nmol/mgHb，$P<0.01$。红细胞超氧化物歧化酶明显下降为(10.47 ± 3.56) Nu/mgHb，正常人为(15.99 ± 2.60) Nu/mgHbl，$P<0.01$。

红细胞膜三磷腺苷酶中 Na^+-K^+ – ATP 酶又称钠泵，担负着细胞膜内外 Na^+-K^+ 的主动转运以维持红细胞内高钾低钠状态，红细胞产能的40%以上用于维持钠泵的正常运转，因此，红细胞膜 ATP 酶活性的变化与细胞热量代谢有一定关系。肾阳虚证的 Na^+-K^+ – ATP 酶、Ca^{2+} – ATP 酶及 $Ca^{2+}-Mg^{2+}$ – ATP 酶明显上升分别为(0.68 ± 0.22)、(1.63 ± 0.36)及(1.58 ± 0.44) μmolPi/10^9RBc/h。正常人为(0.44 ± 0.15)、(0.63 ± 0.13)及(0.68 ± 0.124) μmolPi/10^9RBc/h，$P<0.01$。

(4)血色素诊断学

熊宁宁等[13]的29 例慢性进行性肾衰肾阳气虚证的血色素明显下降，14 例氮质血症、15 例尿毒症的平均值分别为(7.89 ± 2.01) g/dl、(5.19 ± 1.31) g/dl。笔者认为，应该用肾衰肾阳虚证取代肾衰肾阳气虚证，肾阳虚证的评分标准：虚肿，面色苍白，腰膝酸软，疲乏，畏寒，肢冷，腰背冷痛，便溏晨泄，夜尿量多于日尿量，食欲差，皮肤干燥，嗜睡，精神萎靡，舌淡胖边有齿印，脉沉细或微弱各记1分。氮质血症、尿毒症的肾阳虚证积分为(6.36 ± 2.92)及(11.27 ± 3.97)分，血色素与肾阳虚证积分成反比。

2. 血 β_2 – 微球蛋白诊断学

范国荣[14]的32 例系统性红斑性狼疮肾虚证，其中有22 例肾阳虚证，其血 β_2 – 微球蛋白(β_2 – mG)明显上升，其平均值为(4.99 ± 1.59) μg/dl，61 例正常人为(2.29 ± 0.51) μg/dl，$P<0.001$。明显高于肾阴虚证的(3.70 ± 0.85) μg/dl，$P<0.05$。肾阳虚证用金匮肾气丸加淫羊藿、仙茅、白术治疗46～66 天后，β_2 – mG 明显下降为(3.00 ± 0.79) μg/dl，$P<0.01$。血 β_2 – mG 明显上升可以作为肾阳虚证的诊断依据。与肾阴虚证也不难鉴别。肾阳虚证的血 β_2 – 微球蛋白(β_2 – mG)明显上升说明肾功能受到损害。

3. 脑钠素诊断学

冼绍祥等的30 例充血性心力衰竭肾阳虚证脑钠素(BNP)明显上升，其平均值为(3.82 ± 2.98) pg/ml，明显高于30 例充血性心力衰竭非肾阳虚证的1.59 ± 1.55ng/ml，$P<0.01$。此组病例称之为心肾阳虚证较为妥当。

4. 血浆 b – 内腓肽及吲哚类诊断学

(1)陈亚琼等[15]16 例妇女更年期肾阳虚证的色氨酸(TRP)、5 – 羟色氨酸(5 – HTP)、5 – 羟色胺(5 – HT)、5 – 羟吲哚乙酸(5 – HIAA)和5 – HIAA/5 – HT 分别为(9.660 ± 0.680)、(0.059 ± 0.005)、(0.092 ± 0.014)、(0.079 ± 0.016) mg/L 及(0.92 ± 0.12) mg/L，17 例正常人分别为(8.270 ± 0.460)、(0.052 ± 0.005)、(0.051 ± 0.005)、(0.069 ± 0.007) mg/L 及(1.76 ± 0.31) mg/L，$P<0.05$。5 – HT 明显上升，5 – HIAA/5 – HT 明显下降，可以作为肾阳虚证的诊断依据。用甲蓉片(滋阴助阳补肾中药片)治疗1 月后，不但减少了5 – HT 之前体5 – HTP(明显下降)的合成，而且加强了5 – HT 的降解过程，使血浆5 – HT 显著降低，5 – HIAA/5 – HT 明显上升，$P<0.05$。结果提示甲蓉片治疗肾阳虚证同其参与调节和改善5 – HT 的代谢过程有紧密的联系。

(2)冷雯等[16]的14 例妇科肾阳虚证，血浆 b – 内腓肽(b – EP)明显下降，其平均值为(68.42 ± 17.34) ng/L，明显低于正常人的(140.80 ± 26.18) ng/L，$P<0.01$。服用甲蓉

片后明显上升为(112.56±32.78)ng/L，$P<0.01$。b-EP 明显下降可以作为肾阳虚证的诊断依据。

5. 血管紧张素Ⅱ诊断学

冼绍祥等的30例充血性心力衰竭肾阳虚证血管紧张素Ⅱ明显上升，其平均值为(68.35±13.14)pg/ml，明显高于30例充血性心力衰竭肾阳虚证的(65.35±8.51)pg/ml，$P<0.01$。此组病例称之为心肾阳虚证较为妥当。

(五)体液及排泄物诊断学

1. 选择性蛋白尿指数诊断学

武文斌等[17]的41例肾病综合征，男性25例，女性19例，平均年龄为36.4岁。19例肾阳虚证的选择性蛋白尿指数(SPI)明显下降为0.13±0.06，非肾阳虚证为0.18±0.03，$P<0.01$。选择性蛋白尿指数明显下降可以作为肾病综合征肾阳虚证的诊断依据。

2. 尿 β_2-mG 诊断学

范国荣的22例系统性红斑狼疮肾阳虚证的尿 β_2-mG 明显上升，其平均值为(1.03±0.93)μg/dl，21例正常人为(0.13±0.13)μg/dl，$P<0.001$。明显高于肾阴虚证的(0.23±0.09)μg/dl，$P<0.01$。治疗后明显下降为(0.44±0.37)μg/dl，$P<0.01$。尿 β_2-mG 明显上升可以作为肾阳虚证的诊断依据，与肾阴虚证也不难鉴别。

3. 尿渗透压和溶质清除率诊断学

(1)高菁[18]13例肾功能正常(内生肌酐清除率均大于(90±10)ml/min；血肌酐小于1.5mg/dl)的慢性肾炎肾阳虚证的尿渗透压(Uosm)明显下降，其平均值为(393.6±91.6)mosm/(g·H_2O)，标准晨尿 Uosm≥700mosm/(g·H_2O)。明显低于在正常范围肾阴虚证的(738.6±141.6)mosm/(g·H_2O)，$P<0.001$。肾功能正常的慢性肾炎肾阳虚证 Uosm 明显高于13例肾功能不全肾阳虚证的尿渗透压(Uosm)(303.5±93.0)mosm/(g·H_2O)，$P<0.05$。

肾功能正常慢性肾炎肾阳虚证的 Cosm 明显下降为(1.59±0.42)ml/min，明显低于正常人的3.00ml/min。明显高于肾阴虚证的(1.19±0.42)ml/min。肾功能正常肾阳虚证的 Cosm 明显高于肾功能不全肾阳虚证 Cosm(1.37±0.27)ml/min。

(2)高菁8例肾功能正常的肾病综合征，肾阳虚证的 Uosm 为(443±162.0)mosm/(g·H_2O)，明显低于在正常范围肾阴虚证的(760±113.8)mosm/(g·H_2O)，$P<0.01$。肾阳虚证的溶质清除率(Cosm)为(1.15±0.42)ml/min，明显低于肾阴虚证的2.20ml/min，$P<0.05$。

肾功能正常肾病综合征肾阳虚证的 Cosm 明显下降为(1.15±0.50)ml/min，明显低于正常人的3.00ml/min。明显低于肾阴虚证证的(2.20±0.49)ml/min。

(3)高菁58例糖尿病中，3例肾功能正常肾阳虚证的 Uosm 为(410±117.8)mosm/(g·H_2O)，明显低于在正常范围肾阴虚证的(900±260.17)mosm/(g·H_2O)，$P<0.01$。肾阳虚证的溶质清除率(Cosm)(1.46±0.1)ml/min，低于肾阴虚证的(2.07±0.7)ml/min。

当内生肌酐清除率、血肌酐正常时，肾阳虚证的 Uosm、Cosm 的灵敏度高，已经明显下降，反映出肾功能受到损害。

4. 唾液诊断学

(1)唾液细菌诊断学

丁维俊等[19]11例家族性肾阳虚证唾液中链球菌、葡萄球菌、消化链球菌萄球菌、不产黑色素普氏菌等正常唾液菌群优势菌种的检出率明显下降，其平均值分别为(46.67±16.12)%、(14.50±5.22)%、(8.25±4.32)%、(21.79±6.82)%，正常人分别为(91.80±4.89)%、(32.70±8.79)%、(46.90±8.90)%、(46.90±12.45)%，$P<0.01$。这些优势菌种显著下降，将会降低口腔微生态体系拮抗潜在致病菌和条件致病菌感染的定植抗力，导致感染率上升。②产黑色素的革兰阴性无芽胞厌氧杆菌检出率明显上升为(17.56±4.39)%，正常人为(10.60±2.21)%，$P<0.01$。此类细菌能够产生对口腔微环境有害的吲哚、内毒素等物质，是牙周病的重要病原菌。

(2)唾液白蛋白诊断学

王锦丽等[20]的76例慢性肾炎中，肾阳虚证44例，慢性肾炎非肾阳虚证33例。慢性肾炎肾阳虚证唾液白蛋白、血浆白蛋白明显下降，其平均值分别为(26.74±1.02)ns/ml、(27.71±2.17)g/L，明显低于慢性肾炎非肾阳虚证的(27.61±1.11)ns/ml及(29.77±3.02)g/L，$P<0.01$。

(3)唾液钾钠离子诊断学

郭教礼等[21]的102例水肿患者，慢性肾病62例，慢性胃炎7例，甲状腺机能减退7例，贫血5例，冠心病5例，慢性肝炎3例，糖尿病3例，慢性肠炎2例，风湿性关节炎2例，特发性水肿、肺癌、甲状腺机能亢进各1例。诊断不明3例。①26例肾阳虚证的唾液钠下降，其平均值为(51.28±17.56)mmol/L，正常人为(59.45±17.30)mmol/L。脾肾阳虚证明显下降为(37.84±9.05)mmol/L，$P<0.01$。②脾气虚证的唾液钾上升为(24.99±7.167)mmol/L，正常人为(20.93±5.47)mmol/L，脾阳虚证为(21.33±7.49)mmol/L。肾阳虚证的唾液钾明显上升为(26.85±8.23)mmol/L，正常人为(20.93±5.47)mmol/L，$P<0.05$。脾肾阳虚证明显上升为(31.66±10.35)mmol/L，$P<0.01$。③肾阳虚证的钠/钾明显下降为1.99±0.62，$P<0.01$。脾肾阳虚证明显下降为1.32±0.53，$P<0.01$。

(六)内分泌素诊断学

1. 下丘脑－垂体－肾上腺皮质轴功能诊断学

(1)血浆皮质醇诊断学

谢淑仪等[22]的84例肾阳虚证平均为(57±8.2)岁。包括慢性支气管炎、心血管疾病、慢性胆道感染、慢性肾炎等。其血浆皮质醇的含量明显下降，平均值为(12.84±3.9)μg/dl，对照组为(16.7±2.97)μg/dl。在早上8时皮质醇分泌的最高峰取血，此组病历无长期从事夜间工作者，因其皮质醇分泌的最高峰常在20时。

沈自尹等[23]的4例支气管哮喘肾阳虚证血浆皮质醇为低下值：6.0、7.5、24.0、10.0mg/dl。

(2)血浆ACTH诊断学及ACTH试验诊断学

查良伦等[24]的17例肾阳虚证中，有支气管哮喘缓解期3例，慢性气管炎11例，慢性胃炎，慢性肝病及慢件肾炎各1例。病程：7～33年，大多在10年以上。肾阳虚证的血浆ACTH明显下降，8.16～63.50pg/ml，其平均值为(27.69±4.22)pg/ml，止常人为

(43.76 ±7.09)pg/ml，$P<0.05$。其中11例服用温补肾阳药(由附片、生熟地、山药、补骨脂、仙灵脾及菟丝子等组成)3个月。治疗前，血浆ACTH为(24.77 ±4.75)pg/ml，治疗后，一般情况好转，肾阳虚证的临床症状减轻，血浆ACTH浓度明显升高为(36.92 ±3.83)pg/ml，$P<0.01$。血浆ACTH明显下降可以作为肾阳虚证的诊断依据。

沈自尹等[25]对54例肾阳虚证进行ACTH试验。先留2~3日尿测17-羟皮质类固醇值，取其平均值作基数，连续2日各静滴ACTH25IU达6~8时，测当日尿的17-羟皮质类固醇值，作为反应值。第一日尿17-羟值上升不及10mg/d为延迟反应，54例肾阳虚证中30例为延迟反应。有17例温肾治疗3个月后，基本上恢复正常。

沈自尹等[26]的31例支气管哮喘中有15例为延迟反应。季节复发性哮喘采用温补肾阳法为主治疗，以右归丸加减，选用附子、生地、熟地、山药、山萸肉、肉苁蓉、仙灵脾、补骨脂、菟丝子、陈皮等。自8月底起，每日服用补肾药作为预防，直至10月底为一疗程，约2个月左右。9例治疗后ACTH试验正常。

4例肾阳虚证中，2例血浆ACTH明显下降，分别为17.38、15.44pg/ml，治疗后分别上升为69.94、25.64pg/ml，12例正常人为18.75~98.3pg/ml。

(3)血浆皮质醇的昼夜节律诊断学

正常人血浆皮质醇昼夜改变以晨间6~8时为最高峰，曲线以V、U、W形为正常，反之为异常。若血浆皮质醇值之差距少于2μg(RIA法)或2mg(生化法)为扁平曲线，亦为异常。现已知血浆皮质醇的昼夜节律由下丘脑调节。沈自尹等[27]的12例老年慢性支气管炎肾阳虚证中有7例呈异常曲线(M形)，超过半数，10例正常人仅1例呈异常曲线，$P<0.05$。可见老慢支肾阳虚心者具有下丘脑-垂体-肾上腺轴功能的紊乱。

沈自尹等的13例支气管哮喘中有9例血浆皮质醇的昼夜节律呈异常曲线(M形或L形)。5例支气管哮喘非肾虚证血浆皮质醇的昼夜节律呈正常曲线(U、V形或W形)。10例正常人中9例血浆皮质醇的昼夜节律呈正常曲线。

(4)尿17羟皮质类固醇诊断学

李兆秀等[28]35例肾阳虚证的尿17-羟皮质类固醇明显下降，其平均值为9.05mmol/24h。口服赞玉春冲剂，每次1包，每日2次，服药4周，明显上升为10.60mmol/24h。赞玉春冲剂是由山东北方制药厂等单位研制生产的新药，以人参、鹿鞭、熟地、淫羊藿、附子、锁阳、沙参、复盆子等为主要成分的纯中药制剂。

沈自尹等[29]在1961年，对现代医学诊断为6种不同疾病的65例肾虚证，测定其24小时尿17-羟皮质类固醇。7例肾阳虚偏重型，0~6.56mg/d均低于正常平均值7.89mg/c，其平均值为2.46mg/d。与6例脾阳虚对照，17-羟皮质类固醇为7.97mg/d。45例肾阴虚偏重型17-羟皮质类固醇波动范围大，1~24.3mg/24h，平均值为8.82mg/d。因此，测定24小时尿17-羟皮质类固醇值，很容易将肾阳虚证与肾阴虚证、脾阳虚证区别开来，可以作为肾阳虚证诊断与鉴别诊断的依据。

肾阴虚证用六味地黄丸加减治疗，肾阳虚证用金匮肾气丸加减治疗。治疗中常出现肾阴阳证的转化，此时尿17-羟皮质类固醇值也随之变化，调整治疗方案后治愈，17-羟皮质类固醇值恢复正常。

沈自尹等总结了1960~1972年的204例肾阳虚证，有支气管哮喘、硬皮病、神经衰弱、牙周病、血小板减少性紫癜、结肠过敏、慢性结肠炎、隐性阿狄森氏病，肺结核、风湿性及类风湿关节炎、血栓性静脉炎、慢性肾炎和溃疡病等。24 小时尿的 17 - 羟皮质类固醇在 2.03 ~ 3.15mg 之间，明显低于 41 例正常人的(7.72 ± 2.95)mg/d。

沈自尹等的 100 例老年慢性支气管炎肾阳虚证中，63% 的患者 24 小时尿 17 - 羟皮质类固醇低于正常人的下限 5mg。

沈自尹等[23]35 例肾阳虚证的尿 17 - 羟皮质类固醇明显下降，其平均值为 2.47mg/d，正常人为 7.27mg/d。治疗后尿 17 - 羟皮质类固醇明显上升为 6.40mg/d。

(5)下丘脑蛋白激酶 A 和蛋白激酶 C 诊断学

肾阳虚证动物实验证实：肾阳虚证与细胞的信号传导系统有内在的联系，肾阳虚证的下丘脑蛋白激酶 A(PKA)和蛋白激酶 C(PKC)的水平均明显降低，补肾药能明显增加下丘脑 PKA 和 PKC 的水平。PKA 和 PKC 是细胞信号系统中的重要调节酶。因此肾阳虚与 PKA、PKC 之间的相互关系的研究，涉及到肾阳虚证与细胞的信号传导系统有内在的联系。因此，下丘脑 PKA 和 PKC 的明显下降，或许可能是肾阳虚证的一个诊断依据。

2. 下丘脑 - 垂体 - 性腺轴功能诊断学

(1)血清雌二醇及睾酮诊断学

王文健等[30]的 10 例男性肾阳虚证中有 1 例总三碘甲状腺原氨酸(T_3)低下综合征，1 例轻度高血压合并性功能减退，3 例慢性支气管炎合并 2 例性功能减退，5 例性功能减退。血清睾酮(T)略为上升，其平均值为(602 ± 39)ng/dl。正常值为(584 ± 57)ng/dl。血清雌二醇(E_2)显著升高为(65.1 ± 4.2)pg/ml，但仅有 4 例高于正常范围(30 ~ 72pg/ml)，正常人为(50.7 ± 2.2)pg/ml。

方素钦等[31]的 672 例体检的中老年人，其中无虚证对照组 94 例，肾阳虚证 88 例，测定血清睾酮(T)及雌二醇(E_2)：①58 例男性肾阳虚证的 E_2 明显上升，其平均值为(0.07 ± 0.04)pmol/L，26 例对照组为(0.05 ± 0.003)pmol/L，$P < 0.05$。明显低于男性 94 例肾阴虚证、201 例肾气虚证的(0.06 ± 0.03)、(0.06 ± 0.03)pmol/L，$P < 0.05$。②男性肾阳虚证血清 T 明显下降为(15.34 ± 5.14)nmol/L，对照组为(22.60 ± 7.09)nmol/L，$P < 0.05$。明显低于肾气虚证、肾阴虚证的(20.13 ± 5.53)、(20.05 ± 5.92)pmol/L，$P < 0.05$。③男性肾阳虚证的 T/E_2 明显下降为 320.4 ± 306.42，对照组为 488.8 ± 151.9，$P < 0.05$。明显低于肾气虚证的 422.8 ± 266.4，$P < 0.05$。低于肾阴虚证的 399.2 ± 188.3。男性血清 T、T/E_2 的明显下降，E_2 明显上升可以作为肾阳虚证的诊断依据。肾阳虚证与肾气虚证、肾阴虚证也不难鉴别。

30 例女性肾阳虚证的 E_2 明显下降为(0.01 ± 0.02)pmol/L，68 例对照组为(0.04 ± 0.003)pmol/L，$P < 0.05$。女性肾阳虚证血清 T 明显上升为(1.42 ± 0.67)nmol/L，对照组为(0.89 ± 0.27)nmol/L，$P < 0.05$。明显高于 133 例肾气虚证、62 例肾阴虚证的(1.10 ± 0.50)、(1.02 ± 0.40)pmol/L，$P < 0.05$。肾阳虚证的 T/E_2 明显上升为 172.7 ± 121.52，对照组为 29.29 ± 16.51，$P < 0.001$。明显高于肾气虚证和肾阴虚证的 91.14 ± 59.89、86.58 ± 54.93，$P < 0.05$。女性血清 T、T/E_2 的明显上升、E_2 明显下降可以作为肾阳虚证的诊断依据。肾阳虚证与肾气虚证、肾阴虚证不难鉴别。

王琦等[32]的 23 例阳痿肾阳虚证的血清雌二醇明显高于对照组，血清睾丸酮则明显低于正常对照组。肾阴虚证的血清雌二醇亦有所升高，T 浓度也低于正常组，但均不如肾阳虚证改变明显。

(2)血清促黄体激素－绒毛膜促性腺激素诊断学

用血清促黄体激素－绒毛膜促性腺激素(LH－HCG)浓度的测定来反映男性血清促黄体激素的水平是可靠的，王文健等[30]10例男性肾阳虚证的LH－HCG明显上升为(1.77±0.14)ng/ml，正常人为(0.96±0.10)ng/ml，$P<0.01$。

(3)血清黄体生成素诊断学

沈自尹等[33]研究表明男性肾阳虚证的E_2及黄体生成素(LH)均高于同年龄男性性功能减退组和正常组，且有半数患者LRH兴奋试验呈延迟反应，而性功能减退组LRH兴奋试验均正常，可见男性肾阳虚证有性腺轴不同环节、不同程度的功能紊乱，而仅有阳痿、早泄症状者性腺轴功能基本正常。

3. 下丘脑－垂体－甲状腺轴功能诊断学

(1)血清甲状腺原氨酸诊断学

沈自尹等测定了13例正常人的血清三碘甲状腺原氨酸(T_3)，即3，5，3′－三碘甲状腺原氨酸，平均值为(146±36)ng/dl(2.24nmol/L)，范围在68～212ng/dl。10例老年慢性支气管炎肾阳虚证血清T_3，明显下降为(86±30)ng/dl(1.33nmol/L)，有4例低于68ng/dl，为低三碘甲状腺原氨酸综合征。9例温肾(用温阳片：附片6g，生地、熟地、淮山药、仙灵脾、补骨脂、菟丝子各9g，陈皮1.5g)治疗后血清T_3上升为(159±37)ng/dl(2.44nmol/L)，超过正常平均值。说明血清T_3明显下降，可以作为肾阳虚证的诊断依据。

肾阳虚证总血清甲状腺素(T_4)略下降为(8.69±2.39)μg/dl，正常人为(9.23±1.75)μg/dl，范围在5.73～12.73ng/dl。

范国荣的22例系统性红斑性狼疮肾阳虚证血清甲状腺素的检查：①肾阳虚证T_3明显下降，其平均值为(50.68±6.45)ng/dl，60例正常人为(137.85±24.34)ng/dl，$P<0.0001$。肾阳虚证明显低于肾阴虚证的(87.90±18.51)ng/dl，$P<0.001$。治疗46～66天后明显上升为(73.73±10.10)ng/dl，$P<0.001$。T_3明显下降可以作为肾阳虚证的诊断依据。肾阴虚证的T_3明显高于肾阳虚证，两者不难鉴别。②肾阳虚证的3，3，5′－三碘甲状腺原氨酸(rT_3)明显上升为(69.32±17.68)ng/dl，59例正常人为(45.34±10.58)ng/dl，$P<0.01$。肾阳虚证rT_3明显高于肾阴虚证的(52.50±13.47)ng/dl，$P<0.05$。治疗后rT_3下降为(54.00±11.74)ng/dl。rT_3明显上升可以作为肾阳虚证的诊断依据，肾阳虚证和肾阴虚证不难鉴别。③肾阳虚证的总T_4明显下降为(3.36±1.90)μg/dl，40例正常人为(6.70±2.14)ng/dl，$P<0.01$。肾阴虚证为(5.36±1.90)ng/dl。肾阳虚证治疗后T_4上升为(5.51±1.19)μg/dl。T_4明显下降可以作为肾阳虚证的诊断依据。

陈梅芳等[34]的尿毒症肾阳虚证T_4明显降低，肾阴虚证降低不明显。两证的T_3和促甲状腺激素(TSH)均明显降低。脾气虚证的TSH明显上升，能否通过测定TSH帮助脾气虚证与肾阳虚证进行鉴别?

熊宁宁等的研究证实，慢性肾衰肾阳虚证的一个病理变化是甲状腺功能低下：①首先表现为在体内起活性作用的游离三碘甲状腺原氨酸(FT_3)随肾衰程度的加重而明显下降，20例正常人为(4.50±1.17)pmol/L，氮质血症的FT_3为(2.19±0.65)pmol/L，进一步发展为尿毒症的(1.57±0.58)pmol/L，$P<0.05$。②T_3明显下降为(0.72±0.20)ng/ml，正常人为(1.49±0.36)ng/ml，$P<0.01$。③T_4明显下降为(6.41±1.79)μg/dl，正常人为

(8.85±2.37)μg/dl，$P<0.01$。④FT_4 明显下降为(0.93±0.28)ng/dl，正常人为(1.41±0.31)ng/dl，$P<0.01$。慢性肾衰的甲状腺激素变化是机体的一种保护性适应机制。这种低代谢综合征与减退的肾功能相适应，有利于节约能量。所以，临床应注重原发病的治疗，而不是提高甲状腺功能。温补肾阳药能提高甲状腺功能。

高菁等[35]的60例慢性肾炎肾阳虚证病人的 T_3 含量均值低于正常范围，T_4 含量均值虽在正常范围，但属于正常值的低限，其中50%低于正常者。肾阴虚证 T_3 的平均值在正常范围，而 T_4 有16.7%的病人高于正常范围，说明肾阴虚证存在不同程度的甲状腺功能亢进。

石刚等[36]116例慢性支气管炎血清甲状腺素的测定：①25例慢性支气管炎肾阳虚证的血清 T_4 明显下降，为2.3~9.5μg/dl，其平均值(7.03±1.56)μg/dl，34例正常人为(7.91±1.86)μg/dl，$P<0.05$。②29例慢性支气管炎肾阴虚证的血清 T_4 明显上升，为4.6~14.7μg/dl，其平均值(9.86±2.89)μg/dl，$P<0.01$。肾阳虚证明显低于肾阴虚证，$P<0.01$。③18例无特殊见证的慢性支气管炎血清 T_4 为6.2~16.4μg/dl，其平均值(8.04±3.2)μg/dl，$P>0.05$。④23例无明显器质性疾病肾阳虚证的血清 T_4 明显下降，为2.5~10.8μg/dl，其平均值(7.10±2.49)μg/dl，$P<0.05$。⑤21例无明显器质性疾病肾阴虚证的血清 T_4 明显上升，为5.8~24.8μg/dl，其平均值(9.64±4.57)μg/dl，$P<0.05$。⑥慢性支气管炎肾阳虚证的血清 T_3 明显下降，为55~150μg/dl，其平均值(98.2±40.97)μg/dl，正常人为(151.77±34.82)μg/dl，$P<0.05$。⑦慢性支气管炎肾阴虚证的血清 T_3 为90~250μg/dl，其平均值(160.55±49.96)μg/dl，$P>0.05$。⑧无特殊症状的慢性支气管炎血清 T_3 明显下降，为50~140μg/dl，其平均值(96.56±25.3)μg/dl，$P<0.05$。⑨无明显器质性疾病肾阳虚证、肾阴虚证的血清 T_3 与肾阳虚证、肾阴虚证的数据接近。T_3、T_4 明显下降可以作为肾阳虚证的诊断依据。18例无特殊症状的慢性支气管炎血清 T_3 明显下降应考虑肾虚证病例的存在。

(2)血清促甲状腺素激素诊断学

石刚等25例慢性支气管炎肾阳虚证、23例非慢性支气管炎肾阳虚证的血清促甲状腺素激素(TSII)明显上丌，其平均值分别为(1818±656)μ·IU/dl、(1866±661)μ·IU/dl，正常人为(598±289)μ·IU/dl，$P<0.05$、0.01。23例慢性支气管炎、21例非慢性支气管炎肾阴虚证的血清TSH上升，分别为(1108±403)μ·IU/dl、(777±580)μ·IU/dl，慢性支气管炎肾阴虚证上升明显，$P<0.05$。18例无特殊见证的慢性支气管炎的TSH明显上升为(1192±751)μ·IU/dl，$P<0.05$，其中可能包括肾阳虚证的病例。TSH明显上升可以作为肾阳虚证的诊断依据。肾阴虚证的TSH明显高于肾阳虚证有利于两证的鉴别。

(3)促甲状腺素释放激素诊断学

血清TSH范围为0.3~4.4ng/ml。注射促甲状腺素释放激素0.5mg后，血清促甲状腺激素峰值应在30分钟出现，若在60分钟或以后出现为延迟反应，若TSH在注射后升高值低于3ng/ml为低弱反应，升高值超过9ng/ml为活跃反应，13名正常人注射TRH0.5mg后，30分钟血清TSH均达高峰值，无延迟反应者，仅1例为活跃反应。沈自尹等的10例慢性支气管炎肾阳虚证的TSH基本上正常。进行促甲状腺素释放激素兴奋试验，5例为延迟反应。温肾治疗后，2例恢复正常。促甲状腺素释放激素兴奋试验延迟反应者可以作为肾阳虚证的诊断依据。10例慢性支气管炎非肾阳虚证中9例正常，1例为低弱反应。10

例老年人平均年龄为（69 ±1）岁，2 例正常，6 例为低弱反应，2 例为延迟反应说明老年人中有肾阳虚证患者。

4. 下丘脑－垂体－肾上腺髓质轴功能诊断学

(1)尿儿茶酚胺诊断学

谢竹藩等[37]的 11 例虚寒证中包括 5 例肾阳虚证，6 例心阳虚证、脾阳虚证。晨 8～11 时 5 例肾阳虚证的尿儿茶酚胺明显下降，$P<0.05$，肾上腺素、去甲肾上腺素、多巴胺分别为(0.65 ±0.33)、(2.75 ±0.76)、(17.27 ±1.69) μg，正常人分别为(1.75 ±0.14)、(5.16 ±0.33)、(26.53 ±1.80) μg。6 例心阳虚、脾阳虚的儿茶酚胺下降，甲肾上腺素、多巴胺均有明显下降，分别为(0.89 ±0.25)及(19.66 ±1.50) μg，$P<0.05$，去甲肾上腺素为(4.14 ±0.53) μg。6 例心阳虚证、脾阳虚证的儿茶酚胺均高于肾阳虚证，说明心阳虚证、脾阳虚证病情恶化，发展为肾阳虚证。尿中儿茶酚胺的测定，有利于心阳虚证、脾阳虚证与肾阳虚证的鉴别诊断。

(2)交感神经机能诊断学

张云如等[38]的 45～82 岁的老人中，101 例肾阳虚证血浆去甲肾上腺素(NE)及多巴胺(DA)明显下降，其平均值分别为(105.86 ±33.16) pg/ml 及(126.84 ±46.35) pg/ml，61 例正常老人分别为(111.99 ±30.41) pg/ml 及(140.55 ±34.07) pg/ml。98 例肾阴虚证分别为(155.85 ±56.99) pg/ml 及(151.89 ±59.18) pg/ml。正常青年人为(94.9 ±28.1) pg/ml 及(114.4 ±29.4) pg/ml。中老年人的 NE、DA 明显高于青年人，$P<0.05 \sim 0.01$。中老年人的肾阳虚证 NE、DA 明显低于肾阴虚证，$P<0.01$。正常青年人的儿茶酚胺＜肾阳虚证＜正常老人＜肾阴虚证。25 例肾阳虚证给予温阳为主的抗衰老中药春回胶囊或泰山还童丹，3～6 月，停药一周后复查，NE 由(91.88 ±16.96) pg/ml 明显上升为(107.17 ±23.35) pg/ml，DA 由(126.75 ±22.74) pg/ml 明显上升为(137.55 ±23.23) pg/ml，$P<0.05$。

14 例老人肾阳虚证血清多巴胺 β－羟化酶(DβH)活性下降为(20.38 ±7.85) U，正常老人为(22.85 ±12.36) U。明显低于 10 例肾阴虚证的(27.74 ±8.88) U，$P<0.05$。给予温阳为主的抗衰老中药春回胶囊或泰山还童丹 3～6 月，停药一周后复查，DβH 活性上升为(21.2 ±10.69) U。

25 例老人肾阳虚证外周血小板单胺氧化酶－B(MAO－B)活性为(22.54 ±4.72) U，正常老人为(21.83 ±10.12) U。给予温阳为主的抗衰老中药春回胶囊或泰山还童丹 3～6 月，停药一周后复查，MAO－B 活性明显上升为(25.91 ±5.25) U，$P<0.05$。

33 例老人肾阳虚证外周血淋巴细胞 β－受体明显下降，其平均值为(378.59 ±195.83) fmol/10^6 细胞，正常青年人为(969.5 ±149.3) fmol/10^6 细胞，$P<0.05$。明显低于肾阴虚证的(797.45 ±286.88) fmol/10^6 细胞，$P<0.05$。给予温阳为主的补肾胶囊 3～6 月，停药一周后复查，外周血淋巴细胞 β－受体明显上升为(656.44 ±315.76) fmol/10^6 细胞，$P<0.01$。

(3)β－肾上腺素能受体功能诊断学

沈自尹等 52 例支气管哮喘用温阳片治疗，与 27 例对照组比较，可见温阳片治疗获得疗效的同时，下降的 β－肾上腺素能受体功能改善。此时组织胺释放率明显下降，与对照组比较，$P<0.005$。

(七)免疫诊断学

1. 细胞免疫诊断学

(1)E 玫瑰花细胞诊断学

沈自尹等的58 例年龄相仿的正常老人 Et-玫瑰花细胞形成率的平均值为(67.29±8.24)%，49 例老年慢性支气管炎为(67.41±8.28)%，其中20 例老年慢性支气管炎肾阳虚证 Et-玫瑰花细胞形成率明显下降，其平均值为(63.00±8.14)%，$P<0.05$。年龄相仿的正常老人 Ea-玫瑰花细胞形成率的平均值为(37.09±7.67)%，老年慢性支气管炎为(37.86±7.09)%，其中20 例老年慢性支气管炎肾阳虚证 Ea-玫瑰花细胞形成率下降为(35.50±7.07)%。

沈自尹等的38 例支气管哮喘肾阳虚证中，Et-玫瑰花细胞形成率的平均值为54.1%，正常值为(68.41±8.26)%，$P<0.01$。治疗后明显上升为64.10%，$P<0.01$。小于正常者9 例，占23.7%，经温肾治疗后8 例恢复正常。Ea-花环形成率明显下降为25.82%，正常值为(38.14±7.59)%，$P<0.01$。治疗后明显上升为35.64%。低于正常的11 例患者，经温肾治疗后9 例恢复正常。

上述资料说明 Et 与 Ea-花环形成率低下可以作为肾阳虚证的一个诊断依据。

(2)T 细胞亚群诊断学

T 细胞亚群白细胞分化抗原诊断学

方素钦等672 例体检的中老年人有88 例肾阳虚证，T 细胞亚群失调，测定其白细胞分化抗原：①肾阳虚证白细胞分化抗原3(CD_3)下降，其平均值为(55.61±9.87)%，94 例对照组为(58.14±10.01)%。②肾阳虚证 CD_3 绝对值上升为(1.12±0.52)%，对照组为(1.21±0.47)%。肾阳虚证明显低于肾阴虚证的(1.27±0.58)%，$P<0.05$。③肾阳虚证 CD_4 明显下降为(37.12±7.97)%，对照组为(41.16±5.23)%，$P<0.05$。肾阴虚证为(37.94±8.43)%。④肾阳虚证 CD_4 绝对值明显下降为(0.74±0.34)%，对照组为(0.85±0.31)%，$P<0.05$。肾阴虚证为(0.83±0.38)%。⑤肾阳虚证 CD_8 明显上升为(31.58±4.2)%，对照组为(27.54±8.29)%，$P<0.05$。明显高于肾阴虚证的(28.38±7.94)%，$P<0.05$。⑥肾阳虚证 CD_8 绝对值上升为(0.63±0.26)%，对照组为(0.57±0.24)%。⑦肾阳虚证的 CD_4/CD_8 明显下降为1.19±0.25，对照组为1.62±0.50，$P<0.05$。肾阳虚证明显低于肾阴虚证的1.42±0.44，$P<0.05$。⑧肾阳虚证的 CD_4 绝对值/CD_8 绝对值明显下降为0.02±0.01，对照组为0.034±0.01，$P<0.05$。明显低于肾阴虚证的0.032±0.02，$P<0.05$。

T 细胞亚群失调状态时 CD_4、CD_4/CD_8、CD_4 绝对值/CD_8 绝对值、CD_4/CD_8 明显下降，CD_8 明显上升可以作为肾阳虚证的诊断依据。

肾阳虚证 CD_3 绝对值、CD_4/CD_8 明显低于肾阴虚证，肾阳虚证 CD_4 绝对值/CD_8 绝对值、CD_8 明显高于肾阴虚证可以帮助肾阳虚证肾阴虚证的鉴别。

T 细胞亚群单克隆抗体诊断学

邓银泉等[40]用单克隆抗体测定39 例慢性肾炎 T 淋巴细胞亚群的各项指标：①21 例肾阳虚证的 OKT_3 明显下降，其平均值为(60.19±3.56)%，$P<0.01$，正常人为(70.59+4.90)%，$P<0.01$。肾阳虚证明显大于肾阴虚证的(64.60±5.89)%，$P<0.05$。②肾阳

虚证的 OKT_4 明显下降为(39.05±4.40)%，正常人为(41.02±5.21)%，$P<0.01$。肾阳虚证明显低于肾阴虚证的(33.00±8.32)%，$P<0.05$。③肾阳虚证的 OKT_8 明显下降为(22.48±8.23)%，正常人(25.49±3.84)%，$P<0.01$。肾阳虚证明显高于肾阴虚证的(19.94±3.04)%，$P<0.05$。④肾阳虚证的 OKT_4/OKT_8 明显上升为1.76±0.21，正常人为1.64±0.31，$P<0.05$。肾阳虚证明显低于肾阴虚证的2.33±0.44，$P<0.01$。⑤总E玫瑰花细胞形成率(E-RFC)明显下降为(57.71±5.81)%，正常人为(67.15±5.39)%，$P<0.01$。肾阳虚证明显低于肾阴虚证(62.11±6.28)%，$P<0.05$。⑥细胞膜表面免疫球蛋白明显上升为(21.90±9.16)%，正常人为(17.59±5.39)%，$P<0.01$。肾阳虚证低于肾阴虚证的24.44±3.09，$P<0.05$。OKT_3、OKT_4、OKT_8、OKT_4/OKT_8、E-RFC明显下降及细胞膜表面免疫球蛋白明显上升可以作为肾阳虚证的诊断依据。与肾阴虚证也不难鉴别。

抑制性T细胞功能诊断学

沈自尹的一组45例支气管哮喘患者的抑制性T细胞(Ts)明显下降，平均值为32%。正常值为52.6%。18例重症病例的Ts为29.1%。温肾治疗后，Ts明显上升，平均为50.9%。这个研究资料说明抑制性T细胞功能的测定，可以对肾阳虚的做出定量定性诊断。沈自尹等[41]的43例支气管哮喘中有30例经温阳片治疗后Ts明显上升，未服温阳片的15例仍伴随哮喘的发作。

Tμ、Tγ细胞诊断学

肾阳虚证的T细胞中Tμ、Tγ细胞的百分数下降，温肾治疗后百分数有所提高。

T细胞诊断学

裘昌林等[42]的100例肾阳虚证有脑出血、脑栓塞恢复期、脑动脉硬化、帕金森氏病、老年性痴呆以及冠心病。T细胞明显下降，其平均值为49.76±9.57，用温阳益肾冲剂治疗，1日3次，每次1包，冲服，疗程1个月。冲剂由右归丸化裁而来，有熟地、山药、杜仲、萸肉、菟丝子、补骨脂、鹿角片、锁阳等温肾填精之品，增入附子、肉桂益火助阳，加上黄芪益气扶正。治疗后T细胞明显上升为56.45±9.33。

外周血淋巴细胞β-受体诊断学

张云如等的356例中老年人中，有25例肾阳虚证外周血淋巴细胞β-受体明显下降，其平均值为(378.59±195.83)fmol/10^6 单位，正常青年人为(969.5±149.3)fmol/10^6 单位。给予温阳为主的抗衰老中药春回胶囊或泰山还童丹3~6月，停药一周后复查，外周血淋巴细胞β-受体明显上升为(656.44±315.76)fmol/10^6 单位，$P<0.01$。

2. 体液免疫诊断学

(1)血清免疫球蛋白诊断学

沈自尹等的37例支气管哮喘肾阳虚证中，有12例IgM明显增高，平均值达4328mg/L，正常值为1300mg/L，温肾治疗后恢复正常。37例支气管哮喘肾阳虚证IgM明显增高为(212.78±142.76)mg/L，治疗后明显下降为(1373.3±773.0)mg/L。IgG、IgA基本上在正常范围，其平均值分别为(12297.3±3617.0)、(2336.8±1564.8)mg/L，正常值分别为1210、203mg/L，此组病例可以说明IgM明显增高是肾阳虚证的一个诊断依据。

30%~70%的支气管哮喘病例血清IgE值升高，沈自尹的一组31例支气管哮喘病例血清IgE几何均值为88800IU/L，正常为44080IU/L，7月开始温肾治疗后，10月不出现季节性升高。说明血清 IgE 于 10 月呈现了季节性升高，为肾阳虚证的一个表现。沈自尹等[41]的 43 例支气管哮喘中，30 例经温肾治疗后，IgE 明显下降，$P<0.05$。未服温阳片的 15 例仍伴随哮喘的发作，IgE 无明显改变，$P>0.05$。

张炜等[43]对 20 例急性期成人支气管哮喘肾阳虚证进行喘可治注射液治疗，此前有 7 例血清 IgE 升高，治疗后复常率为 57.14%。研究说明 IgE 升高是肾阳虚证的一个表现。

裘昌林等 100 例肾阳虚证有脑出血、脑栓塞恢复期、脑动脉硬化、帕金森氏病、老年性痴呆以及冠心病。其 IgG、IgA、IgM 下降，分别为(1338.6 ± 644.25)、(172.34 ± 65.52)、(98.94 ± 60.32)mg/L。T 细胞明显下降，其平均值为 T 细胞(49.76 ± 9.57)%，用温阳益肾冲剂治疗，1 日 3 次，每次 1 包，冲服，疗程 1 个月。冲剂由右归丸化裁而来，有熟地、山药、杜仲、萸肉、菟丝子、补骨脂、鹿角片、锁阳等温肾填精之品，增入附子、桂枝益火助阳，加上黄芪益气扶正。治疗后为(1666.6 ± 361.85)、(209.22 ± 62.77)、(116.17 ± 48.27)mg/L。IgA、IgM 上升明显，$P<0.001$、$P<0.05$。IgG 治疗前后有显著不同，可使过低的增高，过高的降低，有双相调节作用。IgG 治疗前 16 例小于 800mg/L，治疗后减为 7 例，治疗前 57 例大于 1600mg/L，治疗后减为 8 例。IgA、IgM 也有类似现象。

(2)肿瘤坏死因子 - α 诊断学

冼绍祥等的 30 例充血性心力衰竭肾阳虚证肿瘤坏死因子 - α(TNF - a)明显上升，其平均值为(89.48 ± 9.65)pg/ml，明显高于充血性心力衰竭非肾阳虚证的(65.35 ± 8.51)pg/ml。

(3)白细胞介素诊断学

冼绍祥等的 30 例充血性心力衰竭肾阳虚证的白细胞介素 - 2 明显上升，其平均值为(19.60 ± 13.69)pg/ml，$P<0.05$。明显高于 30 例充血性心力衰竭非肾阳虚证的(12.60 ± 8.60)pg/ml，$P<0.05$。此组病例称之为心肾阳虚证较为妥当。1L - 6 可能的机制为：①促进血管内皮细胞和血管平滑肌细胞的增生，形成恶性循环，从而加重这些疾病的病情，并最终发生心衰。②促进心肌细胞肥大和心肌缺血。③促进心肌细胞凋亡，从而使心衰恶化。

(八)微量元素诊断学

1. 杨世兴等[44]的 59 例原发性肾小球疾病(慢性肾小球肾炎、肾病综合征)阳虚证血清锌明显下降，19 例脾阳虚证、12 例肾阳虚证及 28 例脾肾阳虚证血清锌的平均值分别为(60.00 ± 11.52)μg/dl、(70.59 ± 14.02)μg/dl 及(58.63 ± 14.18)μg/dl，65 例的正常人的均值为(91.61 ± 11.15)μg/dl，$P<0.01$。肾阳虚患者明显高于脾阳虚证。脾阳虚证及脾肾阳虚证的血清铜明显上升，分别为(145.25 ± 15.12)μg/dl 及(136.11 ± 17.28)μg/dl，65 例正常人为(125.91 ± 17.74)μg/dl，$P<0.01$。而肾阳虚证稍下降为(122.55 ± 14.47)μg/dl。

2. 郭洪等[45]的肾阳虚证动物模型全血铜、铁、锰、铬、镍等元素明显下降，经右归丸煎剂灌服治疗后，全血铜、锌、铁、锰、铬、镍等含量较用药前有显著性增高，$P<0.05$。马威等[46]的肾阳虚证动物模型全血铜、锌、铁、镍、铬明显下降，经右归丸煎剂灌服治疗后，全血铜、锌、铁、锰、铬、镍等含量较用药前有显著性增高，$P<0.05$。

3. 丁伟璜[47]研究认为肾阳虚证的血钙、尿钠、磷、钾明显低于肾阴虚证。肾阳虚证的血清总蛋白、血红细胞数明显低于肾阴虚证。肾阳虚证的尿蛋白高于肾阴虚证，但两者无明显性差异。

4. 刘锐等[48]测定了13例肾阳虚患者的血清锌明显下降，其平均值为60μg/g，而65例正常人的平均值91.62μg/g。正常人的血清锌＞脾阳虚证＞肾阳虚证＞脾肾阳虚证，血清锌下降的程度有助于脾阳虚、肾阳虚、脾肾阳虚3证的鉴别诊断。

（九）环核甙酸诊断学

谢竹藩等[36]的11例虚寒证中有5例肾阳虚证，6例心阳虚证、脾阳虚证。晨8～11时5例肾阳虚证尿肌酐的环－磷酸腺甙（cAMP）下降，其平均值（2.21±0.43）μmol，25例正常老人为（2.59±0.20）μmol。尿肌酐的环－磷酸鸟甙（cGMP）明显上升为（1.87±0.64）μmol，18例正常人为（0.55±0.05）μmol，$P<0.05$。尿的cAMP/cGMP明显下降为1.97±0.87，18例正常人为4.91±0.64，$P<0.001$。

患者外围血淋巴细胞内cAMP的含量受到异丙基肾上腺素的刺激后，上升的百分率可以说明淋巴细胞β受体的功能。正常人外围血淋巴细胞内cAMP基值平均为2.62pmol/10^6细胞，经100μmol异丙基肾上腺素的刺激后，淋巴细胞内cAMP基值上升的百分率为324%，可以说明淋巴细胞β受体的功能。38例支气管哮喘患者外围血淋巴细胞内cAMP的含量受到异丙基肾上腺素的刺激后，淋巴细胞内cAMP基值上升的百分率明显下降，病程少于10年者，上升的百分率为232%；11～20年者为151%；20年者为119%，这个百分率可以说明患者病情严重的程度，上升的百分率愈低，病情愈严重。52例患者经温肾治疗3月后，经100μM异丙基肾上腺素的刺激后，淋巴细胞内cAMP上升的百分率有明显提高。这说明患者外围血淋巴细胞内cAMP的含量受到异丙基肾上腺素的刺激后，上升的百分率下降，可以对肾阳虚的诊断提供帮助，其下降程度可以说明肾阳虚严重的程度。

（十）微循环诊断学

1. 李云杰等[49]的40例肾阳虚证的甲皱微循环检查：①90%患者有红细胞积聚现象。②微血流流速均减弱表现为粒流、粒缓流或停滞，呈线状流。③无1例管襻正常，全部病例的管襻数量减少，全部病例的异形管襻大于30%，75%管襻模糊不清，95%管襻长度小于0.2mm，35%襻顶有出血、瘀血，甚至有淤池样改变。而肾阴虚证微循环则很少有特异改变，与对照组比较，无显著性差异。

2. 王鸿[50]的观察发现：肾阳虚证甲皱微循环的改变主要表现为管襻开放的数目减少，管襻内血色浅红，血流速度减慢。肾阴虚证的管襻开放数目增多，管襻内血色深红，血流速度稍慢。

（十一）植物神经功能诊断学

沈自尹等[51]对45例现代医学诊断为6种不同疾病的65例肾虚患者，进行了110例次冷压试验，13例正常人经冷压刺激后，1分钟内血压升高最大幅度在4～14mmHg之间，平均为8mmHg。肾阳虚证（无肝阳上亢）18例次试验中多为低反应。或为反常反应：①1例冷压刺激后无反应；②7例冷压刺激后呈双相反应，稍上升，但立即明显下降，很久才恢复；③4例冷压刺激后反应呈倒错反应，血压反而下降，很久才恢复。2例次血压上升

10～19mmHg，4 例次血压上升值不足 10mmHg。肾阴虚证 55 例次试验（无脾阳虚）为高反应。

（十二）骨矿（骨钙）量诊断学

1. 王长海等[52]的 50 例肾阳证中包括慢性肾炎 10 例，更年期综合征 15 例，贫血 13 例，席罕氏病 2 例，前列腺增生病 10 例。对照组 50 例中包括慢性肾炎 12 例，痛风 5 例，慢性支气管炎 8 例。测量右前臂下 1/3 尺桡骨处，测量单位为 BMC/BW（骨密度数量/尺桡骨厚度，g/cm^2），参考值：40～49 岁女性为 0.656～0.842g/cm^2，男性为 0.712～0.892g/cm^2。18 例女性肾阳虚证的骨密度明显下降为 0.556～0.658g/cm^2，平均值为（0.607±0.051）g/cm^2，对照组为 0.655～0.845g/cm^2，$P<0.05$。男性肾阳虚证的骨密度明显下降为 0.680～0.720g/cm^2，对照组为 0.720～0.900g/cm^2，$P<0.05$。

2. 郭素华等[53]测定肾阴虚证、肾阳虚证骨面密度（单位为 g/cm^2）的资料：①男性 40～49 岁，15 例肾阳虚证明显下降，其平均值为 0.689±0.104，104 例正常人为 0.810±0.089，$P<0.01$。34 例肾阴虚证为 0.692±0.066。②男性 50～59 岁，25 例肾阳虚证明显下降为 0.656±0.062，70 例正常人为 0.818±0.084，$P<0.01$。30 例肾阴虚证为 0.685±0.086。③男性 60～69 岁，52 例肾阳虚证明显下降为 0.643±0.135，10 例正常人为 0.745±0.092，$P<0.01$。29 例肾阴虚证明显下降为 0.664±0.087。④女性 40～49 岁，58 例肾阳虚证明显下降为 0.592±0.081，129 例正常人为 0.692±0.093，$P<0.01$。59 例肾阴虚证为 0.620±0.072。⑤女性 50～59 岁，85 例肾阳虚证明显下降为 0.524±0.089，111 例正常人为 0.669±0.104，$P<0.01$。肾阳虚证明显低于 69 例肾阴虚证的 0.561±0.090。⑥女性 60～69 岁，76 例肾阳虚证明显下降为 0.448±0.095，36 例正常人为 0.618±0.093，$P<0.01$。

肾阴虚证骨密度高于肾阳虚证，肾阴虚证的病情轻于肾阳虚证。与方素钦等对血压的观察不一致，肾阴虚证的病情重于肾阳虚证。

（十三）肺功能诊断学

张炜等对 20 例急性期成人支气管哮喘肾阳虚证进行温补肾阳的喘可治注射液治疗，肌肉注射，每次 4ml，每日 2 次，共 14 天。治疗期间不得使用其它中西医平喘药物及糖皮质激素。合并细菌感染者加用抗生素，但不得使用大环内脂类抗生素。总有效率为 90%。肾阳虚证的肺功能下降，温补肾阳治疗后肺功能改善：①一秒率（一秒钟用力呼气容积占用力肺活量比值，FEV 1.0%，forced expiratory ventilation，正常值为 80%）改善显效率为 25%，有效率为 60%。②峰流速（PEF）改善显效率为 20%，有效率为 50%。研究说明肾阳虚证肺功能下降是肾阳虚证的一个诊断依据。

参考文献

[1]严石林，等．肾阳虚证半定量化操作标准的研究．现代中西医结合杂志，2004，13(6)：701～702.

[2]杨勇，等．茸参补肾胶囊治疗肾阳（气）虚证 52 例临床观察．浙江中医杂志，2005(1)：36～37.

[3]李兆秀，等．赞玉春冲剂治疗肾阳虚证的临床观察．中国中医药科技，1998，5(4)：238～239.

[4]方素钦，等．中老年人肾虚证与性激素及免疫功能的研究．福建中医药，2002，33(2)：1～3.

[5]徐敏，等．温肾助阳方药对甲低阳虚模型体温和心率昼夜节律变化的影响．中国中药杂志，1996，21(4)：249~250.
[6]陈永光，等．慢性支气管炎中医分型的X线研究．福建医药，1981(5)：257，612.
[7]陈永光，等．慢性支气管炎虚证患者肠胃功能的X线观察．中西医结合杂志，1983，3(4)：225~226.
[8]梁定．200例尿石症中医影像辨证探讨．南京中医药大学学报，1996，12(5)：20~22.
[9]冼绍祥，等．肾阳虚型慢性充血性心力衰竭与TNF-α和IL-6的关系研究．实用内科杂志，2000，20(6)：564~565.
[10]王新礼，等．肾病综合征阳虚证与肾图的关系．辽宁中医学院学报，1999(4)：221.
[11]何开玲，等．肾虚疾病中能量代谢的研究．中华内科杂志，1964，12(4)：310.
[12]董慧，等．肾阳虚证患者红细胞LPO、SOD和ATP酶活性的变化．微循环学杂志，2002，12(3)：10~11.
[13]熊宁宁，等．慢性肾衰阳气虚弱证与甲状腺激素和皮质醇关系的研究．辽宁中医杂志，1994，21(4)：147.
[14]范国荣．补肾法为主治疗肾虚证SLE前后垂体—甲状腺轴功能改变及其与血、尿β_2-mG的关系．中西医结合杂志，1991，11(6)：346~349.
[15]陈亚琼，等．甲蓉片对肾阳虚证妇女5-羟色胺代谢的影响．第四军医大学学报，1990，11(6)：419~420.
[16]冷雯，等．妇科肾阳虚患者血浆b-内腓肽水平及甲蓉片的影响．第四军医大学学报，1990，11(6)：421~422.
[17]武文斌，等．肾病综合征中医分型与选择性蛋白尿指数关系的研究．实用中医内科杂志，1995，9(2)：20.
[18]高菁．尿渗透压测定与中医证的关系探讨——附185例病案分析．北京中医药大学学报，1995，18(1)：53.
[19]丁维俊，杨红亚，杨杰等．肾阳虚证患者唾液菌群初步研究．上海中医药大学学报，2007，21(1)：43~46.
[20]王锦丽，等．慢性肾炎阳虚证与唾液白蛋白的关系．辽宁中医杂志，1997，24(8)：341.
[21]郭教礼，等．102例脾肾虚性水肿患者唾液钾钠离子变化初步观察．中医杂志，1989，30(5)：37~39.
[22]谢淑仪，等．肾阳虚患者及健康中老年人114例血浆皮质醇含量测定．中西医结合杂志，1988，8(9)：522.
[23]沈自尹，等．支气管哮喘采用补肾法防治及其内分泌和免疫方面的观察．中医杂志，1981，22(5)：341~345.
[24]查良伦、沈自尹，等．人血浆ACTH放射免疫测定在肾阳虚病人中的应用．中华内科杂志，1982，21(4)：202~205.
[25]沈自尹，等．肾阳虚病人的垂体——肾上腺皮质系统的改变．上海中医药杂志，1979(2)：34~37.
[26]沈自尹，等．支气管哮喘采用补肾法防治及其内分泌和免疫方面的观察．中医杂志，1981，22(5)：341~345.
[27]沈自尹，等．温肾法防治老年慢性支气管炎原理探讨．中医杂志，1981，22(10)：742~747.
[28]李兆秀，等．赞玉春冲剂治疗肾阳虚证的临床观察．中国中医药科技，1998，5(4)：238~239.
[29]沈自尹，等．肾阴肾阳中西医结合．上海中医药杂志，1962(1)：19~23.

[30]王文健、沈自尹，等．肾阳虚患者和老年人(男性)的下丘脑－垂体－性腺轴功能初步观察．中西医结合杂志，1982(2)：149～152.
[31]方素钦，等．中老年人肾虚证与性激素及免疫功能的研究．福建中医药，2002，33(2)：1～3.
[32]王琦，等．肾虚型阳痿患者性激素变化的临床观察和实验研究．江苏中医，1988，9(7)：43.
[33]沈自尹，等．证实质的临床研究．天津中医，1986，3(2)：23.
[34]陈梅芳，等．尿毒症肾虚与内分泌及免疫状态的关系．中西医结合杂志，1983，3(6)：328.
[35]高菁，等．慢性肾炎辨证分型与血清总 T_3 和 T_4 含量的关系，中医杂志，1996，37(1)：44.
[36]石刚，等．慢性支气管炎肾阳虚、肾阴虚患者甲状腺轴功能的对比研究．中西医结合杂志，1986，6(3)：160～162.
[37]谢竹藩，等．从尿中儿茶酚胺及 cAMP、cGMP 的排出量探讨中医寒证、热证的本质，中西医结合杂志，1986(6)：651～654.
[38]张云如，等．老年肾虚证与交感神经机能关系的探讨．中医杂志，1994，35(3)：169～171.
[39]孙粥纲，等．中医"脾虚"证本质的临床探讨．安徽中医学院学报，1983，2(3)：3～7.
[40]邓银泉，等．慢性肾炎阴虚和阳虚证与外周血 T 细胞亚群的关系．中医药学报，1993(5)：555～568.
[41]沈自尹．肾的研究进展与总结．中国医药学报，1988，3(2)：138～141.
[42]裘昌林，等．温阳益肾法对肾阳虚证患者免疫功能影响的研究．中国中医基础医学杂志，1998，4(10)：42～44.
[43]张炜，等．温补肾阳法治疗成人支气管哮喘急性期 20 例．辽宁中医杂志，2002，29(12)：720.
[44]杨世兴，等．59 例阳虚病人血清锌铜值测定及其意义．陕西中医，1989(10)：374.
[45]郭洪，等．451 例右归丸治疗肾阳虚证与微量元素相关性的实验研究．湖北中学院学报，1999，(1)：45～48.
[46]马威，等．用血液微量元素观察右归丸治疗肾阳虚证的实验研究．微量元素与健康研究，1999(16)：39～41.
[47]丁伟璜．从慢性肾炎看中医阴虚、阳虚的病理生化学基础．上海中医药杂志，1983(4)：46.
[48]刘锐，等．63 例阳虚病人血清锌测定及其意义．陕西中医，1984，4(6)：8～9.
[49]李云杰，等．肾阳虚证的甲皱微循环改变的临床探讨．中国民间疗法，1995，(6)：47～48.
[50]王鸿．肾虚患者甲皱微循环改变的观察与探讨．中医杂志，1980，21(9)：31.
[51]沈自尹，等．肾阴肾阳中西医结合辩证施治规律的初步探讨．上海中医药杂志，1962(1)：19～23.
[52]王长海，等．"肾阳虚"证骨密度测定的临床意义．中医药学报，1997，13(6)：3.
[53]郭素华，等．肾虚证与骨密度的关系．中国中西医结合杂志，1995，15(11)：655.

第四节　肾阴虚证

肾阴虚证是指肾阴亏虚，脏腑组织，官窍失养及精室受扰，阴虚内热。肝阴靠肾阴的支持，才能维持肝的正常功能，若肾阴不足以养肝阴，会导致肝肾阴虚，除有肾阴虚的表现外，还会出现目涩、雀目、胁痛、脉弦等现象。肺阴赖肾阴的滋润，如肾阴不足，"下损及上"，除有肾阴虚的表现外，又有声嘶，干咳少痰，甚至咯血等肺阴虚症状。肾水能上济心阴以制心火，心火得以下温命水，若肾水不足，则"心肾不交"，除有肾阴虚的表现外，还有面赤舌烂、心悸、心烦、难寐等心火上炎的症状。五脏阴液互通，而肾水为根本，肾水不足，难以润脾胃，致胃阴不足，则见渴而能饮，不纳食或消谷善饥、脘部灼痛。脾阴虚则纳呆不思食，食之则腹胀等症状。反之，其他脏腑阴虚也可导致肾阴虚。如先有肺阴虚，日久，灼液津枯，也可导致肾阴虚，称之为“下汲肾阴”。

（一）症状诊断学

腰膝足酸软而痛，为必备条件。眩晕耳鸣，或耳聋，发脱齿摇，早泄、遗精，月经量少或闭经，或见崩漏，尿有余沥或失禁，失眠，健忘，口咽干燥，五心烦热，潮热或低热，盗汗，或骨蒸发热，颧红，形体消瘦，小便黄少。

（二）检体诊断学

舌红少津，少苔或无苔，脉细数。

（三）血压诊断学

方素钦等[1]672例体检的中老年人，156例肾阴虚证的收缩压、舒张压、脉压及平均动脉压明显上升，分别为(19.64±1.84)、(11.02±1.62)、(8.17±2.41)及(16.77±1.36)kPa。明显高于肾阳虚证、肾气虚证、无虚证对照组，$P<0.05$。血压以下列次序递增：无虚证对照组<肾气虚证<肾阳虚证<肾阴虚证。收缩压、舒张压及脉压明显上升可以作为肾阴虚证的诊断依据。

（四）骨矿（骨钙）量诊断学

郭素华等[2]的259例肾阴虚证骨面密度明显下降，$P<0.01$。介绍肾阴虚证的骨面密度（单位为g/cm^2）的资料如下：①男性40~49岁，34例肾阴虚证明显下降，其平均值为0.692±0.066，104例正常人为0.810±0.089，$P<0.01$。②男性50~59岁，30例肾阴虚证明显下降为0.685±0.086，70例正常人为0.818±0.084，$P<0.01$。③男性60~69岁，29例肾阴虚证明显下降为0.664±0.087，10例正常人为0.745±0.092，$P<0.01$。④女性40~49岁，59例肾阴虚证明显下降为0.620±0.072，129例正常人为0.692±0.093，$P<0.01$。⑤女性50~59岁，59例肾阴虚证明显下降为0.561±0.090，104例正常人为0.669±0.104，$P<0.01$。⑥女性60~69岁，38例肾阴虚证明显下降为0.496±0.099，36例正常人为0.618±0.093，$P<0.01$。

（五）血清β_2-微球蛋白诊断学

范国荣[3]的32例系统性红斑性狼疮肾虚证，其中10例女性肾阴虚证，其血β_2-微球蛋白(β_2-mG)明显上升，其平均值为(3.70±0.85)μg/dl，61例正常人为(2.29±0.51)μg/dl，$P<0.001$。明显高于肾阳虚证，$P<0.05$。肾阴虚证用六味地黄丸加女贞子、旱莲草、白芍、当归，治疗46~66天后明显下降为(2.71±0.53)μg/dl，$P<0.05$。血β_2-mG明显上升可以作为肾阴虚证的诊断依据。与肾阳虚证也不难鉴别。

（六）尿的检验诊断学

1. 尿渗透压和溶质清除率诊断学

(1)高菁[4]20例肾功能正常（内生肌酐清除率均大于(90±10)ml/min；血肌酐小于1.5mg/dl）的肾病综合征中，7例肾阴虚证尿渗透压(Uosm)的平均值为(760±113.8)

mosm/(g·H_2O)，明显高于肾阳虚证，$P<0.05$。

肾功能正常肾阴虚证的溶质清除率(Cosm)为2.20ml/min，明显高于肾阳虚证，$P<0.05$。

(2)高菁13例肾功能正常慢性肾炎肾阴虚证的尿渗透压(Uosm)为(738.6±141.6) mosm/(g·H_2O)，明显高于肾阳虚证，P<0.001。肾功能正常慢性肾炎肾阴虚证的Uosm明显高于慢性肾炎肾功能不全肾阴虚证的(422.9±111.0) mosm/(g·H_2O)，$P<0.05$。

肾功能正常慢性肾炎肾阴虚证的Cosm明显下降为1.55ml/min。明显高于肾阳虚证，$P<0.05$。肾功能正常慢性肾炎肾阴虚证的Cosm明显高于11例慢性肾炎肾功能不全肾阴虚证的(1.11±0.40) ml/min，$P<0.05$。

(3)高菁58例糖尿病中，18例肾功能正常肾阴虚证的Uosm为(900±260.17) mosm/(g·H_2O)，明显高于肾阳虚证的(410±17.8) mosm/(g·H_2O)，$P<0.01$。肾阴虚证的溶质清除率(Cosm)(2.07±0.7) ml/min，低于肾阴虚证的(1.46±0.7) ml/min。

当内生肌酐清除率、血肌酐正常时，肾阴虚证的Uosm、Cosm的灵敏度高，大部分已经明显下降，反映出肾功能受到损害。

2. 尿β_2-微球蛋白诊断学

范国荣的10例女性系统性红斑狼疮肾阴虚证的尿β_2-微球蛋白(β_2-mG)明显上升，其平均值为(0.23±0.09) μg/dl，21例正常人为(0.13±0.13) μg/dl，$P<0.05$。治疗后下降为(0.18±0.09) μg/dl。尿β_2-mG明显上升可以作为肾阴虚证的诊断依据。与肾阳虚证也不难鉴别。

(七)内分泌诊断学

1. 尿17羟皮质类固醇诊断学

沈自尹等[5]对现代医学诊断为6种不同疾病的65例肾虚证中的45例肾阴虚证进行分析，17-羟皮质类固醇波动范围大，1~24.3mg/24h，平均值为8.82mg/d。肾阴虚证以六味地黄丸加减治疗，肾阳虚证以金匮肾气丸加减治疗。治疗中常出现肾阴阳虚转型，此时尿的17-羟皮质类固醇值也随之变化，调整治疗方案后治愈，17-羟皮质类固醇值恢复正常。

2. 血清睾酮及雌二醇诊断学

方素钦等的672例体检中老年人，其中无虚证对照组94例，肾阴虚证156例，测定男性的血清睾酮(T)及雌二醇(E_2)：①201例男性肾阴虚证的E_2上升，其平均值为(0.06±0.03) pmol/L，26例对照组为(0.05±0.003) pmol/L。明显低于男性肾阳虚证，$P<0.05$。②肾阴虚证血清T下降为(20.13±5.53) nmol/L，对照组为(22.60±7.09) nmol/L。明显高于肾阳虚证的(15.34±5.14) nmol/L，$P<0.05$。③肾阴虚证的T/E_2下降为399.2±188.3，对照组为488.8±151.9。明显高于肾阳虚证，$P<0.05$。④133例女性肾阴虚证的E_2下降为(0.02±0.03) pmol/L，68例对照组为(0.04±0.003) pmol/L。⑤女性肾阴虚证血清T上升为(1.02±0.44) nmol/L，对照组为(0.89±0.27) nmol/L。⑥女性肾阴虚证的T/E_2明显上升为86.58±54.93，对照组为29.29±16.51，$P<0.05$。明显低于肾阳虚证，$P<0.001$。

3. 血清甲状腺素诊断学

范国荣的10例女性系统性红斑狼疮肾阴虚证血清甲状腺素的检查：①肾阴虚证 T_3 明显下降，其平均值为(87.90±18.51)ng/dl，60例正常人为(137.85±24.34)ng/dl，$P<0.001$。治疗46~66天后明显上升为(103.50±20.42)ng/dl。T_3 明显下降可以作为肾阴虚证的诊断依据。②肾阴虚证的3，3，5′-三碘甲状腺原氨酸(rT_3)明显上升为(52.50±13.49)ng/dl，59例正常人为(45.34±10.58)ng/dl，$P<0.01$。治疗后 rT_3 上升为(54.04±14.02)ng/dl。③肾阴虚证的 T_4 明显下降为(5.36±1.90)μg/dl，40例正常人为(6.70±2.14)ng/dl，$P<0.05$。治疗后 T_4 上升为(5.69±1.82)μg/dl。T_4 下降可以作为肾阴虚证的诊断依据。

4. 交感神经机能诊断学

(1)张云如等[6]的45~82岁老年人中，98例肾阴虚证儿茶酚胺的测定：肾阴虚证血浆去甲肾上腺素(NE)及多巴胺(DA)明显上升，其平均值分别为(155.85±56.99)pg/ml及(151.89±59.18)pg/ml，正常老人为(111.99±30.41)pg/ml及(140.55±34.07)pg/ml，$P<0.01$。25例肾阴虚证给予滋肾阴为主的补肾胶囊3~6月，停药一周后复查，NE由(163.13±90.99)pg/ml明显下降为(114.41±26.19)pg/ml，DA由(154.07±41.88)pg/ml明显下降为(113.3±19.32)pg/ml，$P<0.01$。

(2)10例老人肾阴虚证血清多巴胺β羟化酶(DβH)活性上升，其平均值为(27.74±8.88)U，正常老人为(22.85±12.36)U。给予滋肾阴为主的补肾胶囊3~6月，停药一周后复查，DβH活性明显下降为(21.75±1.27)U，$P<0.05$。

(3)10例老人肾阴虚证外周血小板单胺氧化酶-B(MAO-B)活性明显上升，其平均值为32.94±8.24，正常老人为21.83±10.12。明显高于肾阳虚证22.54±4.72，$P<0.05$。给予滋肾阴为主的补肾胶囊3~6月，停药一周后复查，MAO-B活性明显下降为24.8±8.48，$P<0.05$。

(4)25例老人肾阴虚证外周血淋巴细胞β-受体估计上升，其平均值为(797.45±286.88)fmol/10^6，正常青年人为(969.5±149.3)fmol/10^6，正常老人肯定明显低于此值。给予滋肾阴为主的补肾胶囊3~6月，停药一周后复查，外周血淋巴细胞β-受体明显下降为(595.36±189.88)fmol/10^6，$P<0.05$。

5. 3-甲氧-羟基苦杏仁酸诊断学

江部康一等[7]的肾阴虚证尿中3-甲氧-羟基苦杏仁酸(VMA)明显升高，而肾阳虚证病人的尿VMA量则明显减少，由于VMA是大脑神经介质的代谢产物，实验结果提示，肾阴虚与肾阳虚的本质可能有大脑介质的参与。单纯脾胃气虚证24小时尿的3-甲氧-羟基苦杏仁酸(VMA)明显上升。VMA明显下降可以作为肾阴虚证的诊断依据。与脾气虚证不难鉴别。

(八)T细胞亚群白细胞分化抗原诊断学

方素钦等的672例体检的中老年人包括156例肾阴虚证，T细胞亚群失调，测定其白细胞分化抗原：①白细胞分化抗原3(CD_3)下降，其平均值为(57.68±9.61)%，94例对照组为(58.14±10.01)%。②CD_3 绝对值上升为(1.27±0.58)%，对照组为(1.21±0.47)%。③CD_4 明显下降为(37.94±8.43)%，对照组为(41.16±5.23)%，$P<0.05$。④CD_4 绝对值明显下降为(0.83±0.38)%，对照组为(0.85±0.31)%。⑤CD_8 上升为

(28.38±7.94)%，对照组为(27.54±8.29)%。肾阴虚证 CD_8 明显低于肾阳虚证，$P<0.05$。⑥肾阴虚证 CD_8 绝对值上升为(0.63±0.26)%，对照组为(0.57±0.24)%。⑦CD_4/CD_8 明显下降为 1.42±0.44，对照组为 1.62±0.50，$P<0.05$。肾阴虚证 CD_4/CD_8 明显高于肾阳虚证。⑧CD_4 绝对值/CD_8 绝对值下降为 0.032±0.02，对照组为 0.034±0.01，$P<0.05$。肾阳虚证 CD_4 绝对值/CD_8 绝对值明显高于肾阴虚证，$P<0.05$。

T 细胞亚群失调状态时 CD_4、CD_4/CD_8 明显下降可以作为肾阴虚证的诊断依据。

(九)T 细胞亚群单克隆抗体诊断学

邓银泉等[8]用单克隆抗体测定 39 例慢性肾炎 T 淋巴细胞亚群的各项指标：①18 例肾阴虚证的 OKT_3 明显下降，其平均值为(64.60±5.89)%，正常人为(70.59±4.90)%，$P<0.01$。肾阴虚证明显小于肾阳虚证，$P<0.05$。②肾阴虚证的 OKT_4 明显上升为(45.39±4.13)%，正常人为(41.02±5.21)%，$P<0.01$。肾阴虚证明显大于肾阳虚证，$P<0.05$。③肾阴虚证的 OKT_8 明显下降为(19.94±3.04)%，正常人(25.49±3.84)%，$P<0.01$。肾阴虚证明显低于肾阳虚证，$P<0.05$。④肾阴虚证的 OKT_4/OKT_8 明显上升为 2.33±0.44，正常人为 1.64±0.31，$P<0.05$。肾阴虚证明显高于肾阳虚证，$P<0.01$。⑤肾阴虚证的总 E 玫瑰花细胞形成率(E－RFC)明显上升为(62.11±6.28)%，正常人为(67.15±5.39)%，$P<0.01$。肾阴虚证明显高于肾阳虚证，$P<0.05$。⑥肾阴虚证的细胞膜表面免疫球蛋白明显上升为(24.44±3.09)%，正常人为(17.59±5.39)%，$P<0.01$。肾阴虚证明显高于肾阳虚证，$P<0.05$。OKT_3、OKT_8 明显下降及 OKT_4/OKT_8、E－RFC、OKT_4、细胞膜表面免疫球蛋白明显上升可以作为肾阴虚证的诊断依据。肾阴虚证 OKT_3、OKT_8 明显小于肾阳虚证，OKT_4、OKT_4/OKT_8、细胞膜表面免疫球蛋白、E－RFC 明显高于肾阳虚证，两证不难鉴别。

(十)植物神经功能诊断学

沈自尹等对 45 例现代医学诊断为 6 种不同疾病的患者，进行了 110 例次冷压试验，冷压刺激后 1 分钟内血压升高最大幅度在 4～14mmHg 之间，平均为 8mmHg。肾阳虚偏重者 18 例次试验中 16 例为低反应，或反常反应。55 例中 2 例次血压上升 10～19mmHg，4 例次血压上升值不足 10mmHg。肾阴虚偏重者 55 例次试验中无一例反常反应，多为高反应。6 例次血压上升值不足 10mmHg。22 例次血压上升 10～19mmHg，16 例次血压上升 20～29mmHg，11 例次血压上升 30～39mmHg。

参考文献

[1]方素钦，等．中老年人肾虚证与性激素及免疫功能的研究．福建中医药，2002，33(2)：1～3.

[2]郭素华，等．肾虚证与骨密度的关系．中国中西医结合杂志，1995，15(11)：655.

[3]范国荣．补肾法为主治疗肾虚证 SLE 前后垂体—甲状腺轴功能改变及其与血、尿 β_2－mG 的关系．中西医结合杂志，1991，11(6)：346～340.

[4]高菁．尿渗透压测定与中医证的关系探讨——附 185 例病案分析．北京中医药大学学报，1995，18(1)：53.

[5]沈自尹，等．肾阴肾阳中西医结合辨证施治规律的初步探讨．上海中医药杂志，1962(1)：19～23.

[6]张云如，等.老年肾虚证与交感神经机能关系的探讨.中医杂志，1994，35(3)：169～171.
[7]江部康一，等.肾阳虚和肾阴虚患者尿中17羟类固醇和17酮类固醇排泄值.国外医学.中医中药分册，1982，4(3)：201.
[8]邓银泉，余永谱，吴加庚.慢性肾炎阴虚和阳虚证与外周血T细胞亚群的关系.中医药学报，1993(5)：55～56.

第五节 肾气阴两虚证

肾气虚证者病情恶化而肾阴受损时，发展为肾气阴虚证，尚未损及肾阳，病情比肾阴阳两虚证轻。若肾阴虚证者病情恶化而肾阳受到影响时，仅表现气虚症状，则发展为肾气阴虚证，肾阳尚未明显受损。

（一）症状诊断学

面色少华，短气乏力或易感冒，肢冷而手足心热，口干咽燥或咽干咽痛，腰脊酸痛，大便时干时稀。

（二）检体诊断学

舌淡红有小齿痕。色白润，脉弦细或细弱。

（三）肾活检病理诊断学

我国肾小球疾病常见的病理分型有轻微肾小球病变、局灶性/节段性病变、弥漫性肾小球肾炎（膜性、增生性、新月体性、硬化性）等等。刘宏伟等[1]的原发性肾病综合征中有11例原发性肾病综合征肾气阴虚证，13例肾阴虚证及6例脾肾阳虚证。肾气阴虚证中，包括系膜增生性肾炎4例，轻微病变3例，IgA肾病2例，膜性肾病，膜增生性肾炎各1例。18例阴虚证中，包括系膜增生性肾小球肾炎7例，膜性肾病5例，轻微病变4例，新月体性肾炎，局灶硬化性肾炎各1例。6例阳（气）虚型中，有膜增生性肾炎2例，微小病变、轻微病变、系膜增生性肾炎、膜性肾病各1例。肾阴气虚证中，轻微病变占27.27%，高于肾阴虚证的22.22%。说明原发性肾病综合征的病情恶化时，由肾阴虚证发展为肾阴气虚证。

（四）血液检验诊断学

1. 载脂蛋白诊断学

郭大庆等[2]的132例原发性肾小球疾病本证中，有肾气虚证57例，肾气阴两虚证49例，肝肾阴虚证20例，脾肾阳虚证6例。标证中有肾水湿证者48例，肾湿热证者42例，无肾水湿证者42例。测定其载脂蛋白：①原发性肾小球疾病肾气阴虚证的载脂蛋白A－1（apoA－1）明显下降，其平均值为（1.111±0.048）g/L，135例正常人为（1.250±0.105）g/L，$P<0.05$。低于原发性肾小球疾病肝肾阴虚证、脾肾气虚证，分别为（1.245±0.015）g/L、（1.208±0.052）g/L。②原发性肾小球疾病肾气阴虚证的载脂蛋白B（apoB）和apoB/apoA－1明显上升，其平均值分别为（0.948±0.076）g/L、（0.86±0.08）g/L，135例健康成人分别为（0.856±0.126）g/L、（0.69±0.11）g/L，$P<0.01$。明显低于肝肾阴虚证的（1.167±0.102）g/L、（0.99±0.12）g/L及脾肾气虚证的（1.487±0.134）g/L、

(1.35 ± 0.16) g/L。(0.948 ± 0.076) g/L、(0.86 ± 0.08) g/L，$P < 0.05$。apoA－1 明显下降，apoB 和 apoB/apoA－1 明显上升可以作为肾气阴虚证的诊断依据。肾气阴虚证载脂蛋白水平明显低于脾肾气虚证、肝肾阴虚证，有利于肾气阴虚证和脾肾阳虚证、肝肾阴虚证的鉴别。

2. 血浆白蛋白诊断学

刘宏伟等的原发性肾病综合征中有 11 例原发性肾病综合征肾气阴虚证，13 例肾阴虚证及 6 例脾肾阳虚证。原发性肾病综合征肾气阴虚证的血浆白蛋白明显下降，其平均值为(2.49 ± 0.55) mg/dl，低于肾阴虚证的(2.61 ± 1.59) mg/dl，高于肾阳虚证的(2.42 ± 0.08) mg/dl。说明原发性肾病综合征的病情恶化，由肾阴虚证发展为肾气阴虚证，再发展为肾阳虚证。

（五）尿的检验诊断学

1. 尿渗透压和溶质清除率诊断学

高菁[3]的 58 例糖尿病中，26 例肾功能正常（内生肌酐清除率均大于(90 ± 10) ml/min；血肌酐小于 1.5mg/dl）肾气阴虚证的 Uosm 明显下降，其平均值为(642.0 ± 176.5) mosm/kgH_2O，正常人晨尿的 Uosm ≥ 700mosm/kgH_2O。明显低于糖尿病肾功能正常肾阴虚证的尿渗透压（Uosm）处于正常范围的(900 ± 260.17) mosm/gH_2O，P < 0.001。糖尿病肾功能正常肾气阴虚证的 Uosm 明显高于糖尿病肾功能正常肾阳虚证的(410.0 ± 17.8) ml/min，$P < 0.01$。糖尿病肾功能正常肾气阴虚证的 Uosm 明显高于糖尿病肾功能正常肾阴阳两虚证的(384.5 ± 94.0) ml/min。高菁 26 例糖尿病肾功能正常肾气阴虚证的溶质清除率（Cosm）明显下降为(2.38 ± 0.9) ml/min。糖尿病肾功能正常肾气阴虚证的 Cosm 高于糖尿病肾功能正常肾阴虚证的(2.07 ± 0.7) ml/min。糖尿病肾功能正常肾气阴虚证的 Cosm 明显高于糖尿病肾功能正常肾阳虚证的(1.46 ± 0.1) ml/min。糖尿病肾功能正常肾气阴虚证的 Cosm 明显高于糖尿病肾功能正常肾阴阳两虚证的(1.30 ± 0.4) ml/min。

2. 尿酶活性诊断学

周清发等[4] 11 例慢性肾小球疾病肾气阴虚证尿乳酸脱氢酶（LDH）的活性明显上升为(90.50 ± 65.50) U/dl，30 例健康人为(26.88 ± 9.04) U/dl，$P < 0.01$。LDH 的活性明显上升可以作为肾气阳虚证的诊断依据。

慢性肾小球疾病肾气阴虚证尿 N－乙酰 b－D 氨基－葡萄糖苷酶（NAG）的活性明显上升为(37.54 ± 17.93) U/L，100 例健康人为(10.8 ± 4.9) U/L，$P < 0.01$。NAG 明显上升可以作为肾气阴虚证的诊断依据。

慢性肾小球疾病尿碱性核糖核酸酶（RNase）的活性明显上升，其平均值为(38.5 ± 11.6) U/L，41 例健康人为(17.03 ± 7.75) U/L，$P < 0.01$。RNase 明显上升可以作为肾气阴虚证的诊断依据。

3. 尿蛋白量诊断学

刘宏伟等 11 例肾气阴虚证尿蛋白的含量明显上升，其平均值为(6.82 ± 1.80) g/24h，正常人低于 100mg，大于 150mg 称之为蛋白尿。18 例肝肾阴虚证尿蛋白的含量明显上升为(5.62 ± 2.74) g/24h，但是明显低于肾气阴虚证，明显低于正常人，低于脾肾阳虚证的(7.97 ± 3.02) g/24h。说明原发性肾病综合征的病情恶化，由肝肾阴虚证发展为阴气虚证。原发性肾病综合征的病情继续恶化，进一步发展为脾肾阳虚证。

（六）免疫诊断学

1. 外周血红细胞膜 C_3b 受体活性诊断学

莫穗林等[5]6例慢性原发性肾小球肾炎肾气阴虚证的外周血红细胞膜 C_3b 受体花环率（$E-C_3bR$）明显下降，其平均值为（10.50±3.05）%，31例正常人为（18.09±1.6）%，$P<0.01$。肾阴气虚证明显高于脾肾阳虚证、肝肾阴虚证，分别为（8.00±3.10）%、（8.43±2.89）%。肾阴气虚证明显低于肺肾阳虚证的（14.30±2.95）%。反映了慢性原发性肾小球肾炎由阳虚证发展为气阴虚证，进一步恶化为肾阴虚证的过程。

2. 外周血肿瘤坏死因子诊断学

詹林达等[6]的66例原发性肾小球疾病中有10例肺肾气虚证，12例脾肾阳虚证，37例肝肾阴虚证，7例肾气阴虚证。肾气阴两虚证外周血肿瘤坏死因子（TNF）明显上升，其平均值为（1.55±0.71）ng/ml，30例正常人为（1.14±0.40）ng/ml，$P<0.05$。明显低于肝肾阴虚证、脾肾阳虚证的（2.40±0.80）ng/ml、（2.02±0.76）ng/ml。TNF明显上升可以作为原发性肾小球疾病气阴两虚证的诊断依据，明显低于肝肾阴虚证、脾肾阳虚证，有利于与两证的鉴别诊断。轻度高于肺肾气虚证的（1.51±0.68）ng/ml。

原发性肾病诸证TNF依次上升的次序：正常人<肺肾气虚证<肾气阴虚证<脾肾阳虚证<肝肾阴虚证。说明原发性肾病病情的恶化，先是由肺部，侵入脾部，进一步侵犯肾。与慢性支气管炎病情的发展是一致的，是由肺部，侵入脾部，进一步侵犯肾。

参考文献

[1]刘宏伟，等.35例原发性肾病综合征中医辨证分型与病理类型的相关性研究.中西医结合杂志，1991(11)：97~99.

[2]郭大庆，等.132例原发性肾小球疾病载脂蛋白(Apo-protein)水平与中医辨证分型的关系.中国中西医结合杂志，1994，14(7)：409.

[3]高菁.尿渗透压测定与中医证的关系探讨——附185例病案分析.北京中医药大学学报，1995，18(1)：53.

[4]周清发，等.慢性肾小球疾病尿酶变化与辨证分型的研究.中医研究，1995，8(6)：25~26.

[5]莫穗林，等.慢性原发性肾小球肾炎患者外周血 C_{3b} 受体活性与中医证型相关性的初步研究.浙江中医杂志，1996(10)：459~460.

[6]詹林达，等.原发性肾病外周血肿瘤坏死因子与中医辨证.辽宁中医杂志，1999，26(12)：536~537.

第六节 肾阴阳两虚证

一般中医诊断学的八纲辨证都提到阴阳两虚证，病位不同，其临床的表现也不相同。笔者支持张晓琳等[1]提出肾阴阳两虚证的概念。他们认为肾阳虚若未得到及时有效的调治，不断发展，使肾阳虚损日久，肾阴无以化生，以致肾阴阳俱虚，并使肾中精气也遭耗损，称之为肾阳阴虚证，这种阳阴两虚证系从肾阳虚证发展而来。在肾阳虚证为主的同时，也见腰膝酸软，潮热，心烦不安等肾阴虚证的临床现象。治以右归饮：熟地、山药、山茱萸、杜仲、枸杞、炙甘草、附子、肉桂。此方阴阳并补，益肾填精。严格地说，肾阴虚证同时合并肾阳虚证，而以肾阴虚证为主，故治以左归饮。

(一)症状诊断学

面色㿠白，形寒肢冷，便溏，呼吸气粗或促，小便清长，浮肿，腰背冷痛伴虚寒为辨证要点。易于感冒，面色苍白或㿠白，腰膝酸痛，疲乏无力，夜尿量多于日尿量，食欲差，皮肤干燥，性功能减退，头昏耳鸣，心悸，失眠、健忘[2]。

(二)检体诊断学

舌胖嫩，有齿印。舌淡，苔白或腻，脉弦细或数。或苔无而舌面光，舌红。

(三)尿检验诊断学

高菁[3]39例肾功能正常慢性肾炎的标准为内生肌酐清除率均大于(90 ± 10)ml/min；血肌酐小于1.5mg/dl，其中6例肾阴阳两虚证的尿渗透压(Uosm)明显下降，其平均值为(508.0 ± 123.0)mosm/gH_2O，正常人晨尿Uosm≥700mosm/kgH_2O。肾功能正常慢性肾炎肾阴阳两虚证的Uosm明显低于肾功能正常慢性肾炎肾阴虚证的(738.6 ± 141.6)mosm/gH_2O，$P<0.001$。肾功能正常慢性肾炎肾阴阳两虚证的Uosm高于肾功能正常慢性肾炎肾阳虚证的(393.6 ± 91.6)mosm/gH_2O，$P<0.001$。肾功能正常慢性肾炎肾阴阳两虚证的Uosm明显高于23例肾功能不全肾阴阳两虚证的(293.0 ± 64.0)mosm/gH_2O，$P<0.001$。

肾功能正常慢性肾炎肾阴阳两虚证的溶质清除率(Cosm)为(1.33 ± 0.40)ml/min，正常人为1.00~3.00ml/min。肾功能正常慢性肾炎肾阴阳两虚证的Cosm低于肾功能正常慢性肾炎肾阴虚证的(1.55 ± 0.28)ml/min。肾功能正常慢性肾炎肾阴阳两虚证的Cosm低于肾功能正常慢性肾炎肾阳虚证的(1.87 ± 0.42)ml/min。肾功能正常慢性肾炎肾阴阳两虚证的Uosm明显高于23例肾功能不全肾阴阳两虚证的(1.0 ± 0.28)ml/min，$P<0.01$。

高菁58例糖尿病中11例肾功能正常肾阴阳虚证的Uosm明显下降为(384.5 ± 94.0)mosm/kgH_2O，肾功能正常糖尿病肾阴阳虚证的Uosm明显低于18例肾功能正常糖尿病肾阴虚证的(900 ± 260.17)mosm/gH_2O，$P<0.001$。肾功能正常糖尿病肾阴阳虚证的Uosm低于3例肾功能正常糖尿病肾阳虚证的(410.0 ± 17.8)mosm/gH_2O。

肾功能正常糖尿病肾阴阳虚证的Cosm为(1.46 ± 0.1)ml/min。肾功能正常糖尿病肾阴阳虚证的Cosm明显低于肾功能正常糖尿病肾阴虚证的(2.07 ± 0.7)ml/min，$P<0.0001$。肾功能正常糖尿病肾阴阳虚证的Cosm低于肾功能正常糖尿病肾阳虚证的(1.46 ± 0.1)ml/min。

当内生肌酐清除率、血肌酐正常时，肾阳虚证的Uosm、Cosm的灵敏度高，有的已经明显下降，反映出肾功能受到损害。

(四)免疫诊断学

1. 吕仁和等[4]34例肾阴阳两虚证的玫瑰花结略有下降，其平均值为(59 ± 7.1)%，100例正常人的均值为(59.5 ± 7.2)%。

对40例阴阳两虚证患者进行植物血球凝集素(PHA)皮肤试验，可见14例患者24小时均为阴性，而正常人无一例为阴性。说明虚证患者的细胞免疫功能明显下降，阴阳两虚证的细胞免疫功能下降更明显。

2. 卢君健等[5]34 例肾病综合征或慢性肾小球肾炎肾阴阳虚证的玫瑰花结的平均值为(59 ±7.1)%，正常人的均值为(59.5 ±7.2)%。40 例阴阳两虚证患者进行植物血球凝集素(PHA)皮肤试验，可见 14 例患者 24 小时均为阴性，而正常人无一例为阴性。

47 例肾病综合征或慢性肾小球肾炎肾阴阳虚证的淋转率为(63 ±6.8)%，正常人为(60.0 ±5.7)%。

50 例肾病综合征或慢性肾小球肾炎肾阴阳虚证的 C_3 补体明显下降，其平均值为(0.79 ±0.48)mg/ml，正常人为(1.07 ±0.20)mg/ml，$P<0.01$。肾阴阳虚证明显低于脾肾阳虚证的(1.14 ±0.52)mg/ml。CH_{50} 明显上升为(0.43 ±0.18)mg/ml，正常人为(0.37 ±0.07)mg/ml，$P<0.01$。

50 例肾病综合征或慢性肾小球肾炎肾阴阳虚证 IgA 上升，其平均值为(166.73 ±124)IU/ml，正常人为(163.6 ±85.62)IU/ml。IgG 下降为(1028 ±498)IU/ml，正常人为(1210 ±315)IU/ml。IgM 下降为(105.87 ±65.52)IU/ml，正常人为(125 ±65.48)IU/ml。

参考文献

[1]张晓琳，等．肾阳虚证论析．中国中医基础医学杂志，2002，8(4)：243~245.

[2]刘宏伟，等.35 例原发性肾病综合征中医辨证分型与病理类型的相关性研究．中西医结合杂志，1991(11)：97~99.

[3]高菁．尿渗透压测定与中医证的关系探讨——附 185 例病案分析．北京中医药大学学报，1995，18(1)：53.

[4]吕仁和，等．慢性肾炎(前期)中医证候规范化研究．北京中医，1996(1)：10~12.

[5]卢君健，等.100 例虚证分型与免疫关系的探讨．中西医结合杂志，1982(2)：142~144.

第七节 肾湿热证

孙思邈[1]认为肾脏病不仅有虚寒证，而且有实热证。表现为口苦舌燥咽肿，心烦，胸胁时痛，喘咳，汗出，小腹胀满，腰背强急，体重，骨热，小便黄赤，好怒好忘，足下热痛。他脏有病极易传之损肾而致虚，仅认为肾病宜补是片面的。治疗肾实热证的方剂，有泻肾汤、茎头痛方等。有补无泻的观点是错误的。崔幸琴等[2]介绍肾湿热证的表现：小便频数，热灼刺痛，淋沥不畅，或排尿时突然中断，尿道刺痛，小腹拘急，或腰腹绞痛难忍，甚则尿中带血，口渴不欲饮，大便不畅，舌红、苔黄腻，脉略数。大家都熟悉膀胱湿热证，湿热的原因多是细菌感染，肯定肾脏也有细菌感染，笔者提出肾膀胱湿热证的概念[3]，崔幸琴等提出肾湿热证取代肾膀胱湿热证则更符合中医学理论。

原发性肾小球疾病肾湿热证发病率为 47.95% ~100%，熊宁宁等[4]慢性肾炎的发病率为 65.30%。湿热伤肾是肾小球疾病的重要病理机制之一，故肾湿热证已从肾小球疾病的一种夹杂症列为一个主要的证。

肾小球肾炎是临床常见病，其发病与感染有关，熊宁宁等引用 2540 例肾活检的分析，免疫复合体肾炎占 85%。各种致病微生物感染后，在体内形成免疫复合体，沉积于肾小球，引起肾小球肾炎，也是导致肾炎复发、加重或迁延不愈的重要因素。沉积于肾小球的免疫复合体是湿热毒邪病理学基础。湿热毒邪的产生，可因感受风邪热毒，壅阻于肺，下损及肾。或湿热疮毒，浸淫于脾，导致三焦气化不利，水湿内停，并与热毒相合，湿从热化，形成湿热。由于风邪热毒易解，而湿热黏滞难去，所以，尽管控制了原发感染病灶，但湿热滞留伤肾，络脉不和仍长期存在。湿热之邪蕴结三焦，气机升降失常，水湿泛溢肌肤而浮肿。湿热留羁肾腑则腰痛，困遏中焦致脾不升清，流注下焦使肾失封藏，精气外泄而出现蛋白尿。伤及血络则见血尿。湿热迁延日久，耗气伤阴，肺肝脾肾亏虚，临床表现为虚实夹杂。近些年来，湿热病理对原发性肾小球疾病的发生、发展、转归及预后的影响日益受到重视，清利湿热法也逐渐成为肾小球疾病的主要治法之一。肾湿热证与病原体的感染有关，病原体杀灭后，肾湿热证可以继续存在。

余江毅等[5]的251例慢性原发性肾小球疾病的本证包括92例脾肾气虚证，91例肾气阴两虚证，4例脾肾阳虚证，56例肝肾阴虚证，8例肾阴阳两虚证。标证肾血瘀证53例，肾湿热证175例，肾湿热血瘀证44例。

91例肾气阴虚证中有78例合并肾湿热证，占83.52%。56例肝肾阴虚证中有47例合并肾湿热证，占83.93%。92例脾肾气虚证中有48例合并肾湿热证，占52.17%。4例脾肾阳虚证中有1例合并肾湿热证。8例肾阴阳两虚证中有3例合并肾血瘀证，占37.5%。前两证合并肾血瘀证的百分率明显高于后3证，$P<0.001$。

19例肝肾阴虚证合并血瘀证者，均同时合并肾湿热证。28例肾气阴虚证中，22例同时合并肾湿热证，占78.57%。5例脾肾气虚证合并血瘀证者中，3例同时合并肾湿热证，占60%。肝肾阴虚证中合并血瘀证及肾湿热证的百分率明显高于肾气阴虚证和脾肾气虚证。

通过观察251例慢性原发性肾小球疾病的发展过程，笔者认为湿热与血瘀互为因果。肾气阴两虚证并发肾血瘀证、肾湿热证及肾血瘀湿热证。盖因湿热易耗伤气阴，气虚则运血无力，血行不畅。阴虚则易蕴内热，煎液成瘀，为湿热病理的重要转归。血瘀与湿热常胶结于肾，致病情缠绵难愈。笔者认为血瘀和湿热是原发性肾小球疾病发病、发展、好转、恶化的核心问题，是原发性肾小球疾病证的诊断基础。湿热证与现代医学的病毒、细菌感染等可能有密切的关系，在中药治疗时，同时使用抗生素是必要的，但是湿热证绝对不能认为必然有感染的存在。肾湿热证与病原体的感染有关，病原体杀灭后，肾湿热证可以继续存在，为病原体的再次入侵提供条件。

张福生等[6]认为慢性肾炎是本虚标实，湿热是慢性肾炎的主要病邪，湿热滞留，可召感外邪，耗伤正气，正气不足，血行无力可致血瘀，湿热久蕴，灼伤脉络可致血瘀，最终湿瘀缠绵，酿成尿毒。

刘玉芹等[7]认为肾虚、气虚是慢性肾炎均存在共同特征。其报道的318例慢性肾炎前期患者，血肌酐$<177\mu mol/L$，肌酐清除率(Ccr)在80~30ml/min，男116例，女202例。平均年龄48.08岁。平均病程7.29年。23例肾湿热证占7.23%。

湿热不但与肾炎或肾病的病情活动有关，而且也是导致和加重肾功能损害的重要因素之一。在泌尿系统感染、肾盂肾炎及输尿管结石症中，肾湿热证也是十分常见的，泌尿系统感染、肾盂肾炎及输尿管结石症是常见病。按照原发性肾小球疾病肾湿热证的思路研究泌尿系统感染、肾盂肾炎及输尿管结石症是非常必要的，尿毒症可能是这些病最可悲的结局。研究肾湿热证的主要目的在于运用中西医结合的方法治疗肾湿热证。肾湿热证与致病的病原体有密切的关系，抗生素的疗效极佳，但是致病的病原体杀灭后，肾湿热证可以继续存在，需要中药继续进行整体性治疗，避免病情恶化而发展为尿毒症。

(一)症状诊断学

张福生等35例慢性肾小球肾炎湿热证的临床表现：尿浊、尿血、尿涩不利。口苦口干，或口中黏腻或口臭。咽喉肿痛或扁桃体肿大。便秘或大便不爽。腰酸重、胀痛，叩击痛多。舌质红、苔黄腻，脉滑数。

输尿管结石肾湿热证的临床表现：腰痛如绞，牵引少腹，连及会阴，尿频、尿急、尿痛。尿色黄赤或血尿，或有寒热，口苦，呕恶，汗出淋漓。舌苔黄腻，脉弦数。

(二)检体诊断学

舌质红、苔黄腻，脉滑数。

(三)影像诊断学

泌尿系结石属于中医学的"石淋"、"砂淋"的范畴。刘旭生、李奋提到泌尿系结石病位在肾和膀胱，《丹溪心法》指出："诸淋所发，皆肾虚而膀胱热也"。肾虚则膀胱气化不利，水湿内停，湿郁久化热，湿热蕴结下焦，尿液受其煎熬，浊质沉淀凝结，日久渐结成石。在结石的形成发展过程中，气滞血瘀也是促使结石形成的重要因素。气滞则气道不行，血瘀则血路不通，而结石日久难排，阻塞水道，导致结石部位气血瘀滞、湿热内蕴，致使湿热证的反复发作。笔者认为在多数情况下，肾阳虚为输尿管结石症的本质，"肾司二便"，动物实验证实肾虚是输尿管结石的发病基础，贯穿于输尿管结石的发病、起病、加重、治愈及恶化的全过程。大量的研究资料证实，肾阳虚证的人体免疫力下降，为微生物的感染提供条件，微生物的感染表现为湿热证，微生物杀灭后，湿热证可以继续存在，又为微生物的再次感染提供条件。

1. 腹部平片X线诊断学

梁定等报告79例输尿管结石肾湿热证的结石均位于输尿管下段，中上段的输尿管结石可以不考虑肾血瘀证和肾虚证。绝大多数结石为单个。96.3%以上的结石密度不均匀。全部结石的边缘不规则。94.95%以上的结石为颗粒状，结石直径的平均值为0.4cm。说明结石小，形成的时间短，肾虚的程度轻，输尿管蠕动力略差，但结石仍容易被输尿管蠕动挤到下段。结石的密度不均匀，说明结石结构松散，易碎，由许多小结石黏在一起，密度均匀者，由一个小结石慢慢加大的，形成的时间较长。

2. 静脉尿路造影诊断学

正常人肾小盏穹窿部在去掉腹部加压后的30分钟，片上常常显示是尖的，输尿管结石症肾血瘀证者的穹窿部变钝。乳头部变平，或膨出。结石上段输尿管的直径略大于健侧，盆腔输尿管结石的输尿管排空延迟。个别患者没有肾盂输尿管积水。

3. 超声诊断学

肾集合系统分离，肾盂暗区增大，代表肾盂积水。结石呈一强回声光团，后方伴声影。可见结石上方输尿管扩张。两侧输尿管应该进行对比，以便发现轻度输尿管扩张。

(四)血液检验诊断学

1. 血脂诊断学

(1)余江毅等测定251例慢性原发性肾小球疾病中175例肾湿热证的血脂：①肾湿热

证的甘油三脂(TG)明显上升，其平均值为(1.84±0.41)mmol/L，$P<0.001$。低于肾湿热夹瘀证的(1.89±0.31)mmol/L。明显高于无肾瘀热证的(1.64±0.42)mmol/L，$P<0.001$。②肾湿热证的总胆固醇(TC)明显上升为(5.87±0.91)mmol/L，明显高于无肾湿热证，$P<0.05$。低于肾湿热夹瘀证的(6.03±0.89)mmol/L。低于肾血瘀证的(6.12±1.01)mmol/L。明显高于无肾瘀热证的(4.91±1.11)mmol/L，$P<0.001$。③肾湿热证的高密度脂蛋白胆固醇(HDL－C)明显下降为(1.16±0.21)mmol/L，明显低于无肾湿热证，$P<0.001$。高于肾湿热夹瘀证的(1.12±0.36)mmol/L。高于肾血瘀证的(1.06±1.01)mmol/L。明显低于无肾瘀热证的(1.31±0.33)mmol/L，$P<0.001$。④肾湿热证的低密度脂蛋白胆固醇(LDL－C)明显上升为(3.99±0.64)mmol/L，明显高于无肾湿热证，$P<0.001$。低于肾湿热夹瘀证的(4.13±0.61)mmol/L。低于肾血瘀证的(4.22±0.58)mmol/L。高于无肾瘀热证的(3.67±0.67)mmol/L。⑤肾湿热证的载脂蛋白B(apoB)明显上升为(1.26±0.17)mmol/L，明显高于无肾湿热证，$P<0.001$。低于肾湿热夹瘀证的(1.33±0.20)mmol/L。高于肾血瘀证的(1.24±0.21)mmol/L。高于无肾瘀热证的(1.18±0.19)mmol/L。

上述资料说明，肾湿热证均与高脂血症有密切的关系，慢性原发性肾小球疾病肾湿热证及肾湿热挟瘀证的TG、TC、LDL－C、apoB明显高于非肾湿热证，HDL－C则明显低于肾湿热证。TG、TC、LDL－C、apoB明显上升，HDL－C明显下降可以作为肾湿热证的诊断依据。

从TG来看，由健康人的(1.050±0.310)mmol/L逐步上升＜无肾瘀热证的(1.64±0.42)mmol/L＜肾血瘀证的(1.65±0.36)mmol/L＜肾湿热证的(1.84±0.41)mmol/L＜肾湿热夹瘀证的(1.89±0.31)mmol/L。说明慢性肾炎的TG上升，早期没有肾血瘀湿热的情况，肾发生病原体感染时，出现肾湿热证，血脂上升，经清热利湿治疗，肾湿热证消失后，血脂明显下降。一旦肾湿热证反复发作，肾实质发生纤维化，表现为肾血瘀证。在肾血瘀证的基础上，肾发生病原体感染时，出现肾湿热证，血脂进一步明显上升。经清热利湿治疗，肾湿热证消失后，血脂可以明显下降到肾血瘀证的水平。此时病人临床情况好转，往往忽视了肾血瘀证的治疗，肾的本虚加重，为肾湿热证的再次发生提供了条件，肾湿热证反复发作，肾血瘀证加重，最后发生尿毒症，只有肾移植才能挽救病人的生命。

(2)郭大庆等的132例原发性肾小球疾病中，有脾肾气虚证57例，肾气阴两虚证49例，肝肾阴虚证20例，脾肾阳虚证6例。132例标证中有肾水湿证者48例，肾湿热证者42例，无肾水湿证者42例。有的病例肯定同时存在肾血瘀证。原发性肾小球疾病肾湿热证的载脂蛋白：①42例原发性肾小球疾病肾湿热证的载脂蛋白A－1(apoA－1)明显下降，其平均值为(1.15±0.06)g/L，135例正常人为(1.250±0.105)g/L，$P<0.05$。明显低于48例原发性肾小球疾病肾水湿证的(1.26±0.07)g/L。高于42例原发性肾小球疾病非肾水湿证的(1.09±0.08)g/L。②原发性肾小球疾病肾湿热证的载脂蛋白B(apoB)明显上升为(1.36±0.11)g/L，正常人为(0.856±0.126)g/L，$P<0.01$。低于原发性肾小球疾病肾水湿证的(1.48±0.18)g/L。高于原发性肾小球疾病非肾水湿证的(0.96±0.09)g/L，$P<0.01$。③原发性肾小球疾病肾湿热证的apoB/apoA－1明显上升为(1.27±0.17)g/L，正常人为(0.690±0.110)g/L，$P<0.01$。高于原发性肾小球疾病肾水湿证的(1.25±0.18)g/L。明显高于原发性肾小球疾病非肾水湿证的(0.80±0.06)g/L，$P<0.01$。脾肾气虚证

多兼湿证，而阴虚者兼湿证者较少，故脾肾气虚证载脂蛋白水平明显高于肾气阴两虚证、肝肾阴虚证。因此，49例脾肾气虚证兼有湿证者apoB，apoB/apoA－1比值明显升高，分别为(1.495±0.129)g/L、(1.36±0.17)g/L，明显高于8例脾肾气虚而不兼湿证者，apoB，apoB/apoA－1分别为(1.441±0.146)g/L、(1.31±0.14)g/L。$P<0.05$。高脂血症可加重肾脏病变，并可导致心脑血管并发症，对肾脏病的预后有一定影响，因此，如何控制这种继发性高脂血症对缓解肾脏病变进一步恶化，减少并发症，改善预后有着重要的临床意义。郭大庆等应用中医药健脾益肾、化湿清利，在患者湿热证消退的同时，apoB及apoB/apoA－1比值也逐步下降，在一定程度上改善肾脏病患者的脂质代谢紊乱。

2. 血 β_2 微球蛋白诊断学

张福生等的35例慢性肾小球肾炎肾湿热证的血 β_2 微球蛋白(β_2－mG)为(3762.2±896.5)ng/ml，明显高于30例慢性肾小球肾炎非湿热证的(2528.8±762.4)ng/ml，$P<0.05$。

3. 血浆过氧化脂质诊断学

张福生等35例慢性肾小球肾炎肾湿热证的血浆过氧化脂质(Lioid Peroxides，LPO)明显上升，其平均值为(5.25±1.15)nmol/L，明显高于30例慢性肾小球肾炎非肾湿热证的(3.12±0.91)nmol/L，$P<0.05$。红细胞超氧化物歧化酶(SOD)明显下降为(10.47±3.56)Nu/mgHb，正常人为(15.99±2.60)Nu/mgHbl，$P<0.01$。

4. 红细胞超氧化物歧化酶诊断学

张福生等35例慢性肾小球肾炎肾湿热证的红细胞超氧化物歧化酶(SOD)明显下降为(468.23±68.25)U/mlRBC。明显小于30例慢性肾小球肾炎非肾湿热证的(582.15±85.31)U/mlRBC，$P<0.05$。

5. 血清维生素诊断学

杨世兴等[9]的85例肾小球肾炎中，有急性肾小球肾炎11例，慢性肾小球肾炎74例。8例肾湿热证的血清维生素A下降，其平均值为(91.500±36.205)μg/ml，血清维生素E上升为(21.125±15.801)μg/ml，血清维生素 D_3 下降为(4.766±2.221)μg/ml。100例正常人血清维生素A、E、D_3 值分别为(97.74±22.52)μg/ml、(10.74±2.29)μg/ml及(6.2±1.29)μg/ml。肾小球肾炎肾湿热证的血清维生素与正常人无明显差异。

6. 血肌酐诊断学

余江毅等的251例慢性原发性肾小球疾病中包括55例肾功能不全，其中32例为肾湿热证，占58.18%；196例肾功能正常，其中21例为肾湿热证，占10.71%，$P<0.05$。

131例肾湿热证的血肌酐(Scr)明显上升为(187.6±29.34)μmol/L，$P<0.001$。明显低于44例肾湿热夹瘀证的(242.1±46.32)μmol/L。明显高于66例无肾瘀热证的(118.4±30.67)μmol/L，$P<0.001$。明显低于10例血瘀证的(211.1±32.01)μmol/L。印证了血脂诊断学中的观点：说明慢性肾炎的早期没有肾血瘀湿热的情况，肾发生病原体感染时，出现肾湿热证，Scr上升，经清热利湿治疗肾湿热消失后，Scr可以明显下降。一旦肾湿热证反复发作，肾实质发生纤维化，表现为肾血瘀证，Scr明显高于非肾血瘀湿热证。在肾血瘀的基础上，肾发生病原体感染时，出现肾血瘀湿热证，Scr进一步明显上升。经清热利湿治疗，肾湿热消失后，Scr可以明显下降到肾血瘀证的水平。此时病人临床情况好转，往往容易忽视肾血瘀证的治疗，肾的本虚加重，为肾湿热证的再次发生提供了条件，

反复发作，肾血瘀证加重，最后发生尿毒症。

（五）尿检验诊断学

1. 尿 β_2 - mG 诊断学

张福生等 35 例慢性肾小球肾炎肾湿热证，尿的 β_2 - mG 明显上升，其平均值为 (382.3 ± 88.7) ng/ml，明显高于 30 例慢性肾小球肾炎非肾湿热证的 (285.8 ± 76.4) ng/ml，$P<0.05$。

2. 尿 N - 乙酰 b - D 氨基 - 葡萄糖苷酶诊断学

(1) 张福生等 35 例慢性肾小球肾炎肾湿热证尿 N - 乙酰 - β - 氨基葡萄糖苷酶 (NAG 酶) 活性明显上升为 (48.17 ±8.74) U/L，100 例健康人为 (10.8 ±4.9) U/L，$P<0.01$。慢性肾小球肾炎肾湿热证尿 NAG 活性明显高于慢性肾小球肾炎非湿热证的 (26.83 ±6.72) U/L，$P<0.01$。

(2) 熊宁宁等肾炎湿热证的尿唾液酸 (SA)、尿 NAG 活性明显高于非肾炎湿热证，可作为肾炎湿热证的诊断依据；认为慢性肾炎急性发作时可以诊断为慢性肾炎湿热证。此时尿 SA 与尿 NAG 水平都随尿蛋白量的增加而增加，呈高度正相关。尿蛋白量增加也是慢性肾炎湿热证的诊断依据。经清利湿热药治疗后（笔者认为可以配合抗菌素治疗），尿 SA、NAG 均呈显著性下降，尿蛋白量亦明显减少。

3. 尿渗透压和溶质清除率诊断学

肾功能正常的标准为内生肌酐清除率均大于 (90 ±10) ml/min；血肌酐小于 1.5mg/dl。高菁的 5 例肾功能正常急性肾炎中，2 例肾湿热证尿渗透压 (Uosm) 的平均值为 (815 ± 60.0) mosm/($g \cdot H_2O$)，标准晨尿 Uosm ≥700mosm/($kg \cdot H_2O$)。明显高于 3 例急性肾炎肾气虚证的 (573 ±75.8) mosm/($g \cdot H_2O$)，$P<0.001$。

肾功能正常急性肾炎中，2 例肾湿热证的溶质清除率 (Cosm) 为 (3.88 ±0.25) ml/min，明显低于肾气虚证合并肾湿热证的 (1.58 ±0.07) ml/min。

高菁的 16 例肾功能正常肾盂肾炎中，4 例肾湿热证尿渗透压 (Uosm) 的平均值为 (848.8 ±108.0) mosm/($g \cdot H_2O$)，明显高于 12 例肾盂肾炎肾气虚证的 (573 ± 75.8) mosm/($g \cdot H_2O$)，$P<0.001$。

肾功能正常肾盂肾炎肾湿热证的 Cosm 明显下降为 (2.38 ±0.23) ml/min，正常人低于 3.00ml/min，明显高于肾气虚证合并肾湿热证的 (1.40 ±0.30) ml/min。

急性肾炎、肾盂肾炎早期阶段无肾虚证，其 Uosm 正常。急性肾炎的 Cosm 也正常。但是肾盂肾炎的 Cosm 低于正常值。

4. 尿蛋白诊断学

张福生等 35 例慢性肾小球肾炎肾湿热证尿蛋白为 (2.78 ±0.38) g/24h，明显高于慢性肾小球肾炎非湿热证的 (1.91 ±0.29) g/24h，$P<0.05$。尿 N - 乙酰 - β - 氨基葡萄糖苷酶 (NAG 酶) 明显上升为 (48.17 ±8.74) U/L，明显高于慢性肾小球肾炎非湿热证的 (26.83 ± 6.72) U/L，$P<0.01$。尿蛋白为 (2.78 ±0.38) g/24h，明显高于慢性肾小球肾炎非湿热证的 (1.91 ±0.29) g/24h，P <0.05。尿的 β_2 - mG 明显上升，NAG 酶明显上升，尿蛋白明显增加，血 β_2 微球蛋白明显上刀，血浆过氧化脂质明显上升，红细胞超氧化物歧化酶 (SOD) 明显下降，说明肾湿热证是慢性肾小球肾炎病情恶化的表现。

（六）血液流变学诊断学

1. 张福生等的35例慢性肾小球肾炎肾湿热证血液流变学变化：①慢性肾小球肾炎肾湿热证全血高切黏度比明显上升，其平均值为7.83±0.84，明显高于慢性肾小球肾炎非肾湿热证的6.45±0.73，$P<0.05$。②慢性肾小球肾炎肾湿热证全血低切黏度比明显上升为16.01±3.24，明显高于慢性肾小球肾炎非肾湿热证的8.93±1.98，$P<0.01$。③慢性肾小球肾炎肾湿热证血浆黏度比为2.01±0.11，明显高于慢性肾小球肾炎非肾湿热证的1.71±0.07，$P<0.05$。④慢性肾小球肾炎肾湿热证血浆纤维蛋白原为(398.4±59.2)mg/dl，明显高于慢性肾小球肾炎非肾湿热证的(321.1±32.1)mg/dl，$P<0.05$。⑤慢性肾小球肾炎肾湿热证红细胞压积为(42.7±2.81)%，低于慢性肾小球肾炎非肾湿热证的(44.3±2.75)%。

2. 余江毅等的251例慢性原发性肾小球疾病血液流变学变化：①肾湿热证的血浆黏度比明显上升，其平均值为1.83±0.21，明显高于无肾瘀热证的1.69±0.22，$P<0.001$。低于肾湿热夹瘀证的1.91±0.16。低于肾血瘀证的1.90±0.17。②肾湿热证的血沉明显上升为(47.2±7.28)mm/h，明显高于无肾瘀热证的(36.5±7.32)mm/h，$P<0.001$。低于肾湿热夹瘀证的(49.1±7.46)mm/h，肾血瘀证的(46.5±6.12)mm/h。③肾湿热证红细胞压积为(44.67±4.72)%，高于肾湿热夹瘀证的(41.01±3.98)%，高于肾血瘀证的(43.21±4.28)%。④肾湿热证血沉K值明显上升为101.16±3.32，$P<0.001$。低于肾湿热夹瘀证的108.21±35.7，高于肾血瘀证的96.27±27.3。血液流变学检查显示，湿热挟瘀证血浆黏度比、血沉、K值升高最为明显。现代研究证实，各种肾小球疾病均存在不同程度的高凝状态，其程度往往与肾脏病变的严重性和活动性相平行。与血脂的情况是一致的。

参考文献

[1]何太文．肾实证辨析．河北中医，2007，2(6)：513~514.
[2]崔幸琴，丁瑞云．肾实证理论探讨与临床辨治．新中医，2007，39(4)：1~2.
[3]刘庆寿．输尿管结石的影像学研究．华夏医药，2007，2(6)：478~483.
[4]熊宁宁，等．慢性肾炎湿热证病理机制的研究．辽宁中医杂志，1995，22(8)：342~343.
[5]余江毅，等．慢性肾病瘀血与湿热病理的临床和实验研究．辽宁中医杂志，1995，22(2)：91~92.
[6]张福生，杨颖．慢性肾炎湿热证客观指标的变化．浙江中医杂志，1995(7)：322~323.
[7]刘玉芹，等．慢性肾炎(前期)中医证候规范化研究．北京中医，1994(1)：10~12.
[8]郭大庆，等.132例原发性肾小球疾病载脂蛋白(Apo-protein)水平与中医辨证分型的关系．中国中西医结合杂志，1994，14(7)：409~411.
[9]杨世兴，等.85例肾小球肾炎病人血清维生素A、E、D_3值测定及其与中医辨证分型的关系．西安医科大学学报，1988，9(1)：83~85.

第八节　肾血瘀证

前面章节都提到气虚证、阳虚证及阴虚证都不同程度地存在血瘀的情况，病情严重后血瘀加重，此时诊断为血瘀证，因此必然存在肾血瘀证。尿毒症肾的纤维化严重，体积明显缩小，大量的肾小球功能单位遭到破坏，应该属于肾血瘀证。与肺血瘀证、肝血瘀证中肺、肝纤维化分别发展为肺癌、肝癌类同，肾癌属于肾血瘀证，肾癌前期已经存在肾血瘀证，为肾癌的发生提供了条件。对泌尿系统肾血瘀证的研究应该引起医学家更多的重视。吕仁和等[1]的 318 例慢性肾炎前期患者有 121 例肾血瘀证占 38.53%。

余江毅等[2]观察 251 例慢性原发性肾小球疾病的发展过程，认为湿热与血瘀互为因果。资料显示，湿热挟瘀证明显高于非湿热挟瘀证，气阴两虚证兼有血瘀证、湿热证、湿热挟瘀证者明显增高。盖因湿热易耗伤气阴，气虚则运血无力，血行不畅。阴虚则易蕴内热，煎液成瘀，为湿热病理的重要转归。瘀与湿热常胶结于肾，致病情缠绵难愈。笔者认为，血瘀和湿热是原发性肾小球疾病发病、发展、好转、恶化的核心问题，是原发性肾小球疾病证候的诊断基础。

余江毅等的 91 例慢性原发性肾小球疾病气阴两虚证中常兼血瘀证、湿热证，分别占 30.77%、83.52%。

肾功能不全的血瘀证明显高于肾功能正常者，肾功能不全血瘀证的阳性率为 58.18%，而肾功能正常的肾血瘀证仅占 10.71%，$P<0.001$。肾功能不全者要注意湿热或/和血瘀的存在，湿热和瘀血同时并见的情况，肾功能不全者明显多于见于肾功能正常者，$P<0.001$。

参考文献

[1]吕仁和，刘玉芹，等．慢性肾炎(前期)中医证候规范化研究．北京中医，1994(1)：10~12.
[2]余江毅，等．慢性肾病瘀血与湿热病理的临床和实验研究．辽宁中医杂志，1995，22(2)：91.

第九节　脾肾阳虚证

脾肾阳虚证是指脾肾阳气亏虚，温化失权，表现为以泄泻或水肿为主的虚寒现象。脾肾阳虚证可能比肾阳虚证常见。此节的资料多半来自原发性肾小球疾病，其实脾肾阳虚证广泛存在于各种疾病中，需要加强对此证的研究。

(一)症状诊断学

面色皖白，形寒肢冷，腰膝或下腹冷痛，久泄久痢不止，或五更泄泻，粪质稀冷，或面浮身肿，小便不利。甚则腹胀如鼓。以泄泻浮肿，腰背冷痛伴虚寒为主要的临床表现。易于感冒，面色苍白或皖白，腰膝酸痛，疲乏无力，夜尿量多于日尿量，食欲差，皮肤干燥，嗜睡，精神萎靡，性功能减退[1]。

(二)检体诊断学

舌淡胖嫩，边有齿印，苔白滑或白腻，脉沉细或脉沉无力，细或微弱。

(三)超声诊断学

韩家强等[2]的30例慢性肾衰脾肾阳虚证中，包括肾小球疾病10例，肾动脉硬化8例，慢性肾盂肾炎4例，糖尿病肾病3例，肾间质性病变2例，肾囊肿2例，泌尿系结石1例。笔者在分析肾血瘀证、肾湿热证时，将原发性肾小球疾病与慢性肾盂肾炎、输尿管结石症并列起来研究讨论是完全正确的。慢性肾盂肾炎、输尿管结石症均可导致慢性肾功能衰竭(CRF)，脾肾阳虚证用彩色超声多普勒诊断仪检测，得到下列数据：①肾动脉收缩期峰值血流速度(SR)，主要反映肾血管充盈度和血流的供应强度，及肾血管床的阻力状态，脾肾阳虚，脾土不温，脾失健运，气血化生不足，气虚血少，肾脉不盈，SR明显下降，其平均值为(48.42 ± 17.23)cm/s。病人入院后进行低蛋白质饮食，控制高血压，消除感染，纠正水电解质及酸碱失衡等。在此基础上，加服温脾汤，早晚各150ml，温服。温脾汤组成：大黄10g，人参10g，甘草10g，干姜10g，附子10g，随症加减以消除瘀血，湿浊、热毒等，二周为一疗程，一般用二疗程。治疗后SR明显上升为(66.47 ± 13.43)cm/s。②B助指数(RI = 收缩期峰值血流速度与舒张期血流速度之差/收缩期峰值血流速度)明显上升为0.87 ±0.43，治疗后明显下降为0.64 ±0.22。脾肾之阳得以温补，机体阴阳平衡，温煦生化功能增强，气旺血足，肾脉充盈，使SR增强。阳复塞散，肾脉舒展，运行通畅，阻力减少，表现为RI下降。③血流峰速加速度(AC)明显下降为(326.52 ± 38.42)cm/s，治疗后明显上升为(427.32 ±65.74)cm/s。SR、RI、AC治疗前后有明显改变，$P<0.001$。

CRF基本病理变化是健存肾单位持续性减少，肾脏生理功能丧失，血流只能通过残存的肾单位，致使肾内血流减少，肾小球滤过率下降。在此过程中，肾内血流动力学发生一系列变化，其中以SR、RI、AC的变化较大。SR明显下降、Rl明显上升、AC明显下降可以作为脾肾阳虚证的诊断依据。

(四)血液检验诊断学

1. 血脂诊断学

(1)载脂蛋白诊断学

郭大庆等[3]的132例原发性肾小球疾病中包括脾肾气虚证57例，肾气阴两虚证49例，肝肾阴虚证20例，脾肾阳虚证6例。57例肾小球疾病脾肾气虚证载脂蛋白：①原发性肾小球疾病脾肾气虚证的载脂蛋白A-1(apoA-1)明显下降，其平均值为(1.208 ± 0.052)g/L，135例正常人为(1.250 ±0.105)g/L，$P<0.05$。明显低于20例原发性肾小球疾病肝肾阴虚证的(1.245 ± 0.015)g/L。②原发性肾小球疾病脾肾气虚证的载脂蛋白B(apoB)和apoB/apoA-1明显上升，其平均值分别为(1.487 ±0.134)g/L、1.(35 ±0.16)g/L。135例健康成人分别为(0.856 ±0.126)g/L、(0.69 ±0.11)g/L，$P<0.01$。但明显高于肝肾阴虚证的(1.167 ±0.102)g/L、(0.99 ±0.12)g/L及肾气阴虚证的(0.948 ± 0.076)g/L、(0.86 ±0.08)g/L，$P<0.05$。

apoA-1明显下降，apoB和apoB/apoA-1明显上升，可以作为诊断脾肾阳虚证时的参考。脾肾气虚证载脂蛋白水平明显高于肾气阴虚证、肝肾阴虚证，有利于脾肾阳虚证和肾气阴虚证、肝肾阴虚证的鉴别。

脾肾气虚证多兼湿证，阴虚证兼湿证较少，脾肾气虚证合并湿证的apoB和apoB/

apoA－1 分别为(1.495±0.129)g/L、(1.36±0.17)g/L，高于脾肾气虚证无湿证的 apoB 和 apoB/apoA－1 的(1.441±0.146)g/L、(1.31±0.14)g/L。因此，apoB 和 apoB/apoA－1 明显上升可作为肾湿浊证的诊断依据。作为诊断脾肾阳虚证时的参考。

(2)血清胆固醇、甘油三脂诊断学

鲍逊等[4]21 例慢性病毒性肝炎脾肾阳虚证胆固醇的平均值为(173±42.5)mg/dl，正常人为 110～230mg/dl。甘油三脂为(125±87.9)mg/dl，正常人为 20～110mg/dl。脾肾阳虚证甘油三脂明显高于肝郁脾虚证、肝血瘀气滞证及肝肾阴虚证。

2. 血浆肾素诊断学

吕仁和等[5]的 318 例慢性肾炎前期患者，血肌酐＜177μmol/L(正常值为 88.4～176.8μmol/L)，肌酐清除率在 80～30ml/min。有 81 例脾肾阳虚证，154 例肝肾阴虚证，83 例肾阴阳两虚证。30 例慢性肾炎前期脾肾阳虚证的血浆肾素平均值为(2.83±0.76)pg/ml，明显高于肝肾阴虚证的(1.37±0.47)pg/ml，$P<0.01$。

3. 血浆前列腺素 E_2 诊断学

吕仁和等的 30 例慢性肾炎前期脾肾阳虚证的血浆前列腺素 E_2(PGE_2)平均值为(0.95±0.57)mg/(ml·h)，明显高于肝肾阴虚证的(0.43±0.28)mg/(ml·h)，$P<0.01$。

4. 血清维生素诊断学

杨世兴等[6]的 85 例肾小球肾炎中，包括急性肾小球肾炎 11 例，慢性肾小球肾炎 74 例。有脾肾阳虚证、肝肾阴虚证、肾气血两虚证和肾湿热证。56 例脾肾阳虚证的血清维生素 A 上升，其平均值为(111.185±70.905)μg/ml，正常人血清维生素 A 为(97.74±22.52)μg/ml。血清维生素 E、血清维生素 D_3 明显上升，分别为(17.785±14.361)μg/ml 及(10.359±8.327)μg/ml，正常人血清维生素 E、D_3 值分别为(10.74±2.29)μg/ml 及(6.2±1.29)μg/ml，$P<0.01$、0.05。6 例肝肾阴虚证分别为(129.500±73.132)μg/ml、(18.166±10.358)μg/ml 及(5.100±2.290)μg/ml。4 例肾气血两虚证分别为(122.00±43.504)μg/ml、(12.075±5.252)μg/ml 及(5.100±1.697)μg/ml。血清维生素 A、E、D_3 的上升可以作为脾肾阳虚证的诊断依据。脾肾阳虚证与肝肾阴虚证、也不难加以鉴别。

5. 血浆白蛋白诊断学

刘宏伟等[7]的 35 例原发性肾病综合征中有 11 例肾阴气虚证，13 例肾阴虚证及 6 例脾肾阳虚证。脾肾阳虚证仅占全部病例的 17.1%，其血浆白蛋白明显下降，其平均值为(2.42±0.08)mg/dl。低于肾阴虚证和肾阴气虚证，分别为(2.61±1.59)mg/dl、(2.49±0.55)mg/dl。

6. 葡萄糖耐量诊断学

鲍逊等对 7 例慢性病毒性肝炎脾肾阳虚证进行葡萄糖耐量试验，空腹血糖的平均值为(87.21±11.70)mg/dl，正常人为 70～100mg/dl，30 分钟、120 分钟血糖略有上升，分别为(156.57±21.04)、(160.57±21.04)mg/dl，明显低于肝肾阴虚证的(180.46±16.29)、(200.46±61.78)mg/dl，$P<0.01$。36.8%为正常型或降低型葡萄糖耐量曲线。明显低于肝肾阴虚证的 84.6%，$P<0.01$。

7. 血尿素氮诊断学

韩家强等的 30 例慢性肾衰脾肾阳虚证血尿素氮明显上升为(26.74±5.62)mmol/L，西药加服温脾汤后明显下降为(18.72±3.53)mmol/L，$P<0.001$。血肌酐明显上升为

(676.72 ±145.63) μmol/L，西药加服温脾汤后明显下降为(669.44 ±176.32) μmol/L，$P<0.001$。肌酐清除率明显下降为(19.74 ±4.86) ml/min，西药加服温脾汤后明显上升为(30.45 ±7.78) ml/min，$P<0.001$。

(五)尿的检验诊断学

1. 尿蛋白量诊断学

刘宏伟等6例脾肾阳虚证尿蛋白的平均值为(7.97 ±3.02) g/24h，明显高于18例肝肾阴虚证的(5.62 ±2.74) g/24h，$P<0.01$。正常人尿蛋白低于100mg/24h，大于150mg称之为蛋白尿。

2. 尿酶活性诊断学

(1)周清发等[8]的18例慢性肾小球疾病脾肾阳虚证尿液中乳酸脱氢酶(LDH)的活性明显上升，平均值(66.50 ±60.40) U/dl，30例健康人为(26.88 ±9.04) U/dl，$P<0.01$。20例肺肾气虚证明显上升为(50.45 ±22.33) U/dl，$P<0.01$，低于脾肾阳虚证。7例肝肾阴虚证明显上升为(90.60 ±27.70) U/dl，$P<0.01$，高于脾肾阳虚证。11例肾气阴虚证明显上升为(90.50 ±65.50) U/dl，$P<0.01$，高于脾肾阳虚证。LDH明显上升可以作为脾肾阳虚证的诊断依据。脾肾阳虚证也不难与肺肾气虚证、肝肾阴虚证、肾气阴虚证进行鉴别。

(2)尿N－乙酰b－D氨基－葡萄糖苷酶(NAG)的活性：①18例慢性肾小球疾病脾肾阳虚证NAG的活性明显上升为(46.05 ±7.72) U/L，100例健康人为(10.8 ±4.9) U/L，$P<0.01$。②14例肺肾气虚证上升为(29.76 ±15.32) U/L，$P<0.01$，低于脾肾阳虚证。③7例肝肾阴虚证明显上升为(52.00 ±7.72) U/L，$P<0.01$，高于脾肾阳虚证。④11例肾气阴虚证明显上升为(37.54 ±17.93) U/L，$P<0.01$，低于脾肾阳虚证。NAG明显上升可以作为脾肾阳虚证的诊断依据。脾肾阳虚证也不难与肺肾气虚证、肝肾阴虚证、肾气阴虚证进行鉴别。

(3)尿碱性核糖核酸酶(RNase)的活性：①18例慢性肾小球疾病脾肾阳虚证RNase活性明显上升为(31.50 ±10.60) U/L，41例健康人为(17.03 ±7.75) U/L，$P<0.01$。②21例肺肾气虚证上升为(19.60 ±5.91) U/L，$P<0.01$。明显低于脾肾阳虚证，$P<0.01$。③13例肝肾阴虚证明显上升为(51.9 ±15.5) U/L，$P<0.01$，明显高于脾肾阳虚证，$P<0.01$。④11例肾气阴虚证明显上升为(38.5 ±11.6) U/L，$P<0.01$，明显高于脾肾阳虚证，$P<0.01$。RNase明显上升可以作为脾肾阳虚证的诊断依据。脾肾阳虚证也不难与肺肾气虚证、肝肾阴虚证、肾气阴虚证进行鉴别。

(六)内分泌素诊断学

1. 下丘脑－垂体－肾上腺皮质轴功能诊断学

吕仁和等30例慢性肾炎前期脾肾阳虚证的尿17－羟皮质类固醇明显下降，其平均值为(4.70 ±0.60) mg/24h，明显低于肝肾阴虚证的(8.38 ±0.14) mg/24h，$P<0.01$。

30例慢性肾炎前期脾肾阳虚证的尿17－酮类固醇为(7.24 ±0.70) mg/24h，明显低于肝肾阴虚证的(14.31 ±0.81) mg/24h，$P<0.01$。

2. 下丘脑－垂体－甲状腺轴功能诊断学

乔成林等[9]的58例慢性肾小球疾病包括肺肾阳虚证16例，脾肾阳虚证18例，肾气阴虚证 13 例，肝肾阴虚证 11 例。脾肾阳虚证 T_3 和 T_4 均明显低于正常人，$P<0.05$。肝肾阴虚证的 T_3、T_4 明显高于正常对照人，$P<0.05 \sim 0.01$。脾肾阳虚证的促甲状腺素(TSH)明显低于正常人，$P<0.05$。T_3 和 T_4 明显下降可以作为脾肾阳虚证的诊断依据，脾肾阳虚证与肝肾阴虚证不难鉴别。

(七)免疫学诊断学

1. 细胞免疫诊断学

(1)E 玫瑰花细胞形成率诊断学

卢君健等[10]46 例肾病综合征或慢性肾小球肾炎脾肾阳虚证的玫瑰花结略有下降，其平均值(56.6±10.05)%，正常人的均值为(59.5±7.2)%。47 例脾肾阳虚证的植物血球凝集素(PHA)皮肤试验中 10 例阴性，正常人无一例阴性。

(2)淋巴细胞转化诊断学

卢君健的 47 例肾病综合征或慢性肾小球肾炎脾肾阳虚证淋转率的平均值为(61±9.1)%，正常人为(60.0±5.7)%。

(3)外周血红细胞膜 C_3b 受体活性诊断学

莫穗林等[11]6 例慢性原发性肾小球肾炎脾肾阳虚证的外周血红细胞膜 C_3b 受体花环率(E－C_3bR)明显下降，其平均值为(8.00±3.10)%，31 例正常人为(18.09±1.6)%，$P<0.01$。脾肾阳虚证明显低于肺肾阳虚证的(14.30±2.95)%。说明慢性原发性肾小球肾炎肺病加重，发展为脾病，进一步恶化，发展为慢性原发性肾小球肾炎脾肾阳虚证。这与慢支炎恶化的规律是一致的，由上焦向中焦，进一步侵犯下焦。

李俊彪等[12]认为，系统性红斑狼疮肾炎外周血红细胞膜 C_3b 受体活性下降，正常人＞肾气阳两虚证＞脾肾阳虚证＞肝肾阴虚证＞热盛湿蕴证。

2. 体液免疫诊断学

(1)血清补体诊断学

吕仁和等 30 例慢性肾炎前期脾肾阳虚证的血清 C_3 补体明显下降，其平均值为(1.65±0.27)mg/ml，明显高于 30 例肝肾阴虚证的(1.30±0.35)mg/ml，$P<0.001$。

刘宝厚等[13]的慢性肾炎脾肾阳虚证、肺脾气虚证及肝肾阴虚证血清 C_3 补体下降，脾肾阳虚证＜肝肾阴虚证＜肺脾气虚证。3 证之间有明显差异。

脾肾阳虚证、肺脾气虚证及肝肾阴虚证的 IgA 和 IgG 均降低，而脾肾阳虚证、肺脾气虚证的 IgA 和 IgG 明显高于肝肾阴虚证。脾肾阳虚证、肺脾气虚证 IgM 明显上升，肝肾阴虚证偏低。

卢君健等 47 例肾病综合征或慢性肾小球肾炎脾肾阳虚证 C_3 补体的平均值为(1.14±0.52)mg/ml，正常人为(1.07±0.20)mg/ml。CH_{50}明显上升为(0.45±0.28)mg/ml，正常人为(0.37±0.07)mg/ml，$P<0.05$。

(2)血清免疫球蛋白诊断学

吕仁和等 30 例慢性肾炎前期脾肾阳虚证的血清免疫球蛋白 IgM 的平均值为(173±36)IU/ml，明显低于 30 例肝肾阴虚证的(229±85)IU/ml，$P<0.05$。脾肾阳虚证的 IgA 为(236±44)IU/ml，明显高于肝肾阴虚证的(142±11)IU/ml，$P<0.001$。脾肾阳虚证的 IgD 为(32±4)IU/ml，明显高于肝肾阴虚证的(26±6)IU/ml，$P<0.001$。

卢君健等 50 例肾病综合征或慢性肾小球肾炎脾肾阳虚证 IgA 上升，其平均值为(167.34±106)IU/ml，正常人为(163.6±85.62)IU/ml。IgG 下降为(1055±807)IU/ml，正常人为(1210±315)IU/ml。IgM 明显上升为(175.87±109)IU/ml，正常人为(125±65.48)IU/ml，$P<0.01$。

(3)外周血肿瘤坏死因子诊断学

詹林达等[14]的 66 例原发性肾小球疾病中，有 10 例肺肾气虚证，12 例脾肾阳虚证，37 例肝肾阴虚证，7 例肾气阴虚证。原发性肾小球疾病脾肾阳虚证 TNF 明显上升，其平均值为(2.02±0.76)ng/ml，30 例正常人为(1.14±0.40)ng/ml。TNF 明显上升可以作为原发性肾小球疾病脾肾阳虚证的诊断依据。脾肾阳虚证的 TNF 明显低于肝肾阴虚证的(2.40±0.80)ng/ml，$P<0.05$。说明原发性肾小球疾病病情恶化，由脾肾阳虚证发展为肝肾阴虚证。

(4)自身抗体诊断学

鲍逊等报道，80 例慢性病毒性肝炎中，9 例脾肾阳虚证的抗核抗体(ANA)的阳性率为 88.9%，明显高于肝肾阴虚证、肝郁脾虚证及气滞血瘀证，$P<0.05\sim0.01$。类风湿因子(RF)的阳性率为 55.6%。

(八)微量元素诊断学

杨世兴等[15]报道，59 例慢性肾小球肾炎及肾病综合征中 28 例脾肾阳虚证的血清锌明显下降，其平均值为(58.63±14.18)μg/dl，65 例正常人的均值为(91.61±11.15)μg/dl，$P<0.01$。19 例脾阳虚、12 例肾阳虚的血清锌分别为(60.00±11.52)μg/dl、(70.59±14.02)μg/dl。脾肾阳虚证血清铜的含量明显上升为(136.11±17.28)μg/dl，正常人为(125.91±17.74)μg/dl，$P<0.01$。脾阳虚、肾阳虚的血清铜分别为(145.25±15.12)μg/dl、(122.55±14.17)μg/dl。

(九)血液流变诊断学

刘宝厚等[16]对 89 例慢性肾炎血液流变学指标的测定，发现各证存在不同程度和不同特点的高血黏状态，脾肾阳虚型表现为全血黏度比降低，血浆黏度比增高。肺脾气虚型全血黏度增高明显，肝肾阴虚型血浆黏度比增高。

(十一)肾活检病理诊断学

1. 施赛珠等[17]对 85 例慢性肾炎进行肾穿刺活检病理学检查，增生型多为肝肾阴虚证，膜型、膜增生型、硬化型多为脾肾阳虚证。24 例脾肾阳虚证中有 8 例为增生性肾炎，7 例为膜性肾炎，4 例为硬化性肾炎。

2. 我国肾小球疾病常见的病理分型有轻微肾小球病变、局灶性/节段性病变、弥漫性肾小球肾炎(膜性、增生性、新月体性、硬化性)等等。刘宏伟等的原发性肾病综合征肝肾阴虚证中，包括系膜增生性肾小球肾炎 7 例，膜性肾病 5 例，轻微病变 4 例，新月体性肾炎，局灶硬化性肾炎各 1 例。6 例阳(气)虚型中，有膜增生性肾炎 2 例，微小病变、轻微病变、系膜增生性肾炎、膜性肾病各 1 例。

参考文献

[1]刘宏伟，等．慢性肾炎辨证分型与实验室检查的关系．辽宁中医杂志，1991，18(5)：13.
[2]韩家强，等．温脾汤治疗慢性肾衰脾肾阳虚证对肾血流动力学的影响．黑龙江中医药，2001(1)：11~12.
[3]郭大庆，等．132例原发性肾小球疾病载脂蛋白(Apo-protein)水平与中医辨证分型的关系．中国中西医结合杂志，1994，14(7)：409.
[4]鲍逊，等．慢性肝病中医辨证分型的生化和免疫学基础的初步探讨．中医杂志，1982，23(7)：516~519.
[5]吕仁和，等．慢性肾炎(前期)中医证候规范化研究．北京中医，1996(1)：10~12.
[6]杨世兴，等．85例肾小球肾炎病人血清维生素A、E、D_3值测定及其与中医辨证分型的关系．西安医科大学学报，1988，9(1)：83~85.
[7]刘宏伟，等．35例原发性肾病综合征中医辨证分型与病理类型的相关性研究．中西医结合杂志，1991(11)：97.
[8]周清发，等．慢性肾小球疾病尿酶变化与辨证分型的研究．中医研究，1995，8(6)：25~26.
[9]乔成林，等．慢性肾小球疾病中医分型与甲状腺素的关系．中医研究，1996，9(4)：11~12.
[10]卢君健，等．100例虚证分型与免疫关系的探讨．中西医结合杂志，1982(2)：142~144
[11]莫穗林，等．慢性原发性肾小球肾炎患者外周血C_3b受体活性与中医证型相关性的初步研究．浙江中医杂志，1996(10)：459~460.
[12]李俊彪，等系统性红斑狼疮肾炎患者外周血红细胞膜C_3b受体活性与分型的关系．中医杂志，1995，36(6)：356.
[13]刘宝厚，等．慢性肾炎中医辨证分型的探讨．中西医结合杂志，1991，11(6)：366.
[14]詹林达，等．原发性肾病外周血肿瘤坏死因子与中医辨证．辽宁中医杂志，1999，26(12)：536~537.
[15]杨世兴，等．59例阳虚病人血清锌铜值测定及其意义．陕西中医，1989(10)：374.
[16]刘宝厚，等．慢性肾小球肾炎辨证分型与血液流变学指标的关系．中医药学报，1987，2(4)：19.
[17]施赛珠，等．慢性肾炎辨证分型与实验室指标相关性研究述评．甘肃中医学院学报，1999，18(4)：46.

第十节 肝肾阴虚证

肝肾阴虚证是指肝肾阴液亏虚，出现阴不制阳，虚热内扰所引起的临床现象，可诊断为肝肾阴虚证。肝肾阴虚证与肝病或肾病有关。实际上，肝肾阴虚证在各种疾病中广泛存在，与心阴虚证、肺阴虚证关系密切，需要加强肝肾阴虚证的研究。中医学的核心理论是整体观念，要在心阴虚证、肺阴虚证、肝阴虚证、肾阴虚证及肝肾阳虚证的背景下研究肝肾阴虚证，研究它们之间的关系及互相转化。目前中医学的研究中常常孤立地研究某一个证的临床表现，甚至只研究一个证中的一个临床现象或一组影像学征像。

（一）症状诊断学

肝病肝肾阴虚证主要表现为：腰酸腿软，五心烦热，头晕失眠，耳鸣健忘，目干涩，盗汗颧红，口燥咽干，男子遗精，女子月经少，胁痛，齿衄[1]。肾病肝肾阴虚证的表现为：头晕耳鸣，心烦失眠，手足心热，腰酸腰痛，目干涩或视物模糊，口干咽燥，尿黄便干，舌质红少苔，脉弦，无胁痛[2]。肝、肾病的肝肾阴虚证的表现基本相同。

（二）检体诊断学

脉沉细数，舌红少津，苔剥脱。

（三）葡萄糖耐量诊断学

鲍逊等对13例慢性病毒性肝炎肝肾阴虚证进行葡萄糖耐量试验，空腹血糖的平均值为(94.65±18.43)mg/dl，正常人为70~100mg/dl，30分钟、120分钟血糖略有上升，为(180.46±16.29)、(200.46±61.78)mg/dl，明显高于脾肾阳虚证，$P<0.01$。84.6%为正常型或降低型葡萄糖耐量曲线，明显高于脾肾阳虚证的36.8%，$P<0.01$。

（四）血液检验诊断学

1. 血脂诊断学

(1)载脂蛋白诊断学

郭大庆等[3]的132例原发性肾小球疾病中有脾肾气虚证57例，肾气阴两虚证49例，肝肾阴虚证20例，脾肾阳虚证6例。20例原发性肾小球疾病肝肾阴虚证的载脂蛋白：①载脂蛋白A-1(apoA-1)下降，其平均值为(1.245±0.015)g/L，135例正常人为(1.250±0.105)g/L。②载脂蛋白B(apoB)和apoB/apoA-1明显上升为(1.167±0.102)g/L、(0.99±0.12)g/L，健康成人分别为(0.856±0.126)g/L、(0.69±0.11)g/L，$P<0.01$。肝肾阴虚证明显低于脾肾气虚证，$P<0.05$。

(2)血清胆固醇、甘油三脂诊断学

鲍逊等21例慢性病毒性肝炎肝肾阴虚证胆固醇的平均值为(173±27.5)mg/dl，正常人为110~230mg/dl。甘油三脂为(69±21.1)g/dl，正常人为20~110mg/dl。肝肾阴虚证甘油三脂明显低于肝郁脾虚证及肝血瘀气滞证，$P<0.05$。

2. 血浆肾素诊断学

吕仁和等[4]的30例慢性肾炎前期肝肾阴虚证的血浆肾素平均值为(2.83±0.76)pg/ml，明显高于30例脾肾阳虚证的(1.37±0.47)pg/ml，$P<0.01$。

3. 血浆前列腺素 E_2 诊断学

吕仁和等30例慢性肾炎前期肝肾阴虚证的前列腺素 E_2 平均值为(0.43±0.28)mg/(ml·h)，明显低于30例脾肾阳虚证的(0.95±0.57)mg/(ml·h)，$P<0.01$。

4. 血清维生素诊断学

杨世兴等[5]的6例肾小球肾炎肝肾阴虚证的血清维生素A上升，其平均值为(129.500±73.132)μg/ml，正常人为(97.74±22.52)μg/ml。血清维生素E上升为(18.166±10.358)μg/ml，正常人为(10.74±2.29)μg/ml。血清维生素 D_3 下降为(5.100±1.697)μg/ml，正常人血清维生素 D_3 为(6.2±1.29)μg/ml。

5. 乙肝病毒复制诊断学

许多乙肝肝肾阴虚证患者有乙肝病毒(HBV)复制现象。

桂秀雄等[6]的105例慢性乙型肝炎中，有24例肝肾阴虚证：①肝肾阴虚证HBeAg阳性率的平均值为33.33%，明显低于肝脾血瘀证66.66%。②肝肾阴虚证HBsAg的阳性率为87.49%，肝肾阴虚证HBsAg的几何平均滴度则明显高于肝脾两虚证。③肝肾阴虚证HBV-DNA的阳性率为16.66%，明显低于肝脾血瘀证及肝胆湿热气滞证，其阳性率分别为42.85%及40.74%。

鲍逊等对80例慢性病毒性肝炎患者进行HBsAg的测定，13例肝肾阴虚证的阳性率为46.2%，明显低于脾肾阳虚证患者的77.8%。

杨兴中等[7]的8例慢性乙型肝炎肝肾阴虚证：①肝肾阴虚证的抗-HBcIgM的阳性率为37.5%，明显低于14例肝血瘀气滞证的78.9%。②肝肾阴虚证HBeAg的阳性率为85.79%，明显高于肝胆湿热证。③肝肾阴虚证HBr-DNA的阳性率为50.0%，高于肝胆湿热证、肝郁脾虚证及肝血瘀气滞证。

张清波等[8]报道，11例肝肾阴虚证HBsAg滴定度≥1∶256的患者占36.4%，明显低于肝血瘀气滞证，明显高于肝郁气滞证。

刘克洲等[9]49例肝肾阴虚证HBsAg的阳性率为97.9%，明显高于肝郁脾虚证及肝血瘀气滞证。肝肾阴虚证HBeAg的阳性率为73.4%，明显高于肝郁脾虚证及肝血瘀气滞证。HBVDNA的阳性率为79.6%，明显高于肝郁脾虚证及肝血瘀气滞证。

6. 血液蛋白诊断学

(1)血清β_2微球蛋白诊断学

王锡有等[10]检测58例各种不同类型的病毒性肝炎血清β_2微球蛋白的含量，4例肝肾阴虚证血清β_2微球蛋白明显上升，其平均值为2.55~4.51μg/ml，有3例超过3μg/ml，与正常人及肝郁气滞证比较，均有极显著性差异。

(2)血浆白蛋白诊断学

刘宏伟等的18例原发性肾病综合征肝肾阴虚证的血浆白蛋白明显下降，其平均值为(2.61±1.59)mg/dl，高于肾阳虚证、肾阴气虚证，分别为(2.42±0.08)mg/dl、(2.49±0.55)mg/dl。说明原发性肾病综合征的病情恶化，由肝肾阴虚证发展为肾阴气虚证，再发展为肾阳虚证。

7. 肝功能诊断学

(1)总胆红素诊断学

桂秀雄等105例慢性乙型肝炎中，24例肝肾阴虚证的总胆红素含量均小于0.8mg/dl，肝胆湿热气滞证总胆红素含量小于0.8mg/dl的患者仅占74.08%。

杨兴中等慢性乙型肝炎中10例肝肾阴虚证总胆红素上升，其平均值为(0.94±0.941)mg/dl，明显高于肝郁脾虚证的(0.4±0.08)mg/dl，但明显低于肝胆湿热证的(1.652±1.9408)mg/dl。

(2)谷丙转氨酶诊断学

桂秀雄等105例慢性乙型肝炎中，24例肝肾阴虚证的谷丙转氨酶大于40单位，占45.82%，其百分率明显低于肝胆湿热气滞证的92.59%。

杨兴中等慢性乙型肝炎中，10例肝肾阴虚型患者的谷丙转氨酶明显上升，其平均值为(103.2±92.25)U/ml，明显高于肝郁脾虚型的(45.46±12.2)U/ml。

(3)谷丙转氨酶诊断学

桂秀雄等105例慢性乙型肝炎中，24例肝肾阴虚证的锌浊度大于12单位，占

24.96%，其百分率明显低于肝胆湿热证及肝脾血瘀证的47.51%及95.24%。

(4)麝香草酚浊度诊断学

杨兴中等慢性乙型肝炎中，10例肝肾阴虚证患者的麝香草酚浊度上升，其平均值为(15.2±5.05)U/ml，与慢性乙型肝炎其他诸证无显著性差异。

(5)血清丙氨酸氨基转氨酶诊断学

蒋开平等介绍血清丙氨酸氨基转氨酶(ALT)位于肝细胞浆的可溶部分，肝细胞发生病变或坏死时，它进入血液，反映肝细胞受损的数量及程度。12例肝肾阴虚证的ALT明显上升，其平均值为(91.17±13.35)nmol/ls。

蒋开平等的肝胆湿热证球蛋白明显增高为(26.33±1.11)g/L，正常值为9~18g/L。白蛋白下降，为(58.87±1.13)g/L，正常值为62~71g/L。A/G下降为(1.12±0.13)g/L，正常值为(1.5~2.5)g/L。

8. 血液流变诊断学

张清波等15例病毒性肝炎肝肾阴虚证的全血黏度、血细胞压积轻度下降，其平均值分别为4.18%及39.54%，明显高于肝郁气滞证。

(五)尿的检验诊断学

1. 尿蛋白诊断学

刘宏伟等18例原发性肾病综合征肝肾阴虚证的尿蛋白明显增加，其平均值为(5.62±2.74)g/24h，正常人尿蛋白低于100mg，大于150mg称之为蛋白尿。原发性肾病综合征气阴虚证的尿蛋白上升为(6.82±1.80)g/24h，说明原发性肾病综合征的病情恶化，由肝肾阴虚证发展为阴肾气虚证。原发性肾病综合征的病情继续恶化，尿蛋白上升为(7.97±3.02)g/24h，发展为脾肾阳虚证。

2. 尿酶活性诊断学

周清发等[11]的7例慢性肾小球疾病肝肾阴虚证尿乳酸脱氢酶明显上升为(90.60±27.70)U/dl，30例健康人为(26.88±9.04)U/dl，$P<0.01$。明显高于脾肾阳虚证的(66.50±60.40)U/dl，$P<0.01$。尿N－乙酰b－D氨基－葡萄糖苷酶的活性明显上升为(52.00±7.72)U/L，100例健康人为(10.8±4.9)U/L，$P<0.01$，高于脾肾阳虚证的(46.05±7.72)U/L。尿碱性核糖核酸酶的活性明显上升为(51.9±15.5)U/L，41例健康人为(17.03±7.75)U/L，$P<0.01$。明显高于慢性肾小球疾病脾肾阳虚证的(31.50±10.60)U/L，$P<0.01$。

(六)内分泌诊断学

1. 下丘脑－垂体－肾上腺皮质轴功能诊断学

吕仁和等30例慢性肾炎前期肝肾阴虚证的尿17－羟皮质类固醇明显上升，其平均值为(8.38±0.14)mg/24h，明显高于脾肾阳虚证的(4.70±0.60)mg/24h，$P<0.01$。尿17－酮类固醇为(14.31±0.81)mg/24h，明显高于脾肾阳虚证的(7.24±0.70)mg/24h，$P<0.01$。

2. 下丘脑－垂体－甲状腺轴功能诊断学

乔成林等18例慢性肾小球疾病肝肾阴虚证的T_3、T_4明显高于正常人，$P<0.05\sim0.01$。脾肾阳虚证T_3和T_4均明显低于正常人，$P<0.05$。脾肾阳虚证与肝肾阴虚证不难

鉴别。

周清发等 11 例慢性肾小球疾病肝肾阴虚证的 T_3、T_4 明显高于正常对照人，$P<0.05\sim0.01$。

（七）免疫诊断学

1. 细胞免疫诊断学

(1) 外周血红细胞膜 C_3b 受体诊断学

莫穗林等[12]7 例慢性原发性肾小球肾炎肝肾阴虚证的外周血红细胞膜 C_3b 受体花环率($E-C_3bR$)明显下降，其平均值为(8.43±2.89)%，31 例正常人为(18.09±1.6)%，$P<0.01$。明显低于肾阴气虚证、肺肾阳虚证的(10.50±3.05)%、(14.30±2.95)%。$E-C_3bR$ 依顺序下降的：肺肾气虚证 > 肾气阴虚证 > 肝肾阴虚证 > 脾肾阳虚证。$E-C_3bR$ 明显下降可以作为慢性原发性肾小球肾炎肝肾阴虚证的诊断依据，有利于肝肾阴虚证与肺肾气虚证、肾气阴虚证的鉴别诊断。

(2) E 玫瑰花环形成率诊断学

桂秀雄等对 105 例慢性乙型肝炎肝肾阴虚证的 Ea 玫瑰花环形成率明显下降，其平均值为(23.42±1.60)%，30 例正常人为(28.12±3.64)%。肝肾阴虚证的 Es 玫瑰花环形成率明显增加为(6.61±2.68)%，30 例正常人为(3.2±2.32)%。

张清波等 14 例肝肾阴虚证的玫瑰花环形成率下降，其平均值为 48.5%，正常值为(67.29±8.24)%。

(3) 淋巴细胞转化率诊断学

张清波等 14 例肝肾阴虚证的淋巴细胞转化率下降，平均值为 50.0%，正常值为(74.48±9.25)%，低于肝郁气滞证及肝血瘀气滞证。

2. 体液免疫诊断学

(1) 血清免疫球蛋白诊断学

桂秀雄等 105 例慢性乙型肝炎肝肾阴虚证的 IgG 明显上升，其平均值为(1874.2±47.04)mg/dl，30 例正常人的平均值为(1179.5±39.16)mg/dl，明显高于肝脾两虚证(1358.7±32.7)mg/dl。IgM、IgA 也上升，分别为(155.85±47.13)mg/dl，及(186.9±10.87)mg/dl。诸证高低依次如后：肝脾血瘀证 > 肝肾阴虚证 > 湿热气滞证 > 肝脾两虚证。

张清波等报道，14 例肝肾阴虚 IgG > 1660mg/dl 的患者占 64.3%，明显低于肝血瘀气滞证，高于肝郁气滞证。IgA > 335mg/dl 的患者占 14.3%，明显高于肝郁气滞证，明显低于肝血瘀气滞证。IgM > 212mg/dl 的肝肾阴虚证占 42.9%，明显低于肝血瘀气滞证，高于肝郁气滞证。

吕仁和等 30 例肝肾阴虚证的血清免疫球蛋白 IgM 明显高于 30 例脾肾阳虚证，分别为(229±85)IU/ml、(173±36)IU/ml，$P<0.05$。肝肾阴虚证的血清免疫球蛋白 IgA 明显低于脾肾阳虚证，分别为(142±11)IU/ml、(236±44)IU/ml，$P<0.001$。肝肾阴虚证的血清免疫球蛋白 lgD 明显低于脾肾阳虚证，分别为(26±6)IU/ml、(32±4)IU/mlIU/ml，$P<0.001$。肝肾阴虚证的血清免疫球蛋白 IgG 高于脾肾阳虚证，分别为(162±45)IU/ml、(147±14)IU/ml。

(2) 自身抗体诊断学

鲍逊等对80例慢性病毒性肝炎患者进行自身抗体的测定，13例肝肾阴虚证ANA的阳性率为23.1%，明显低于脾肾阳虚证及肝血瘀气滞证的88.9%及48.1%。13例肝肾阴虚证RF的阳性率为38.5%，明显低于肝血瘀气滞证和脾肾阳虚证的66.7%和55.6%。

(3)血清补体 C_3 诊断学

桂秀雄等105例慢性乙型肝炎中，27例肝肾阴虚证的血清补体 C_3 明显下降，其平均值为(82.26±17.15)mg/dl，30例正常人的平均值为(102.7±21.7)mg/dl。

杨兴中等5例慢性乙型肝炎肝肾阴虚证的补体 C_3 平均值为(90.8±20.38)mg/dl，高于肝血瘀气滞证及肝郁脾虚证，低于肝胆湿热证。

张清波等报道，12例肝肾阴虚证血清补体 $C_3<0.76$mg/dl的患者占46.7%，高于肝血瘀气滞证的41.2%，而低于肝郁气滞证的60.0%。

吕仁和等[4]的30例肝肾阴虚证 C_3 明显低于30例脾肾阳虚证，分别为(1.30±0.35)mg/ml、(1.65±0.27)mg/ml，$P<0.01$。

(4)循环免疫复合物诊断学

杨兴中等的113例慢性乙型肝炎中，30例肝肾阴虚证循环免疫复合物的含量上升，其平均值为424.63±162.88，正常值为218±79，明显高于肝胆湿热证、肝血瘀证及肝郁脾虚证，其分别为236.15±113.53、269.2±125.1、243.63±115.27，$P<0.01$。

张清波等11例肝肾阴虚证循环免疫复合物的阳性率为63.6%，低于肝血瘀气滞证的78.6%，高于肝郁气滞证的55.5%。

(5)外周血肿瘤坏死因子诊断学

詹林达等[13]的66例原发性肾小球疾病中，有23例慢性肾炎，30例隐匿性肾炎，13例肾病综合征。10例肺肾气虚证，12例脾肾阳虚证，37例肝肾阴虚证，7例肾气阴虚证。原发性肾小球疾病脾肾阳虚证及原发性肾小球疾病肝肾阴虚证的外周血清肿瘤坏死因子水平(TNF)明显上升，其平均值为(2.40±0.80)ng/ml，30例正常人为(1.14±0.40)ng/ml。TNF明显上升可以作为原发性肾小球疾病脾肾阳虚证的诊断依据。肝肾阴虚证患者的TNF明显高于肺肾气虚证、脾肾阳虚证及肾气阴虚证，分别为(1.51±0.68)ng/ml、(2.02±0.76)ng/ml、(1.55±0.71)ng/ml。肝肾阴虚证的TNF明显高于脾肾阳虚证，$P<0.05$。说明原发性肾小球疾病病情恶化，由脾肾阳虚证发展为肝肾阴虚证。

(八)微循环诊断学

张清波等观察发现，25例病毒性肝炎肝肾阴虚证甲皱微循环中，异形管襻≥30%者占52.0%，阳性率明显低于肝血瘀气滞证的91.7%。肝肾阴虚证的舌尖微循环，扭曲管襻≥30%者占79%，管襻渗出者占73.7%，阳性率明显高于肝郁气滞证。

(九)活检病理诊断学

1. 肝活检病理诊断学

张太豪等[14]的12例慢性乙肝肝肾阴虚证中，有慢活肝9例，慢迁肝1例，肝炎后肝硬化2例。张太豪等69例肝活检样品中，50例呈HBsAg阳性表达(expression)。根据HBsAg阳性物质在肝细胞内出现的部位和状态的不同分为4型，即包涵体型、粗膜型、细膜型和胞浆型。肝胆湿热证与肝肾阴虚证肝内HbsAg均以粗膜型表达为主，因而病理学类型以慢活肝多见，其病毒复制活跃，病变活动性强。10例肝胆湿热证以粗膜型表达，占

18 例粗膜型的 55.56%。9 例肝肾阴虚证中 5 例以粗膜型表达，也占 55.56%。两证的粗膜型表达存在着差异：肝肾阴虚证的肝内 HBsAg 常粗厚地堆积于肝细胞膜上，较少延伸至胞浆，着色深并伴有淋巴细胞攻击或侵入现象，而肝胆湿热证除主要在细胞膜上表达外，还常累及细胞浆，且着色较淡，淋巴细胞攻击现象亦较前者为轻。这些差异表明肝肾阴虚证的膜表达较肝胆湿热证更充分，更完全，其肝细胞更易遭受免疫攻击和损伤。该两证粗膜型表达的出现频率均为 55.56%，可能与湿热之邪易伤肝肾之阴，终致肝肾阴虚，而肝肾阴虚又常兼湿热留恋有关。

肝内 HBsAg 的分布状态：根据肝组织内 HBsAg 阳性的细胞数量及聚集状态不同，分为 3 型，即散在型、局灶型和弥漫型，HBsAg 的分布状态反映了肝内 HBsAg 表达阳性的肝细胞数量，即阳性肝细胞数，弥漫型 > 局灶型 > 散在型；而阳性的肝细胞数量又与免疫攻击效应的程度有关。因此免疫攻击效应的强度顺序为，肝肾阴虚证与肝胆湿热证 > 肝血瘀证 > 肝郁脾虚证，肝胆湿热证中有 9 例为弥漫型，占 17 例中的 56.25%。张太豪等 69 例肝活检样品中，50 例有 HBsAg 阳性表达，肝肾阴虚证与肝胆湿热证 HbsAg 阳性肝细胞主要为弥慢型分布的粗膜型表达，与其他证相比有显著性差异，$P<0.05$。

2. 肾活检病理诊断学

我国肾小球疾病常见的病理分型有轻微肾小球病变、局灶性/节段性病变、弥漫性肾小球肾炎(膜性、增生性、新月体性、硬化性)等等。刘宏伟等的 11 例原发性肾病综合征肾气阴虚证中，有系膜增生性肾炎 4 例，轻微病变 3 例，IgA 肾病 2 例，膜性肾病、膜增生性肾炎各 1 例。18 例肝肾阴虚证中，有系膜增生性肾小球肾炎 7 例，膜性肾病 5 例，轻微病变 4 例，新月体性肾炎、局灶硬化性肾炎各 1 例。6 例肾阳虚证中有膜增生性肾炎 2 例，轻微病变、微小病变、膜性肾病、系膜增生性肾炎各 1 例。35 例原发性肾病综合征中有系膜增生性肾小球肾炎 12 例，肝肾阴虚证 7 例，占 58.33%，系膜增生性肾小球肾炎应该考虑诊断为肝肾阴虚证。

参考文献

[1]鲍逊，等. 慢性肝病中医辨证分型的生化和免疫学基础的初步探讨. 中医杂志，1982，23(7)：516~519.

[2]刘宏伟，等. 35 例原发性肾病综合征中医辨证分型与病理类型的相关性研究. 中西医结合杂志，1991(11)：97~99.

[3]郭大庆，等. 132 例原发性肾小球疾病载脂蛋白(Apo - protein)水平与中医辨证分型的关系. 中国中西医结合杂志，1994，14(7)：409~411.

[4]吕仁和，等. 慢性肾炎(前期)中医证候规范化研究. 北京中医，1996(1)：10~12.

[5]杨世兴，等. 85 例肾小球肾炎病人血清维生素 A、E、D_3 值测定及其与中医辨证分型的关系. 西安医科大学学报，1988，9(1)：83~85.

[6]桂秀雄，等. 慢性乙型肝炎中医辨证分型与生化免疫指标关系的探讨. 江苏中医杂志，1988，9(12)：558~562.

[7]杨兴中，等. 慢性乙型肝炎中医辨证分型与客观检测指标关系的探讨. 山西中医，1991，7(2)：9~11.

[8]张清波，等. 通过外周微循环、血液流变性和免疫功能的观察，探讨病毒性肝炎的中医辨证分型. 中华医学杂志，1982(6)：449~454.

[9]刘克洲，等．慢性乙型肝炎中医辨证分型的论证．中国中西医结合杂志，1992，12(1)：11~13.
[10]王锡有，等．病毒性肝炎患者血清 $β_2$ 微球蛋白水平与中医辨证分型的关系．中西医结合杂志，1987(7)：530.
[11]周清发，等．慢性肾小球疾病尿酶变化与辨证分型的研究．中医研究，1995，8(6)：25~26.
[12]莫穗林，等．慢性原发性肾小球肾炎患者外周血 C_3b 受体活性与中医证型相关性的初步研究．浙江中医杂志，1996(10)：459~460.
[13]詹林达，等．原发性肾病外周血肿瘤坏死因子与中医辨证．辽宁中医杂志，1999，26(12)：536~537.
[14]张太豪，等．慢性乙型肝炎中医辨证分型与肝组织内 HBsAg 表达相关性的研究．中国中西医结合杂志，1997，2(2)：41~43.

第十一节 心肾阳虚证

心肾阳虚证是指心肾阳气虚衰，温煦无力，致使血行瘀滞，水湿内停的虚寒现象。心阳虚，运血无力则心悸怔忡，唇甲、舌质青紫。肾阳虚，气化不利则水肿，小便不利等。形寒肢冷，神疲乏力，舌淡苔白滑，脉沉细微则是阳虚的一般表现。

庄泽澄等[1]认为心悸怔忡、肢体浮肿与虚寒之象并见，不一定就是心肾阳虚证。这要根据心悸怔忡与肢体浮肿出现孰先孰后来决定。若患者先出现心悸怔忡，后出现肢体浮肿，且无腰膝酸软之症，则不能诊之为心肾阳虚证。若患者先出现水肿，且水肿严重，日久不消，后出现心悸怔忡者，可考虑为“心肾阳虚证”，此类患者除有畏寒肢冷外，往往伴有腰膝酸软或酸冷等明显的肾阳虚证临床表现。肾阳虚气化水液无力，水液内停，泛溢肌肤则浮肿。小便化源不足，故尿少。水气凌心，致心阳虚衰，鼓动乏力，故心悸怔忡。此时患者亦往往出现胸闷气短、咳喘，传统中医理论认为这是由于寒水射肺所致。心阳虚无力行血，血滞肺脏，肺气壅滞，宣降不利，肺气上逆之故。从现代医学的观点来看，这主要是肾炎并发心力衰竭的临床现象。肾炎，大量肾单位被破坏，肾脏储备能力降低，排泄和调节功能下降导致水钠贮留，血容量增加，加重心脏负担，久之引起心力衰竭、肺水肿，从而出现心悸怔忡，胸闷气喘。心阳虚鼓动乏力则心悸怔忡。心阳虚无力行血，血滞于经脉之中，影响津液的正常输布，导致水液内停，泛溢肌肤则肢体浮肿，水停胸腹则形成胸、腹腔积水。阳虚，形体失去温煦，故形寒肢冷。根据临床观察，此类患者心悸怔忡与唇甲青紫并见时，均有胸闷气短或气喘、肝大。因为肺朝百脉而肝主藏血，血滞经脉，首先瘀滞于肺脏，使肺气壅滞，宣降不利而上逆，故胸闷气短或气喘，血滞肝脏则肝大成积。此时脉沉细数、疾或促。这是由于心阳虚无力行血，形体失养，机体通过自身的调节作用使心跳加快，而致脉来数疾。瘀血阻滞，脉气时有不续，故脉促。其脉沉细乃肢体浮肿，水湿阻压脉道之故。从现代医学的观点来看，这种情况多见于器质性心脏病Ⅲ级心衰。此时由于心肌收缩力明显减少，右心室排出血量减少，导致体循环静脉回流受阻，静脉瘀血，静脉压升高，引起脏器瘀血、缺氧。心肌收缩力明显降低，故心悸怔忡；肝脏瘀血则肝脏肿大，日久可形成瘀血性肝硬化；静脉瘀血，静脉压升高，组织液不能回吸收到血管内，易积滞于肌肉组织之中，从而形成水肿，早期以肢体水肿为主，甚者则出现腹水、胸水。此时患者虽然出现心悸怔忡，畏寒水肿，但其水肿乃瘀血所致，与肾阳虚无涉，且无肾虚见症，故不应诊断为心肾阳虚证，而应诊断为心阳虚证或心血瘀证。笔者从中西医结合学的角度思考，庄泽澄等认为由肾阳虚证转化而来的心阳受损，不能诊断为心肾阳虚证，可以诊断为肾心阳虚证，这就如同笔者将肾阴阳两虚证区分为肾阳阴虚证及肾阴阳虚证，是为了说明两种不同的肾阴阳两虚证：一种是严重的肾阳虚而损及阴，一种是严重的肾阴虚而损及阳。

(一)症状诊断学

心悸怔忡，形寒肢冷，肢体浮肿，小便不利，神疲乏力，甚则唇甲青紫。

(二)检体诊断学

舌质淡暗青紫，苔白滑，脉沉细微。

(三)彩色超声诊断学

万智等[2]的32例心衰心肾阳虚证彩色多普勒超声探测仪检查：左室射血分数(EF)下降，其平均值为(41.41±3.79)%，正常人为(63.15±5.36)%，$P<0.05$。心气阴虚证明显小于心肾阳虚证的(46.53±3.77)%，$P<0.05$。

(四)运动耐量诊断学

周晓玲等[3]的100例充血性心力衰竭心肾阳虚证辨证标准。50例患者口服加味参附五苓汤，药物组成：黄芪30g，人参10g，附片10g，白术10g，桂枝10g，猪苓20g，茯苓10g，泽泻10g，水煎，每次口服200~250ml，每日3次。男28例，女22例。年龄20岁~78岁，平均56岁。其中冠心病24例，原发性心肌病10例，高血压心脏病8例，肺源性心脏病5例，风湿性心脏病3例，心功能4级者29例，心功能3级者21例。用西药对照组50例，口服多巴胺异丁脂片50mg/次，硝酸甘油缓释片2.5mg/次，双氢克尿噻片25mg/次，均为每日2次。为避免出现耐药现象，用3天停2天。10~14天为1个疗程。对患者做3倍2级阶梯运动耐量试验。运动中若出现胸闷、严重乏力或呼吸困难即终止运动，称之为运动耐受时间。静息及运动终止时心率(HR)与收缩压乘积。周晓玲等50例心衰心肾阳虚证的运动耐受时间明显缩短，治疗后明显延长，其平均值为(11.96±3.4)min，明显长于西药治疗组的(6.88±3.42)min。50例中医治疗组静息的心率(HR)$\times 10^2$与收缩压(kpa)乘积为92.6±16.4，运动终止时HR$\times 10^2$与收缩压乘积为123.8±18.4。50例西医治疗组静息的HR$\times 10^2$与收缩压乘积为91.6±16.4，运动终止时HR$\times 10^2$与收缩压乘积为120.7±16.8。两个不同的治疗组静息的HR$\times 10^2$与收缩压乘积，运动终止时HR$\times 10^2$与收缩压乘积基本接近。提示加味参附五味汤能在不增加心肌耗氧的情况下改善患者的运动能力。

(五)血流动力诊断学

周晓玲等100例充血性心力衰竭心肾阳虚证用无创血流动力学仪测定下列数据：①心率明显上升，其平均值为(88±15)次/分，治疗后明显下降为(74±9)次/分，$P<0.05$。西药对照组的心率也明显下降，为(78±11)次/分，疗效欠佳。②每搏心输出量(SV)明显下降为(76±24.2)ml，治疗后明显上升为(87.3±22.3)ml，$P<0.01$。西药对照组的SV也明显上升，没有中药疗效明显，$P<0.05$。③左室射血分数(EF)明显下降为(66±

10.4)%，治疗后上升为(73.8±9.8)%，$P<0.01$。西药对照组的EF也明显下降，比中药疗效略欠一筹。④射血指数(CL)明显下降为(1.5±0.13)L/(min·m^2)，疗后上升为(2.8±0.22)L/(min·m^2)，中药疗效明显，$P<0.05$。⑤肺水肿指数(TEI)明显上升为42±4.0，治疗后明显下降为31±3.8，$P<0.01$。西药对照组TEI下降数据与中药疗效数据无明显差异。⑥心肌耗氧量(DP)明显上升为10546±2203，治疗后明显下降为8368±1346，$P<0.01$，中药疗效明显。加味参附五苓汤的总有效率为92%，明显高于西药组的72%，$P<0.01$。

（六）血清白细胞介素诊断学

万智等37例心力衰竭心肾阳虚证的白细胞介素-6明显上升，其平均值为(35.45±9.55)pg/ml，正常人为(4.71±3.03)pg/ml，$P<0.005$。明显高于心阴气虚证的(19.41±5.34)pg/ml，$P<0.005$。白细胞介素-6明显上升可以作为心肾阳虚证的诊断依据，也不难与心气阴虚证鉴别。

参考文献

[1]庄泽澄，等．心阳虚证和心肾阳虚证探析．山东中医药大学学报，2000，24(1)：26~27.

[2]万智，等．心力衰竭心肾阳虚、气阴两虚型与白细胞介素-6的关系研究．新疆中医药，2007，25(3)：16~18.

[3]周晓玲，等．100例充血性心力衰竭心肾阳虚证的临床观察．湖南中医药导报，2000，6(7)：26~27.

第十二节 肺肾阳虚证

周清发等按照1988年制定的慢性肾炎全国统一分型标准提到肺肾气虚型，笔者认为用肺肾阳虚证取代肺肾气虚型较为妥当。沈子尹进行长期的肾本质的研究，认为慢支炎、支气管哮喘的肾阳虚证，改为肺肾阳虚证较为妥当。如果由于肾阳虚证导致肺气虚证或肺阳虚证，则称之为肾肺阳虚证。

1. 周清发等[1]16例慢性肾小球疾病肺肾阳虚证的T_3低于正常人，$P>0.05$。T_4明显低于正常人，$P<0.05$。促甲状腺素(TSH)明显低于正常人，$P<0.05$。T_3、T_4、TSH低下可以作为肺肾阳虚证的诊断依据。

2. 莫穗林等[2]5例慢性原发性肾小球肾炎肺肾阳虚证的外周血红细胞膜C_3b受体花环率($E-C_3bR$)明显下降，其平均值为(14.30±2.95)%，31例正常人为(18.09±1.6)%，$P<0.01$。

3. 詹林达等[3]的66例原发性肾小球疾病中，有23例慢性肾炎，30例隐匿性肾炎，13例肾病综合征。10例肺肾气虚证，12例脾肾阳虚证，37例肝肾阴虚证，7例肾气阴虚证。

10例原发性肾小球疾病脾肾阳虚证TNF明显上升，其平均值为(1.51±0.68)ng/ml，30例正常人为(1.14±0.40)ng/ml，$P<0.05$。TNF明显上升可以作为原发性肾小球疾病脾肾阳虚证的诊断依据。肺肾阳虚证的TNF低于脾肾阳虚证、肝肾阴虚证及肾气阴虚证，

分别为(2.02 ± 0.76) ng/ml、(2.40 ± 0.80) ng/ml 及(1.55 ± 0.71) ng/ml。肺肾阳虚证的 TNF 低于脾肾阳虚证、肝肾阴虚证，$P < 0.05$。说明原发性肾小球疾病病情恶化，向肾气阴虚证、脾肾阳虚证及肝肾阴虚证发展。

参考文献

[1]周清发，等．慢性肾小球疾病尿酶变化与辨证分型的研究．中医研究，1995，8(6)：25~26.

[2]莫穗林，等．慢性原发性肾小球肾炎患者外周血 C_3b 受体活性与中医证型相关性的初步研究．浙江中医杂志，1996(10)：459~460.

[3]詹林达，等．原发性肾病外周血肿瘤坏死因子与中医辨证．辽宁中医杂志，1999，26(12)：536~537.

第九章　其他的证名诊断学

第一节　胸胁苦满证

胸胁苦满为《伤寒论》中小柴胡汤的主证之一。其原意是指胸或胁有胀满苦闷的自觉症状。虽然胸与胁并论，实际上以胁满为主，苦是苦于满之意。日本学者用两拇指从两侧肋弓下缘向上方推压时，拇指所感受的抵抗，患者的表情痛苦，为“胸胁苦满”阳性。胆为少阳之腑。《难经·四十九难》指出：胆在肝之短叶间，盛精汁三合。“实而不满”是胆的生理状态。其经脉布于两胁。邪正相搏，结于胁下，或少阳气郁，疏泄不利时，胆腑化物功能失调，“实而不满”的生理状态不能维持，胆内精汁停滞，从而出现胸胁闷胀苦满的自觉症状。现代医学认为：胆道炎症，奥狄氏括约肌痉挛，输胆总管远端炎症、水肿时，可使单位时间内胆汁的流通量受到限制，胆管内压力升高，胆管扩张，胆汁停滞。此系产生胸胁苦满等临床症状的基本原因。

30 例胸胁苦满证胸胁部满闷不适，咽干 19 例，口苦 18 例，纳差 14 例，心烦喜呕 9 例，目眩 6 例，自觉寒热往来者 2 例。肝功能、血常规正常。部分患者消化道造影、心电图正常。

30 例胸胁苦满证经超声检查，肝外胆管壁的回声增强，上段前后内径为 0.5~1.0cm，平均为 0.67cm，正常人小于 0.4cm。肝外胆管上段与相应的门静脉内径之比值为 0.5~1，平均为 0.67，正常人为 0.25~0.33。肝外胆管增粗可作为胸胁苦满证的一个诊断依据。

9 例胸胁苦满证者服小柴胡汤后 10~40min，B 超可见胆囊长径较服药前缩小 0.3~1.2cm，宽径缩小 0.2~1cm，肝外胆管无改变。60~120min 后胆囊长径增大 0.3~2.5cm，肝外胆管内径增大 0.1~0.2cm。120~150min 后胆囊长径缩小 1.0~2.8cm，肝外胆管变细。

小柴胡汤的利胆作用表现为胆囊收缩－扩张－再收缩，提示了小柴胡汤首先使奥狄氏括约肌松弛，胆道内压力降低，胆囊排出胆汁；然后，胆汁分泌大量增加，由肝内胆管进入肝外胆管，由于胸胁苦满证者单位时间内胆汁的流通量受到限制，所以胆囊增大，肝外胆管上段扩大，继而奥狄氏括约肌松弛，胆汁排出，胆囊再度缩小。完成了小柴胡汤的利胆作用的全过程。对照组 9 例胸胁苦满证者服等量水，胆囊及肝外胆管无明显改变；服两个油炸鸡肉，60~90 分钟后胆囊明显收缩，肝外胆管无明显改变。

胸胁苦满证者服小柴胡汤 5~10 剂，多数得以缓解，最快服 15 剂临床症状消失，肝外胆管上段与相应的门静脉内径之比值恢复正常。病例：袁某，女，30 岁。主诉：胸胁苦满，口苦，咽干，纳差。服药前胆囊(4.7×1.9)cm^2，肝外胆管上段内径为 0.9cm，门静脉内径 0.8cm，其比值为 0.625。服药后 40min，胆囊(4.0×1.4)cm^2。79min 后胆囊(4.9×2)cm^2，肝外胆管上段内径为 0.7cm，门静脉内径 0.9cm，其比值为 0.778。109min 后，胆囊(4.9×2.2)cm，肝外胆管上段内径为 0.5 厘米，门静脉内径 0.9cm，其比值为 0.556。连服 11 剂，症状消失，肝外胆管上段内径为 0.4cm，门静脉内径 1cm，其比值为 0.4。

第二节　痰　证

“痰”与痰证的概念不全相同。“痰”是指体内水液停聚凝结而形成的一种质稠浊而黏的病理产物。由痰浊停阻或流窜所表现出的证候，是为“痰证”。痰证的常见表现，一般有咳嗽痰多，痰质黏稠，胸脘痞闷、呕恶纳呆，或头晕目眩，形体肥胖，或神昏而喉中痰鸣，或神志错乱而为癫、狂、痴、痫，或某些部位出现圆滑柔韧的包块，如瘰疬、瘿瘤、乳癖等，舌苔腻，脉滑。形成痰的原因与病机为诸种原因(如外感六淫、饮食不当、情志刺激、过逸少动等)影响肺、脾、肾等脏的气化功能，以致水液未能输布而停聚，经寒凝、火灼等进而凝结浓缩而成痰。

“脾为生痰之源，肺为贮痰之器。”说明痰的生成与脾的运化功能失常，水湿不化而凝聚密切相关；痰浊最易内停干肺，而影响肺气的宣发肃降，故痰证以咳吐痰多、胸闷等为基本表现。痰浊中阻，胃失和降，可见脘痞、纳呆、泛恶、呕吐痰涎等症状。痰的流动性小而难以消散，故常凝积，聚于某些局部而形成圆滑包块。痰亦可随气升降，流窜全身，如痰蒙清窍，则头晕目眩。痰迷心神则见神昏，神乱。痰滞于肌肤，则见形体肥胖。苔腻、脉滑等为痰浊内阻的表现。

(一)症状诊断学

方永奇等[3]认为痰证的主要表现：①咯痰，②喉中痰鸣，③舌苔腻，④脉滑。次要表现：(1)嗜睡，②胸腹痞闷，③肥胖，④口干不饮，⑤恶心呕吐，⑥口眼歪斜。诊断标准：①具备主要表现2项，②舌苔腻加次要表现1项，③咯痰加次要表现2项，④喉中痰鸣或脉滑加次要条件3项，⑤具备次要条件4项。内科及心血管病人566例，有298例痰证及268例非痰证，298例痰证中胸闷198例，胸痛90例，心悸165例，眩晕219例，耳鸣131例，失眠128例，嗜睡69例，烦热106例，神昏21例，肢麻162例，偏瘫28例，肥胖96例，咳嗽158例，少量痰109例，中等量痰21例，大量痰77例，稀痰66例，黏痰141例，白痰165例，纳呆71例，腹胀87例，疲乏166例，懒言31例，肢冷101例，腰酸163例，膝酸96例，尿多70例，尿少24例，尿黄47例，便溏97例，便秘41例，步态不稳70例，口眼歪斜16例，面色萎黄62例，喉中痰鸣67例，气短喘促162例，口干不饮74例，恶心呕吐76例，下肢浮肿64例。

(二)体检诊断学

方永奇等298例痰证中有舌胖77例，舌瘦12例，舌红142例，舌淡38例，舌淡红91例，舌暗138例，舌瘀38例，苔黄131例，苔白155例，苔腻186例，脉弦238例，脉滑90例，脉结代7例，脉细弱99例，脉迟8例，脉数40例。痰证胸闷、眩晕、耳鸣、嗜睡、肢麻、肥胖、咳嗽、少量痰、中等量痰、大量痰、稀痰、黏痰、白痰、腹胀、肢冷、腰酸、膝酸、尿多、夜尿多、舌胖、舌红、舌淡、舌淡红、舌暗、苔白、苔腻、脉弦、脉滑、脉细弱、步态不稳、口眼歪斜、喉中痰鸣、气短喘促、口干不饮、恶心呕吐、下肢浮肿等症状体征出现的阳性率明显高于272例非痰证的阳性率，$P<0.05\sim0.01$。

(三)痰证诊断学

方永奇等拟订了一个判断是否痰证的公式：

$Y(1) = -8.061 + 2.2457X_1 + 1.5562X_2 + 2.495X_3 + 6.1179X_4 + 2.2428X_5 + 1.9922X_6 + 1.5686X_7 + 7.5164X_8 + 4.1336X_9 + 1.467X_{10}$

$Y(2) = -1.9277 + 0.6857X_1 + 0.6557X_2 + 0.9755X_3 + 1.4031X_4 - 0.6121X_5 + 0.6124X_6 + 0.601X_7 + 1.4513X_8 + 0.8074X_9 + 0.5072X_{10}$

X_1 为胸腹痞闷，X_2 为嗜睡，X_3 为肥胖，X_4 为咯痰，X_5 为喉中痰鸣，X_6 为口干不饮，X_7 为恶心呕吐，X_8 为舌苔腻，X_9 为脉滑，X_{10} 为口眼歪斜。

临床上当该项出现时，其值为 1，不出现者为 0，将临床上每个病人的资料代入判别函数式，分别求出 Y(1) 和 Y(2) 的值，若 $Y(1) > Y(2)$ 则判为痰证，若 $Y(1) < Y(2)$，则判为非痰证。294 例痰证，275 例公式判断为痰证，19 例错误地判断为非痰证。272 例非痰证，249 例公式判断为非痰证，23 例错误地判断为痰证。敏感度 $=275/298=0.923$，特异度 $=249/268=0.929$，准确度 $=(275+249)/566=0.926$。

李小兵、方永奇等[2]继续痰证的研究，局限在 1192 例心脑血管病，冠心病 356 例，中风 156 例，高血压病 625 例，动脉硬化症者 578 例。男性 635 例，女性 557 例。年龄 (56.05 ± 10.24) 岁。痰证主要表现中的喉中痰鸣改为次要表现，次要表现中去掉口眼歪斜。诊断标准做出一点修改：①具备主要表现 2 项，②舌苔腻加次要表现 1 项，③咯痰加次要表现 2 项，④脉滑加次要条件 4 项，(5)具备次要条件 5 项。

判断是否痰证的公式修改为：

$Y(1) = -8.9596 + 2.5393X_1 + 3.6459X_2 + 2.3651X_3 + 2.0799X_4 + 2.2892X_5 + 7.3673X_6 + 1.2895X_7 + 8.5605X_8 + 3.9959X_9$

$Y(2) = -1.5726 + 1.1467X_1 + 2.0832X_2 + 0.7077X_3 + 0.6905X_4 - 0.642X_5 + 1.6961X_6 - 0.3986X_7 + 1.3333X_8 + 1.1244X_9$

X_1 为肥胖，X_2 为胸腹痞闷，X_3 为恶心呕吐，X_4 为口干不饮，X_5 为嗜睡，X_6 为咯痰，X_7 为喉中痰鸣，X_8 为舌苔腻，X_9 为脉滑。

敏感度为 0.908，特异度为 0.983，准确度为 0.949，提高了特异度和准确度。

参考文献

[1]方永奇，等．痰证宏观辨证的计量化研究．辽宁中医杂志，1995，22(11)：490～492.

[2]李小兵，方永奇等．心脑血管病痰证宏观辨证的计量化研究．中国中医基础医学杂志，2000，6(5)：324.

下篇　疾病分证诊断学

此篇研究各种疾病的分证诊断学，古人治病，首先辨病，做出病的诊断。病的诊断反映了病因、起病、恶化或好转、治愈或死亡的全过程。然后进行辨证，做出证名诊断，进行治疗。也可以先辨证，做出证的诊断，进行治疗，然后再研究病的诊断问题。中医学书籍中做出病的诊断后再根据患者的证进行治疗，不是根据病的诊断进行治疗。而现代医学是根据病的诊断进行治疗，这是现代医学与中医学最根本的区别。王永炎等[1]介绍消渴症的分证论治时，提到燥热伤肺证，肺胃燥热证，脾胃气虚证等。余绍源介绍糖尿病分型治疗时，提到阴虚燥热型，气阴两虚型等。应该用“证”取代“型”字，每个证名最后一个字必须是“证”字，不少中医学论著都用型字代替证字，这是不恰当的。中医学病名[2]是中医学在长期临床实践中产生和发展起来的重要概念，是中医学术体系的重要组成部分，病的诊断是中医临床不可缺少的内容。任何疾病都有原因可查、病机可究、规律可循、证名可辨、治法可用、预后可测。临床治疗针对病，目标是把病治好，但目前中医病名几乎处于被取消的状态。中医对疾病本质的认识最初是确定病种，并赋予病名。《黄帝内经》所记述的病名逾200种，张仲景著《伤寒杂病论》，《伤寒论》论外感病，《金匮要略》论内伤杂病，都是以病为纲，重视病名和证名的诊断。此后历代医著如《诸病源候论》、《景岳全书》、《医宗金鉴》、《证治准绳》，以及近代临床各科的中医教材，基本上都是以病为纲，进行辨证论治。病证结合是中医认识疾病本质的基本方法，通过诊断疾病可以有效地把握疾病全过程的根本矛盾，达到治愈疾病的目的。而辨证又能准确地把握疾病某一阶段的病位与病性等主要矛盾。中医病名融于中医理论体系之中，能正确引导临床辨证与施治。与证名诊断一样，病名诊断是中医临床诊疗不可或缺的内容，若取消中医病名不仅仅是病名被取消了，中医认识疾病本质的病证结合诊断特色也没有了，更谈不上中医的优势、生命力和发展。就临床诊疗的目标来说，中医与西医所针对都是疾病。但由于各自的哲学基础不同，所导出的病名体系必然不同。中、西医学的病名，一般都是由病因、病性(病理)、病位和病状相互组合而构成。在病因病性方面，中、西医的概念基本不同，中医的风寒湿热、痰饮瘀血、阴阳虚实、劳瘅痹厥、胀脱痿痛、癌瘤瘕、痈疽、翳障等，西医称之为细菌、炎症、变态反应、免疫紊乱、功能亢进、减退、衰竭等等。还有气、血、脓、毒、火等概念，中、西医都将其视作基本的病理改变。现代医学有病因诊断、病理解剖诊断、病理生理诊断、功能诊断、临床综合征诊断等不同形式，并注意结合几个方面，做出完整的诊断。目前用现代医学的病名取代中医学病名是一个必然的趋势。朱文锋等认为中医临床必须以中医理论为指导，使用准确而规范的中医病名，坚持并强化中医病名，方可使一些中医病名逐渐为人们所熟悉和接受，可能有益于中医学的发展。中医的许多病名，如破伤风、托盘疔、胬肉攀睛、鹅口疮、舌菌、痄腮、阴吹等，精炼简捷，见名知义，易于掌握。中医有不少好的病名，如历节风、破伤风、感冒、红丝疔、缠腰火丹、蛇头疔、乳岩、天行赤眼、蟹睛、骨槽风、鼻渊等。但是许多中医病名鲜为人知。许多医师不认识癀瘕、卑惵、旭痹、瘴等这些字，这是由于中医学没有现代化。1919年“五四运动”提倡白话文，但至今中医学的教科书、中医学论著却以现代医学家都看不懂的深奥内涵为荣，企图说明作者中医学的水平高。笔者认为中医现代化的重要任务之一是在中医学界推广白话文，癀瘕、卑惵、旭痹、瘴应该尽量译成白话文，这样，中医学病名才有可能在中医学诊断中发挥更多的作用。笔者认为强化中医病名是十分正确的，但是中医病名必须发展，使之现代化，不能墨守成规，使用一成不变的古老的中医病名是没有出路的。

证是反映疾病某一阶段的情况。通过诊断所确定的病名，代表着对疾病最本质的认识。病名诊断在中医医疗实践中具有极重要的意义。它有利于把握疾病的全局和全过程的一般规律，有利于临床施治，这是中医学术发展的一个重要内容。徐灵胎《医学源流论》指出：“欲治病者，必先识病之名？一病必有主方。一病必有主药。”说明不同疾病可以用自己的专方、专药、专法治疗。异病同证时应当同治，但治疗也应根据病而有所区别，在中医治疗中应该加以强调，如胃疡、久泄均可出现脾虚证，在补脾益气的同时，胃疡者常结合理气止痛，久泄者则常兼治以利湿止泻。胃疡、风眩这两个病在王永炎等的权威著作《中医内科学》中均未提到，说明中医学病名与西医学病名并用，任重而道远。有学者提出，中医病名改革应大部分采用西医病名，笔者认为应该将现代医学的病名纳入中医理论体系，成为中医学的病名，作为中医学的一个组成部分，这是中医学的重大发展。笔者主张取消中西医结合辨证分型的提法，创建现代医学的疾病分证诊断学，这是中医诊断现代化的一个重大策略，将有利于中医学走向世界。笔者主张在研究现代医学各种疾病发生、发展、恶化、好转、治愈或死亡的全过程中，以中医学的理论，观察其七情、六淫如何致病，脏腑、阴阳、虚实、气血等等如何变化，根据病人某一阶段的临床表现，做出证的诊断。许多学术会议上，某些高级专家将几百例（很少超过千例）某些疾病分成几类，即分成几个证，总结每个证几十例的临床表现，拟订每个证的诊断标准，刊登在权威杂志上，奇怪的是卫生管理部门还出了一本书，规范证的诊断标准。在几千年中医学的发展史中，从来没有一个中医大师能把某个疾病的分证诊断统一起来，例如几千年来消渴分几个证进行治疗。分证的方法，从来没有统一过，笔者认为也没有统一的必要。中西医结合辨证分型的方法，违反了《周易》的基本原则：整体分成部分，部分加起来就不再是原来的整体。在第三篇中将用各种疾病的分证诊断学来反复阐明笔者的学术观点。目前大量的中医文献缺乏中医病名分证诊断学方面的研究，本篇介绍肺胀病、胃脘痛2个病的分证诊断学，笔者认为虽然在中医临床实践中，其实用价值不大，但希望抛砖引玉，引起大家对中医命名的疾病分证诊断学的研究及重视。

第十章　肺 胀 病

肺胀是多种慢性肺系疾病反复发作、迁延不愈而致肺气胀满、不能敛降的一种病症，是临床上常见多发病。目前国内外学者认为肺胀的病因、临床表现及其发展与西医的慢性阻塞性肺疾病(COPD)相似[2]。与后述的慢性支气管炎、肺结核分证的情况类似。

余朝骏等的107例肺胀病中有男78例，女29例。年龄：37~87岁，平均66.1岁。对照组28例中有男18例，女10例。年龄36~82岁，平均59.8岁，均为经临床或其他理化检查无心肺疾病的门诊或其他疾病住院患者，长期慢性咳喘，胸闷胀满，每年发病持续3个月以上、连续2年或2年以上。包括48例痰浊壅肺证，26例痰热郁肺证，痰蒙心神证因无法摄片而未纳入，23例肺肾气虚证，10例阳虚水泛证。

一、肺胀病痰浊壅肺证

该证多表现为轻度肺容量差、膈肌动度降低，以上肺野的肺纹理增多为主。肺胀病痰浊壅肺证为标证，并存的本证为肺气虚证。最初为肺气虚，子耗母气，致脾失健运，津液代谢障碍，水液停滞，聚而生痰。"脾土虚湿，清者难升，浊者难降，留中滞膈而成痰，留中滞膈致肺气壅滞，从而影响肺的宣发肃降。"故"脾为生痰之源，肺为贮痰之器。肺虚脾弱，痰浊内蕴，上逆于肺，则咳嗽、痰白，肺气虚弱，复加痰阻气道，则气道不利而致喘息。"痰浊壅肺证为标证。肺主皮毛、卫外，现代医学研究表明，肺气虚证者血清免疫球蛋白IgG，IgM下降，淋巴细胞转化率及E－玫瑰花结下降，血清干扰素水平降低。这说明肺气虚患者免疫功能下降，卫外不固，易感外邪，故怕风易汗。肺气虚，痰浊壅肺则肺呼吸功能下降，但尚未累及心、肾，肾纳气尚可。故痰浊壅肺证表现为轻度肺容积差下降，轻度膈肌动度降低。

(一)症状诊断学及检体诊断学

咳嗽，胸满闷胀，痰多，色白黏腻，或呈泡沫，气短喘息，不能平卧，稍劳即甚，怕风易汗，脘腹痞满，食欲不振，倦怠乏力，舌质偏淡，苔浊腻，脉小滑。

(二)胸部X线诊断学

1. 膈肌动度

膈肌动度：选择右膈肌最高点到肺尖的高度，分别测量深吸气、深呼气时的距离，两者相减所得数据即为膈肌动度。①48例肺胀病痰浊壅肺证中，9例膈肌动度为0~0.49cm；10例为0.5~0.9cm。28例正常人对照组均在1cm以上。②17例1~1.9cm，正常人5例。③8例2~2.9cm，正常人7例。④3cm以上为4例，正常人为16例。说明痰浊壅肺证的膈肌动度明显下降，$P<0.05$。

2. 心胸比率

肺胀病痰浊壅肺证的平均值为0.47±0.05，正常人为0.47±0.06。

3. 右下肺动脉横径

测量右下肺动脉横径，选择肺门角下1cm处右下肺动脉干外缘点测量，47例肺胀症痰浊壅肺证右下肺动脉横径明显增粗，其平均值为(1.40±0.02)cm，正常人为(1.25±0.02)cm，$P<0.05$。正常人右下肺动脉横径吸气相大于呼气相。而肺胀病肺气虚证同样处于高度充气状态，肺内毛细血管床受压，压力增加，因此肺动脉血量增多，故右下肺动脉横径在深吸气时小于深呼气时。

4. 胸廓前后径与横径之比

肺胀病痰浊壅肺证胸廓前后径与横径之比明显上升，其平均值于深吸气时为0.72±0.06，深呼气时为0.67±0.07，明显大于正常人，分别为0.06±0.01、0.72±0.05，$P<0.05$。

5. 肺动脉段凸出度及肺门截断征

2.1%肺胀病痰浊壅肺证患者的肺动脉段凸出度大于0.3cm，正常人无1例大于0.3cm。2.1%痰浊壅肺证患者有肺门截断征，正常人无1例有肺门截断征。

6. 肺纹理

肺纹理：以左右两侧2，4肋前端最下缘和隔肌最高点作3条水平线，数出各线在两侧中肺带内与之相交的纹理数，取平均值，同时在距胸廓内缘1cm作弧线，观察肺野外周纹理与弧线相交的条数。48例肺胀症痰浊壅肺证的上、中、下肺及肺外围部肺纹条数的平均值分别为8.4、8.3、8.6及4条，少于正常人的8.5、9.0、9.4及6条。外围部肺纹减少明显，$P<0.05$，动度降低。因肺过度膨胀，挤压肺纹，且肺气肿在中下肺居多，故致上肺野肺纹增多。

7. 总肺容量差

肺组织容量及肺血容量与身高、体重呈正相关。总肺容量差=深吸气总肺容量-深呼气总肺容量。①48例肺胀病之痰浊壅肺证中无1例小于100ml。②100~199ml计2例。③200~499ml计14例，正常人2例。④500~799ml计20例，正常人4例。⑤800~999ml计5例，正常人6例。⑥1000ml以上7例。肺胀病痰浊壅肺证的总肺容量差明显低于正常人，$P<0.01$。

(三)血气分析诊断学

肺胀病痰浊壅肺证动脉血pH值的平均值为7.40±0.03。动脉血的二氧化碳分压为(5.79±0.12)kPa，氧分压为(9.27±0.04)kPa。

(四)肺部病变

肺胀病痰浊壅肺证中的炎症病变占6.3%，结核病变占14.6%，胸膜增厚占4.2%，肺大泡占2.1%。

二、肺胀病痰热郁肺证

肺胀病痰热郁肺证以肺部感染为多见，也常见于慢阻肺的急性发作期。肺虚脾弱，痰浊内蕴，郁而化热，痰热壅肺，肺热内郁，清肃失司，肺气上逆故喘咳、气逆、息粗。或外感风热或风寒化热，痰黄黏稠，便干尿黄，舌红苔黄，脉数，均乃痰热内郁所致。痰热郁肺证为标证，并存的本证为肺气虚证。肺气虚易感外邪，风热犯肺故发热，汗出不畅。痰热郁肺，则局部肺组织受到影响。有研究表明，热痰时反映呼吸道炎症的中性粒细胞，反映变态反应的嗜酸粒细胞、组胺浓度，反映呼吸道损伤的纤毛柱状上皮Ⅱ级坏死细胞均明显增多，说明热痰型与急性炎症和变态反应有关，故从胸部X线片上可见痰热郁肺证不同部位的渗出灶。各种临床资料说明，肺胀症痰热郁肺证是肺胀症痰浊壅肺证的病情进一步恶化而发展来的，多由外感所致。

（一）症状诊断学及检体诊断学

喘促气短，咳嗽胸满，痰黄黏稠难咯，发热有汗，口干面赤，舌红苔黄，脉浮、滑、数。

（二）胸部X线诊断学

1. 膈肌动度

膈肌动度：①26例肺胀病痰热郁肺证中，膈肌动度17例为0~0.49cm，占23.07%。②4例为0.5~0.9cm。③6例1~1.9cm。④7例2~2.9cm。⑤3cm以上为3例。肺胀病痰热郁肺证中膈肌动度为0~0.49cm者占65.38%，明显高于肺胀病痰浊壅肺证的18.75%。

2. 心胸比率

肺胀病痰热郁肺证的平均值为0.48±0.06。与肺胀病痰浊壅肺证的心胸比率相比，无明显差异。

3. 右下肺动脉横径

肺胀病痰热郁肺证的右下肺动脉横径的平均值为(1.40±0.04)cm。与肺胀病痰浊壅肺证的右下肺动脉横径比较，无明显差异。

4. 胸廓前后径与横径之比

肺胀病痰热郁肺证胸廓前后径与横径之比的平均值，于深吸气时为0.73±0.06，深呼气时为0.72±0.06。明显大于正常人，$P<0.05$。与肺胀病痰浊壅肺证的胸廓前后径与横径之比无明显差异。

5. 肺动脉段凸出度及肺门截断征

11.5%肺胀病痰热郁肺证患者的肺动脉段凸出度大于0.3cm，大于肺胀病痰浊壅肺证的2.1%。7.7%肺胀病痰热郁肺证患者有肺门截断征，大于肺胀症痰浊壅肺证的2.1%。

6. 肺纹理

肺胀病痰热郁肺证上、中、下肺及肺外围部肺纹的条数平均值分别为8.5、8.2、8.1及2条，少于肺胀病痰浊壅肺证的8.4、8.3、8.6及4条。

7. 总肺容量差

①26例肺胀病痰热郁肺证总肺容量差无1例小于200ml。②200~499ml计7例。③500~799ml计9例。④800~999ml计4例。⑤1000ml以上6例。800ml以上占38.46%，明显高于痰浊壅肺证的25%。

（三）血气分析诊断学

肺胀病痰热郁肺证动脉血pH值的平均值为7.410±0.050。动脉血的二氧化碳分压为(6.140±0.243)kPa，氧分压为(8.140±0.530)kPa。

（四）肺部病变

肺胀病痰热郁肺证中的炎症病变占73.1%，结核病变占3.8%，胸膜增厚占11.5%，肺大泡占3.8%。炎症病变的阳性率明显高于其他三证。此时抗生素的使用是十分必要的。及时处理慢阻肺的急性发作，控制感染，可以痊愈。

三、肺胀病肺肾阳虚证

由于肺胀病痰热郁肺证的反复出现，慢阻肺反复急性发作，肺脾阳虚证发展为肺肾阳虚证，大量的肺泡破坏，肺纤维化加重，肺呼吸功能一步减弱，表现为肺容量差，膈肌动度明显下降，心胸比率变小，外周肺纹理明显减少，出现低氧高碳酸血症。肺为气之主，肾为气之根，“肺主出气，肾主纳气，阴阳相交，呼吸乃和”，说明肺的呼吸保持一定的深度，吸入清气，有赖于肾的摄纳。肺肾阳虚时，呼吸功能减弱，吸清呼浊受阻，肾摄纳无权，吸入之清气难以归根，气浮于上，不利于气体交换，则表现为肺部膨满，呼吸表浅，声低气怯，张口抬肩不能平卧。肾虚水泛则痰白如泡沫，咯吐不利。通气及换气功能障碍加剧，致肺部充气更甚，肺膨满则肺容积差、膈肌动度进一步下降，外周肺纹理数量明显减少。肺部膨满，加之脾虚，血液生成减少，血脉空虚，心失所养，以及肺部过度膨胀，致心影相对狭小，则心胸比率变小，表现为小心型。肺肾阳虚，呼吸功能障碍，通气换气功能下降，吸清呼浊紊乱，残气量增加，引起耗气与二氧化碳储留，导致PH值、氧分压下降，二氧化碳分压及二氧化碳结合力升高，而致低氧高碳酸血症，出现酸中毒。此时仍旧常常存在标证，即痰热郁肺证或痰浊壅肺证。

肺胀病的主证是由肺气虚，发展为肺阳虚，由上焦向中焦发展为脾阳虚，最后形成肾阳虚，也是肺组织不断破坏，纤维化不断加重的结果。肾阳虚继续恶化为肾阳阴虚证。

(一)症状诊断学及检体诊断学

王永炎等的肺胀症没有提到肺肾气虚证，介绍了肺肾气阴虚证，笔者认为肺肾阳虚证比较妥当。呼吸浅短，动则尤甚，声怯乏力，咳嗽痰少，甚则张口抬肩，倚息不能平卧，面浮肢肿，脉沉细弱。

(二)胸部X线诊断学

1. 膈肌动度

膈肌动度：①23例肺胀病肺肾阳虚证中，11例膈肌动度为0~0.49cm，占65.38%。②9例为0.5~0.9cm。③2例为1~1.9cm。④1例为2~2.9cm。⑤无1例在3cm以上。肺胀病痰浊壅肺证的膈肌动度为0~0.9cm者占39.58%，明显低于肺胀病肺肾阳虚证的86.96%。

2. 心胸比率

肺胀病肺肾阳虚证的心胸比率明显下降，其平均值为0.42±0.05，正常人为0.47±0.06，$P<0.01$。与肺胀病肺肾阳虚证、痰浊壅肺证、痰热郁肺证的心胸比率相比较也有明显差异，$P<0.01$。

3. 右下肺动脉横径

22例肺胀病肺肾阳虚证的右下肺动脉横径明显增粗，其平均值为(1.46±0.19)cm。大于痰浊壅肺证及痰热郁肺证，小于阳虚水泛证，无明显差异。

4. 胸廓前后径与横径之比

肺胀病肺肾阳虚证胸廓前后径与横径之比的平均值，于深吸气时为0.720±0.061，深呼气时为0.730±0.061，明显大于正常人，$P<0.05$。与其他三证相比无明显差异。

5. 肺动脉段凸出度及肺门截断征

肺胀病肺肾阳虚证17.4%患者的肺动脉段凸出度大于0.3cm，其百分率大于痰浊壅肺证、痰热郁肺证的2.1%、11.5%。8.7%有肺门截断征，其百分率大于肺胀病痰浊壅肺证、痰热郁肺证的2.1%、7.7%。

6. 肺纹理

肺胀病肺肾阳虚证上、中、下肺及肺外围部肺纹条数的平均值分别为8.4、8.2、8.4及1条，明显少于其他3证，$P<0.05$。

7. 总肺容量差

23例肺胀病肺肾阳虚证总肺容量为：①5例总肺容量差小于100ml。②100～199ml计10例。③200～499ml计8例。④无1例在500ml以上。肺肾阳虚证总肺容量差明显低于痰浊壅肺证、痰热郁肺证，$P<0.005$。

（三）血气分析诊断学

肺胀病肺肾阳虚证动脉血pH值的平均值为7.370±0.054。动脉血的二氧化碳分压为（7.640±0.380）kPa，氧分压为（7.800±0.377）kPa。

（四）肺部病变

肺胀病肺肾阳虚证中的炎症病变占17.4%，结核病变及胸膜增厚分别占8.7%，肺大泡占4.3%。

四、肺胀病痰蒙心神证

意识模糊，甚至昏迷不知人事，或精神抑郁，表情淡漠，神志痴呆，喃喃独语，举止失常。或突然昏仆，不省人事，口吐白沫，喉有痰声。面色晦滞，胸闷呕恶。舌苔白腻，脉滑。相当于肺性脑病，肺心病心衰脑缺氧所致，需要西医参与抢救。

五、肺胀病阳虚水泛证

肺胀病肺肾阳虚证的病情继续恶化，发展为阳虚水泛证。其表现为肺心病心衰，肺容量差及膈肌动度显著下降，心胸比率增大，右下肺动脉横径增宽，肺动脉段凸出超过0.3cm，出现肺门截断征，肺纹理积聚于中下肺野，有明显的酸碱平衡失调。心主血，气为血之帅，血液的运行需气的推动；全身的血液都通过经脉聚会于肺，通过肺的呼吸功能进行气体交换后输布全身。肺、脾、肾虚时，肺气虚及脾失健运，痰浊内生。肺气虚不能调节心血，行血无力，肾气虚则气温化失司，致血行迟缓，血行不畅而致血瘀，久则痰瘀互结，交阻心脉，阻塞气道，而影响肺肾功能，“肺胀满，即痰与瘀血碍气”，“肺胀者，如挟痰挟瘀碍血者”。因此，肺、脾、肾虚，痰饮是致病因素，瘀血是肺胀的病理产物，反过来又成为病因，痰瘀交阻是阳虚水泛证的病理基础。现代研究表明，肺肾气虚，呼吸功能失常，致清气吸入减少，机体正气生成不足而致缺氧。缺氧刺激骨髓，生成红细胞增多，红细胞电泳时间延长，纤维蛋白原含量上升，全血及血浆黏稠度增高，血流阻力增加，甚则肺部微血栓形成，可引起毛细血管痉挛，血管内皮损伤，通透性增加，液体渗出，血液浓缩，迟缓瘀滞；引起肺血管收缩，致肺小动脉管壁肌层内膜灶性坏死，疤痕纤维增生，血管狭窄，引起肺毛细血管床减少。肺主通调水道，脾主运化，肾主水。正常情况下，津液的代谢是通过脾的运化传输，肺的宣散肃降，肾的蒸腾气化，以三焦为通道输送全身。当肺、脾、肾阳气虚微，气不化水，则水邪泛滥，溢于肌表则面浮身肿，水气上凌于心则心悸喘咳，脾失健运则纳少，寒水内停则怕冷尿少，痰瘀交阻则面唇青紫，舌质黯，脉沉细。

(一)症状诊断学及检体诊断学

浮肿心悸，气短倚息，尿少肢凉。唇绀舌紫，脉沉虚数或结代。

(二)胸部X线诊断学

1. 膈肌动度

膈肌动度：①10例肺胀病阳虚水泛证中，膈肌动度0~0.49cm者6例，占60.00%。②2例为0.5~0.9cm。③1例为1~1.9cm。④1例为2~2.9cm。⑤无1例在3cm以上。肺胀病阳虚水泛证的膈肌动度明显低于与痰浊壅肺证、痰热郁肺证，$P<0.05$。

2. 心胸比率

肺胀病阳虚水泛证心胸比率的平均值为0.54±0.04，为心衰征，大于肺胀病痰浊壅肺证、痰热郁肺证及肺肾阳虚证。

3. 右下肺动脉横径

肺胀病阳虚水泛证的右下肺动脉横径的平均值为(1.79±0.10)cm。明显大于肺胀病痰浊壅肺证、痰热郁肺证及肺肾阳虚证，$P<0.05$。

4. 胸廓前后径与横径之比

肺胀病阳虚水泛证胸廓前后径与横径之比的平均值，于深吸气时为0.75±0.08，深呼气时为0.71±0.06。明显大于正常人，$P<0.05$。与其他3证无明显差异。

5. 肺动脉段凸出度及肺门截断征

30%肺胀病阳虚水泛证患者的肺动脉段凸出度大于0.3cm，明显大于肺胀病痰浊壅肺证、痰热郁肺证及肺肾阳虚证，$P<0.001$。50%有肺门截断征，明显大于痰浊壅肺证、痰热郁肺证及肺肾阳虚证，$P<0.001$。

6. 肺纹理

肺胀病阳虚水泛证上、中、下肺及肺外围部肺纹条数的平均值分别为8.5、8.5、8.1及3条，少于痰浊壅肺证的8.4、8.3、8.6及4条。

7. 总肺容量差

10例肺胀病阳虚水泛证总肺容量差：肺肾阳虚证总肺容量差明显低于痰浊壅肺证、痰热郁肺证，$P<0.005$。

①10例肺胀病阳虚水泛证的总肺容量差，其中3例小于100ml。②100~199ml计2例。③200~499ml计5例。④无1例在500ml以上。阳虚水泛证总肺容量差明显低于痰浊壅肺证、痰热郁肺证，$P<0.005$。

(三)血气分析诊断学

肺胀病阳虚水泛证动脉血pH值的平均值为7.300±0.096。动脉血的二氧化碳分压为(8.000±0.320)kPa，氧分压为(6.840±0.420)kPa。

(四)肺部病变

阳虚水泛证中的炎症病变占10%，无结核病变及胸膜增厚，肺大泡占10%。

参考文献

[1]朱文锋，贺泽龙．加强中医标准病名的研究．湖南中医药大学学报，2007，27(4)：1~3.
[2]余朝骏，等．肺胀各类证候胸部X线平片征象研究附135例报告．成都中医学院学报，1998，21(1)：13~16.

第十一章 胃脘痛

胃脘痛又称胃痛，以上腹部近心窝处经常发生疼痛为主要症状，多见于消化系统疾病，如慢性胃炎、消化性溃疡、胃神经官能症等。凡是感受风寒、风热等外邪侵袭，饮食没有节制，精神过度紧张，起居失宜致气机阻滞，胃失和降，都可以引起胃痛。病位在胃，但与肝脾有密切关系。李长生等[1]报道的1000例胃脘痛，其中有424例脾胃虚弱证，333例肝胃不和证，107例胃阴虚证，107例脾胃湿热证，28例胃血瘀证。杨万福等[2]调查275例脾胃虚寒证，153例脾胃气滞血瘀证，85例脾虚痰湿证，48例胃阴不足证。郭德荷等[3]指出78例胃脘痛，包括17例肝胃不和证，19例脾胃不和证，24例脾胃虚寒证，13例肝胃郁热证，5例瘀血停滞证。刘晋生等[4]报道1025例胃脘痛，有341例脾胃虚弱证，238例肝胃不和证，119例胃阴虚证，217例脾胃湿热证，110例胃血瘀证。

一、胃脘痛脾胃虚弱证

(一)症状诊断学

胃脘隐痛，喜热喜按，空腹痛剧，得食痛减，遇寒或食生冷食物疼痛加重，体倦乏力，纳差，手足不温，便溏，泛酸或呕清水，或吐清涎。李振华等[11-5]125例胃脘痛的脾胃虚弱证均有胃脘隐痛，喜按。83.2%食欲减退，54.4%食后饱胀，24.4%腹胀，48%乏力，28%懒言，33.6%便溏，33.6%初硬后溏，10.45%时硬时溏，4.8%虚秘。

(二)体检诊断学

舌淡质嫩，边有齿印，苔薄白，脉沉细弱或迟缓。

刘晋生等的341例脾胃虚弱证，其中有289例薄白苔，30例薄黄苔，12例白腻苔，7例黄腻苔，1例白厚苔，1例黄厚苔，1例苔少或花剥。舌苔情况229例淡红苔，83例舌淡，29例舌红，0例舌紫暗。李振华等的125例胃脘痛脾胃虚弱证，68.8%舌质淡，21.6%舌淡暗，10.4%舌淡红，3.2%舌淡。14.4%舌胖大，65.6%舌胖而有齿痕，16.8%舌不胖而有齿痕。85%苔白腻，26.4%苔白多津，10.4%苔薄白，5.6%苔白黄腻。41.4%脉和缓，8.8%脉濡缓，14.4%脉沉细，13.6%脉濡滑，6.4%脉沉滑，25.6%脉弦滑，4.8%脉弦滑，2.4%脉弦涩。

(三)钡餐X线诊断学

全消化道常规钡餐X线检查，立位。①李长生等指出，14.62%的脾胃虚弱证有空腹胃积液，1.88%有中等量空腹胃积液。脾胃虚弱证，少量的空腹胃积液的出现率明显低于脾胃湿热证的26.17%，$P<0.05$。杨万福等的275例脾胃虚寒证，16.34%的患者空腹胃积液多。刘启明等14例胃脘痛脾胃虚弱证的空腹胃积液增多，占33.33%。②李长生等的424例脾胃虚弱证中，有69.81%的患者胃内炎症在5cm范围以内。郭德荷等的24例脾胃虚寒证患者的胃黏膜皱襞多有增粗，常可宽达7~10mm。郭德荷等部分脾胃虚寒证

患者胃黏膜皱襞增粗，可宽达7~10mm。③李长生等的424例脾胃虚弱证中，胃的张力低者占27.36%，胃的张力高者占5.67%。胃的位置高者占42.69%，胃下垂者占27.83%。脾胃虚弱证胃的张力低于肝胃不和证、胃阴虚证，$P<0.01$。脾胃虚弱证，胃的位置低者的出现率明显低于脾胃湿热证的8.41%，$P<0.05$。杨万福等的275例脾胃虚寒证中，胃下垂者占31.64%，胃的位置低者占37.5%，胃的张力低者占49.04%，胃的张力高者占12.98%。④李长生等的脾胃虚弱证患者，22.17%的患者胃的蠕动增强，29.01%的患者胃的蠕动减弱，其出现率明显高于肝胃不和证、胃阴虚证及胃血瘀证，$P<0.01$。杨万福等30.77%的脾胃虚寒证胃蠕动缓慢。⑤李长生等脾胃虚弱证中，有21.70%的患者胃的运动变慢，74.76%胃的运动加快。脾胃虚弱证胃的运动慢于肝胃不和证、胃阴虚证，$P<0.01$。郭德荷等指出，25%脾胃虚寒证患者在1小时内胃排空60%。⑥郭德荷等指出，29.17%的脾胃虚寒证在2小时内钡头通过回盲部。6小时内，91.17%患者的钡尾在回盲部。⑦李长生等报道，脾胃虚弱证中94例有溃疡病，占22.17%。有2例胃癌，占0.47%，出现率明显低于胃血瘀证的7.14%。杨万福等提出，448例胃脘痛计有12种疾病之多，其中慢性胃炎占32.8%，胃下垂占26.56%，胃及十二指肠溃疡占10.52%，胃癌占4.46%，十二指肠炎占2.85%，十二指肠瘀积症占1.96%。杨万福等的275例脾胃虚寒证中，慢性胃炎占35.27%，胃及十二指肠溃疡占42.3%，胃癌占1.82%。李振华等的62例胃脘痛脾胃虚弱证中，经胃镜诊断为慢性胃炎54例，消化性溃疡8例。63例经钡餐诊断为慢性胃炎30例，消化性溃疡8例。刘启明等14例胃脘痛中，脾胃虚弱证球部变形5例，龛影2例，激惹征2例。

（四）血浆蛋白诊断学

李振华等[5]的125例胃脘痛脾胃虚弱证，血浆总蛋白的平均值为(4.507±0.203)g/dl，白蛋白为(2.7±0.078)g/dl，球蛋白为(1.485±0.158)g/dl，

（五）D－木糖吸收功能诊断学

1. 周小梅[6]的144例胃脘痛中，30例脾胃虚寒证的D－木糖排泄率，明显下降，其平均值为(19.77±2.58)%，30例正常人为(24.10±2.71)%。18例经治疗，随着病情的好转，脾胃虚寒证D－木糖排泄率明显回升，其平均值由(18.01±3.80)%，上升为(22.39±3.42)%。

2. 韦嵩等[7]的37例胃脘痛脾虚证的D－木糖排泄率，明显下降，其平均值为(17.35±5.37)%，30例正常人为(24.57±4.75)%。

（五）胃液诊断学

韦嵩等33例胃脘痛脾虚证的胃液氨基已糖均明显上升，其平均值为(159.48±66.57)mg/L，12例正常人为(90.45±33.84)mg/L，$P<0.01$。

（六）胃镜诊断学

韦嵩等32例胃脘痛脾虚证的胃黏膜6－酮前列腺素(6－Keto－$PGF_{1\alpha}$)明显下降，其平均值为(163.19±55.75)ng/g，正常人为(253.86±49.84)ng/g，$P<0.05$。前列腺素E(PGE_2)明显下降为(733.79±45.29)ng/g，正常人为(1164.54±475.25)ng/g，$P<0.01$。33例胃黏膜血流量明显下降为109.45±28.44，正常人为157.32±37.56，$P<0.05$。

二、胃脘痛胃阴虚证

(一)症状诊断学

胃脘隐隐灼痛，手足心热，口干舌燥，大便干燥，纳呆干呕，空腹痛重，饥不欲食，渴不欲饮。

(二)检体诊断学

舌红干，少苔或无苔或有裂纹，脉细数或弦细。

刘晋生等的119例胃脘痛胃阴虚证中，36例苔薄白，49例苔薄黄，33例苔白腻，12例苔黄腻，2例苔白厚，1例苔黄厚，26例苔少或花剥。27例舌淡红，8例舌淡，87例舌红，17例舌紫暗。红舌的阳性率明显高于脾胃虚弱证，$P<0.01$。

(三)钡餐X线诊断学

全消化道常规钡餐X线检查，立位。①李长生等[1]的107例胃阴虚证者，14.95%的患者有少量空腹胃积液，0.93%的患者有中等量空腹胃积液。杨万福等的2.86%胃阴虚证患者空腹胃积液多。②李长生等胃阴虚证中，有73.83%的患者胃内炎症在5cm范围以内。郭德荷等24例脾胃虚寒证患者的胃黏膜皱襞多有增粗，常可宽达7~10mm。③李长生等胃阴虚证中胃的张力低者占7.48%，胃的张力高者占2.80%。胃的位置高者占47.67%，胃下垂者占37.38%。杨万福等胃阴虚证中，胃的位置低者占34.71%，胃的张力低者占37.41%，胃的张力高者占20.00%。④李长生等的胃阴虚证者，有32.71%的患者胃蠕动增强。无1例胃蠕动减弱。14.19%的脾胃湿热证胃蠕动波增强，明显低于胃阴虚证，$P<0.01$。杨万福等[2]23.33%的胃阴虚证胃蠕动缓慢。⑤李长生等胃阴虚证中，有1.87%的患者运动变慢，79.44%运动加快。郭德荷等报道，25%的脾胃虚寒证在1小时内胃排空者占60%。⑥李长生等的胃阴虚证1小时钡头达小肠4组者，占58.87%。⑦李长生等胃阴虚证中有溃疡病者，占56.07%，无胃癌。杨万福等的胃阴虚证中，慢性胃炎占40.7%，胃及十二指肠溃疡占6.78%，胃癌占1.82%。

三、胃脘痛肝胃不和证

(一)症状诊断学

胃脘胀痛，痛窜两胁，胸脘痞闷，气怒痛重，嗳气痛轻，嘈杂泛酸。

(二)检体诊断学

舌边红，苔薄白，脉弦。刘晋生等238例胃脘痛肝胃不和证中，有45例苔薄白，101例苔薄黄，31例苔白腻，8例苔黄腻，1例苔白厚，1例苔黄厚，1例苔少或花剥。140例舌淡红，57例舌淡，40例舌红，1例舌紫暗。

(三)钡餐X线诊断学

全消化道常规钡餐X线检查，立位。①李长生等的334例肝胃不和证中，14.07%的患者有少量的空腹胃积液，0.6%的患者有中等量空腹胃积液。②李长生等的334例肝胃不和证中，有55.38%的患者胃内炎症在5cm范围以内。郭德荷等24例脾胃虚寒证患者的胃黏膜皱襞基本正常。③李长生等的 334 例肝胃不和证中，胃的张力低者占 10.48%，胃的张力高者占 12.87%。胃的位置高者占 36.23%，胃的位置低者占 1.79%，胃下垂者占 8.98%。杨万福等的胃阴虚证中，胃的位置低者占 34.71%，胃的张力低者占 37.41%，胃的张力高者占 20.00%。④李长生等的 334 例肝胃不和证中，47.06% 的患者胃的蠕动增强，无一例胃的蠕动减弱。⑤李长生等的脾胃虚弱证有 21.70% 的患者胃运动变慢，74.76% 的患者胃运动加快。郭德荷等 17 例肝胃不和证中，有 29.41% 的患者在 1 小时内胃排空 60%。⑥郭德荷等报道 23.53% 胃阴虚证在 2 小时内钡头通过回盲部。6 小时，100% 患者的钡尾在回盲部，盲部。⑦李长生等的 334 例肝胃不和中，溃疡病占 27.74%，胃癌占 4.49%。郭德荷等的 11.75% 肝胃不和证有器质性病变。

四、胃脘痛脾胃湿热证

(一) 症状诊断学

胃脘灼热胀痛，口苦口臭，恶心泛酸，脘腹痞闷，渴不欲饮。

(二) 检体诊断学

舌质红，舌苔黄腻或白腻，脉滑或弦滑。

刘晋生等 217 例胃脘痛脾胃湿热证中，15 例苔薄白，10 例苔薄黄，102 例苔白腻，60 例苔黄腻，18 例苔白厚，12 例苔黄厚，0 例苔少或花剥。白腻、黄腻苔的阳性率为 78.6%，明显高于脾胃虚弱证的 4.69%，$P<0.01$。24 例舌淡红，84 例舌淡，46 例舌红，23 例舌紫暗。

(三) 钡餐 X 线诊断学

全消化道常规钡餐 X 线检查，立位。①李长生等的 107 例脾胃湿热证中，26.17% 的患者有少量的空腹胃积液，2.84% 的患者有中等量空腹胃积液。②李长生等脾胃湿热证中，72.89% 的患者胃内炎症在 5cm 范围以内。郭德荷等 24 例脾胃虚寒证患者的胃黏膜皱襞基本正常。③李长生等 334 例肝胃不和证中，胃的张力低者占 10.48%，胃的张力高者占 12.87%。胃的位置高者占 36.23%，胃的位置低者占 1.79%，胃下垂者占 8.98%。杨万福等的胃阴虚证中，胃的位置低者占 34.71%，胃的张力低者占 37.41%，胃的张力高者占 20.00%。④李长生等 334 例肝胃不和证中，47.06% 的患者胃蠕动增强，无一例胃蠕动减弱。⑤李长生等脾胃虚弱证中，有 21.70% 的患者胃运动变慢，74.76% 运动加快。脾胃虚弱证胃的运动慢于肝胃不和证、胃阴虚证，$P<0.01$。郭德荷等 17 例肝胃不和证中，有 29.41% 的患者在 1 小时内胃排空 60%。⑥郭德荷等指出，23.53% 的胃阴虚证在 2 小时内钡头通过回盲部。6 小时，100% 患者的钡尾在回盲部。⑦李长生等 334 例肝胃不和者，溃疡病占 27.74%，胃癌占 4.49%。郭德荷等 11.75% 的肝胃不和证有器质性病变。

五、胃脘痛胃血瘀证

(一) 症状诊断学

胃脘刺割样痛，痛处固定拒按，食后痛重，入夜痛甚，吐血，黑便。

(二)检体诊断学

舌质暗红或有瘀斑，脉涩。刘晋生等110例胃脘痛胃血瘀证中，36例苔薄白，35例苔薄黄，12例苔白腻，25例苔黄腻，1例苔白厚，1例苔黄厚，0例苔少或花剥。1例舌淡红，0例舌淡，1例舌红，108例舌紫暗。紫暗舌的阳性率明显高于其他4证。

(三)钡餐X线诊断学

全消化道常规钡餐X线检查，立位。李长生等28例胃血瘀证的X线表现：①17.86%的患者有少量空腹胃积液，无中等量空腹胃积液。②46.42%的患者胃内炎症在5cm范围以内。③胃的张力低者占21.43%，胃的张力高者占7.14%。胃的位置高者占57.14%，胃的位置低者占14.29%，胃下垂者占21.43%。④46.43%的患者胃的蠕动波增强，无1例胃的蠕动波减弱。⑤7.14%胃的运动变慢，92.86%胃的运动加快。⑥28例胃血瘀证有2例有溃疡病，占7.14%。有2例胃癌，占7.14%。

参考文献

[1]李长生，等．胃脘痛中医辨证分型的X线征象．山东中医学院学报，1994(1)：30~32.
[2]杨万福，等．561例胃脘痛中医证型与胃动力功能的X线钡餐检查探讨．实用中医药杂志，1995(4)：26~27.
[3]郭德荷，等．胃脘痛78例中医辨证分型与X线钡餐检查结果分析．江西中医药，1994(1)：26~27.
[4]刘晋生，等．1025例胃脘痛患者舌象与幽门螺旋菌关系的探讨中国中西医结合脾胃杂志，1994，2(2)：4.
[5]李振华，等．125例脾胃气虚证胃脘痛的临床疗效观察．河南中医，1986(3)：1~5.
[6]周小梅．144例胃脘痛D-木糖排泄率分析．北京中医杂志，1994(4)：39.
[7]韦嵩，等．不同程度脾虚胃脘痛患者胃黏膜防御功能变化．广州中医药大学学报，1998，15(3)：188~190.

第十二章　传染病

第一节　乙型病毒性肝炎

病毒性肝炎是由几种不同的嗜肝病毒所引起的，以肝细胞坏死和炎症为主的传染病，其中危害最大而又最常见的是乙型病毒(HBV)性肝炎。乙型病毒性肝炎在中医文献的疾病中没有相应的、冠以中医病名的疾病，乙型病毒性肝炎属“杂气”所致的一种疾病。吴黎明[1]指出，急性病毒性肝炎多由外界之疫疠及六淫之湿邪侵入人体，此时脾虚，湿热内伏或饮食不节，致肝失条达、疏泄不利、内阻中焦，最后湿热蕴结而患此病。疫疠是感染湿热疫毒而引起的一种传染病，疫毒就是乙肝病毒。慢性病毒性肝炎是由于正气虚及湿热病邪蕴结不解，缠绵羁留体内，形成疾病迁延不愈，肝气郁滞为慢性肝病的发病条件和基本病机，脾受肝制，运化失常，湿热内蕴不解。肝气郁结化火，日久灼伤肾阴，肝木乏肾水涵养，形成肝肾阴虚。肝郁脉络阻滞，久则成瘀。慢性肝炎病机转归，初在肝，先传脾，后及肾，最后导致正虚邪实或气血双虚的结局。湿热与血瘀则是疾病过程中的病理产物，反之湿热和血瘀对乙肝病情的发展、恶化，导致死亡，起着决定性的作用。

吴黎明对于病毒性肝炎的中医学理论分析是值得称赞的，说明了病毒性肝炎从起病、发展、恶化、治愈或死亡的过程。我们需要研究的课题是：从中医现代化的角度思考，在吴黎明描述的过程中，现代医学病毒性肝炎的临床过程中，发生了什么相应的变化，在症状诊断学、体格检查诊断学、检验学、影像学等等方面有些什么表现。肝血瘀证加重，表现为肝硬化，进一步发展为肝癌，肝昏迷。

一、乙型病毒性肝炎肝胆湿热证

乙型病毒性肝炎肝胆湿热证见于乙肝发病初期，多为无黄疸型，可以持续6个月，发展为慢性，成为慢迁肝、慢活肝及肝硬化。慢性乙型肝炎肝胆湿热证为慢性乙型肝炎急性发作期，乙肝的标证、主证。在乙肝治疗的全过程中，都要注意清热利湿的治疗法则。肝胆湿热证与HBV的复制有着密切的关系。病毒停止复制时，湿热可以仍旧存在，这是一个非常重要的概念，值得人们高度重视，因为湿热的存在又为HBV死灰复燃，再次出现病毒复制提供条件。肝胆湿热证属于实证，慢性肝炎肝胆湿热证常常同时存在本虚证，治疗时必须标本兼治。肝胆湿热证常见于慢性乙肝的急性发作期，其实它常常是作为兼证并存于乙肝的诸证之中，常常没有甲肝那样具有黄疸等典型症状，不仅被病人忽视，也常被医家所忽略，许多慢性乙肝的文献中没有提到肝胆湿热证的存在，显然是错误的。同时在治疗其他诸证时，必须兼顾肝胆湿热证清热利湿的治疗，治疗肝胆湿热证的主要目的是杀灭乙肝病毒。肝胆湿热证贯穿乙肝病从发病到病情好转、迁延不愈，加重，最后死亡的全过程，肝胆湿热起着决定性的作用，配合使用抗病毒的西药治疗肝胆湿热证应该是必要的。

（一）症状诊断学

身目发黄，尿黄，恶心、厌油、胁胀脘闷、纳呆、大便黏滞秽臭，舌苔黄腻，脉弦滑数。慢性乙肝肝胆湿热证常常不出现黄疸，不一定有明显的症状。

（二）检体诊断学

舌质红，舌苔黄腻或白腻，脉弦滑数。

（三）乙肝病毒复制诊断学

病毒都是由核酸和蛋白组成的[1]，核酸包括脱氧核糖核酸（DNA）。病毒由外壳和核心组成。乙肝病毒（HBV）的外壳基因蛋白（乙肝S抗原蛋白，viral hepatitis S antigen，HBsAg）上的编码区含3段编码区：外壳前$_1$基因（pre－gene－S_1）编码区、外壳前2基因（pre－gene－S_2）编码区及外壳基因编码区（Gene－S），Gene－S编码区中有一个HbsAg编码区，编码就是生物将遗传基因编成的密码。HBV的核心中有一个乙肝核心基因蛋白（乙肝C抗原蛋白，HBcAg）编码区：C基因（Gene－C）编码区、前C基因（pre－gene－C）编码区，共同复制出312个氨基酸的多肽蛋白P25，去掉前C基因蛋白，则形成乙肝e抗原蛋白（HBeAg）P15～18。HBV的核心中还有P编码区，即DNA多聚酶编码区。外壳中具有乙肝表面抗原（HBsAg），核心内有DNA、DNA多聚酶、HBeAg和HBcAg。HBV侵入肝细胞后，细胞内繁殖，病毒内的HBsAg、HBeAg、HBcAg等抗原可以进入血液，对了解乙肝感染、复制的情况有重大意义。病毒中HBV－DNA、DNA－P抗原的测定，对确定有无HBV的复制有很大的价值。外壳由Gene－S、pre－gene－S_1及pre－gene－S_2复制（实用内科学是用编码这个动词）成大蛋白。pre－gene－S_1可以单独复制出前S_1蛋白，pre－gene－S_2可以单独复制出前S_2蛋白。pre－gene－S_2 Gene－S可以复制出含有HbsAg、前S_2蛋白的中蛋白，小蛋白为HBsAg，大、中蛋白中均含有HBsAg。核心中的C基因编码区、前C基因编码区复制的蛋白形成HBcAg颗粒。去掉前C基因蛋白，则形成e抗原。HbcAg不像其他病毒的抗原能进入血液，只存在于肝细胞内，不进入血液的HbcAg，前C基因发生变异，由HBeAg恢复为HbcAg，此时血中HbeAg转阴，不一定代表HBV复制的终止。HBV的P编码区复制出DNA多聚酶，蛋白的分子量为90000。

关于乙肝病毒复制的问题，我们是根据检测血液中病毒释放出的部分抗原，确认病毒复制的存在。我们也可以根据这些抗原产生的抗体，了解乙肝病毒复制的情况。例如人所共知HbsAg进入血液，我们检测出它的抗体，此抗体是专门杀灭HbsAg的免疫球蛋白（immunoglobulin；Ig）。HbcAg不能进入血液，可以检测HbcAg的抗体，确认肝细胞内HbcAg的存在，它属于其中的免疫球蛋白中的免疫球蛋白M（immunoglobulin；IgM）类，免疫系统受HbsAg刺激后，B细胞转化为浆细胞，分泌能专门对抗HbsAg特异性的抗体HbsIgM。

1. 张俊富等[2]的205例慢性乙型肝炎中，有121例实证（包括肝胆湿热证），HBeAg的阳性率为66.1%，明显高于虚证的48.8%。实证DNA－P（DNA多聚酶）的阳性率为47.9%，明显高于虚证的20.2%。实证HBV－DNA的阳性率为35.5%，明显高于虚证的10.7%。肝胆湿热证HBeAg、DNA－P及HBV－DNA的阳性率明显增高，说明乙肝病毒的复制，实证比虚证活跃，可以作为肝胆湿热证的诊断依据。

2. 桂秀雄等[3]105 例慢性乙型肝炎肝胆湿热证病毒复制的各种指标：①27 例肝胆湿热证 HBeAg 的阳性率明显上升，其平均值为 48.15%，明显高于肝脾两虚证的 12.12%，$P<0.01$。肝胆湿热证 HBeAg 的阳性率明显低于肝气滞证，明显低于肝脾血瘀证的 66.66%，$P<0.05$。②肝胆湿热证 HBsAg 的阳性率明显上升为 92.59%，肝脾两虚证为 93.93%，但肝胆湿热证 HBsAg 的几何平均滴度则明显上升为 $2^{10\cdot11}$，正常人在 2^4 以上，明显高于肝脾两虚证的 $2^{8\cdot11}$。③肝胆湿热证的 HBV－DNA 的阳性率明显上升为 40.74%，明显高于肝脾两虚证、肝肾阴虚证的阳性率，其分别为 6.06% 及 16.66%。

3. 杨兴中等[4]31 例肝胆湿热证乙肝病毒复制的各种指标：①抗乙肝 C 免疫蛋白 M 的阳性率为 41.9%，明显低于 14 例肝气滞血瘀证的 78.9%。②肝胆湿热证 HBeAg 的阳性率为 62.59%，明显低于肝郁脾虚证、肝气滞血瘀证及肝肾阴虚证，其阳性率分别为 80.6%、100% 及 85.79%。③肝胆湿热证 HBV－DNA 的阳性率为 29.2%。④肝胆湿热证的 HbsAg 均为阳性。

(四)血液检验诊断学

王锡有等[5]的 58 例肝病中，26 例急性黄疸性肝炎肝胆湿热证的血清 β_2 微球蛋白为 2.24～3.52μg/ml，8 例明显上升，超过 3.0μg/ml，占 30.8%。7 例湿热未尽证的含量略低一些，为 1.86～3.10μg/ml，仅一例明显上升，超过 3.0μg/ml，占 14.3%。30 例正常人的含量为 1.97～2.76μg/ml。血清 β_2 微球蛋白的含量明显上升，支持肝胆湿热证的诊断。26 例急性黄疸性肝炎肝胆湿热证可能均为急性甲型黄疸性肝炎，这个研究资料仅供参考。

(五)肝活检诊断学

乙肝患者常常具有肝活检的资料，我们应该充分利用这些资料为乙肝分证诊断学提供帮助。

1. 肝活检病理诊断学

(1)白玉良[6]指出，病毒性肝炎肝胆湿热证肝穿活检的病理改变特点为肝细胞瘀阻，肝细胞胆色素颗粒沉着以及小胆管扩张等。

(2)张太豪等的 69 例慢性乙肝中有 20 例慢性乙肝肝胆湿热证，27 例肝郁脾虚证，12 例肝肾阴虚证，9 例肝血瘀证及 1 例脾肾阳虚证。慢性乙肝肝胆湿热证肝活检的组织学诊断为：慢性活动性肝炎 14 例，慢性迁延性肝炎 4 例，肝炎后早期肝硬化 2 例。34 例慢性活动性肝炎中，肝胆湿热证占 41.18%。慢性迁延性肝炎中，肝胆湿热证占 16%。10 例肝炎转化早期肝硬化中，肝胆湿热证占 20%。慢性活动性肝炎中，肝胆湿热证的阳性率最高，明显高于肝郁脾虚证、肝肾阴虚证及肝血瘀证。

2. 肝组织乙型肝炎表面抗原诊断学

张太豪等 69 例肝活检样品中，50 例呈 HBsAg 阳性表达(expression)，呈阳性反应。HBsAg 的膜表达是肝细胞易受免疫攻击的主要原因，抗原 HbsAg 位于肝细胞膜上，可刺激免疫系统，产生能杀灭乙肝病毒的 T 淋巴细胞，T 淋巴细胞在攻击病毒的同时，也选择性地攻击了界板及其邻近肝细胞，从而形成碎屑样坏死。根据 HBsAg 阳性表达中 HBsAg 阳性物质在肝细胞内出现的部位和状态的不同，分为 4 型，即包涵体型、粗膜型、细膜型和胞浆型。16 例慢性乙型肝炎肝胆湿热证中，以粗膜型表达为主，计 10 例，占 62.5%。

34例慢性活动性肝炎中，肝胆湿热证占41.18%。20例肝胆湿热证中，慢性活动性肝炎占70%。粗膜型的病毒复制最活跃，病变的活动性最强。肝肾阴虚证也以粗膜型表达为主，占55.56%。肝胆湿热证和肝肾阴虚证的粗膜型表达也存在差异，肝肾阴虚证的肝内HBsAg常粗厚地堆积于肝细胞膜上，较少延伸至胞浆，着色深并伴有淋巴细胞攻击或侵入现象，而肝胆湿热证HBsAg除主要在细胞膜上表达外，还常累及细胞浆，且着色较淡，淋巴细胞攻击现象亦较前者为轻。这些差异表明，肝肾阴虚证的膜表达较肝胆湿热证更充分、更完全，其肝细胞更易遭受免疫攻击和损伤。两证粗膜型表达的阳性率无显著性差异。

肝内HBsAg的分布状态：根据肝组织内HBsAg阳性细胞的数量及聚集状态不同，分为3型，即散在型、局灶型和弥漫型，HBsAg的分布状态反映了肝内HBsAg表达阳性肝细胞的数量，HBsAg阳性表达的肝细胞数是弥漫型>局灶型>散在型。肝胆湿热证中有9例为弥漫型，占17例中的56.25%，表达阳性肝细胞的数量明显多于肝血瘀证及肝郁脾虚证，肝血瘀证及肝郁脾虚证的弥漫型分别占11.11%和20%，$P<0.05$。

（六）肝功能诊断学

1. 血清总胆红素诊断学

（1）桂秀雄等27例慢性乙型肝炎肝胆湿热证合并肝气滞证的总胆红素明显上升，大于0.8mg/dl者占25.92%，明显高于肝脾血瘀证、肝脾两虚证、肝肾阴虚证，其阳性率分别为4.76%、3.07%及0.00%。

（2）杨兴中等39例慢性乙型肝炎肝胆湿热证的总胆红素明显上升，其平均值为（1.652±1.9408）mg/dl，明显高于肝郁脾虚证、肝气滞血瘀证及肝肾阴虚证，其总胆红素分别为（0.4±0.08）、（1.156±2.177）及（0.94±0.941）mg/dl。

2. 血清蛋白诊断学

（1）蒋开平等69例乙肝中，有20例肝胆湿热证、9例肝血瘀证、12例肝肾阴虚证、27例肝郁脾虚证及1例脾肾阳虚证。蒋开平等慢性乙肝肝胆湿热证血清蛋白的数据为：球蛋白（G）明显增高，其平均值为（22.74±1.57）g/L，正常值为9~18g/L。白蛋白（A）下降，为（61.98±1.68）g/L，正常值为62~71g/L。A/G下降为1.28±0.07，正常值为1.5~2.5。

（2）杨兴中等测定37例慢性乙型肝炎肝胆湿热证血清蛋白的数据：①肝胆湿热证白蛋白的平均值为（60.20±6.88）g/dl，正常值为55~61g/dl。肝胆湿热证明显高于肝血瘀证的（55.02±6.99）g/dl，$P<0.01$。②肝胆湿热证γ球蛋白明显上升，其平均值为（21.94±4.65）g/dl，低于正常值的下限，正常值范围为15~20g/L。肝胆湿热证明显低于肝血瘀证、肝肾阴虚证的（26.62±6.63）g/dl和（28.64±9.02）g/dl，$P<0.01$。

3. 谷丙转氨酶诊断学

（1）桂秀雄等27例慢性乙型肝炎肝胆湿热证合并肝气滞证的谷丙转氨酶大于40U/ml者占92.59%，其百分率明显高于肝脾血瘀证、肝脾两虚证、肝肾阴虚证，分别为61.90%、48.52%及45.82%，$P<0.01$。

（2）杨兴中等39例慢性乙型肝炎肝胆湿热证的谷丙转氨酶明显上升，其平均值为（174.97±100.2）U/ml，明显高于肝郁脾虚证的（45.46±12.2）U/ml，$P<0.01$。肝胆湿

热证高于肝气滞血瘀证及肝肾阴虚证，分别为(120.83±107.89)及(103.2±92.25)U/ml。

4. 麝香草酚浊度诊断学

杨兴中等39例慢性乙型肝炎肝胆湿热证的麝香草酚浊度上升，其平均值为(14.13±4.86)U/ml。与其他诸证相比，无显著性差异。

5. 锌浊度诊断学

桂秀雄等27例慢性乙型肝炎肝胆湿热证合并肝气滞证的锌浊度大于12U者占47.51%，其百分率明显高于肝脾两虚证、肝肾阴虚证，分别为18.18%及24.96%。但明显低于肝脾血瘀证的95.24%。

(七)免疫学诊断学

1. 免疫活性细胞诊断学

免疫活性细胞是一种淋巴细胞群。它们能识别特异性抗原，能产生有免疫效应的物质，即抗体或淋巴因子。它们是受抗原刺激后，向母细胞转化、分裂增殖后，分化出来的淋巴细胞群。

(1)E淋巴细胞玫瑰花环诊断学

桂秀雄等27例慢性乙型肝炎肝胆湿热证合并肝气滞证的Ea玫瑰花环形成率轻度下降，其平均值为(27.2±2.9)%，30例正常人的平均值为(28.12±3.64)%，而肝脾血瘀证、肝肾阴虚证则明显下降。慢性乙型肝炎肝胆湿热证合并肝气滞证的Es玫瑰花环形成率有所增加，其平均值为(4.8±1.74)%，30例正常人的平均值为(3.2±2.32)%。肝脾血瘀证、肝脾两虚证、肝肾阴虚证患者的Es玫瑰花环形成率则明显增加，分别为(6.81±1.95)%、(6.7±5.4)%及(6.61±2.68)%。

(2)天然杀伤细胞诊断学

目前多数学者认为慢性乙肝的发病机制与机体的不完全免疫反应有关，即机体免疫系统对乙肝病毒有一定程度的免疫反应，能引起不同程度的，附有乙肝病毒的肝细胞免疫损伤，但却不能完全、彻底有效地清除病毒，以致病情迁延反复。这种不完全免疫反应是机体细胞免疫功能低下的结果。天然杀伤细胞(NK细胞)是人体免疫活性细胞的一种，它的细胞毒活性在发生感染性疾病的天然宿主防御病原体的攻击中担负着重要的作用，是具有天然细胞毒活性的杀伤细胞，已确认NK细胞具有抗病毒作用，而反过来，病毒可以损害NK细胞。国内文献报道，慢性肝炎的肝郁脾虚证和肝胆湿热证外周血NK的活性明显低于健康人，似可说明本虚的部分实质，并为运用扶正祛邪治疗慢性肝炎的治则研究提供可靠的依据。谢学军[7]的103例慢性乙型肝炎中包括慢性迁延性肝炎62例，慢活肝41例。肝胆湿热证57例，其中慢迁肝31例，慢活肝26例。慢性病毒性肝炎肝胆湿热证外周血NK的活性明显下降为(22.85±8.21)%，正常人为(34.82±8.61)%，$P<0.01$。慢迁肝中，肝胆湿热证的NK细胞活性明显低于肝郁脾虚证，分别为(21.31±7.81)%、(25.79±9.62)%，$P<0.05$，说明肝胆湿热证的病情重于肝郁脾虚证。外周血NK活性的明显下降可以作为肝胆湿热证的诊断依据。

二、乙型病毒性肝炎肝郁气滞证

肝郁气滞证是乙肝极其常见的证型，很多文献未提及此证。因为肝郁气滞，肝气犯胃，常发展成为肝郁脾虚证，才引起人们的注意，所以乙肝病人中最常见的是肝郁脾虚证。但是我们对肝郁气滞证还是应该有一定的了解。急性病毒性乙型肝炎恢复期，治疗不当，刚进入慢性阶段，病毒的毒性小，数量少，病人的身体好，正气旺盛，没有表现为急性发作，呈现慢性起病，症状不严重。患者感染前存在肝郁气滞证或本虚证，为乙肝病毒的侵入提供条件。乙肝急性起病，或慢性乙肝急性发作时才引起病人和医师的注意。病情最轻的乙肝病人属于肝郁气滞证，为标证、实证。就诊者甚鲜，可能在相当一段时间内，病情轻，接诊的医师常常不够重视，错过治疗的黄金时期，后肝气犯胃而发展为肝郁脾虚证。潘其民等的1013例肝病中涉及126个现代医学的病种，肝郁气滞证中的胆道、乳腺、神经衰弱疾病占52.46%。肝郁气滞证中由情志所致者，占49.5%。潘其民等[8]的肝郁气滞证患者中，肯定包括不少乙肝患者，此时病人处于亚健康状态，可以维持正常的工作，对于肝郁气滞证患者应该进行乙肝的血清免疫学检查。笔者建议医生观察情志对慢性乙肝的影响，情志所致的乙肝患者数量不会太少。精神情志活动正常的人，不过喜，不过悲，不发怒等等，肯定不易感染乙肝病毒。怒伤肝，发生肝气滞证，影响肝的疏泄功能，肝是人体气运行的总枢纽，肝的疏泄失常，易为乙肝的感染创造条件。

(一)症状诊断学

肝郁脾虚证，两胁胀痛，口苦，疲倦，便溏，腹胀，脉弦缓，舌淡，苔薄[9]。

(二)检体诊断学

脉弦缓，舌淡，苔薄。张清波等[10]对乙肝的肝血瘀证、肝肾阴虚证及肝郁气滞证的舌质进行比较，肝血瘀证为青紫舌，肝肾阴虚证为红舌，而肝郁气滞证为淡红舌。

(三)乙肝病毒复制诊断学

张清波等的133例病毒性肝炎中，11例肝郁气滞证HBsAg滴度≥1：256者占14.3%，明显低于肝肾阴虚证及肝气滞血瘀证，其分别为36.4%及73.3%。HBsAg滴度低下可以考虑为肝郁气滞证，病情轻。

(四)血液检验诊断学

1. 胃泌素、胃动素诊断学

唐智敏等[11]8例慢性乙肝肝郁气滞证的血清胃泌素全部正常，胃动素有3例异常。

2. 血液流变诊断学

张清波等7例病毒性肝炎肝郁气滞证的全血黏度比、血细胞压积轻度下降，其平均值分别为3.37%及34.40%，62例正常人均值分别为4.22%及42.15%。肝郁气滞证明显低于肝肾阴虚证的4.18%、37.49%，$P<0.05$。

3. 血清 β_2 微球蛋白诊断学

血清 β_2 微球蛋白(β_2m)是一种免疫调节活性的蛋白质，由100多种氨基酸的单体多肽组成。肝脏组织有明显的淋巴细胞侵润，可能是肝病引起全身淋巴系统的反应。也可能是 β_2m 的合成增多或肝细胞坏死释放 β_2m 所致。王锡有等[12]的58例肝病中，10例肝病肝郁气滞证中有3例急性无黄疸性肝炎；5例慢性迁延性肝炎；2例慢性活动性肝炎。10例肝病肝郁气滞证的血清 β_2m 为2.07~3.20μg/ml，正常范围是1.97~2.76μg/ml，超过3μg/ml为异常，2例肝病肝郁气滞证的血清 β_2m 异常，占20%，明显低于肝胆湿热证、肝郁脾虚证及肝肾阴虚证的30.8%、54.5%、75%，$P<0.001$，有利于肝郁气滞证与肝胆湿热证、肝郁脾虚证及肝肾阴虚证的鉴别诊断。

（五）微循环诊断学

张清波等对18例病毒性肝炎肝郁气滞证微循环的观察如下，甲皱微循环：①肝郁气滞证微循环异形管襻≥30%者明显增加，占50%，与正常人比较，$P<0.05$。阳性率明显低于肝血瘀证的91.7%，$P<0.01$。②肝郁气滞证微循环血管排列不规则者占11.1%。正常人为6.66%。肝郁气滞证微循环血管排列不规则者占16.0%。阳性率明显低于肝血瘀证的45.8%，$P<0.01$。③肝郁气滞证血色暗红者占16.8%，正常人无血色暗红者。肝肾阴虚证血色暗红者占4%。④肝郁气滞证无管襻周围出血者。肝肾阴虚证管襻周围出血者4%。⑤肝郁气滞证非线状血流占38.9%。明显低于肝肾阴虚证的80.0%，$P<0.01$。舌尖微循环：⑥肝郁气滞证异形微血管丛≥50%者占27.8%。肝肾阴虚证异形微血管丛≥50%者占36.8%。⑦肝郁气滞证扭曲管襻≥30%者占44.4%。明显低于肝肾阴虚证的79.0%，$P<0.05$。⑧肝郁气滞证血色暗红+淡红者占27.8%。肝肾阴虚证血色暗红+淡红者占10.5%。⑨肝郁气滞证扩张微血管丛≥30%者占16.8%。明显低于肝肾阴虚证的47.4%，$P<0.05$。⑩肝郁气滞证管襻周围渗出者占44.4%。正常人无管襻周围渗出，肝郁气滞证管襻周围渗出者明显少于肝肾阴虚证的73.7%，$P<0.05$。⑪肝郁气滞证无管襻周围出血者。肝肾阴虚证的管襻周围出血者占26.3%。说明肝郁气滞证肝脏病变较轻，微循环的异常并不突出。11项观察指标，与肝血瘀证比较均有明显性差异，$P<0.05\sim0.01$。肝郁气滞证与肝肾阴虚证比较，大部分指标无明显差异，肝郁气滞证的病情轻于肝肾阴虚证。

肝郁气滞证肝脏病变较轻，微循环的异常不突出，结合血液流变学的轻度异常，说明存在血瘀。乙肝病情加重，发展为肝肾阴虚证，其微循环的异常加重，结合血液流变学的异常明显，表明血瘀加重。最后乙肝病情恶化，微循环明显异常，结合血液流变学的明显异常，说明血瘀严重，表现为肝血瘀证。乙肝急性起病，出现轻度血瘀，可见血瘀贯穿于乙肝疾病的全过程。治疗乙肝时，必须注意活血化瘀的问题。

（六）免疫诊断学

1. 免疫细胞诊断学

（1）E淋巴细胞玫瑰花环诊断学

张清波等11例肝郁气滞证的玫瑰花环形成率下降，其平均值为55.8%，正常值为(67.29±8.24)%。与肝肾阴虚证、肝血瘀证的玫瑰花环形成率相比无明显差异。

蒋传梅等[13]31例肝郁气滞证的E-玫瑰花环形成率的平均值为(57.4±7.9)%，100例正常人的平均值为(59.0±7.1)%。

（2）淋巴细胞转化率诊断学

蒋传梅等的96例慢性病毒性肝炎中，慢性迁延性肝炎71例，慢性活动性肝炎24例，慢性重症肝炎1例。肝郁气滞证31例，脾虚证32例，肝阴虚证9例，肝血瘀证24例。31例肝郁气滞证的淋巴细胞转化率下降，平均值为(62.3±6.6)%，而100例正常人的平均值为(63.6±8.3)%，高于脾虚证、阴虚证、血瘀证，分别为(58.2±7.3)%、(52.3±9.9)%、(56.4±7.7)%。

2. 免疫分子诊断学

(1)血清免疫球蛋白诊断学

张清波等对11例肝郁气滞证进行血清免疫球蛋白的测定：①IgG＞1660mg/dl者，占13.6%，100例正常人的平均值为(1210±450)mg/dl，760～1660mg/dl。肝郁气滞证IgG＞1660mg/dl的百分率低于肝肾阴虚证及肝血瘀证的64.3%、81.3%，但是P＞0.05。②IgA＞335mg/dl者，占9.1%，100例正常人的平均值为(203±132)mg/dl，71～325mg/dl。肝郁气滞证IgA＞335mg/dl的百分率低于肝肾阴虚证及肝血瘀证的14.3%、62.5%。③IgM＞212mg/dl者，占27.3%，100例正常人的平均值为(129±83)mg/dl，48～212mg/dl。肝郁气滞证的IgM＞212mg/dl的百分率明显低于肝肾阴虚证及肝血瘀证的42.9%、62.5%。

蒋传梅等31例乙肝肝郁气滞证血清免疫球蛋白的测定：①IgG明显上升，其平均值为(1497±521)mg/dl，100例正常人为(1094±396)mg/dl，$P<0.001$。②IgA明显上升，其平均值为(199±74)mg/dl，100例正常人为(160±80)mg/dl，$P<0.001$。③IgM明显上升，其平均值为(131.4±521)mg/dl，100例正常人为(97.4±54)mg/dl，$P<0.001$。

(2)血清补体诊断学

张清波等的10例肝郁气滞证C_3＜760mg/dl者占60.0%，正常值为760～1620mg/dl，明显高于肝阴虚证及肝肾阴虚证的46.7%、41.2%。

(3)循环免疫复合物诊断学

免疫复合物(CIC)中含有IgG、IgM及补体。

张清波等9例肝郁气滞证循环免疫复合物(CIC)的阳性率为55.5%，正常人为0%，低于肝肾阴虚证及肝血瘀证的63.6%、78.6%。

三、乙型病毒性肝炎肝郁脾虚证

肝郁脾虚证是慢性肝炎最常见的中医证型，其机理是肝郁气滞证病情加重，出现脾虚证。肝气横逆犯脾，出现纳差、腹胀，脾失健运的现象。肝郁气滞证若没有得到有效的治疗，乙肝病毒的复制，出现湿热，肝细胞受损，肝郁犯胃，导致脾虚，形成肝郁脾虚证。常见于慢性迁延性肝炎。

(一)症状诊断学

肝郁脾虚证，两胁胀痛，纳差，口苦，疲倦乏力，便溏，腹胀，脉弦缓，舌淡，苔薄[9]。

(二)检体诊断学

脉沉弦缓，舌淡，苔薄腻。面色少华而灰暗。

(三)乙肝病毒复制诊断学

1. 鲍逊等[9]23例慢性病毒性肝炎肝郁脾虚证HBsAg阳性率的平均值为40.0%，明显低于脾肾阳虚证的77.8%。

2. 杨兴中等33例慢性乙型肝炎肝郁脾虚证病毒复制的情况：①肝郁脾虚证抗－HBcIgM的阳性率为45.4%，明显低于肝血瘀证的78.9%。②肝郁脾虚证HBeAg的阳性率为

80.6%，明显高于肝胆湿热证41.9%。③肝郁脾虚证的HBV-DNA的阳性率为26.7%，明显低于肝肾阴虚证的50%。

3. 刘克洲等[14]的131例慢性乙肝中，有74例肝郁脾虚证，94.6%为慢性迁延性肝炎，其余为慢性活动性肝炎。49例肝肾阴虚证，8例肝血瘀证。肝郁脾虚证病毒复制的情况：①HBsAg的阳性率为86.5%，明显低于肝肾阴虚证，明显高于肝血瘀证。②HBeAg的阳性率为55.4%，明显高于肝血瘀证，明显低于肝肾阴虚证。③HBVDNA的阳性率为60.8%，明显高于肝血瘀证，明显低于肝肾阴虚证。刘氏应该将肝胆湿热证从131例乙肝中分离出来，由于此证病毒复制活跃，治疗的方法必须与肝郁脾虚证、肝肾阴虚证及肝血瘀证加以区别。

4. 桂秀雄等报道慢性乙肝肝郁脾虚证乙肝病毒复制的情况：①慢性乙肝肝郁脾虚证HBeAg的阳性率为12.12%，明显低于肝脾血瘀证的66.66%，$P<0.01$。②慢性乙肝肝郁脾虚证HBsAg的阳性率为93.93%。③慢性乙肝肝郁脾虚证HBsAg的几何平均滴度为$2^{5\cdot45}$，则明显低于肝肾阴虚证，$P<0.05$，也明显低于肝胆湿热证、肝血瘀证，$P<0.01$。④慢性乙肝肝郁脾虚证HBV-DNA的阳性率为6.06%，明显低于肝血瘀证及肝胆湿热证，其阳性率分别为42.85%及40.74%，$P<0.01$。

（四）血液检验诊断学

1. 血液流变诊断学

张清波等对7例肝郁气滞型病毒性肝炎进行血液流变学的观察，全血黏度、血细胞压积明显下降，其平均值分别为3.37%及34.14%，而62例正常人的平均值分别为4.22%及42.15%。也明显低于肝肾阴虚证。

2. 血清胃泌素、胃动素诊断学

肝郁脾虚是慢性乙肝最常见的证，由于肝气横逆犯脾所致。纳差、腹胀是脾失健运最重要的表现。唐智敏等15例慢性肝炎肝郁脾虚证的血清胃泌素、胃动素异常率明显高于肝郁气滞证，$P<0.05$。从此初步看出单纯的纳差者血清胃泌素多偏低，而胃动素多正常。脘腹胀满以餐后为甚者，血清胃泌素多下降而胃动素多升高，全腹胀满者血清胃泌素正常而胃动素多分泌下降。这提示血清胃泌素及胃动素可能与肝气横逆犯脾的理论有关。多数学者认为脾虚者常有血清胃泌素及胃动素的异常，血清胃泌素降低，胃动素升高。柴胡疏肝散是治疗肝郁脾虚证常用方剂之一，加鸡内金、霍香以消食、芳香化浊醒脾而改善纳差症状，加鸡内金、陈皮以消食、健脾理气而纠正脘腹胀满餐后为甚的症状。加枳壳、桃仁以理气活血，而缓解全腹胀满症状。用中药治疗后，随着症状明显改善，常伴异常胃泌素及胃动素的恢复正常。

3. 血脂诊断学

鲍逊等对24例慢性病毒性肝炎肝郁脾虚证血脂的测定：①胆固醇的平均值为(189±30.7)mg/dl，正常值为110~200mg/dl。患者胆固醇均在正常范围，部分超过上限。②三酸甘油酯为(89±29.9)mg/dl，正常值为20~110mg/dl，均在正常范围。脾肾阳虚证明显高于肝肾阴虚证的(69±21.1)mg/dl，$P<0.05$。③磷脂为(196±42.6)mg/dl，正常值为110~210mg/dl。多在正常范围，部分超过上限。

（五）葡萄糖耐量试验的诊断

鲍逊等对80例慢性病毒性肝炎进行血浆血糖的观察，做口服法葡萄糖耐量试验。23

例肝郁脾虚证空腹血糖为(88.78±13.57)mg/dl，正常值为80~120mg/dl，≤126mg/dl。肝郁脾虚证葡萄糖耐量试验：口服葡萄糖后30、80、120分钟及180分钟的血糖分别为(152.13±24.83)、(148.17±30.55)、(119.33±30.41)、(86.57±18.17)mg/dl。正常人120分钟血糖<140mg/dl。肝郁脾虚证73.9%患者为正常型葡萄糖耐量曲线，26.1%患者为降低型葡萄糖耐量曲线。与肝血瘀证、肝肾阴虚证、脾肾阳虚证相比，肝郁脾虚证的空腹血糖无显著性差异。

(六)肝功能诊断学

1. 血清总胆红素诊断学

桂秀雄等27例慢性乙型肝炎肝胆湿热证合并肝气滞证的总胆红素明显上升，大于0.8mg/dl者占25.92%，明显高于肝脾血瘀证、肝脾两虚证、肝肾阴虚证，其百分率分别为4.76%、3.07%及0.00%。

杨兴中等39例慢性乙肝肝郁脾虚证的总胆红素平均值为(0.4±0.08)mg/dl，明显低于肝胆湿热证、肝气滞血瘀证及肝肾阴虚证，其总胆红素分别为(1.652±1.9408)、(1.156±2.177)及(0.94±0.941)mg/dl。

2. 谷丙转氨酶诊断学

刘克洲等的肝郁脾虚证谷丙转氨酶上升。杨兴中等35例慢性乙肝肝郁脾虚证、肝胆湿热证的谷丙转氨酶明显上升，其平均值为(45.46±12.2)U/ml，明显低于肝胆湿热证、肝气滞血瘀证及肝肾阴虚证，分别为(174.97±100.2)、(120.83±107.89)及(103.2±92.25)U/ml，$P<0.01$。

3. 麝香草酚浊度诊断学

杨兴中等39例慢性乙肝肝胆湿热证的麝香草酚浊度上升，其平均值为(14.13±4.86)U/ml。与其他诸证相比无显著性差异。

4. 血清丙酸转氨酶诊断学

血清丙酸转氨酶(ALT)反映肝细胞受损的数量及程度。蒋开平等[15]27例肝郁脾虚证的ALT正常，低于其他诸证，其平均值为(29.93±3.21)U/L，明显低于肝胆湿热证的(100.95±14.62)U/L，$P<0.01$。

5. 血清蛋白诊断学

(1)杨兴中等35例慢性乙型肝炎肝郁脾虚证白蛋白的平均值为(60.63±7.12)g/L，明显高于肝血瘀证的(55.02±6.99)g/L。肝郁脾虚证的球蛋白(21.44±4.4)g/L，明显低于肝肾阴虚证的(28.64±9.02)g/L。

(2)蒋开平等[15]的27例肝郁气滞证γ球蛋白增高，其平均值为(22.74±1.57)g/L，正常值为9~18g/L。白蛋白下降，为(61.98±1.68)g/L，正常值为62~71g/L。A/G明显下降为1.28±0.07，正常值为1.5~2.5。

(3)鲍逊等测定22例慢性乙肝肝郁脾虚证血清蛋白的各项指标：①白蛋白明显下降，其平均值为(54.28±3.70)%。大部分患者低于正常。②α_1球蛋白为(5.70±1.24)%。③α_2球蛋白为(7.29±2.01)%。④β球蛋白为(10.58±1.17)%。⑤γ球蛋白为(22.72±4.55)%。正常值：白蛋白为(61.7±1.35)%，α_1球蛋白为(5.28±1.08)%，α_2球蛋白为(7.21±1.38)%，β球蛋白为(10.55±1.0)%，γ球蛋白(15.2±2.86)%。α_1球蛋白、

α_2 球蛋白、β 球蛋白略有上升，γ 球蛋白明显上升，半数高于正常。

(七)免疫诊断学

1. 免疫活性细胞诊断学

(1)天然杀伤细胞诊断学

谢学军的 46 例慢性病毒性肝炎肝郁脾虚证，男 38 例，女 8 例，年龄 18~52 岁，平均34.5 岁，其中慢迁肝 31 例，慢活肝 15 例。肝郁脾虚证外周血天然杀伤细胞(NK)活性明显下降，其平均值为(25.28 ±9.38)%。肝胆湿热证 NK 活性下降得更多。慢迁肝肝郁脾虚证外周血天然杀伤细胞(NK)活性明显高于肝胆湿热证的(21.31 ±7.81)%，$P<0.05$。

(2)E 淋巴细胞玫瑰花环诊断学

E 淋巴细胞玫瑰花环形成率(E－RFC)包括活性淋巴细胞玫瑰花环形成率(A－RFC)和总玫瑰花环形成率(T－RFC)的百分率。

鲍逊等 29 例肝郁脾虚证的 A－RFC、T－RFC 明显下降，其平均值分别为(32.10 ±7.36)%、(50.59 ±12.93)%，正常人为(41.0 ±5.0)%、(62.6 ±3.3)%。肝郁脾虚证的A－RFC 中约半数低于正常值，无 1 例超过正常值，与其他各证相比无明显差异。肝郁脾虚证的 T－RFC 中约半数低于正常值，3 例超过正常值，与其他各证相比无明显差异。

蒋传梅等 96 例慢性病毒性肝炎中，32 例慢性病毒性肝炎肝郁脾虚证的 E 玫瑰花环形成率轻度下降，其平均值为(51.5 ±7.4)%，100 例正常人为(59.0 ±7.1)%。

(3)淋巴细胞转化率诊断学

蒋传梅等 32 例肝郁脾虚证的淋巴细胞转化率下降，平均值为(58.4 ±7.5)%，100 例正常人为(63.6 ±8.3)%。

2. 免疫分子诊断学

(1)免疫球蛋白诊断学

蒋传梅等对 32 例肝郁脾虚证血清免疫球蛋白的测定：①IgG 上升，其平均值为(1217 ±664)mg/dl，正常人为(1094 ±396)mg/dl。②IgA 上升为(157 ±76)mg/dl，正常人为(160 ±80)mg/dl。③IgM 明显上升为(143.5 ±87)mg/dl，正常人(97.4 ±54)mg/dl，$P<0.01$。

鲍逊等对 30 例慢性乙肝肝郁脾虚证进行血清免疫球蛋白的测定：①IgG 上升，其平均值为(175.86 ±55.26)U/ml，正常人为(150.0 ±32.5)U/ml，有 3 例低于正常范围。②IgM 上升为(205.90 ±67.70)U/ml，正常人为(130.0 ±40.0)U/ml，有 1 例低于正常范围。

(2)血清补体诊断学

杨兴中等 30 例慢性乙肝肝郁脾虚证的补体 C_3 平均值为(87.33 ±17.25)mg/dl，高于肝血瘀证，低于肝胆湿热证及肝肾阴虚证。

(3)循环免疫复合物诊断学

杨兴中等 30 例慢性乙肝肝郁脾虚证的循环免疫复合物含量上升，其平均值为 243.63 ±115.27，正常值为 218 ±79。

(4)自身抗体诊断学

鲍逊等 30 例慢性病毒性肝炎肝郁脾虚证患者抗核抗体(ANA)的阳性率为 26.7%，明显低于脾肾阳虚证及气滞血瘀证患者的 88.9% 及 48.1%。30 例肝郁脾虚证类风湿因子(RF)的阳性率为 23.3%，明显低于气滞血瘀证患者的 66.7%。

(八)肝组织活检诊断

1. 肝活检病理诊断学

对具有肝组织活检资料的患者进行准确的组织学诊断是非常必要的，对证的诊断可以提供一些帮助。

(1)张太豪等的 69 例慢性乙肝中有 27 例肝郁脾虚证，占 39.1%。肝郁脾虚证肝活检的病理学诊断：慢性活动性肝炎 8 例，慢性迁延性肝炎 19 例，肝硬化 0 例。34 例慢性迁延性肝炎中，肝郁脾虚证占 70.37%。33 例慢性迁延性肝炎中，肝郁脾虚证占 76%。25 例慢性活动性肝炎中，肝郁脾虚证占 23.53%，肝胆湿热证占 41.18%，说明乙肝肝郁脾虚证的病情较轻，由病情最轻的乙肝肝郁气滞证发展而来。

(2)蒋开平等 69 例慢性乙肝患者中包括 27 例肝郁脾虚证，其中有 8 例慢活肝，无 1 例肝硬化，19 例慢迁肝。

(3)刘克洲等 131 例慢性乙肝中有 74 例肝郁脾虚证，对 13 例慢性乙肝肝郁脾虚证进行组织学检查：4 例慢活肝，9 例慢迁肝。

3 篇文献资料说明慢迁肝首先考虑为肝郁脾虚证，但肝硬化可以排除肝郁脾虚证。

2. 肝组织乙型肝炎表面抗原诊断学

张太豪等 69 例肝活检样品共检出 50 例 HBsAg 阳性表达病例，根据 HBSAg 表达的不同，按表现类型和分布状态分类。根据 HBsAg 阳性物质在肝细胞内出现的部位和状态的不同分为 4 型，即包涵体型、粗膜型、细膜型和胞浆型。15 例肝郁脾虚证中有 11 例为包涵体型表达，其肝细胞膜常无 HBsAg 表达，故不易被致敏 T 淋巴细胞识别而免遭免疫攻击和损伤，因此病变呈相对静止状态。19 例包涵体型表达中有 11 例肝郁脾虚证和 7 例肝血瘀证。肝郁脾虚证和肝血瘀证的肝内 HBsAg 主要为包涵体型表达，9 例瘀血阻络证中有 7 例包涵体型表达。但两者的不同在于肝郁脾虚证主要为散在型分布，15 例肝郁脾虚证中有 8 例呈散存型分布；9 例瘀血阻络证中有 7 例呈局灶型分布。各自与其他证型相比，都有显著性差异。故肝郁脾虚型的患者，其病毒复制程度较低或处于相对静止期，病变活动性不强，病理学改变以慢迁肝为主。瘀血阻络型患者则因同时有少量常与病变活动性有关的粗膜型表达，故其病毒复制和病变活动有相对静止的一面又有相对活动性的一面，病理学改变多属肝炎后肝硬化。此证的这种表达特点可能与肝炎后肝硬化多由慢活肝演变而来有关。即当病变处于慢活肝时，除主要为弥漫分布的粗膜型表达外，同时还有局灶分布的包涵体型表达。膜表达的阳性肝细胞大都受到免疫攻击而坏死，并朝肝纤维化方向发展。而包涵体型表达的阳性肝细胞因不易被致敏淋巴细胞识别而免遭免疫攻击，并与残留的少量粗膜型表达的阳性肝细胞一起留存于肝组织内。但当病变处于肝炎后肝硬化时，病变和病毒复制都处于相对静止期，病毒常整合到肝细胞内，HBsAg 仅以包涵体形式局限于胞浆内。残留的少量粗膜型表达正是此证型常伴有湿热留恋的基础。

四、乙型病毒性肝炎肝肾阴虚证

肝肾阴虚证是乙肝病情恶化的一个结果，先传脾，后及肾，损伤肾阴，必须认真对待，需要即时做出正确的诊断，采取正确的治疗方法，阻止病情继续恶化，向肝血瘀证发展。

(一)症状诊断学

1. 腰酸腿软，五心烦热，头晕失眠，目干涩，口燥咽干，脉沉细数，舌红少津，苔剥脱。

2. 刘克洲等49例肝肾阴虚证表现为乏力，纳差，右胁不舒，腰痛，手足心热，口干目涩，舌质干红，少苔或无苔，脉细数弦。谷丙转氨酶、硫酸锌浊度升高，A/G比例异常，硫酸锌浊度基本正常。75.5%为活动性肝炎患者。

(二)检体诊断学

舌质干红，少苔、无苔或剥脱，脉沉细数。张清波等[10]25例病毒性肝炎肝肾阴虚证的舌质均为红舌。

(三)乙肝病毒复制诊断学

1. 桂秀雄等24例慢性乙肝肝肾阴虚证乙肝病毒复制的情况：①慢性乙型肝炎肝肾阴虚证HBeAg的阳性率为33.33%，明显低于肝脾血瘀证的66.66%，$P<0.05$。②肝肾阴虚证HBsAg的阳性率为87.49%。③肝肾阴虚证HBsAg的几何平均滴度为$2^{5.45}$，低于肝血瘀证、肝胆湿热证。明显高于肝郁脾虚证，$P<0.05$。④慢性乙型肝炎肝肾阴虚证HBV－DNA的阳性率为16.66%，低于肝脾血瘀证及肝胆湿热证的42.85%及40.74%，高于肝郁脾虚证的6.06%。

2. 鲍逊等13例慢性病毒性肝炎肝肾阴虚证HBsAg的阳性率为46.2%，明显低于脾肾阳虚证的77.8%。

3. 杨兴中等8例慢性乙肝肝肾阴虚证病毒的复制情况：①肝肾阴虚证抗－HBcIgM的阳性率为37.5%，明显低于19例肝血瘀证的78.9%。②肝肾阴虚证HBeAg的阳性率为85.79%，高于肝郁脾虚证的80.6%，低于肝血瘀证的100%。③肝肾阴虚证HBV－DNA的阳性率为50.0%，高于湿热证、肝郁脾虚证及气滞血瘀证。慢性乙肝中肝肾阴虚证HBV－DNA的阳性率最高，白蛋白明显下降，γ球蛋白明显上升，免疫复合物增高，类风湿因子(RF)的阳性率最高，提示HBV的复制最活跃。

4. 张清波等报道，11例慢性乙肝肝肾阴虚证HbsAg的滴定度≥1：256者，占36.4%，明显低于气滞血瘀证的78.3%，明显高于肝郁气滞证的14.3%。

5. 刘克洲等49例慢性乙肝肝肾阴虚证HBV复制的情况：①肝肾阴虚证HBsAg的阳性率为97.9%，明显高于肝郁脾虚证及气滞血瘀证，分别为86.5、62.5%，$P<0.05$。②肝肾阴虚证HBeAg的阳性率为73.4%，明显高于肝郁脾虚证及气滞血瘀证，分别为55.4%、25.0%，$P<0.01$。③肝肾阴虚证HBV－DNA的阳性率为79.6%，明显高于肝郁脾虚证及气滞血瘀证，分别为60.8%、25.0%，$P<0.01$。

(四)血液检验诊断学

1. 血清蛋白诊断学

杨兴中等对37例慢性乙肝肝肾阴虚证进行蛋白电泳的检测：①肝肾阴虚证白蛋白的均值为(55.02±6.99)g/dl，低于肝胆湿热证的(60.20±6.88)g/L。②肝肾阴虚证γ－球蛋白明显上升为(28.64±9.02)g/dl，明显高于肝郁脾虚证、肝胆湿热证的(21.44±4.4)g/dl和(21.94±4.65)g/L。

2. 血清 β_2 微球蛋白诊断学

王锡有等的4例肝病肝肾阴虚证，包括3例肝硬化，1例慢性迁延性肝炎。血清 β_2-微球蛋白的含量明显上升，为2.55~4.51μg/ml，有3例超过3μg/ml，与正常人比较，$P<0.001$。

3. 血液流变诊断学

张清波等的19例乙肝肝肾阴虚证的全血黏度、血细胞压积轻度下降，其平均值分别为4.18%及39.54%。明显高于肝郁气滞证的3.37%，及34.14%，$P<0.01$。

4. 血脂诊断学

鲍逊等对13例慢性病毒性肝炎肝肾阴虚证血脂的测定：①胆固醇的平均值为(173±27.5)mg/dl，正常值为110~200mg/dl。患者胆固醇均在正常范围，部分超过上限。②三酸甘油酯为(69±21.1)mg/dl，正常值为20~110mg/dl。大部分在正常范围，7.7%超过上限。肝肾阴虚证明显低于脾肾阳虚证的(125±87.9)mg/dl，$P<0.05$。③磷脂为(181±37.3)mg/dl，正常值为110~210mg/dl。多在正常范围，部分超过上限。

(五)葡萄糖耐量试验的诊断

鲍逊等对80例慢性病毒性肝炎进行血浆血糖的观察，做口服法葡萄糖耐量试验。13例肝肾阴虚证空腹血糖为(94.65±18.43)mg/dl，正常值为80~120mg/dl，≤126mg/dl。肝肾阴虚证葡萄糖耐量试验：口服葡萄糖后30、80、120分钟及180分钟的血糖分别为(180.46±18.29)、(200.46±61.78)、(199.35±91.51)、(141.92±55.76)mg/dl。正常人120分钟血糖<140mg/dl。肝肾阴虚证30、120分钟血糖明显高于脾肾阳虚证，$P<0.05$。肝肾阴虚证30、80、120、180分钟血糖明显高于肝血瘀证，$P<0.05\sim0.01$。肝肾阴虚证30、80、120、180分钟血糖明显高于肝郁脾虚证，$P<0.05\sim0.001$。肝肾阴虚证中15.4%为正常型葡萄糖耐量曲线，84.6%为降低型葡萄糖耐量曲线。葡萄糖耐量下降可以作为慢性乙肝肝肾阴虚证的诊断依据。

(六)肝功能诊断学

1. 血清总胆红素诊断学

(1)桂秀雄等24例肝肾阴虚证的总胆红素含量均小于0.8mg/dl，百分率为100%，高于肝脾血瘀证、肝胆湿热证、肝郁脾虚证，其百分率分别为95.24%、74.08%及96.93%。

(2)杨兴中等10例慢性乙肝肝肾阴虚证的总胆红素明显上升，其平均值为(0.94±0.9418)mg/dl，明显高于肝郁脾虚证，低于肝气滞血瘀证及肝胆湿热证，其总胆红素分别为(0.4±0.08)，(1.156±2.177)及(1.652±1.9408)mg/dl。

2. 血清蛋白诊断学

杨兴中等对慢性乙型肝炎中10例肝肾阴虚证患者进行蛋白电泳的检测，白蛋白的均值为(55.26±9.05)%。肝肾阴虚型患者g球蛋白为(28.64±9.02)%，明显高于肝郁脾虚型的(21.44±4.4)%。

(1)杨兴中等测定10例慢性乙肝肝肾阴虚证血清蛋白的数据：①g球蛋白明显增高，

其平均值为(28.64±9.02)%，正常值为15%~20%。明显高于肝胆湿热证及肝郁脾虚证，$P<0.01$。②白蛋白明显下降，均值为(55.26±9.05)%，正常值为55%~61%。低于肝胆湿热证和肝郁脾虚证。

(2)蒋开平等69例乙肝中有20例肝胆湿热证、9例肝血瘀证、12例肝肾阴虚证、27例肝郁脾虚证及1例脾肾阳虚证。测定12例慢性乙肝肝肾阴虚证血清蛋白的数据：①肝肾阴虚证血清g球蛋白增高，其平均值为(26.33±1.11)g/L，正常值为9~18g/L。明显高于肝郁脾虚证的(19.42±0.77)g/L，$P<0.01$。②肝肾阴虚证血清白蛋白下降，为(58.87±1.13)g/L，正常值为62~71g/L。明显低于肝郁脾虚证的(64.02±1.04)g/L，$P<0.01$。③肝肾阴虚证的A/G明显下降为1.12±0.13，正常值为1.5~2.5。明显小于肝郁脾虚证的1.48±0.037，$P<0.01$。

(3)鲍逊等测定22例慢性乙肝肝肾阴虚证血清蛋白的各项指标：①白蛋白明显下降，其平均值为(53.34±9.58)%。大部分患者低于正常。②α_1球蛋白为(6.04±1.85)%。③α_2球蛋白为(7.33±1.48)%。④β球蛋白为(11.28±1.54)%。⑤γ球蛋白为(22.17±3.17)%。正常值：白蛋白为(61.7±1.35)%，α_1球蛋白为(5.28±1.08)%，α_2球蛋白为(7.21±1.38)%，β球蛋白为(10.55±1.0)%，γ球蛋白(15.2±2.86)%。α_1球蛋白、α_2球蛋白、β球蛋白略有上升，γ球蛋白明显上升，半数高于正常。

3. 谷丙转氨酶诊断学

(1)桂秀雄等105例慢性乙肝中，24例肝肾阴虚证的谷丙转氨酶大于40U，占45.82%，其百分率明显低于湿热气滞证的92.59%，$P<0.01$。

(2)杨兴中等10例慢性乙肝肝肾阴虚证的谷丙转氨酶明显上升，其平均值为(103.2±92.25)U/ml，明显低于肝胆湿热证的(174.97±100.2)U/ml，$P<0.05$。低于肝气滞血瘀证的(120.83±107.89)U/ml。明显高于肝郁脾虚证的(45.46±12.2)U/ml，$P<0.05$。

4. 麝香草酚浊度诊断学

杨兴中等39例慢性乙肝肝胆湿热证的麝香草酚浊度明显上升，其平均值为(14.13±4.86)U/ml，正常值小于6U/ml。与其他诸证无显著性差异。

5. 锌浊度诊断学

桂秀雄等105例慢性乙肝中，24例肝肾阴虚证的锌浊度大于12单位，占24.96%，其百分率低于肝胆湿热证及肝血瘀证的47.51%及95.24%，肝肾阴虚证明显低于肝血瘀证，$P<0.01$。

6. 血清丙酸转氨酶诊断学

蒋开平等12例慢性乙肝肝肾阴虚证的血清丙酸转氨酶明显上升，其平均值为(91.17±13.35)U/L，明显高于肝郁脾虚证的(29.93±3.21)U/L，$P<0.01$。

(七)免疫诊断学

1. 免疫活性细胞诊断学

(1)E淋巴细胞玫瑰花环诊断学

E淋巴细胞玫瑰花环形成率(E-RFC)包括活性淋巴细胞玫瑰花环形成率(A-RFC)和总玫瑰花环形成率(T-RFC)的百分率。

鲍逊等13例慢性肝病肝肾阴虚证的A-RFC、T-RFC明显下降，其平均值分别为

(28.15±7.27)%、(49.08±9.27)%，正常人为(41.0±5.0)%、(62.6±3.3)%。肝肾阴虚证的A－RFC中约半数低于正常值，无一例超过正常值，与其他各证无明显差异。

蒋传梅等报道，96例慢性病毒性肝炎中，9例慢性病毒性肝炎肝肾阴虚证的E－玫瑰花环形成率明显下降，其平均值为(49.2±4.7)%，100例正常人为(59.0±7.1)%。

桂秀雄等对105例慢性乙肝进行E－玫瑰花环形成率的测定，27例肝肾阴虚证的Ea玫瑰花环形成率明显下降，其平均值为(23.42±1.60)%，30例正常人的平均值为(28.12±3.64)%。肝肾阴虚证的Es玫瑰花环形成率明显增加，其平均值为(6.61±2.68)%，30例正常人的平均值为(3.2±2.32)%。

张清波等14例慢性乙肝肝肾阴虚证的玫瑰花环形成率下降，其平均值为48.5%，正常值为(67.29±8.24)%。

(2)淋巴细胞转化率诊断学

蒋传梅等96例慢性病毒性肝炎中，32例肝郁脾虚证的淋巴细胞转化率下降，平均值为(58.4±7.5)%，而100例正常人为(63.6±8.3)%。

张清波等14例肝肾阴虚证的淋巴细胞转化率明显下降，平均值为50.0%，正常值为(74.48±9.25)%，低于肝郁气滞证及气滞血瘀证。

2. 免疫分子诊断学

(1)免疫球蛋白诊断学

蒋传梅等对9例肝肾阴虚证血清免疫球蛋白的测定：①IgG上升，其平均值为(1227±569)mg/dl，正常人为(1094±396)mg/dl。②IgA上升为(176±77)mg/dl，正常人为(160±80)mg/dl。③IgM明显上升为(149.8±104)mg/dl，正常人(97.4±54)mg/dl，$P<0.01$。

桂秀雄等对105例慢性乙型肝炎中27例肝肾阴虚证血清免疫球蛋白的测定：①IgG含量明显增加，其平均值为(1874.2±47.04)mg/dl，30例正常人的平均值为(1179.5±39.16)mg/dl，$P<0.01$。明显高于肝郁脾虚证的(1358.7±32.7)mg/dl。诸证含量高低依次如下：肝血瘀证>肝肾阴虚证>肝胆湿热证>肝郁脾虚证。②IgM增加为(155.85±47.13)mg/dl。低于肝脾血瘀证、湿热气滞证、肝脾两虚证。③IgA增加为(186.9±10.87)mg/dl。

张清波等对14例肝肾阴虚证血清免疫球蛋白的测定：①IgG>1660mg/dl者占64.3%，明显低于肝血瘀证，高于肝郁气滞证。②IgA>335mg/dl者占14.3%，明显高于肝郁气滞证的9.1%，明显低于肝血瘀证的62.5%。③IgM>212mg/dl者占42.9%，明显低于肝血瘀证的62.5%，高于肝郁气滞证的27.3%。

鲍逊等[9]对13例慢性乙肝肝郁脾虚证进行血清免疫球蛋白的测定：①IgG上升，其平均值为(171.62±28.99)U/ml，正常人为(150.0±32.5)U/ml，均在正常范围。②IgM上升为(191.76±99.38)U/ml，正常人为(130.0±40.0)U/ml，有1例低于正常范围。

(2)血清补体诊断学

张清波等12例肝肾阴虚证，$C_3<760$mg/dl者占46.7%，正常值为760~1620mg/dl，明显高于肝郁气滞证，低于肝血瘀证。

桂秀雄等105例慢性乙肝中，27例肝肾阴虚证的血清补体C_3的含量明显下降，其平均值为(82.26±17.15)mg/dl，30例正常人的平均值为(102.7±21.7)mg/dl，$P<0.05$。

杨兴中等 5 例慢性乙肝肝肾阴虚证补体 C_3 下降，其平均值为(90.8 ± 20.38) mg/dl，高于肝血瘀证及肝郁脾虚证，低于肝胆湿热证。

(3) 循环免疫复合物诊断学

免疫复合物(CIC)中含有 IgG、IgM 及补体。

张清波等 9 例肝郁气滞证循环免疫复合物(CIC)的阳性率为 55.5%，正常人为 0%，低于肝肾阴虚证及肝血瘀证的 63.6%、78.6%。

杨兴中等的 113 例慢性乙肝中，30 例肝肾阴虚证循环免疫复合物的含量上升，其平均值为 424.63 ± 162.88，正常值为 218 ± 79，明显高于肝胆湿热证、肝血瘀证及肝郁脾虚证，$P < 0.01$。

(4) 自身抗体诊断学

鲍逊等[9]对 80 例慢性病毒性肝炎患者进行抗核抗体(ANA)的测定，13 例肝肾阴虚证 ANA 的阳性率为 23.1%，明显低于脾肾阳虚证及气滞血瘀证患者的 88.9% 及 48.1%。13 例肝肾阴虚证类风湿因子(RF)的阳性率为 38.5%，明显低于气滞血瘀证和脾肾阳虚证患者的 66.7% 和 55.6%。

杨兴中等 113 例慢性乙肝中，30 例肝肾阴虚证 RF 的阳性率为 80%，明显高于肝胆湿热证、肝血瘀证及肝郁脾虚证。

(八) 肝活检诊断学

关于肝组织乙型肝炎表面抗原(HBsAg)的检测，张太豪等[24]的 69 例慢性乙肝中有 20 例慢性乙肝肝胆湿热证，27 例肝郁脾虚证，12 例肝肾阴虚证，9 例肝血瘀证及 1 例脾肾阳虚证。69 例肝活检样品中 50 例呈 HBsAg 阳性表达(expression)，呈阳性反应，即患者肝组织中含有 HbsAg 物质。HBsAg 的膜表达是肝细胞易受免疫攻击的主要原因，抗原 HbsAg 位于肝细胞膜上，可刺激免疫系统产生能杀灭乙肝病毒的 T 淋巴细胞，T 淋巴细胞在攻击病毒的同时，也选择性地攻击了界板及其邻近肝细胞，从而形成碎屑样坏死。根据 HBsAg 阳性表达中，HBsAg 阳性物质在肝细胞内出现的部位和状态的不同，分为 4 型，即包涵体型、粗膜型、细膜型和胞浆型。34 例慢性活动性肝炎中，肝肾阴虚证占 26.27%。20 例肝肾阴虚证中，慢性活动性肝炎占 75%。粗膜型的病毒复制最活跃，病变的活动性最强。9 例慢性乙型肝炎肝肾阴虚证也以粗膜型表达为主，占 55.56%。肝胆湿热证和肝肾阴虚证的粗膜型表达存在差异，肝肾阴虚证的膜表达较肝胆湿热证更充分、更完全，其肝细胞更易遭受免疫攻击和损伤。至于两证粗膜型表达的阳性率，则无显著性差异。

肝内 HBsAg 的分布状态：根据肝组织内 HBsAg 阳性细胞的数量及聚集状态不同，分为 3 型，即散在型、局灶型和弥漫型，HBsAg 的分布状态反映了肝内 HBsAg 表达阳性肝细胞的数量，HBsAg 阳性表达的肝细胞数是弥漫型 > 局灶型 > 散在型。肝肾阴虚证中有 8 例为弥漫型，占 9 例中的 88.89%，表达阳性肝细胞的数量明显多于肝血瘀证及肝郁脾虚证，肝血瘀证及肝郁脾虚证的弥漫型分别占 11.11% 和 20%，$P < 0.05$。

肝胆湿热证、肝肾阴虚证病毒的复制最活跃。肝肾阴虚证病毒对肝细胞的损伤更严重。

(九)微循环诊断学

张清波等对25例病毒性肝炎肝肾阴虚证微循环的观察：甲皱微循环，①肝肾阴虚证微循环异形管襻≥30%者明显增加，占52%，阳性率明显低于肝血瘀证的91.7%，$P<0.01$。②肝肾阴虚证微循环血管排列不规则者占11.1%。正常人为6.66%。阳性率明显低于肝血瘀证的45.8%，$P<0.01$。③肝郁气滞证血色暗红者占16.8%，正常人无血色暗红者。肝肾阴虚证血色暗红者占4%。④肝郁气滞证无管襻周围出血者。肝肾阴虚证管襻周围出血者4%。⑤肝郁气滞证非线状血流占38.9%。明显低于肝肾阴虚证的80.0%，$P<0.01$。舌尖微循环的观察：⑥肝郁气滞证异形微血管丛≥50%者占27.8%。肝肾阴虚证异形微血管丛≥50%者占36.8%。⑦肝郁气滞证扭曲管襻≥30%者占44.4%。明显低于肝肾阴虚证的79.0%，$P<0.05$。⑧肝郁气滞证血色暗红+淡红者占27.8%。肝肾阴虚证血色暗红+淡红者占10.5%。⑨肝郁气滞证扩张微血管丛≥30%者占16.8%。明显低于肝肾阴虚证的47.4%，$P<0.05$。⑩肝郁气滞证管襻周围渗出者占44.4%。正常人无管襻周围渗出，肝郁气滞证管襻周围渗出者明显少于肝肾阴虚证的73.7%，$P<0.05$。⑪肝郁气滞证无管襻周围出血者。肝肾阴虚证的管襻周围出血者占26.3%。说明肝郁气滞证肝脏病变较轻，微循环的异常不突出。11项观察指标与肝血瘀证比较均有明显性差异，$P<0.05\sim0.01$。肝郁气滞证与肝肾阴虚证比较，大部分指标无明显差异，肝郁气滞证的病情轻于肝肾阴虚证。

五、乙型病毒性肝炎脾肾阳虚证

脾肾阳虚证没有引起人们的重视，只有鲍逊等介绍了9例，占慢性乙肝的11.25%。肝郁气滞，肝胆湿热，病在肝。先传脾，肝郁脾虚。后及肾，损伤肾阴，肝肾阴虚。损阴及阳，阴阳转化，出现脾肾阳虚证，是一个必然的结果。从下述各种检验学资料来分析，肝脏受到的损害与肝肾阴虚证接近。鲍逊等将80例慢性病毒性肝炎分为30例肝郁脾虚证、28例肝血瘀证、13例肝肾阴虚证及9例脾肾阳虚证。

(一)症状诊断学

乏力，气促，便溏，腹胀，肢肿足凉。男性阳痿，女性白带。

(二)检体诊断学

舌质淡、舌边有齿印，苔白。

少数病例肝脾肿大，以上述症状、体征为主，缺乏赤缕红丝，朱砂掌者，可以诊断为脾肾阳虚证。

(三)免疫诊断学

1. E淋巴细胞玫瑰花环诊断学

E淋巴细胞玫瑰花环形成率(E-RFC)包括活性淋巴细胞玫瑰花环形成率(A-RFC)和总玫瑰花环形成率(T-RFC)的百分率。鲍逊等9例慢性肝病脾肾阳虚证的A-RFC、T-RFC明显下降，其平均值分别为(25.58±9.13)%、(52.33±11.57)%，正常人为(41.0±5.0)%、(62.6±3.3)%。脾肾阳虚证的A-RFC、T-RFC中约半数低于正常值，无1例超过正常值。

2. 血清免疫球蛋白诊断学

鲍逊等对9例慢性乙肝脾肾阳虚证进行血清免疫球蛋白的测定：①IgG上升，其平均值为(252.76±132.59)U/ml，正常人为(150.0±32.5)U/ml，有4例超过正常范围，占44.4%。②IgM上升为(191.76±99.38)U/ml，正常人为(130.0±40.0)U/ml，有6例超过正常范围，占44.4%。

3. 自身抗体诊断学

鲍逊等对80例慢性病毒性肝炎患者进行抗核抗体(ANA)的测定，9例脾肾阳虚证患者抗核抗体(ANA)的阳性率明显上升，为88.9%。9例脾肾阳虚证类风湿因子(RF)的阳性率为55.6%。

(四)血液检验诊断学

1. 乙型肝炎表面抗原诊断学

鲍逊等对80例慢性病毒性肝炎患者进行乙型肝炎表面抗原(HBsAg)的测定，9例脾肾阳虚证患者的阳性率为77.8%，明显高于肝肾阴虚证、气滞血瘀证及肝郁脾虚证，分别为46.2%、51.9%及40.0%。

2. 血脂诊断学

鲍逊等对7例慢性病毒性肝炎脾肾阳虚证血脂的测定：①胆固醇的平均值为(173±42.5)mg/dl，正常值为110~200mg/dl。患者胆固醇均在正常范围，部分超过上限。②三酸甘油酯为(125±87.9)mg/dl，正常值为20~110mg/dl。多在正常范围，42.5%超过上限。脾肾阳虚证明显高于肝肾阴虚证的(69±21.1)mg/dl，$P<0.05$。③磷脂为(191±98.2)mg/dl，正常值为110~210mg/dl。多在正常范围，部分超过上限。

3. 葡萄糖耐量诊断学

鲍逊等对80例慢性病毒性肝炎进行血浆血糖的观察，做口服法葡萄糖耐量试验。7例脾肾阳虚证空腹血糖为(87.21±11.70)mg/dl，正常值为80~120mg/dl，≤126mg/dl。肝肾阴虚证葡萄糖耐量试验：口服葡萄糖后30、80、120分钟及180分钟的血糖分别为(156.57±21.04)、(160.57±37.10)、(116.60±26.70)、(96.48±24.336)mg/dl。肝肾阴虚证30、120分钟血糖明显高于脾肾阳虚证，$P<0.05$。脾肾阳虚证36.8%为降低型葡萄糖耐量曲线。葡萄糖耐量下降是慢性乙肝脾肾阳虚证的一个重要表现。

4. 血清蛋白诊断学

鲍逊等测定22例慢性乙肝脾肾阳虚证血清蛋白的各项指标：①白蛋白明显下降，其平均值为(51.20±7.30)%。大部分患者低于正常。②α_1球蛋白为(6.53±3.60)%。③α_2球蛋白为(8.00±2.93)%。④β球蛋白为(12.28±3.77)%。⑤γ球蛋白为(22.17±6.28)%。正常值：白蛋白为(61.7±1.35)%，α_1球蛋白为(5.28±1.08)%，α_2球蛋白为(7.21±1.38)%，β球蛋白为(10.55±1.0)%，γ球蛋白(15.2±2.86)%。α_1球蛋白、α_2球蛋白、β球蛋白略有上升，γ球蛋白明显上升，半数高于正常。

六、乙型病毒性肝炎肝血瘀证

肝血瘀证就是血液运行受阻，污秽之血积于肝内，形成痞块。痞块即肝脾肿大，质较硬。肝纤维化是痞块形成过程中的核心问题。从现代医学的观点考虑，肝血瘀证将发展为肝硬化，消化道静脉曲张破裂大出血而导致死亡。此时门脉系统压力上升，门静脉扩张，脾脏肿大。肝硬化是病毒性肝炎最后的一种结局，此时肝炎病毒性并没有被消灭。对于肝血瘀证者应该进行乙肝的血清免疫学检查。肝纤维化是慢性肝病向肝硬化发展的必然途径，肝硬化的基本表现为肝脾肿大，质较硬，属中医“积聚”的范畴。虽然引起积聚的病因很多，但无论何种病因引起的积聚均须经过肝血瘀阻这一共同的致病机理。

乙型病毒性肝炎肝血瘀证是研究乙肝诊疗工作的重中之重。多半是由肝肾阴虚证恶化、发展而来。是乙肝最后的转归，笔者认为，只要对其进行认真系统的治疗，提高生命质量，死亡是可以避免的，配合使用抗病毒的西药，效果会更好。程明亮等[16]应用型基因工程干扰素和汉丹冲剂(汉防己、丹参、赤芍、败酱草、马蹄金、马鞭草)治疗慢性肝炎早期肝硬化 16 例，结果显示：HbeAg、HBV－DNA 阴转率为 62.5%，肝功能恢复正常，$P<0.01$。人前胶原肽Ⅲ明显下降，$P<0.05$。肝穿组织学对比纤维组织明显改善或消失。B 超示，门静脉宽度变窄。胃镜示，食管胃底静脉曲张好转。干扰素抗乙肝病毒复制，汉丹冲剂抗肝纤维化，二者联用，主证和标证同治，对早期肝硬化确有较好疗效。主证指的是肝胆湿热证，乙肝肝胆湿热证的主要特征是乙肝病毒复制十分活跃。

首先用现代医学的理论来认识肝血瘀证，用“拿来主义”的手段，把现代医学对中医学有用的东西拿过来，提高血瘀证的诊断水平，将其融入中医学的诊疗体系之中，可以对血瘀证做出正确的定性、定量诊断。在治疗中运用现代医学的手段对病情进行检测，可以不断修改治疗方案。

肝主疏泄，这个工作主要是由肝细胞来完成，乙肝病毒侵犯肝脏，表现为湿热，肝细胞受到破坏，影响肝的疏泄功能，出现肝气滞，湿热损伤气血，降低人体免疫力，气血两虚。按照 G. maciociad[17]的认识，气虚恶化，出现血瘀，最后乙肝血瘀表现非常突出，问题严重，成为乙肝病的主要矛盾，因此做出乙肝标证血瘀证的诊断。血瘀证必须做出定量诊断，表现为 6 个发展阶段：①慢性乙肝的各项诊断指标正常；②慢性乙肝的各项诊断指标轻度异常，传统中医师诊断为非肝血瘀证；③慢性乙肝血瘀证；④乙肝早期肝硬化血瘀证；⑤乙肝肝硬化血瘀证；⑥乙肝肝癌血瘀证。3 个死亡原因：①消化道大出血；②肝功能衰竭；③死于肝癌播散、恶液质等各种原因。

(一)症状诊断学

唐智敏等[18]的 70 例住院患者乙肝肝血瘀证中包括慢性肝炎 26 例，肝炎后肝硬化 9 例。非血瘀证中有慢性肝炎 28 例，肝炎后肝硬化 7 例。乙肝肝血瘀证的临床表现：①肝区或两胁隐痛或刺痛。②肝肿大或缩小，质较硬或有压痛、叩击痛，脾肿大。③毛细血管扩张症，肝掌、蜘蛛痣。④脐周腹壁静脉曲张，食管胃底静脉曲张。⑤经常发生鼻衄，齿衄。⑥皮肤黏膜瘀点、瘀斑。⑦呕血、黑便、血性腹水。⑧肝病面容，肌肤甲错。⑨脉涩或结代、无脉。⑩舌质紫暗或舌体瘀点、瘀斑、舌下静脉曲张。每项 1 分进行积分，来判断肝血瘀证严重程度，≥3 分者诊断为肝血瘀证。笔者认为唐智敏教授诊断方法简便易行，值得注意。

(二)检体诊断学

张清波等 24 例病毒性肝炎肝血瘀证舌质均为青紫舌。

面色暗黑，肝大或肝脾大，蜘蛛痣，脉弦涩，舌质紫暗，或有瘀斑，舌下静脉曲张瘀血。张赤忠等[21]认为常见胁久痛或刺痛，固定不移，还有腹壁静脉怒张。

（三）超声诊断学

唐智敏等[19]的40例血瘀证中，肝炎后肝硬化20例，慢性肝炎20例。非血瘀证20例均为慢性肝炎。唐智敏等使用彩超，观察此60例慢性乙肝患者门脉血液动力学的表现：①门脉主干内径的增加。乙肝肝硬化肝血瘀证的门脉主干内径明显增加，其平均值为(14.5±1.5)mm，正常人为(12.1±2.1)mm，$P<0.01$。慢性乙肝肝血瘀证的门脉主干内径明显增加为(13.4±1.7)mm，$P<0.05$。慢性乙肝非血瘀证的门脉主干内径轻度增加为(12.7±1.8)mm，P>0.05。乙肝肝硬化肝血瘀证的门脉主干内径明显大于慢性乙肝血瘀证，$P<0.05$。乙肝肝硬化肝血瘀证的门脉主干内径明显大于慢性乙肝非血瘀证，$P<0.01$。对于慢性乙肝非血瘀证，我们绝对不能掉以轻心，这可能就是病人走向死亡的第一步。②门脉血流速度的下降。乙肝后肝硬化肝血瘀证的门脉血流速度下降为(13.87±2.93)mm/s，正常人为(19.93±3.14)mm/s，$P<0.01$。慢性乙肝肝血瘀证门脉血流速度明显下降为(15.73±2.54)mm/s，$P<0.01$。慢性乙肝非血瘀证门脉血流速度下降为(18.19±2.88)mm/s，P>0.05。乙肝肝硬化肝血瘀证的门脉血流速度明显小于慢性乙肝血瘀证，$P<0.01$。乙肝肝血瘀证的门脉血流速度明显小于慢性乙肝非血瘀证，$P<0.01$。③门脉血流量增加。乙肝肝硬化肝血瘀证的门脉血流量明显增加为(1169±238)ml/min，正常人为(795±185)ml/min，$P<0.01$。慢性乙肝肝血瘀证明显增加为(1023±179)ml/min，$P<0.01$。慢性乙肝非血瘀证增加为(892±123)ml/min，P>0.05。乙肝肝硬化肝血瘀证的门脉主干内径明显大于慢性乙肝血瘀证，$P<0.01$。乙肝肝血瘀证的门脉血流量明显大于慢性乙肝非血瘀证，$P<0.05$。门脉主干内径明显增加，门脉血流速度明显变慢及门脉血流量明显增加时可以诊断为乙肝肝血瘀证。

7例慢性乙肝血瘀证的门脉主干内径为(13.2±1.6)mm，门脉平均血流速度为(15.09±2.15)mm/s，门脉血流量为(1089±103)ml/min。给予血府逐瘀汤加减治疗1月后，乙肝血瘀证患者病情明显好转，门脉血流速度明显加快为(18.85±2.73)mm/s，$P<0.01$。门脉血流量明显下降为(945±124)ml/min，P>0.05。但对门脉内径无明显影响，为(13.5±1.5)mm。5例慢性乙肝非血瘀证，用血府逐瘀汤加减治疗1个月后，门脉血液动力学无明显改变。笔者认为采用血府逐瘀汤加减效果不著，应该继续研究如何使用其他中药方剂，促使慢性乙肝非血瘀证的3项门脉血液动力学的指标恢复正常。

不管临床有无典型的表现，乙肝患者必须进行此项检查，确认肝血瘀证是否存在。未能治愈的乙型病毒性肝炎在不断恶化过程中均表现出门脉3方面的异常，门脉主干内径不断增加：正常人<慢性乙肝非血瘀证<慢性乙肝肝血瘀证<乙肝后肝硬化肝血瘀证<乙肝肝硬化后肝癌肝血瘀证。门脉血流速度不断变慢，正常人<慢性乙肝非血瘀证<慢性乙肝肝血瘀证<乙肝后肝硬化肝血瘀证<乙肝肝硬化后肝癌肝血瘀证。门脉血流量不断增加，正常人<慢性乙肝非血瘀证<慢性乙肝肝血瘀证<乙肝后肝硬化肝血瘀证<乙肝肝硬化后肝癌肝血瘀证。笔者强调，通过中医师的努力，对不同程度的肝血瘀证，采用相应的治疗，完全可以避免乙肝后肝硬化肝血瘀证和乙肝肝硬化后肝癌肝血瘀证的发生，大大降低乙肝的死亡率。

唐智敏等的研究说明，不通过中医传统望闻问切的方法，单纯根据彩超提供的资料，可以对乙肝肝血瘀证做出正确的定性定量诊断。今后证的诊断应该建立在望闻问切及现代医学提供的资料上，甚至可以单纯建立在现代医学提供的资料上，并且大大提高证的诊断质量。

(四)血液检验诊断学

1. 乙肝病毒复制诊断学

(1)桂秀雄等105例慢性乙肝中，21例为肝脾血瘀证，HBeAg的阳性率为66.66%，明显高于肝脾两虚证、肝肾阴虚证及肝湿热气滞证，阳性率为分别为12.12%、33.33%及48.15%。乙型肝炎肝脾血瘀证、湿热气滞证表面抗原(HBsAg)的阳性率为95.24%，高于湿热气滞证、肝脾两虚证及肝肾阴虚证。肝脾血瘀证HBV-DNA的阳性率为42.25%、40.74%，明显高于肝脾两虚证及肝肾阴虚证，其阳性率分别为6.06%及16.66%。

(2)沈吉云等[20]30例肝血瘀证乙型肝炎表面抗原(HBsAg)的阳性率为90.0%，稍高于非肝血瘀证患者的84.4%。抗-HBC的阳性率为83.3%，稍高于非肝血瘀证患者的78.1%。乙型肝炎表面抗原(HBeAg)的阳性率为26.7%，明显低于非肝血瘀证患者的40.6%。

(3)杨兴中等19例慢性乙肝肝血瘀证病毒的复制情况：①肝血瘀证抗-HBcIgM的阳性率为78.9%，明显高于肝胆湿热证、肝郁脾虚证、肝肾阴虚证的41.9%、45.4%及37.5%，$P<0.05$。②肝肾阴虚证HBeAg的阳性率为100%，高于肝胆湿热证、肝郁脾虚证、肝肾阴虚证的62.59%、80.6%及85.79%。③肝血瘀证HBV-DNA的阳性率为33.3%，高于肝胆湿热证、肝郁脾虚证的29.2%及26.7%，低于肝肾阴虚证的50%。

(4)张清波等报道，16例慢性乙肝肝血瘀证HbsAg的滴定度≥1：256，占73.3%，明显高于肝郁气滞证、肝肾阴虚证的14.3%及36.4%。

(5)刘克洲等49例慢性乙肝肝肾阴虚证HBV复制的情况：①肝血瘀证HBsAg的阳性率为62.5%，明显低于肝郁脾虚证及肝肾阴虚证，分别为86.5%、97.9%，$P<0.01$。②肝血瘀证HBeAg的阳性率为25%，明显低于肝郁脾虚证及肝肾阴虚证，分别为55.4%、73.4%。③肝血瘀证HBV-DNA的阳性率为25%，明显低于肝郁脾虚证及肝肾阴虚证，分别为60.8%、79.6%。

2. 肝功能诊断学

(1)总胆红素诊断学

沈吉云等30例肝血瘀证中总胆红素>17.1μmol/L者占60.0%，明显高于32例非肝血瘀证患者的34.4%。

(2)谷丙转氨酶诊断学

张赤忠等[21]30例慢性病毒性肝炎血瘀证的谷丙转氨酶(SGPT)多半明显上升。①8例正常占26.67%，非血瘀证患者占66.67%。②肝血瘀证大于30U/ml，不到100U/ml者，占46.67%，非血瘀证患者占33.33%。③肝血瘀证大于100U/ml者占26.67%，无1例非血瘀证患者的SGPT大于100U/ml。

(3)血清蛋白诊断学

张赤忠等对30例慢性病毒性肝炎肝血瘀证进行血清蛋白的测定，总蛋白含量无明显变化，但8例白蛋白的含量下降，低于3.5g/dl，非肝血瘀证患者的血清白蛋白均大于3.5g/dl。肝血瘀证的球蛋白含量上升，17例高于3g/dl，占56.67%，非肝血瘀证患者球蛋白的含量上升高于3g/dl，仅占23.8%。肝血瘀证的白蛋白/球蛋白小于1.5者为21例，占70.0%，非肝血瘀证患者的白蛋白/球蛋白小于1.5者仅占28.57%。血瘀证g球蛋白大于20%者22例，占73.33%，非肝血瘀证g球蛋白大于20%者仅占19.05%。

沈吉云等30例乙肝肝血瘀证的 $A/G<1.5$ 者占73.3%，明显高于非肝血瘀证患者的28.1%。

3. 血小板超微结构诊断学

张赤志等[22]的21例病毒性肝炎肝血瘀证有慢活肝12例，慢迁肝7例，肝硬化2例。非肝血瘀证12例，其中慢活肝4例，慢迁肝8例。电镜观察肝病血小板超微结构和聚集功能：①盘状血小板较少，肝血瘀证、21例非肝血瘀证出现率的平均值分别为(24.76±2.10)%、(58.9±4.351)%，非肝血瘀证的盘状血小板明显多于肝血瘀证，$P<0.05$。伪足变形较多，血瘀证、非血瘀证的出现率分别为(62.71±1.70)%、(38.2±2.21)%，非肝血瘀证的伪足变形血小板明显多于肝血瘀证，$P<0.01$。聚集倾向的血小板增多，糖原增多的血小板比例增大。②大型血小板的直径>3.5μm，数量增多，血瘀证、非血瘀证的出现率分别为(12.76±0.91)%、(4.75±0.49)%，肝血瘀证的大型血小板明显多于非肝血瘀证，$P<0.01$。③肝血瘀证可见血小板黏附红细胞、白细胞及淋巴细胞的现象。④肝血瘀证血小板内颗粒减少，甚至相互融合，辨认不清。⑤肝血瘀证血小板管道系统扩张并增生。⑥肝血瘀证血小板易见异常颗粒，大小与a－颗粒相似，有界膜包绕，内容物为胞浆及代谢产物。非肝血瘀证胞浆中a－颗粒、致密颗粒及线粒体分布较均匀，开放管道系统和致密管道系统扩张及增生不多。⑦肝血瘀血小板内的a－颗粒、致密颗粒计数明显下降，分别为14.33±1.16、0.90±0.18，非肝血瘀证分别为20.0±0.57、2.0±0.12，$P<0.01$。⑧血小板在ADP诱导下聚集状态的电镜观察，发现肝血瘀证的聚集体明显增加，占70.28%，有少数几例血瘀证呈高度聚集状态。非肝血瘀证的聚集体占54.75%。非血瘀证聚集体中有细胞间隙存在，少数间隙中有桥状联系，肝血瘀证的血小板聚集体较多，多数细胞有桥状联系而模糊不清，甚至细胞间隙消失，细胞膜融合，细胞伪足增多增长，相互缠绕。

(五)肝的纤维化诊断学

现代医学认为，慢性肝损伤无论病因如何，要形成肝硬化均须经过肝纤维化这一共同发病机制。肝硬化时肝脾肿大质较硬，属中医积聚，后者无论病因如何，均须经过肝血瘀证这一共同发病过程。过去我们通过肝脏的活检了解肝脏的纤维化状态，现在运用血液检验学的手段了解肝脏纤维化的程度。而肝血瘀阻程度与肝纤维化程度密切相关。

1. 血清人前胶原肽Ⅲ诊断学

(1)唐智敏等的35例肝病肝血瘀证，包括慢性肝炎26例，肝炎肝硬化9例。非肝血瘀证35例，慢性肝炎28例，肝炎后肝硬化7例。所有患者均无结缔组织疾病、运动系统疾病及近期手术史。肝血瘀证血清人前胶原肽Ⅲ(hPCⅢ)明显上升，其平均值为(346.94±174.73)μg/L，30例正常人为(87.00±9.16)μg/L，$P<0.01$。非肝血瘀证明显上升为(200.63±110.48)μg/L，$P<0.01$。其中12例肝病肝血瘀证给予活血化瘀治疗，血府逐

瘀汤组成：当归15g，生地黄12g，桃仁10g，红花10g，枳壳15g，炙甘草12g，赤芍30g，柴胡9g，川芎10g，川牛膝12g，鸡内金15g，大黄10g，每日1剂，1个月后复查，hPCⅢ下降，由(320.15±206.34)μg/L下降为(255.67±200.44)μg/L。其中7例服用血府逐瘀汤2个月后hPCⅢ由(317.12±187.05)μg/L进一步明显下降为(141.71±95.19)μg/L，$P<0.05$。

(2)沈吉云等62例慢性肝病中有30例肝血瘀证，轻度慢肝1例，静止性肝硬化9例，活动性肝硬化20例。病程0.5~20年，平均4.8年。非肝血瘀证32例中，轻度“慢肝”21例，中度“慢肝”10例，重度慢肝1例。病程0.5~7年，平均1.4年。肝血瘀证的前胶原肽Ⅲ(PCⅢ)上升为(147.35±80.33)μg/L，20例正常人为(110.04±27.12)μg/L，非血瘀证为(145.51±83.70)μg/L。

(3)程明亮等使用应用型基因工程干扰素和汉丹冲剂(汉防己、丹参、赤芍、败酱草、马蹄金、马鞭草)治疗慢性肝炎早期肝硬化16例。结果显示：HbeAg、HBV-DNA阴转率为62.5%，肝功能恢复正常，$P<0.01$。人前胶原肽Ⅲ(hPCⅢ)明显下降，$P<0.05$。肝穿组织学对比纤维组织明显改善或消失。B超示门静脉宽度变窄。胃镜示食管胃底静脉曲张好转。

2. 血清透明质酸诊断学

(1)唐智敏等35例肝病肝血瘀证的透明质酸(HA)明显上升，其平均值为(469.54±218.37)μg/L，正常人为(61.70±48.02)μg/L，$P<0.01$。非血瘀证明显上升为(144.89±143.74)μg/L，$P<0.01$。12例肝病血瘀证给予活血化瘀治疗后，HA由(519.42±492.19)μg/L明显下降为(189.00±176.23)μg/L，$P<0.05$。其中7例服用血府逐瘀汤2个月后，HA由(497.12±202.13)μg/L明显下降为(146.67±67.15)μg/L，$P<0.01$。

(2)沈吉云等30例肝血瘀证透明质酸HA明显上升为(617.7±297.99)μg/L，正常人为(100.46±90.39)μg/L，$P<0.01$。肝血瘀证明显高于非血瘀证患者，为(212.63±261.36)μg/L，$P<0.01$。因此，HA明显上升可以作为肝血瘀证的诊断依据，笔者认为此组非血瘀证也可以诊断为肝血瘀证。肝血瘀证的诊断标准必须发展，中医师在临床上不能按照望闻问切的资料做出肝血瘀证的诊断，但是我们可以根据现代医学提供的资料做出肝血瘀证的诊断。

(3)吴嘉赓等发现肝炎肝纤维化患者血清HA、腺苷脱氨酶(ADA)、谷胱甘肽-S-转移酶(GST)显著高于健康人，并按肝郁脾虚证、气滞血瘀证、热郁血瘀证依次递增，各证间有非常显著的差异。

3. 血清层粘素诊断学

唐智敏等的35例肝病肝血瘀证的层粘素(Laminin，LN)明显上升，其平均值为(128.22±41.02)μg/L，正常人为(93.71±20.35)μg/L，$P<0.01$。非肝血瘀证者明显上升为(99.77±15.86)μg/L，$P<0.01$。12例肝病血瘀证给予活血化瘀治疗由(111.11±32.31)μg/L下降为(110.13±24.90)μg/L。其中7例服用血府逐瘀汤2个月后LN由(119.35±20.18)μg/L明显下降为(92.55±17.93)μg/L，$P<0.05$。

因此，hPCⅢ、HA及LN明显上升可以作为肝病血瘀证的诊断依据，而且可以说明血瘀的严重程度。同时笔者认为临床诊断非肝血瘀证的35例患者也应该根据检验学资料hPCⅢ、HA及LN的明显上升，诊断为肝血瘀证，进行积极的活血化瘀治疗。这样，我们应该以这种方法发展中医学。

沈吉云等肝血瘀证 LN 明显上升为(315.87 ± 155.52)μg/L，正常人为(222.15 ± 41.50)μg/L，$P<0.05$。肝血瘀证明显高于非血瘀证的(234.97 ±79.15)μg/L，$P<0.01$。LN 明显上升可以作为肝血瘀证的诊断依据，笔者认为此组非血瘀证也可以诊断为肝血瘀证。

4. 血清腺苷脱氨酶、谷胱甘肽－S－转移酶诊断学

吴嘉赓等发现肝炎肝纤维化患者腺苷脱氨酶(ADA)、谷胱甘肽－S－转移酶(GST)显著高于健康人，并按肝郁脾虚、气滞血瘀、热郁血瘀证依次递增，各证间有非常显著的差异。

(六)肝活检诊断学

1. 肝活检病理组织诊断学

(1)张赤忠等的 51 例慢性肝炎均见肝细胞明显肿胀，有明显炎性细胞侵润，可能与湿热及病毒长期存在有关，在活血化瘀的基础上，应该加用清热解毒的药物。其中 30 例慢性病毒性肝炎肝血瘀证的病理学诊断：慢活肝 21 例，重型慢活肝并肝硬化 7 例，慢迁肝 9 例。21 例慢性病毒性肝炎非血瘀证的病理学诊断：慢活肝 2 例，慢迁肝 19 例。中医学认为肝血瘀证以慢活肝及重型慢活肝并肝硬化多见。慢活肝与重型慢活肝并肝硬化中间应该有一个活性肝早期肝硬化的过程。而慢迁肝常常没有诊断为肝血瘀证，病理学上它与轻型活性肝在组织学无明显差异。研究表明，肝血瘀证较非肝血瘀证的病情明显加重，提示肝血瘀证就有慢活肝或肝硬化的可能。通过观察 12 种病理改变，慢性病毒性肝炎血瘀证的出现率均高于慢性病毒性肝炎非肝血瘀证。肝血瘀证的嗜酸性变、桥形坏死、碎屑坏死、界板破坏、灶性坏死、汇管区炎、假小叶形成等病变的出现率均明显高于慢性病毒性肝炎非血瘀证，$P<0.05\sim0.01$。①30 例血瘀证有 11 例嗜酸性变，而 21 例非肝血瘀证无一例嗜酸性变，$P<0.01$。②血瘀证的桥形坏死 9 例，非血瘀证未见 1 例，$P<0.01$。③血瘀证的碎屑坏死 20 例，非血瘀证仅见 2 例。④血瘀证的界板破坏 25 例，非血瘀证仅见 2 例。⑤血瘀证的灶性坏死 28 例，非血瘀证仅见 14 例。⑥血瘀证的汇管区炎 27 例，非血瘀证仅见 19 例。提示血瘀证肝组织的损害严重，但未提到肝纤维化的问题。

(2)白玉良等通过对慢性乙肝肝穿组织病理检查提示，肝血瘀证的病理改变特点为结缔组织增生和假小叶形成。

2. 肝组织乙型肝炎表面抗原诊断学

张太豪等 69 例肝活检样品共检出 HBsAg 阳性表达病例计 50 例，根据 HBsAg 阳性物质在肝细胞内出现的部位和状态的不同，分为 4 型，即包涵体型、粗膜型、细膜型和胞浆型。9 例肝血瘀证中有 7 例为包涵体型表达，粗膜型、细膜型各 1 例，15 例肝郁脾虚证中有 11 例为包涵体型表达。但两者的不同在于肝郁脾虚证主要为散在型分布，15 例肝郁脾虚证中有 8 例为散在型分布；9 例瘀血阻络证中有 7 例呈局灶型分布，HBsAg 表达阳性肝细胞的数量比散在型多。肝血瘀证病毒复制和病变活动有相对静止的一面又有相对活动性的一面，病理学改变多属肝炎后肝硬化。肝血瘀证表达特点可能与肝炎后肝硬化多由慢活肝演变而来有关。即当病变处于慢活肝时，除主要为弥漫分布的粗膜型表达外，同时还有局灶分布的包涵体型表达。膜表达的阳性肝细胞大都受到免疫攻击而坏死，并朝肝纤维化

方向发展。而包涵体型表达的阳性肝细胞因不易被致敏淋巴细胞识别而免遭免疫攻击，并与残留的少量粗膜型表达的阳性肝细胞一起留存于肝组织内。但当病变处于肝炎后肝硬化时，病变和病毒复制都处于相对静止期，病毒常整合到肝细胞内，HBsAg 仅以包涵体形式局限于胞浆内。残留的少量粗膜型表达正是此证型常伴有湿热留恋的基础。

(七)免疫诊断学

1. 玫瑰花环诊断学

蒋传梅等[13]报道，24 例肝血瘀证的 E 玫瑰花环形成率明显下降，其平均值为(50.1±2.8)%，而 100 例正常人的平均值为(59.0±7.1)%。

2. 淋巴细胞转化率诊断学

蒋传梅等 24 例肝血瘀证的淋巴细胞转化率下降，平均值为(56.4±7.7)%，而 100 例正常均值为(63.6±8.3)%。

3. 血清免疫球蛋白诊断学

蒋传梅等对 24 例肝血瘀证的血清免疫球蛋白 IgM、IgG、IgA 均明显高于正常，其平均值分别为(1713±714)、(204±88)、(179.9±102)mg/dl。100 例正常人的平均值分别为(1094±396)、(160±80)、(97.4±54)mg/dl。

张清波等对 12 例气滞血瘀型患者进行循环免疫复合物的测定，阳性率为 63.6%，低于气滞血瘀型。

(八)肝血流图诊断学

肝血瘀证肝血流图的波型、波幅及比值明显异常。刘建生等报道，[23] 63 例经肝活检病理学诊断为病毒性肝炎，其中男 55 例，女 8 例。年龄 16~57 岁，平均为 32 岁。病程 4 个月~10 年，平均 1.7 年。包括急性黄疸性肝炎 8 例，慢性迁延性肝炎 11 例，慢性活动性肝炎 22 例，慢性活动性肝炎伴早期肝硬化 22 例。将肝血瘀证的血瘀程度分为 4 级。I 级 15 例，II 级 18 例，Ⅲ级 14 例，IV 级 16 例。

根据肝脏活检病理学诊断的病毒性肝炎，可将肝血瘀证的血瘀程度分为 4 级。I 级 15 例，II 级 18 例，Ⅲ级 14 例，IV 级 16 例。肝血瘀证的血瘀程度与肝内血流循环障碍程度是一致的，①血瘀程度最轻的 I 级中，正常肝血流图占 73%，肝内血流轻度循环障碍占 7%，肝内血流中等度循环障碍占 20%，无一例肝内血流重度循环障碍。②血瘀程度轻的 II 级中，正常肝血流图占 39%，肝内血流轻度循环障碍占 44%，肝内血流中等度循环障碍占 17%，无一例肝内血流重度循环障碍。③中等度血瘀的 III 级中，正常肝血流图占 7%，肝内血流轻度循环障碍占 36%，肝内血流中等度循环障碍占 36%，肝内血流重度循环障碍占 21%。④重度血瘀的 IV 级中，无一例正常肝血流图，肝内血流轻度循环障碍占 56%，肝内血流中等度循环障碍占 31%，肝内血流重度循环障碍占 13%。

参考文献

[1]陈灏珠. 实用内科学. 北京：人民卫生出版社. 2004：310~312.

[2]张俊富，等. 慢性乙型肝炎中医辨证分型和乙肝病毒复制关系的初步研究. 中医杂志，1989，30(12)：729~730.

[3]桂秀雄，等. 慢性乙型肝炎中医辨证分型与生化免疫指标关系的探讨. 江苏中医杂志，1988，9

(12)：558～562.

[4]杨兴中，等．慢性乙型肝炎中医辨证分型与客观检测指标关系的探讨．山西中医，1991，7(2)：9～11.

[5]王锡有，等．病毒性肝炎患者血清 β_2 微球蛋白水平与中医辨证分型的关系．中西医结合杂志，1988，8(9)：530.

[6]白玉良．病毒性肝炎中医辨证分型与肝脏病理变化关系探讨．中西医结合杂志，1983，3(3)：161.

[7]谢学军．慢性肝炎中医证型 NK 细胞活性的研究．浙江中医杂志，1995，30(1)：28.

[8]潘其民，等．中医肝病流行病学调查．中西医结合杂志，1991，11(3)：153～155.

[9]鲍逊，等．慢性肝病中医辨证分型的生化和免疫学基础的初步探讨．中医杂志，1982，23(7)：516～519.

[10]张清波，等．通过外周微循环、血液流变性和免疫功能的观察，探讨病毒性肝炎的中医辨证分型．中华医学杂志，1982(68)：49～54.

[11]唐智敏，等．肝郁脾虚患者血清胃泌素、胃动素的初步观察．中国中西医结合脾胃杂志，1994，2(3)：25～26.

[12]王锡有，等．病毒性肝炎患者血清 β_2 微球蛋白水平与中医辨证分型的关系．中西医结合杂志，1988，8(9)：530.

[13]蒋传梅，等．96 例慢性肝炎某些免疫指标与中医辨证分型关系的观察．中西医结合杂志，1982(2)：147～148.

[14]刘克洲，等．慢性乙型肝炎中医辨证分型的论证．中国中西医结合杂志，1992，12(1)：11～13.

[15]蒋开平，等．慢性乙型肝炎辨证分型与肝功能变化及肝组织病理类型的关系．新中医，1995(4)：44～46.

[16]程明亮，等．α_1 型基因工程干扰素和汉丹冲剂治疗早期肝硬化的组织学研究．中国中西医结合杂志，1995，15(5)：300.

[17]G. maciociad. The treatment of Mental and Emotional Problems with Acupuncture and Chinese Herbs：Part II. Amer. J of Acupuncture. 1994，22(3)：305～334.

[18]唐智敏，等．肝血瘀阻与肝纤维化关系的临床研究．中国中西医结合杂志，1997，2(2)：41～43.

[19]唐智敏，等．肝病血瘀证与门脉血液动力学的关系．中国中西医结合杂志，1996，16(4)：216～217.

[20]沈吉云，等．肝病血瘀证与肝功能肝纤维化标志物的关系．辽宁中医杂志，1997，24(6)：244.

[21]张赤忠，等．肝病血瘀证临床病理特点和肝功能变化．中国中西医结合杂志，1992，12(4)：210～212.

[22]张赤志，等．肝病血瘀证患者血小板超微结构聚集功能的研究．中西医结合肝病杂志，1996，6(4)：14～15.

[23]刘建生，等．电脑多项指标分析病毒性肝炎血瘀证的诊断研究．中西医结合杂志，1992，12(4)：213.

[24]张太豪，等．慢性乙型肝炎中医辨证分型与肝组织内 HBsAg 表达相关性的研究中国中西医结合杂志，1997，2(2)：41～48.

第二节 传染性非典型性肺炎

传染性非典型性肺炎，即严重急性呼吸道综合征(Severe acute respiratory syndrome)，中医学认为属于温病范畴，邓铁涛称之为春温湿热疫病。赵金勇等[1]介绍北京中医院65例传染性非典型性肺炎，分为卫分证、气分证、营分证、血分证及气阴两伤、气虚夹湿夹瘀证。

(一)卫分证

病邪侵犯人体的浅表部位，主要在肺卫。卫分证是温病的初起阶段。临床表现为发热、恶寒、头痛、身酸痛、干咳少痰、苔薄白脉浮。

X线表现：肺部正常或两肺中下野现细小网织阴影，肺纹理增粗、增重，可见小斑片影，心脏影不大。

(二)气分证

病在气分，病邪影响到肺、脾、胃、肠的生理功能，病邪由表入里，为温热病的中期。临床表现为高热、不恶寒、大汗、口渴、咳嗽、胸闷、脉洪大或滑数，或腹胀痛、大便秘结或腹泻、小便短赤、舌苔黄燥或灰黑。

X线表现：肺有斑片状或大片融合阴影，多数为两肺分布，外带病变常比内带重，有时内、中、外带均有病变，肺内阴影变化较快，短期内可迅速进展。

(三)营分证

病在营分，温邪入侵人体更深部位，累及心包及心，为温热病的严重阶段。临床表现为身热夜甚、心烦不寐、咳嗽阵作、喘促不能平卧、口干而不渴、时有谵语、舌质红绛、脉细数。

X线表现：两肺内有广泛的片状阴影，较少出现大叶阴影，肺门影可增大。

(四)血分证

病在血分，温邪内陷，为脏腑功能损伤的严重阶段，出现血液、神志等功能的极度紊乱，是温热病的晚期和最严重阶段。临床表现为高热夜甚、谵语神昏、斑疹透露、吐衄便血或时有抽搐、呼吸急促、舌质紫绛、脉细数。

X线表现：两肺野普遍发白，仅见少量含气肺组织，心脏可增大，心影轮廓显示不清，与肺水肿相似，但很少见间隔线，胸腔积液少见。

(五)气阴两伤证或气虚夹湿夹瘀证

大部分病人在气分期或营分期得到及时治疗，病情得到缓解进入恢复期，体温逐渐回落，咳嗽憋气减轻，精神好转，食欲增加。

X线表现：肺内阴影逐渐消失，大部分病人肺内不留痕迹，少数病人可出现肺纤维化。

参考文献

[1]赵金勇，等. 传染性非典型性肺炎的中医辩证分型与X线表现. 中国中西医结合影像学杂志，2003，1(2)：164.

第十三章　呼吸系统疾病

第一节　慢性支气管炎

中医学认为慢性支气管炎(以后简称慢支炎)属于“咳嗽”、“痰饮”、“气喘”的范畴。慢性迁延期多属虚证，急性发作期则为虚中夹实。本虚证通常分为肺气虚证、脾阳虚证及肾阳虚证。由于阴阳转化，肺阴虚证、脾阴虚证及肾阴虚证十分常见，属于兼证。标实证可分为寒痰证与热痰证。兼证和标证常与微生物的感染有关。肺不伤不久咳，脾不伤咳而痰不多，肾不伤动而不喘。这概括了肺脾肾三脏与咳嗽、痰和喘的关系。

慢支炎临床表现为咳嗽，咳痰或伴喘息，每年发病持续3个月，连续2年或2年以上。清晨或夜间较甚，如迁延不愈，可反复发作，受凉感冒或过度劳累，可引起急性发作，出现标实证，中西医结合治疗，效果较好。

慢支炎是现代医学中的一个常见病。多起于感冒、急性支气管炎之后，以咳嗽为主。如得不到有效的治疗，迁延日久，则可导致肺气肿，进而引起肺原性心脏病，老年人多见，是常见的死亡原因之一。

陈永光等[1]观察了306例慢性支气管炎的X线胸片。久病必虚，故就诊的慢支炎常常为本虚标实，急性发作的标实证好转后，大部分病人放弃正规的后续治疗，导致病情不断的恶化。其发病过程由肺虚开始，病情发展由肺及脾，病情恶化由脾及肾，也就是上焦到中焦，再到下焦，病情经历由浅而深，由轻而重的过程，这是肺病发展的一般规律。陈永光等研究了现代医学相应的病理解剖学及病理学基础。肺气虚证主要是肺纹增多、增粗，无其他明显异常。肺气不能宣降，清肃无权，则上逆为咳。外邪易侵入而感冒，支气管黏膜充血、水肿、渗出，开始多表现为走向规律的索条状模糊阴影与正常肺纹理无明显区别。此证病程较短，病情较轻，增强纹理相对比较局限。脾为生痰之源，肺为贮痰之器，肺气虚日久，导致脾虚，脾虚健运失职，水湿停留，聚而成痰。故称脾为生痰之源，肺为贮痰之器，发展为脾阳虚证。此时支气管黏液腺肥大增生、分泌亢进及周围炎症渗出浸润。支气管肺纹增多增粗而且出现模糊紊乱、扭曲中断，部分患者肺内可见纹理附近有斑点状阴影及纤维病变。支气管腔分泌物引流不畅，病变支气管痉挛、狭窄导致肺气肿。肾为肺之根，慢支炎病情严重恶化，必然累及肾。由于病情反复迁延，病变多累及细支气管，小气道不完全堵塞和增生，大量支气管痉挛、严重狭窄使气体易进难出，造成肺泡长期高度膨胀受压，甚至破裂融合形成泡性肺气肿。因此肾阳虚证肺气肿多为弥漫性，程度较重。肾主纳气，肾虚则气不纳。肺纤维化加重，肺血管增加，引起肺动脉高压，发展为肺心病。由于肺泡受破坏而减少，肺纤维化增加，就是肺气虚证向脾阳虚证、肾阳虚证的发展过程，暂时表现为肺阴虚证、脾阴虚证及肾阴虚证的兼证，不是慢支炎基本的本证。还有各种标证、实证，常与感染有关。慢支炎表现为，不是阴虚易治而是阳虚难填，因为肺泡破坏减少，肺纤维化增加是无法逆转的，笔者认为通过治疗，可以阻止病情的发展，但要求病人长期服药，若不改革中药剂型，几乎无法做到。

一、慢性支气管炎肺气虚证

肺气虚证清肃无权，上逆为咳。反复外感，导致支气管黏膜充血、水肿、渗出，处于卡他尔慢性阶段。肺气虚证病情进一步加重，必然损及肺阳，在大量慢支炎肺气虚证的研究资料中肯定包括了许多肺阳虚证的病例。

(一)症状诊断学

肺气虚型表现为咳嗽，易感冒，自汗，恶风，咳痰，痰黏或稀白，痰量一般不超过50ml/d。舌质正常或偏淡，苔薄白，脉虚弱，病程短，病情轻，肺通气功能基本正常或轻度减退，心电图正常。

(二)检体诊断学

舌质正常或偏淡，苔白薄，脉虚弱。肺通气功能基本正常或轻度减退，心电图正常。

(三)X 线诊断学

1. X 线胸片诊断学

陈永光等观察了 306 例慢性支气管炎的 X 线胸片。①38 例肺气虚证患者中，肺门增宽、结构不清及边缘模糊占 26.31%。②肺纹理稍增多增粗，增多的肺纹理多呈索条状，走向规律，与正常血管纹理不易区别。增粗增多的纹理多局限于 1/6～2/6 肺野。③肺气肿少见，可见者多表现为肺野气体分布不匀。肺气肿的程度随肺气虚、脾阳虚、肾阳虚的演变而加重，呈现规律性变化。肺气虚证中 21.05% 患者有肺气肿征象，均为轻度。沈家根等[2]认为横膈位于第 11 肋以上，横膈运动在 3 厘米以上。④心胸横径比全部大于 0.4。伴有肺动脉高压的 X 线征象者，2.77% 患者右下肺动脉增粗，大于 15mm，5.55% 患者肺动脉圆椎隆突大于 4mm。

2. 肠胃道 X 线钡餐诊断学

陈永光等[3]22 例慢性支气管炎肺气虚证钡餐检查的 X 线表现：①18 例有少量空腹胃积液，占 81.81%；4 例有中等量空腹胃积液，占 18.19%，无 1 例大量空腹胃积液。②22 例慢性支气管炎肺气虚证有 1 例胃黏膜皱襞粗大。③7 例牛角型胃，12 例鱼钩型胃，3 例无力型胃，仅 1 例胃下垂。④1 例胃排空时间加快，21 例排空时间正常。⑤5 例小肠运动变慢，9 小时以上小肠仍未排空。⑥4 例结肠运动亢进。

(四)血液检验诊断学

1. 血液红细胞三磷酸腺苷诊断学

廖承济等[4]对 110 例慢性支气管炎患者进行血液红细胞三磷酸腺苷的测定。6 例肺气虚证的血液红细胞三磷酸腺苷轻度上升，其平均值为(3201 ± 440) μmmol/gHb，13 例正常人的平均值为(3185 ± 546) μmmol/gHb。

2. 血清蛋白结合碘诊断学

廖承济等的 8 例肺气虚证的血清蛋白结合碘明显上升，其平均值为(5.5 ± 1.2) μg/dl，10 例正常人为(6.4 ± 1.0) μg/dl。

3. 皮质醇诊断学

宋卫东等[5]的 105 例慢性支气管炎中有 40 例肺气虚证，病程 3～11 年，平均为(6.2

±0.4)年。血清皮质醇轻度下降，其平均值为(589.5±33.3)nmol/L，正常人为(628.2±37.6)nmol/L。105例慢性支气管炎中还有39例无证可辨，血清皮质醇轻度下降，其平均值为(603.5±37.5)nmol/L，接近肺气虚证。

同时采用标准BAL方法，将纤维支气管镜楔入舌叶或中叶管口，用37℃生理盐水灌洗4次，每次50ml，第2，3，4次灌洗回收液混合为支气管肺灌洗液(BALF)，31例肺气虚证BALF的皮质醇明显下降为(43.3±5.0)nmol/L，正常人为(71.5±7.1)nmol/L，$P<0.01$。39例无证可辨BALF的皮质醇下降较多，为(56.3±5.2)nmol/L。

4. 血栓素 β_2 诊断学

宋卫东等将BALF离心后，在细胞计数盘下计算细胞总数，并用W－G染色制片计数各种类型细胞。运用贴壁方法收集肺泡巨噬细胞(AM)，RPMI－1640培养液分别加入脂多糖或强的松，37℃下培养24h后，离心收集上清液，待测。培养液加入脂多糖，24例肺气虚证的 TXB_2 较明显上升，其平均值为(406.6±36.6)ng/10^6 细胞，正常人为(334.3±35.3)ng/10^6 细胞，39例无证可辨，BALF的皮质醇下降较多，为(357.5±25.8)ng/10^6 细胞。RPMI－1640培养液分别加入强的松，24例肺气虚证的 TXB_2 明显上升为(217.1±12.0)ng/10^6 细胞，正常人为(125.4±7.9)ng/10^6 细胞，$P<0.01$。肺气虚证的 TXB_2 明显低于肺阴虚证的(185.0±13.2)ng/10^6 细胞，$P<0.05$。39例无证可辨BALF的皮质醇明显上升为(168.7±10.6)ng/10^6 细胞，$P<0.05$。无证可辨39例BALF的皮质醇明显低于肺气虚证，$P<0.01$，明显低于肺阴虚证，$P<0.05$。

5. 肺泡巨噬细胞分泌血栓素 β_2 诊断学

宋卫东等将RPMI－1640培养液分别加入强的松，24例肺气虚证BALF离心后，在细胞计数盘下计算细胞总数，并用W－G染色制片计数各种类型细胞。运用贴壁方法收集肺泡巨噬细胞(AM)，RPMI－1640培养液分别加入脂多糖，或强的松，37℃下培养24h后，离心收集上清液，待测。培养液加入脂多糖，24例肺气虚证AM分泌 TXB_2 的抑制率明显下降，其平均值为(43.1±2.1)%，正常人为(59.3±3.7)%，$P<0.01$。肺阴虚证的抑制率明显下降为(45.3±3.6)%，$P<0.01$。39例无证可辨的BALF的皮质醇明显下降为(51.0±1.9)%，$P<0.05$。

39例无证可辨慢支炎血清皮质醇、BALF的皮质醇、RPMI－1640培养液分别加入脂多糖上升，加入强的松后，TXB_2 明显上升，AM分泌 TXB_2 的抑制率明显下降，说明中医临床上不能诊断为肺气虚证者，可以考虑诊断为肺气虚证。再一次说明，发展中医学的一个主要内容就是在现代医学的帮助下，修改证的诊断标准。

6. 环核甙酸诊断学

陆鸿元等[6]的106例慢性支气管炎虚证，分为肺气虚证、脾阳虚证、肾阳虚证、肾阴虚证、肾阳阴虚证及肺阳阴虚证。何权瀛[7]提到文献研究慢性支气管炎肺气虚证，血浆环－磷酸腺苷(cAMP)含量低于正常人。慢性气管炎肺气虚证鼻腔分泌物中cAMP的含量低于正常人。

二、慢性支气管炎肺脾阳虚证

脾阳虚证是由于脾虚，健运失职，水湿停留，聚而生痰。“支气管黏膜腺体肥大增生、分泌亢进，支气管壁充血、水肿和肺间质纤维增生。脾阳虚证是由于肺病所致，患者同时存在肺阳虚证，故称之为肺脾阳虚证较好。

(一)症状诊断学

食后腹胀，面容虚肿，便溏、咳嗽、夜重日轻。咳痰厚浊，痰量多在每天50ml以上。

(二)体检诊断学

舌淡，舌胖有齿印，苔白或厚腻，脉清。肺通气功能有不同程度的轻度损害，肺代偿功能尚好，气短不明显。心电图正常或有轻度肺性P波。

1. X线胸片诊断学

陈永光等97例脾阳虚证X线胸片的表现：①肺门增宽、结构不清及边缘模糊者占61.81%。②肺纹理增多增粗、模糊紊乱、扭曲中断，可见伴肺纹理走向的颗粒斑点，一般涉及3/6～4/6肺野。③9.27%无肺气肿，轻度肺气肿占65.97%，中度肺气肿占57.33%，重度肺气肿占20.00%。肺气肿的程度随肺气虚、脾阳虚、肾阳虚的演变而加重，呈现规律性变化。而肺气虚证中只有21.05%有肺气肿征象，均为轻度。沈家根等[2]认为横膈位于第11肋以上，横膈运动在3厘米以上。④心胸横径比全部大于0.4。伴有肺动脉高压的X线征象者，2.77%出现右下肺动脉增粗，大于15mm，5.55%的患者肺动脉圆椎隆突大于4mm。

2. 肠胃道钡餐诊断学

陈永光等53例慢性支气管炎脾阳虚证钡餐X线检查的表现：①18例有少量空腹胃积液，占33.96%；34例有中等量空腹胃积液，占64.15%，1例有大量空腹胃积液。②28例胃黏膜皱襞粗大，占52.83%，明显高于肺气虚证的4.5%。4例胃黏膜皱襞细小，占7.5%，肺气虚证无1例胃黏膜皱襞细小。③6例牛角型胃，15例鱼钩型胃，32例无力型胃。脾阳虚证的无力型胃占63.38%，明显高于肺气虚证的13.63%。脾阳虚证有19例胃下垂，占35.85%，明显高于肺气虚证的4.54%。冯庚玮等[8]40例慢性支气管炎脾阳虚型患者中，胃下垂者占22.5%，40例正常人中胃下垂者占7.5%。7例牛角型胃，12例鱼钩型胃，3例无力型胃。仅1例胃下垂。④无1例胃的运动加快，20例胃的排空时间正常，33例胃的运动变慢，占62.26%，肺气虚证无1例运动变慢。冯庚玮等40例慢性支气管炎脾阳虚证有40%变慢。⑤8例小肠运动变慢，9小时以上小肠仍未排空。⑥35例结肠运动亢进，占66.04%。

(四)血液检验诊断学

1. 血液红细胞三磷酸腺苷诊断学

廖承济等24例脾阳虚证的血液红细胞三磷酸腺苷明显下降，其平均值为(2876±609)μmmol/gHb，13例正常人的平均值为(3185±546)μmmol/gHb。

2. 血清蛋白结合碘诊断学

廖承济等50例脾阳虚证的血清蛋白结合碘明显下降，其平均值为(5.3±1.1)μg/dl，20例正常人为(6.4±1.0)μg/dl。

三、慢性支气管炎肺肾阳虚证

肾阳虚证是由于肾主纳气，肾虚则气不纳而喘，动则更甚。由于病情反复迁延，病情多累及细末支气管，小气道完全堵塞和增生，管腔的痉挛和狭窄严重，形成泡性肺气肿。肾阳虚证是由于肺病所致，肯定同时存在肺阳虚证，故称之为肺肾阳虚证。

(一)症状诊断学

肾阳虚型主要表现为喘促，动则加重，咳嗽，伴有哮鸣声，咳痰每日在100ml以上。腰酸肢软，夜尿频多，身寒肢冷。

(二)检体诊断学

舌质偏暗淡，有瘀点，苔白滑润，脉细。肺通气功能有中度以上的损害，雄性激素及免疫功能低下，心电图有肺性P波。

(三)X线诊断学

1. X线胸片诊断学

陈永光等的150例肾阳虚证X线胸片所见：①肺门增宽、结构不清及边缘模糊者占64.66%。②肺纹理以纤细、稀疏、减少为特征，亦可见弥漫性增粗与紊乱征象混合存在，其间可掺杂肺间质纤维变性改变。一般涉及5/6~6/6肺野者占44.00%，涉及3/6~4/6者肺野占27.33%。③4%无肺气肿，轻度肺气肿占18.66%，中度肺气肿占57.33%，重度肺气肿占20.02%。④心胸横径比大于0.4，占65.49%。伴有肺动脉高压的X线征象者，65.27%右下肺动脉增粗，大于15mm，75.69%肺动脉圆椎隆突大于4mm。肾阳虚的心胸比率明显小于肺气虚、脾阳虚型，有心脏较小倾向。肺动脉圆椎的隆突度随肺气虚、脾阳虚、肾阳虚的演变而存在递增的规律，提示慢支炎发展到肾阳虚证这个阶段，是由呼吸系病变逐步累积血管系统病变的一个过程。

2. 肠胃道钡餐诊断学

陈永光等[8-3-7]的48例慢性支气管炎肾阳虚证钡餐X线检查所见：①17例有少量空腹胃积液，占35.42%；30例有中等量空腹胃积液，占62.5%；1例大量空腹胃积液。中等量空腹胃积液的阳性率明显高于肺气虚证的4.54%，说明胃液分泌量及排空障碍较肺气虚证为著，$P<0.05$。②18例胃黏膜皱襞粗大，占37.5%，明显高于肺气虚证的4.5%，$P<0.01$。5例胃黏膜皱襞细小，占10.42%，肺气虚证无1例胃黏膜皱襞细小。③4例牛角型胃，13例鱼钩型胃，31例无力型胃，占65.58%，明显高于肺气虚证的13.63%，$P<0.05$。25例胃下垂，占52.08%，明显高于肺气虚证的4.54%，$P<0.05$。④无1例胃的运动加快，16例排空时间正常，32例运动变慢，占66.67%。⑤13例小肠运动变慢，9小时以上小肠仍未排空。⑥38例结肠运动亢进，占79.17%。

(四)血液检验学诊断

1. 血液红细胞三磷酸腺苷诊断学

廖承济等55例肾阳虚证的血液红细胞三磷酸腺苷轻度明显下降，其平均值为(2669±857)nmol/gHb，13例正常人为(3185±546)nmol/gHb。脾阳虚证明显高于肾阳虚证，肺气虚证明显高于脾阳虚证，红细胞三磷酸腺苷的测定有利于三证的鉴别诊断。43例肺气虚证血清蛋白结合碘明显下降，其平均值为(4.8±1.1)μg/dl，20例对照组为(6.4±1.0)μg/dl。

2. 血清蛋白结合碘诊断学

廖承济等43例肾阳虚证血清蛋白结合碘明显下降，其平均值为(4.8±1.1)μg/dl，20例正常人为(6.4±1.0)μg/dl。

(五)尿检验诊断学

1. 尿17－羟皮质类固醇诊断学

沈自尹等测定100例慢性支气管炎24小时尿17－羟皮质类固醇的含量，63%的患者低于5mg，而正常人尿17－羟皮质类固醇的含量的低限为5mg。27例临床诊断为肾阳虚者24h尿17－羟皮质类固醇含量的平均值为4.93mg。

2. 促肾上腺皮质素试验诊断学

试验前2日测24h尿17－羟皮质类固醇值，以其平均数为基数，缓慢静滴促肾上腺皮质素(ACTH)25IU，分别测定当天、次日的24h尿，第一日尿17－羟皮质类固醇的绝对值上升10mg以上者为正常反应。若第一日上升不到10mg，而第二日上升者，称为延迟反应。两日均低者为低下反应。沈自尹等的27例慢性支气管炎肾阳虚证中10例反应正常，17例ACTH试验为延迟反应。其中10例ACTH试验为延迟反应者，经1.5个月的温肾治疗后，3例ACTH试验恢复正常，再经3个月的温肾治疗，又有3例ACTH试验恢复正常。

(六)内分泌诊断学

1. 促肾上腺皮质素诊断学

沈自尹等[9]9例老年慢性支气管炎肾阳虚证的血浆促肾上腺皮质素(ACTH)明显下降，其平均值为(30.98±19.27)pg/ml，正常的平均值为(43.76±24.54)pg/ml。对7例老年慢性支气管炎肾阳虚证进行治疗，从9月底开始至次年4月初结束，以温补肾阳为主，服温阳片(附片6g，生地6g，熟地6g，山药9g，仙灵脾9g，补骨脂9g，菟丝子6g，陈皮1.5g，压成片剂，为2天量)，出现热象加滋阴片(生地6g，熟地6g，山药6g，黄精9g，天冬6g，女贞子15g，陈皮1.5g)，温阳片和滋阴片的比例为7∶3，或5∶5。急性期(可用急支糖浆等药品)或痰量多时要控制感染后补肾。血浆ACTH浓度由治疗前的(22.97±19.27)pg/ml，上升至(31.97±2.04)pg/ml。沈自尹教授在这里说明慢性支气管炎肾阴虚证的存在，同时认为以肾阳虚证为主，并且说明标证，即急性感染的存在，在扶正的同时，加用抗生素控制感染，效果可能更好。

2. 促肾上腺皮质素昼夜节律诊断学

早晨8时测定血浆皮质醇值，每6小时测一次，计5次，早晨6～8时最高，正常曲线为V、U、W形，血浆皮质醇昼夜节律由下丘脑调节。沈自尹等12例肾阳虚中7例血浆皮质醇昼夜节律异常。

3. 血清甲状腺素诊断学

沈自尹等10例肾阳虚的总三碘甲状腺原氨酸(T_3)明显下降，其平均值为(86.5±30.5)ng/dl(范围是68～213.15ng/dl)，4例低于68ng/dl。沈自尹等13名正常人为(146±36)ng/dl。血清甲状腺素(T_4)下降为(9.44±0.33)μg/dl，正常人为(9.23±1.7)μg/dl。4例T_3低于68ng/dl的肾阳虚证，其平均值为(55±7)ng/dl，温肾治疗3个月后，明显好转，T_3上升为(159±37)ng/dl。

(1)血清血清甲状腺素诊断学

石刚等[10]的25例慢支炎肾阳虚证，男14例，女11例。年龄：38～58岁，平均为49岁。慢支炎肾阴虚证29例，男性10例，女性19例。年龄：38～59岁，平均为48岁。18例慢性支气管炎无证可辨，男性11例，女性7例。年龄：40～59岁，平均49岁。23例神经官能症肾阳虚证，男13例，女10例。年龄：21～59岁，平均40岁。21例神经官能症肾阴虚证，男8例，女13例。年龄：23～55岁，平均为45岁。34例正常人为对照组。

25例慢支炎肾阳证的T_4明显下降，其平均值为$(7.03 \pm 1.56)\mu g/dl$，34例正常人为$(7.91 \pm 1.86)\mu g/dl$，$P<0.05$。29例慢支炎肾阴虚证的T_4明显上升为$(9.86 \pm 2.89)\mu g/dl$，$P<0.05$。慢支炎肾阳虚证明显低于肾阴虚证，$P<0.01$。23例神经官能症肾阳虚证的T_4明显下降为$(7.10 \pm 2.49)\mu g/dl$，$P<0.05$。神经官能症肾阳虚证明显高于慢支炎肾阳虚证，$P<0.05$。神经官能症肾阳虚证的T_4明显低于神经官能症肾阴虚证的$(9.04 \pm 4.57)\mu g/dl$，$P<0.05$。

T_4明显下降可作为肾阳虚证的诊断依据，也有利于与肾阴虚证的鉴别。慢支炎肾阳虚证T_4明显低于没有器质性病变的神经官能症肾阳虚证。显然，神经官能症肾阳虚证是容易治愈的。

(2)血清总三碘甲状腺原氨酸诊断学

石刚等25例肾阳虚患者的T_3明显下降为$(98.2 \pm 40.97)ng/dl$，正常人为$(151.77 \pm 34.82)ng/dl$，29例肾阴虚证的T_3轻度上升，其平均值为$(161.55 \pm 49.96)ng/dl$。T_3明显下降可作为肾阳虚证的诊断依据。

(3)血清促甲状腺素及促甲状腺素释放激素兴奋试验诊断学

血清促甲状腺素(TSH)正常范围是$0.3 \sim 4.4\mu g/L$。

沈自尹等10例肾阳虚中，有2例TSH异常。注射TRH0.5mg后，TSH峰值应在30分钟出现，60分钟或以后出现为延迟反应，注射TRH后的升高值低于$3\mu g/L$时，为低弱反应，升高值高于$9\mu g/L$时，为活跃反应。13例正常人进行TRH兴奋试验，无1例延迟反应。10例肾阳虚进行TRH兴奋试验，有5例为延迟反应。说明下丘脑－垂体－甲状腺轴功能紊乱，4例延迟反应者经治疗后2例恢复正常。

石刚等25例肾阳虚患者的TSH浓度明显增高，其平均值为$(1818 \pm 656)\mu IU\%$，正常人为$(598 \pm 289)\mu IU\%$，同时也明显高于肾阴虚患者的TSH$(1108 \pm 403)\mu IU\%$。

(七)E玫瑰花细胞诊断学

沈自尹等的49例老年慢性支气管炎Et－玫瑰花细胞形成率为$(67.41 \pm 8.28)\%$，其中20例老年慢性支气管炎肾阳虚证Et－玫瑰花细胞形成率明显下降，其平均值为$(63.00 \pm 8.14)\%$，$P<0.05$，58例年龄相仿的老年人为$(67.29 \pm 8.24)\%$。老年慢性支气管炎Ea－玫瑰花细胞形成率为$(37.86 \pm 7.09)\%$，其中20例老年慢性支气管炎肾阳虚证Ea－玫瑰花细胞形成率下降为$(35.50 \pm 7.07)\%$，58例年龄相仿的老年人为$(37.09 \pm 7.67)\%$。

(八)微循环诊断学

王鸿[11]51例慢性支气管炎肾阳虚证，12例慢支炎非肾虚证及24例肺结核肺肾阴证的微循环观察：①35例正常人微循环的底色全部为黄红色。慢支炎肾阳虚证微循环的底色为黄红色者明显下降，占47.1%，$P<0.01$。明显高于慢性支气管炎非肾阳虚证及肺结核肾阴虚证，分别为91.7%、83.3%，$P<0.01$。②慢支炎肾阳虚证微循环的底色为浅黄

色者，占52.9%，明显高于慢性支气管炎非肾阳虚证及肺结核肾阴虚证，分别为16.7%、8.3%，$P<0.01$。③正常人微循环，74.3%的血色为红色，25.7%为浅红色。慢支炎肾阳虚证的血色为红色者明显下降，占23.5%，$P<0.01$。慢支炎肾阳虚证明显低于非肾阳虚证的58.3%，$P<0.01$。④慢支炎肾阳虚证微循环血色为浅红色者明显上升，占58.3%，$P<0.01$。慢支炎肾阳虚证明显高于非肾阳虚证的25.0%，$P<0.01$。慢支炎肾阳虚证微循环的血色为浅红色者高于肺结核肾阴虚证的45.8%。⑤慢支炎肾阳虚证微循环的血色为深红色者占17.64%，肺结核肾阴虚证为29.17%，慢性支气管炎非肾阳虚证为16.7%。⑥慢支炎肾阳虚证微循环管襻模糊者明显上升，占49%，正常人5.7%，$P<0.01$。明显高于非肾阳虚证的8.3%，$P<0.01$。⑦正常人每毫米的管襻数目为8~12条。慢支炎肾阳虚证每毫米的管襻数目为(8.03±1.83)个，明显少于非肾阳虚证为(9.50±1.52)个，$P<0.05$。11例慢支炎肾阳虚证补肾治疗后，由(7.64±1.96)个增加到(9.94±1.55)个，$P<0.01$。肺结核肾阴虚证的管襻数目为(13.08±4.95)个。⑧某资料显示正常人微循环血流速度为(1.21±0.22)mm/s。血流行进0.3mm的时间不超过5s，王鸿认为>3s时，流速太慢为异常。气虚、阳虚者变慢。22例慢支炎肾阳虚证于室温20℃以下时，微循环血流行进0.3mm的时间为(4.00±0.08)s，22℃以上时血流速度为(1.25±0.27)s，$P<0.01$。说明肾阳虚证在低温时甲皱微循环血流速度明显变慢，正常人则基本上没有明显影响，室温对血流速度影响不大。肺结核肾阴虚证的血流速度于室温15~23℃的情况下，血流速度稍有减慢，平均为(2.36±0.61)s。⑨50例慢支炎肾阳虚证受到冷刺激后，发现微循环管襻呈异常反应，16例先收缩后扩张者，占32%。23例肺肾阴虚证及21例正常人均未见此异常反应。提示阳虚证对冷的应激适应能力较差。⑩微循环血流速度与24h尿17-羟的关系：慢支炎肾阳虚证中，7例微循环的速度>3s时，尿17-羟为(1.12±0.90)mg。22例<3s时，17-羟为(2.17±1.15)mg。26例正常人、12例慢支炎非肾阳虚证及10例肺肾阴虚证血流速度正常者，其平均值在正常范围，分别为(3.46±1.46)、(3.10±1.15)、(3.25±1.25)mg。慢支炎肾阳虚证血流速度明显慢于正常人、慢支炎非肾阳虚证及肺肾阴虚证，$P<0.01$。但是沈子尹等的正常平均值为(7.72±2.95)mg，可能由于检查方法的不同。20例慢支炎在补肾前，尿17-羟下降为(1.70±0.10)mg，其甲皱微循环血流速度减慢至(5.14±1.07)s，在补肾后，尿17-羟恢复为(2.21±1.01)mg，微循环血流速度也恢复至(2.08±1.40)s。

四、慢性支气管炎肺肾阴虚证

肺肾阳虚证病情加重，损及肾阴，发展为肾阴虚证，由于同时存在肺阴虚证，故称之为肺肾阴虚证。在某种情况下可以转化为肺肾阴虚证，作为兼证。肾主纳气，肾虚则气不纳而喘，动则更甚。由于病情反复迁延，病情多累及细末支气管，小气道完全堵塞和增生，管腔的痉挛和狭窄严重，形成泡性肺气肿。

(一)症状诊断学和检体诊断

陆鸿元等认为肾阴虚证主要表现为五心烦热，易激动，面红升火，咽干口燥，盗汗，夜寐不安，多梦，头目眩晕，便秘，尿赤。

(二)检体诊断学

舌红或绛，少津，或苔剥，脉弦，细或细数。

(三)X线胸片诊断学

在肺肾阳虚证X线胸片各种异常表现的基础上出现许多渗出性病变，或者在肺肾阳虚证X线胸片各种异常表现更加严重。

(四)血液检验诊断学

1. 血液红细胞三磷酸腺苷诊断学

廖承济等的10例肺肾阴虚证血液红细胞三磷酸腺苷上升，其平均值为(3386±425)nmol/gHb，13例正常人为(3185±546)nmol/gHb。

2. 血浆环核苷酸诊断学

陆鸿元等认为血浆环－磷酸鸟甙(cGMP)可使支气管平滑肌兴奋收缩，血浆环－磷酸腺甙(cAMP)的作用则相反。106例中度、重度慢性支气管炎中，23例肺肾阴虚证的cAMP上升，其平均值为(26.52±1.55)pmol/ml，38例慢支炎阳虚证的cAMP下降为(20.94±1.34)pmol/ml，78例正常人为(23.30±0.58)pmol/ml。慢支炎肺肾阴虚证的cAMP明显高于慢支炎阳虚证，$P<0.01$。

22例肾阴虚型的cGMP明显上升为(8.47±0.95)pmol/ml，78例正常人为(5.95±0.36)pmol/ml，$P<0.01$。

21例肺肾阴虚证的cAMP/cGMP明显下降为3.84±0.37，78例正常人为5.20±0.64，$P<0.01$。慢支炎肺肾阴虚证明显高于慢支炎阳虚证的2.80±0.18，$P<0.05$。

陆鸿元等强调cAMP/cGMP明显下降是肾虚的重要指标，治疗后cAMP/cGMP上升是慢性支气管炎好转程度的一个观察指标。例1，孙某，57岁，病程逾10年。肺肾阳虚证，脾失健运，用附仙方(熟附片6～12g、仙灵脾或仙茅9～12g、补骨脂9g及干姜3g)外，加用健脾理气药(白术、木香、青皮、厚朴、大腹皮)，症状明显好转，1年后cAMP、cGMP由14.8pmol/ml、22.23pmol/ml改变为19.89pmol/ml、6.38pmol/ml，cAMP/cGMP由0.67上升为3.12。

例2，马某，38岁，病程10年喘息型慢支炎，肺肾阴虚证。中药治疗1年，cAMP、cGMP由27.6pmol/ml、5.8pmol/ml改变为18.7pmol/ml、4.71pmol/ml，cAMP/cGMP由4.76下降为3.97。

3. 血清甲状腺激素诊断学

(1)血清T_4诊断学

石刚等29例肾阴虚患者的T_4明显上升，其平均值为(9.86±2.89)μg/dl，34例正常人为(7.91±1.86)μg/dl，$P<0.05$。

(2)血清总三碘甲状腺原氨酸诊断学

(3)血清促甲状腺素诊断学

石刚等29例肾阴虚患者的TSH浓度明显增高，其平均值为(1108±403)μIU/dl，正常人为(598±289)μIU/dl，明显低于肾阴虚患者的(1818±656)μIU/dl。

五、慢性支气管炎肺肾阳阴虚证

肺阳损及肺阴，阴虚耗津液，出现咳嗽少痰或无痰，因为慢支炎发展到肺心病阶段，支气管腺泡呈衰竭状态。肺肾阴阳虚证由肺肾阳虚证的发展而来。患者的喘促除了肺气肿外，尚可因肺毛细血管数量减少，肺泡气体交换障碍，导致缺氧而加重。八纲证那一章提到形成阴阳两虚证的原因很多，此处的阴阳两虚证是由于肺泡大量破坏，肺发生纤维化所致。同时因为阳损及阴，故称肺阴阳虚证。陈永光等[1]的 306 例慢支炎中有 21 例肺阳阴虚证，占 6.9%。肺门、肺纹理、肺组织、心脏及大血管的异常改变与肺肾阳虚证的 X 线表现类似。①肺门增宽者占 57.14%，低于肺肾阳虚证的 64.66%。②肺纹增多者占 85.71%，高于肺肾阳虚证的 77.33%。③肺纹呈索条状者占 14.23%。④肺纹模糊紊乱者占 28.57%。⑤肺纹扭曲中断者占 9.53%。⑥肺纹纤细稀疏者占 57.14%。⑦肺纹中有颗粒斑点者占 19.04%。全肺肺纹理异常范围达到 5/6～6/6 肺野，占 47.62%，高于肺肾阳虚证的 44.00%。异常范围达到 5/6～6/6 肺野，占 28.57%。⑧全部有肺气肿，轻度占 19.04%，中等度占 66.66%，重度占 14.28%。⑨膈顶在第 10 后肋下，占 42.85%，第 11 肋下占 57.15%。膈顶形态正常者占 19.04%，变平者占 38.09%，呈锯齿状占 42.85%。膈肌运动最大范围在 2cm 以上，占 28.57%；1～2cm 占 42.85%；1cm 以下，占 28.57%。膈胸膜粘连者，占 33.02%。⑩肋间隙增宽占 61.90%。⑪心胸横径大于 0.4mm 者，占 45.00%。⑫右下肺动脉增粗，大于 15mm 者，占 70.00%。⑬肺动脉圆椎隆突大于 4mm 者，占 80.00%。

参考文献

[1]陈永光，等．慢性支气管炎中医分型的 X 线研究．福建医药杂志，1981(5)：257～261.
[2]沈家根，等．“慢支”的中西结合诊断分型的 X 线表现．上海中医药杂志，1982(12)：23～24.
[3]陈永光，等．慢性支气管炎虚证患者肠胃功能的 X 线观察．中西医结合杂志，1983(3)：225～226.
[4]廖承济，等．“慢支”阴虚和阳虚患者能量代谢的某些生化指标观察．福建中医药，1981(5)：8～9.
[5]宋卫东，等．慢性支气管炎皮质醇局部作用与辨证分型关系．中国中西医结合杂志，1994，14(10)：952～954.
[6]陆鸿元，等．慢性支气管炎“辨虚治本”与血浆环核甙酸含量变化的关系．中医杂志 1980，21(4)：258～261.
[7]何权瀛．肺气虚实质的研究概况，中西医结合杂志，1985(5)：318～320.
[8]冯庚玮，等．脾阳虚患者胃形态和运动功能的观察分析．中医杂志，1980(21)：272～273.
[9]沈自尹，等．温肾法防治老年慢性支气管炎原理探讨．中医杂志，1981，22(10)：742～747.
[10]石刚，等．慢性支气管炎肾阳虚、肾阴虚患者甲状腺轴功能的对比研究．中西医结合杂志，1986，6(3)：160～162.
[11]王鸿．肾虚患者甲皱微循环改变的观察与探讨．中医杂志，1980，21(9)：671～673.

第二节　肺结核

肺结核，中医学称为“肺痨”、“痨瘵”。本病常常由于体质虚弱或精气耗损过甚，气血不足，忧思伤脾，病后正虚，久饥伤脾，酒色劳倦等，原因。痨虫乘机侵袭引起，中医认为痨虫肉眼不可见，以痰中查到抗酸杆菌，痰培养出结核杆菌作为确诊肺结核的依据。其病变部位虽然在肺，但因脾为生化之源，脾虚则不能运化水谷精微，上输于肺，肺津不足，无以自养，导致肺阴日虚。肾为先天之本，肾精亏耗则虚火上扰，肺津受灼，也能导致脾的运化不足。因此本病发生和发展与脾肾关系极为密切。临床上，一般病始于肺，肺阴不足，继则阴虚火旺，肺肾同病，终至阴损及阳，元气耗损，出现脾肾阳虚，或阴阳两虚的现象。从疾病的整个过程来看，肺内结核菌的繁殖导致肺阴虚为其基本病理，肺阴虚证为主证，贯穿疾病的全过程。在胸部 X 线检查时，肺阴虚证肺野见到渗出性病变，两周内不会有明显变化，而肺实热证在肺内的渗出性病变短期内会发生明显变化。现代医学抗痨药物的疗效很好，杀灭结核杆菌是治疗肺结核有效的、治疗主证的主要手段。中医学对肺结核的治疗，补虚滋阴以扶正。某些中医学家从活血化瘀着手，取得良好短期效果。杀灭结核杆菌属于祛邪，并不能解决肺结核导致机体损害的全部问题，中医治疗，调整阴阳还是十分必要的，有效的提高机体免疫力的途径。由于各种原因，在抗痨治疗取得极好的效果时，常常并没有杀灭结核杆菌，由于结核杆菌顽强的生命力，在免疫力下降时，肺内结核菌东山再起，再侵入其他器官，导致死亡者屡见不鲜。此类患者除了坚持 1 年的抗痨治疗外，从中医学的角度，应该继续中药治疗，认真治本，避免结核病的复发。梅阳生[1]43 例肺结核咯血采用中西医结合的方法治疗，辨证使用中药，取得极好的效果。赵泽英[2]将肺结核分为 4 个证：肺阴虚证，肺气虚证，肺脾两虚证及肺肾阴虚证。

一、肺结核肺阴虚证

肺阴虚证证候分析多因禀赋薄弱，久病或病后失调，致邪热燥气犯肺，损耗肺阴，结核杆菌乘虚袭肺，使肺阴更伤，肺失滋润，而致干咳。阴虚内热，损伤肺络，出现肺阴不足之象。

(一)症状诊断学

消瘦，干咳，无力，痰少黏白，或痰中带血丝，咳嗽短促，少许盗汗，午后潮热，手足心热，口干咽燥或声音嘶哑。舌红少津，脉细无力。梁定等[5]的 200 例肺结核中有 27 例无明显症状，大部分肺结核肺阳虚证是慢性起病，无法确定发病时间。梅阳生 29 例肺阴虚证并有阴虚火旺表现，咳嗽、咯血、血色鲜红挟血块，咳痰黄稠，伴五心烦热，午后颧红，口干、胸闷、纳呆，便干尿赤。西医抗痨、抗感染、止血及脑垂体后叶素静滴，并配合小剂量镇静剂的疗法。同时治以滋阴降火，凉血止血。方剂：当归、全瓜蒌、黄芪、玄参、白芨各 15g，生地、麦冬、白茅根各 20g，生大黄 10g，鳖甲 40g 煎服。中西医结合治疗取得良效。有效率 96.5%，明显高于不用中药的对照组的 88.2%，$P<0.05$。

(二)检体诊断学

舌尖边红，苔薄黄少津，脉细数无力。或舌质红，苔黄厚，脉弦数或细数。或舌红，少苔或无苔。肺部体检常常为阴性，有时可以在病灶部位听见局部存在湿性啰音。

（三）体温诊断学

王丹芬等[3]对55例肺结核肺阴虚证、39例肺结核肺阳虚证及95例正常人皮肤温度测量的结果如后：①肺阴虚证舌下温度轻度上升，其平均温度为(36.82 ±0.25)℃，95例正常人为(36.79 ±0.25)℃。39例肺阳虚证稍低，为(36.76 ±0.20)℃。②肺阴虚证舌面温度明显上升为(34.72 ±0.78)℃，正常人为(33.43 ±0.72)℃，$P<0.05$。肺阴虚证明显高于肺阳虚证的(32.40 ±0.62)℃，$P<0.01$。③肺阴虚证颧髎温度明显上升为(32.98 ±1.17)℃，正常人为(30.82 ±1.21)℃，$P<0.05$。肺阴虚证明显高于肺阳虚证的(28.83 ±1.79)℃，$P<0.01$。④肺阴虚证劳宫温度明显上升为(34.28 ±0.91)℃，正常人为(32.54 ±1.05)℃，$P<0.05$。肺阴虚证明显高于肺阳虚证的(29.81 ±1.71)℃，$P<0.01$。⑤肺阴虚证外劳宫温度上升为(31.86 ±0.96)℃，正常人为(30.68 ±1.09)℃。肺阴虚证明显高于肺阳虚证的(28.46 ±1.25)℃，$P<0.01$。⑥肺阴虚证少商温度明显上升为(31.37 ±0.89)℃，正常人为(29.88 ±1.05)℃，$P<0.05$。肺阴虚证明显高于肺阳虚证的(27.74 ±1.09)℃，$P<0.01$。⑦肺阴虚证太冲温度上升为(30.95 ±0.98)℃，正常人为(29.49 ±1.23)℃。肺阴虚证明显高于肺阳虚证的(27.66 ±0.99)℃，$P<0.01$。⑧肺阴虚证涌泉温度明显上升为(31.71 ±1.07)℃，正常人为(29.82 ±1.16)℃，$P<0.05$。肺阴虚证明显高于肺阳虚证的(27.79 ±1.09)℃，$P<0.01$。⑨肺阴虚证隐白温度明显上升为(30.32 ±0.87)℃，正常人为(28.63 ±1.05)℃，$P<0.01$。肺阴虚证明显高于肺阳虚证的(26.6 ±0.74)℃，$P<0.01$。⑩肺阴虚证神阙温度明显上升为(35.86 ±0.50)℃，正常人为(35.05 ±0.57)℃。肺阳虚证为(35.5 ±0.57)℃，$P<0.01$。与贝叔英等[8]的皮温测量比较，60例正常人的颧髎、内劳宫及外劳宫皮温分别为(30.90 ±1.46)℃、(33.32 ±1.61)℃、(31.81 ±1.87)℃。笔者在实践中发现皮温的测量值十分不稳定。

（四）X线诊断学

王景常[4]的58例肺结核中介绍了11例正虚邪微证，属于肺阴虚证。病灶范围小，活动性不大。X线可见密度深浅不均，间有不规则半透明区；密度较深而轮廓较清楚的增密阴影；密度较深而轮廓较模糊的颗粒状、结节状或团块状阴影；纤维化病变；钙化及支气管播散灶。最多见的是密度深浅不均，间有不规则半透明的影像，计6例。有纤维化病变3例，共占87.2%。笔者认为此种病例是很多的，有一些渗出性病灶及纤维性病变。

梁定等[5]的200例肺结核中有男137例，女63例，年龄<30岁者89例，占44.50%，年龄>61岁者13例，占6.5%，病程：不足1年者126例，占63.0%，病程大于10年者26例，占13.0%。其中有肺阴虚证96例，占48.0%；肺肾阴虚证23例，占11.5%；肺阴气虚证76例，占38.0%；肺肾阴阳虚证5例，占2.5%。其中有血行播散型7例，占3.5%；浸润型183例，占91.5%；慢性纤维空洞型10例，占5.0%。96例肺阴虚证中的94例为侵润型肺结核，1例为血行播散型，1例为慢性纤维空洞型。梁定等27例无明显症状，其中有10例有空洞形成，15例血沉增快，7例痰中查到结核杆菌。

求诊或住院的肺阴虚证渗出性病变的总面积较大，才出现明显的症状。病灶范围不大，占1~2个区者，常为一侧或两侧上肺野，占肺结核肺阴虚证的45.83%，肺结核肺肾阴虚证的43.48%，肺结核肺阴气虚证的41.56%，肺结核肺肾阴阳虚证的病变范围均大于两侧上肺野，无1例仅占1~2个区者。其百分率按序减少，说明病变范围不断扩大，4个证之间有明显差异，$P<0.01$。病灶范围占5~6区者，4个证分别为5.8%、26.1%、31.2%及50.0%，按顺序增多，$P<0.01$。肺内片状浸润，中心密度高，常有干酪坏死，形成薄壁空洞，因此肺结核的肺阴虚证、肺肾阴虚证及肺阴气虚证空洞的阳性率无显著差异。肺结核肺肾阴阳虚证空洞的百分率高，为50%。出现纤维化征象者，肺结核的肺阴虚证、肺肾阴虚证、肺气阴虚证及肺肾阴阳虚证的阳性率分别为2.9%、4.3%、22.1%及50.0%，按顺序逐渐增多，$P<0.01$。肺阴虚证均未见肺气肿、肺动脉高压及肺心病征象。

二、肺结核肺肾阴虚证

此证多因肺痨日久，肺之阴虚不复，虚火内灼，肺阴亏耗，久而及肾，肾水亏损，肾阴不足而致肺肾两虚。或为青壮之年，纵情恣欲，耗精伤血，而成阴虚火旺之证。肺肾阴伤，虚火上炎，灼津为痰。虚火灼伤血络，则咯血。阴虚火旺，迫津外泄而盗汗。结核病灶明显扩大，大量繁殖的结核菌毒素损害机体。

（一）症状诊断学

疲劳倦息，全身无力，耳鸣头晕，潮热更甚，反复咳吐鲜血，咳嗽气促，痰稠黄，口燥咽干，五心烦热，盗汗，心烦失眠，男子遗精，女子闭经等。

（二）检体诊断学

舌质红绛，苔薄黄或少津或无苔，脉弦数或细数。

（三）X线诊断学

王景常的58例肺结核中有30例肺肾阴虚证，X线常见肺部有范围较大的云絮状模糊阴影，或密度深浅不均的不规则半透明区的阴影；密度较深而轮廓较清楚的增密阴影；密度较深而轮廓较模糊的颗粒状、结节状或团块状阴影；常伴有薄壁空洞；内外缘模糊的厚壁空洞；有一些纤维化；钙化；胸腔积液，胸膜增厚，支气管播散灶及血行播散灶。其中最多见的为密度深浅不匀，间有不规则半透明区阴影，计10例，6例薄壁空洞及5例密度较深而轮廓较模糊的颗粒状、结节状或团块状阴影，共21例，占肺肾阴虚证的70%。

梁定等200例肺结核中有肺肾阴虚证23例，占11.3%。18例为浸润型，4例为血行播散型，1例为慢性纤维空洞型。4例处于急性阶段，均属肺肾阴虚证。①与肺阴虚证比较，肺部病灶出现扩大或出现广泛的粟粒样病变，密度不高，低于纤维病变的密度，有明显中毒性临床症状则符合肺肾阴虚证。②病灶范围占1~2个区的病例数为43.48%。肺肾阴虚证病灶范围占5~6个区的病例数为26.1%，高于肺阴虚证的5.6%。③纤维化表现为纵膈、气管、心脏等的移位，肺门移位，横膈上抬及肋间隙变窄，胸壁下陷。2.9%的肺阴虚证有纤维化表现，低于肺肾阴虚证的4.3%，明显低于肺阴气虚证的22.1%和肺阴阳两虚证的40%。此处纤维化的X线表现，也与肺泡的大量破坏有关。④无1例有肺气肿、肺心病和肺动脉高压的征象。

（四）微循环诊断学

王鸿对24例肺结核肺肾阴虚证甲皱微循环的观察：①微循环的底色为浅黄色者，占

16.7%，正常人无1例为浅红色者，$P<0.01$。②正常人微循环的底色全部为黄红色，肺肾阴虚证83.3%为黄红色。③微循环的血色为红色者，占25%，明显低于正常人的74.3%，$P<0.01$。④微循环的管襻模糊者占50%，明显高于正常人的5.7%，$P<0.01$。⑤每毫米的管襻数目明显增多为(13.08±4.95)个，正常人为8~12个。⑥室温15~23℃时微循环血流速度稍有减慢，平均为(2.36±0.61)s，正常人血流行进0.3mm的时间不超过5s，王鸿认为>3s时流速太慢，为异常。正常人于室温15~23℃的情况下，血流速度平均为(2.36±0.61)s，室温对血流速度影响不大。

三、肺结核气阴虚证

肺气阴虚，肺阴虚耗气，虚火伤津，肺病及脾，脾气虚弱，脾失健运，水道通调不利。通常的提法是气阴两虚证，由于病在肺，加上一个"肺"字。肺结核肺阴虚证由于治疗不及时，肺泡大量破坏，肺纤维化，出现肺气虚，发展为肺结核气阴虚证。因为气阴两虚证是由肺阴虚发展而来，故将此证称之为肺气阴虚证。结核杆菌先伤肺阴，再耗肺气，肺气虚，卫外不固而自汗，阴虚火旺迫津外泄则盗汗。

(一)症状诊断学

干咳少痰，反复咯血，手足灼热，自汗盗汗，食少腹胀，便溏，面浮肢肿，气短声低，咯痰清稀，偶有咯血，痰中带血丝，午后潮热，热势不高，面色苍白，颧红，神疲乏力。梅阳生的14例肺气阴虚证表现为咳嗽无力，气短声低，咯血色淡红，午后潮热，颧红，神疲乏力。

(二)检体诊断学

舌淡，尖红或有齿痕或胖，苔薄或无苔，脉细弱而数。梅阳生认为舌质嫩红或胖、苔薄或无苔，脉细弱而数。

(三)X线诊断

王景常认为肺结核病灶中常伴有慢性纤维空洞。可见密度深浅不均，间有不规则半透明区阴影，洞壁密度较深而轮廓较清楚。有密度较深而轮廓较模糊的颗粒状、结节状或团块状阴影。有急性空洞、薄壁空洞、张力性空洞。纤维化；钙化；胸膜增厚。最多见的是密度深浅不均伴不规则半透明区阴影4例，慢性纤维空洞3例，占肺阴气虚证的58.3%。

梁定等200例肺结核中有77例肺气阴虚证，其中2例为血行播散型，69例为浸润型，6例为慢性纤维空洞型。肺部结核病灶进一步扩大，并经反复破坏和修复，则可出现纤维化征象。①肺结核肺气阴虚证除了渗出性病变，还有许多纤维性病变。②肺结核肺气阴虚证病灶范围占1~2个区的病例数为41.56%，病灶范围占5~6个区的病例数为31.2%，明显高于肺结核的肺阴虚证、肺肾阴虚证的5.8%、26.1%。③22.1%的肺结核肺气阴虚证有纤维化表现，明显高于肺阴虚证、肺肾阴虚证的2.9%、4.3%。④6例有肺心病的征象，占7.79%，肺动脉高压征象者计2例，占2.597%。⑤梁定等200例肺结核中16例有肺气肿征象，未见于肺结核的肾阴虚证、肺肾阴虚证。此两证X线表现为密度不高的渗出性病变，从病理学的角度分析，是肺组织对结核杆菌的渗出性反应，类似大叶肺炎对肺炎双球菌的反应，治愈后对肺泡并没有严重的破坏，纤维病变很少，分别仅占

2.9%、4.3%。不可能出现肺气肿，少数肺气肿见于肺结核肺气阴虚证，16 例肺气肿大部分见于肺组织破坏严重的肺结核肺阴阳虚证。

四、肺结核肺脾肾阳虚证

形寒怕冷，手足不温，久病阳虚，面色苍白，咳喘气短，自汗，食少纳呆，大便溏稀，面浮肢肿，舌淡苔白，脉虚弱或沉迟。脾虚湿聚，运化失司，痰湿由之而生。此时结核病变无明显活动性，释放的毒素少，无明显结核中毒症状。肺结核长期迁延不愈，大量肺泡被破坏并出现纤维化，肺功能下降。肺泡破坏，纤维化。肺气虚、脾阳虚及肾阳虚开始贯穿于以后肺结核的全过程。此时也就出现不同程度肺血瘀的情况，气短，咳嗽有痰，胸闷纳呆，神疲乏力，语言低微，面㿠白，舌淡，脉细数。

（一）症状诊断学

咳嗽气短，痰多清稀，倦怠自汗，少气懒言，纳呆腹胀，肠鸣便溏，甚则头面四肢浮肿。气短，咳嗽有痰，语言低微，面㿠白。

（二）检体诊断学

舌淡胖嫩或有齿痕，苔薄白或薄腻，脉濡缓或细数。

（三）体温诊断学

王丹芬等的 39 例肺结核肺阳虚证，即肺结核肺脾肾阳虚证，对其皮肤温度进行测量的结果如后：①肺脾肾阳虚证舌下温度稍低，为(36.76 ±0.20)℃，95 例正常人为(36.79 ±0.25)℃。②肺脾肾阳虚证舌面温度明显下降为(32.40 ±0.62)℃，正常人为(33.43 ±0.72)℃，$P<0.01$。③肺脾肾阳虚证颧髎温度明显下降为(28.83 ±1.79)℃，正常人为(30.82 ±1.21)℃，$P<0.01$。④肺脾肾阳虚证劳宫温度明显下降为(29.81 ±1.71)℃，正常人为(32.54 ±1.05)℃，$P<0.01$。肺阴虚证明显高于肺阳虚证的(32.40 ±0.62)℃，$P<0.01$。⑤肺脾肾阳虚证外劳宫温度下降为(28.46 ±1.25)℃，正常人为(30.68 ±1.09)℃，$P<0.05$。⑥肺脾肾阳虚证少商温度明显上升为(27.74 ±1.09)℃，正常人为(29.88 ±1.05)℃，$P<0.05$。⑦肺脾肾阳虚证太冲温度下降为(27.66 ±0.99)℃，正常人为(29.49 ±1.23)℃。⑧肺脾肾阳虚证涌泉温度明显下降为(27.79 ±1.09)℃，正常人为(29.82 ±1.16)℃，$P<0.01$。⑨肺脾肾阳虚证隐白温度明显下降为(26.6 ±0.74)℃，正常人为(28.63 ±1.05)℃，$P<0.01$。⑩肺脾肾阳虚证神阙温度为(35.5 ±0.57)℃，正常人为(35.05 ±0.57)℃。

（四）X 线诊断学

王景常的 58 例患者有 3 例肺脾肾阳虚证，认为 X 线显示上肺部以纤维化病变为主，伴有轻度~重度肺气肿。可见密度较深而轮廓较模糊的颗粒状、结节状或团块状阴影；厚壁纤维空洞；纤维化；钙化；胸膜增厚。

笔者认为：①有许多纤维性病变，明显多于肺阴虚证、肺肾阴虚证及肺阴气虚证。②病灶范围占 4~6 个区的病例数较多。③可有肺气肿、肺心病及肺动脉高压征象。④缺少渗出性病变，活动性的结核杆菌不多。

五、肺结核肺阴阳虚证

肺痨日久，阴损及阳，累日消耗，以致津液耗伤，气血亏损，肺、脾、肾三脏俱损，肺气耗散，脾阳损伤，肾阴亏损，肺失制节，心气受累，终至阴阳气血皆虚。肺结核长期迁延不愈，病情恶化，结核菌不断释放毒素。

(一)症状诊断学和检体诊断

咳嗽气喘，甚则不能平卧，潮热颧红，骨蒸盗汗，体倦无力，形体羸瘦，腹胀浮肿，纳呆便溏，时有心悸，唇青尿少。

(二)检体诊断学

舌淡紫而胖或有瘀斑，或有齿痕，苔厚腻少津，脉细弱无力，或结代。

(三)X线诊断学

梁定等200例肺结核中有肺阴阳两虚证10例。2例慢性纤维空洞型肺结核，其余8例也应该诊断为肺阴阳两虚证，1例肺阴虚证的临床现象突出而诊断之。2例也因为肺肾阴虚证的临床现象突出而诊断之。①肺阴阳两虚证有渗出性病变，还有许多纤维性病变。②肺气阴虚证病灶范围占1~2个区的病例数为41.56%，病灶范围占5~6个区的病例数为40.0%，明显高于肺阴虚证、肺肾阴虚证的5.8%、26.1%、31.2%。③40.0%的肺阴阳两虚证有纤维化表现，明显高于肺阴虚证、肺肾阴虚证的2.9%、4.3%、22.1%。④3例有肺心病的征象，占60.0%，肺动脉高压征象者计2例，占40.0%。⑤200例肺结核中有10例慢性纤维空洞型肺结核，3例为肺阴阳两虚证。183例浸润型肺结核有2例为肺阴阳两虚证。肺阴阳两虚证中慢性纤维空洞型肺结核占60.0%。

六、肺结核肺血瘀证

肺脾肾阳虚证作为本证，同时存在标证肺血瘀证。王永炎等[6]认为咳嗽咯血不止，血色暗而有血块，胸痛如刺，午后发热，肌肤甲错，面部黧黑，身体消瘦，舌质暗或有瘀斑，脉涩。气机阻滞，经络阻塞，瘀血内停，复感痨虫，瘀阻肺络。笔者认为肺泡破坏，纤维化出现时，肺血瘀同时出现，因此治疗肺结核时要兼顾活血化瘀，肺血瘀严重时应该按照肺血瘀证论治。肺结核肺阴虚证的病情加重，肺泡破坏增多，肺纤维化增多，发展为脾阳虚证，肺心病出现、加重，心衰，发展为肺肾阳虚证，作为标证的肺血瘀证将成为肺结核的首证。有文献报告提出从活血化瘀着手，治疗肺结核，取得一定疗效。肺纤维化是肺血瘀证的一种表现，但不是肺血瘀证唯一的成因。陈苏民等[7]提到中医文献早有“瘀血成痨”之说，结核病人的血沉会增快，而血沉又是血液流变学中的重要检验指标之一，这就提示肺结核病具有血液流变学变化。陈苏民等测定34例男性活动性肺结核血液流变学的各项指标如后：①全血低切黏度比明显下降，其平均值为9.05±1.86，正常人为9.16±1.75，$P<0.05$。②全血高切黏度比明显上升为6.78±0.85，正常人为6.53±0.78，$P<0.05$。③血浆黏度比明显上升为1.95±0.14，正常人为1.67±0.11，$P<0.001$。④血清胆固醇明显上升为(5.13±1.05)mmol/L，正常人为(4.92±0.91)mmol/L，$P<0.001$。⑤血沉明显上升为(25.35±14.76)mm/h，正常人为(8.74±5.43)mm/h，$P<$

0.001。⑥血沉方程 K 值明显上升为 110.74 ±59.40，正常人为 37.30 ±23.0，$P<0.001$。⑦血浆纤维蛋白原明显上升为(5.20 ±2.11)g/L，导致血液黏度的增加，正常人为(2.91 ±0.19)m/L，$P<0.001$。⑧红细胞压积明显上升为(47.58 ±3.60)%，正常人为(46.97 ±3.60)%。⑨血清甘油三脂上升为(1.32 ±0.44)mmol/L，正常人为(1.01 ±0.40)mmol/L。

11 例女性活动性肺结核血液流变学的各项指标如后：①全血低切黏度比明显下降，其平均值为 8.75 ±1.58，正常人为 7.96 ±1.38，$P<0.05$。②全血高切黏度比明显上升为 6.01 ±0.53，正常人为 6.08 ±0.63，$P<0.05$。③血浆黏度比明显上升为 1.98 ±0.16，正常人为 1.74 ±0.14，$P<0.001$。④血清胆固醇明显上升为(5.31 ±0.93)mmol/L，正常人为(4.88 ±0.79)mmol/L，$P<0.001$。⑤血沉明显上升为(39.18 ±8.26)mm/h，正常人为(18.69 ±8.63)mm/h，$P<0.001$。⑥血沉方程 K 值明显上升为 142.81 ±38.08，正常人为 65.62 ±33.82，$P<0.001$。⑦血浆纤维蛋白原明显上升为(5.44 ±1.38)g/L，导致血液黏度的增加，正常人为(2.82 ±0.48)m/L，$P<0.001$。⑧红细胞压积明显上升为(43.36 ±2.80)%，正常人为(44.11 ±4.68)%。⑨血清甘油三脂上升为(1.07 ±0.82)mmol/L，正常人为(0.91 ±0.45)mmol/L。

陈苏民等认为肺阴虚证主要表现为血浆纤维蛋白原或/和球蛋白浓度明显增高。结核病中毒症状是肺肾阴虚证的临床表现，血浆纤维蛋白原和血浆黏度比明显上升，说明血瘀证的存在，而临床上没有肺血瘀证的表现。肺阴虚证为本证，血瘀证为标证，肺血瘀证影响了抗痨治疗的效果，抗痨药物不易到达病灶，必须进行活血化瘀的治疗。人体中癌细胞不断出现，不断被杀灭，它喜欢在缺氧环境中发展，肺血瘀为肺癌的发生提供了条件。上世纪 RADIOLOGY 有一篇文章提到，有 5% 的活动性肺结核合并肺癌，值得我们的重视。由于非典病人留下大量肺纤维化的后遗症，我国许多医学家正在研究肺纤维化的治疗问题。笔者遇见 2 例广泛肺纤维化的病例，最后发生肺癌，其中 1 例的肺内有广泛的结核病变。肺结核肺肾阳虚证不断加重，肺纤维化加重，此时严重的肺血瘀证临床表现突出，与早期轻度的肺结核肺血瘀证是有区别的，容易转化为肺癌肺血瘀证。

参考文献

[1]梅阳生．辨证施治配合西药抗结核治疗肺结核咯血 43 例．安徽中医临床杂志，1998，10(10)：282.

[2]赵泽英．100 例肺结核病的分型及治疗．临床肺科杂志，2000，5(3)：228.

[3]王丹芬，等．肺结核阴阳虚证与皮肤温度的关系．甘肃中医学院学报．1991，8(2)：10～11.

[4]王景常．等．肺结核中医辨证分型的 X 线诊断初探．首届中医影像学学术研讨会交流资料．

[5]梁定，等．肺结核 X 线影像与中医辨证分型关系的研究．南京中医药大学学报，1999，15(3)：142.

[6]王永炎等．中医内科学．北京：人民卫生出版社，1999.

[7]陈苏民，等．活动性肺结核病血液流变性特点及其中医瘀证辨证关系．微循环学杂志，2004，4(2)：36～37.

[8]贝叔英，等．皮温测定对脾阴虚证诊断价值初探．中医杂志，1987，28(4)．294～295.

第十四章 循环系统疾病

第一节 慢性充血性心力衰竭

慢性充血性心力衰竭是指在有足够静脉血回流的情况下，由于心排出量绝对或相对不足，不能满足机体代谢需要，以循环功能障碍为主的一种病理生理综合征。起病多在心肺，病久则累及脾肾。其根本原因在于体虚，与心脾肾阳虚有关。充血性心力衰竭是各种病因导致的心血管病病情最严重的阶段，中医学无充血性心力衰竭相应的病名，根据其临床表现，分属于中医所述的心悸、怔忡、水肿、喘证、痰饮、心痹等范畴。

一、慢性充血性心力衰竭心气虚证

(一)症状诊断学

曹雪滨等[1]的215例充血性心力衰竭中有缺血性心脏病97例，风湿性心脏病38例，高血压性心脏病32例，原发性扩张性心肌病27例，肺原性心脏病15例，围产期心肌病4例，甲亢性心脏病2例。充血性心力衰竭病史为5~8年，平均(2.3±1.6)年。心功能分级按纽约心脏病学会(NYHA)制定的标准，其中II级75例，III级97例，IV级43例。所有患者的本证均有不同程度的心气虚表现，单纯心气虚证89例，占41.40%，心阳虚证94例，占43.72%，心阳气虚证14例，占6.51%，心气阴虚证18例，占8.37%。心血瘀证为最常见的标实证，所有患者均有不同程度的血瘀表现，单纯血瘀证93例，占43.26%。心气虚证表现为心悸，乏力，气短，动则尤甚，自汗出。舌质淡，脉细弱。

(二)检体诊断学

舌质淡，脉细弱。

(三)影像诊断学

1. 周杰等[2]的100例充血性心力衰竭，年龄26~79岁，平均为(56.1±11.9)岁。心气虚证27例，心气阴虚证17例。心血瘀证40例，心血瘀水肿证16例。高血压心脏病28例，冠心病49例，病毒性心肌炎3例，肺心病8例，风心病7例，冠心病合并肺心病5例。采用彩色多普勒血流成像仪测定下列数据：①心气虚证的左室射血分数(EF)下降，其平均值为66.99±6.41，23例正常人为69.70±8.30。心气阴虚证、心血瘀证、心血瘀水肿证，分别为67.40±5.37、61.19±12.01、39.64±10.92。心血瘀水肿证的EF明显低于心气虚证，$P<0.01$。②心气虚证的周缘纤维缩短速度变慢为(1.18±0.16)周/秒，正常人为(1.26±0.22)周/秒。心气阴虚证、心血瘀证、心血瘀水肿证的周缘纤维缩短速度均明显变慢，分别为(1.22±0.20)、(1.10±0.31)、(0.80±0.16)周/秒。心气虚证明显高于心血瘀水肿证，$P<0.01$。③心气虚证的舒张早期血流峰值速度(PFVE)/舒张晚期血流峰值速度(PFVA)，即E/A明显上升为0.99±0.13，正常人为0.87±0.08，<0.01。

心阴虚证、心血瘀证、心血瘀水肿证的 E/A 明显进一步上升，分别为 1.03 ±0.11、1.13 ±0.18、1.35 ±0.19，P<0.01。心气虚证明显低于心血瘀水肿证，$P<0.01$。E/A 依下列次序升高：正常人<心气虚证<心气阴虚证<心血瘀证<心血瘀水肿证，说明心气虚证、心气阴虚证的心功能下降，进一步发展为心血瘀证。

2. 陈瑞等[3]35 例心气虚证的病程 3~11 年，平均为(6.87±1.80)年；心功能Ⅰ级 5 例，Ⅱ级 15 例，Ⅲ级 7 例，Ⅳ级 3 例。舒张功能不全 5 例。心气虚证心功能以舒张功能不全、Ⅰ级、Ⅱ级为多，心阳虚证明显差于心气虚证，心功能以Ⅲ级、Ⅳ级为主。用彩色多普勒血流成像仪测定下列数据：①心气虚证 E/A 的平均值为 0.90±0.21，明显高于心阳虚证的 0.78±0.13，$P<0.05$。②心气虚证的 EF 为(51.03±6.58)%，明显高于心阳虚证的(42.52±8.03)%，$P<0.05$。说明心气虚证的心功能下降，进一步发展成心阳虚证。

(四)血液检验诊断学

1. 血清内源性洋地黄因子诊断学

正常人血清内源性洋地黄因子的平均值为 0.492g/L，充血性心力衰竭时明显下降，为 0.258g/L。心气虚证为 0.195g/L，心阳虚证为 0.265g/L，心气阴虚证为 0.273g/L，心血瘀证为 0.315g/L。4 证间有极显著性差异，$P<0.01$。小于 0.20g/L 多属心气虚证；0.2~0.26g/L 时，多属心阳虚证；0.27~0.30g/L，多属心阴虚证；大于 0.30g/L，多属心血瘀证。血清内源性洋地黄因子依下列次序升高：正常人<心气虚证<心阳虚证<心气阴虚证<心血瘀证，再一次证明病情恶化，由心气虚证发展为心阳虚证，进一步发展为心血瘀证。

2. 心房利钠素诊断学

周杰等 27 例心衰心气虚证的血浆心钠素上升，其平均值为(0.13±0.09)μg/L，正常人为(0.10±0.06)μg/L，心气阴虚证、心血瘀证、心血瘀水肿证分别为(0.13±0.07)、(0.17±0.11)、(0.26±0.16)μg/L。也反映了心气虚证进一步恶化，发展为心血瘀证。

(五)甲状腺功能诊断学

周杰等 27 例充血性心力衰竭心气虚证血清总三碘甲状腺原氨酸(T_3)的平均值为(0.34±0.13)μg/L，正常人为(0.34±0.16)μg/L，心血瘀证为(0.34±0.15)μg/L。心水肿血瘀证明显下降为(0.22±0.08)μg/L，$P<0.01$。心气虚证的总血清甲状腺素(T_4)明显上升为(108.61±26.14)μg/L，正常人为(83.14±31.56)μg/L，$P<0.05$。心血瘀证、心气阴虚证明显上升，分别为(118.63±49.18)、(114.23±46.98)μg/L，$P<0.01$。心水肿血瘀证下降为(77.85±43.68)μg/L。心气虚证、心气阴虚证、心血瘀证、心水肿血瘀证的促甲状腺激素均上升，分别为(0.86±0.29)μg/L、(0.89±0.20)μg/L、(0.99±0.19)μg/L、(0.87±0.33)μg/L，正常人为(0.78±0.33)μg/L。

(六)细胞因子诊断学

白细胞介素(IL)是一种细胞因子，在白细胞之间起调节作用的蛋白。据文献报道 18 种，IL-1~IL-18。IL-1 又分 IL-1α、IL-1β。陈瑞等 35 例心气虚证的 IL-6、IL-1α、IL-10 的平均值分别为(151.52±42.10)ng/L、(7.37±2.13)ng/L 及(35.14±10.37)ng/L。心阳虚证的 IL-6、IL-1α 明显高于心气虚证，分别为(199.08±36.21)ng/

L、(16.54 ±3.19)ng/L，$P<0.05$。IL-10 明显下降为(12.96 ±9.79)ng/L，$P<0.01$。心气虚证与心阳虚证不难鉴别。动物实验显示，IL6 能抑制心脏乳头肌的收缩功能，参与左心室肥厚的发展，随着 IL6 浓度的升高，心脏的收缩功能降低，导致心输出量降低，使整个机体血供减少，出现“寒象”并逐渐加重，最终心气虚证病情加重，发展为心阳虚证。

肿瘤坏死因子-α(TNF-α)增加细胞内四氯嘌呤的含量。四氯嘌呤可以作为辅助因子增加一氧化氮合酶的表达。使心肌内 NO 的合成增加，NO 增加后，抑制心肌细胞的收缩力，促进心肌纤维化。陈瑞等 35 例心气虚证肿瘤坏死因子-α 的平均值为(39.20 ±10.23)ng/L，明显低于 32 例心阳虚证的(50.50 ±15.06)ng/L，$P<0.01$。心气虚证病情恶化，心肌纤维化加重，发展为心阳虚证，两证不难鉴别。

二、充血性心力衰竭心阳虚证

心衰心气虚证的病情恶化损及心阳，发展为心衰心阳虚证。

(一)症状诊断学

曹雪滨等的 215 例充血性心力衰竭中，心阳虚证 94 例，占 43.72%，心阳气虚脱证 14 例，占 6.51%。心阳虚证在心气虚基础上，兼有畏寒、肢冷、舌淡白、脉细或结代。随着病程的进展，心阳虚证发展到一定程度，称之为心阳虚脱证，表现为面色青白、大汗淋漓、四肢厥冷、口唇青紫、呼吸微弱、脉微细欲绝。舌质淡，脉细弱。

(二)检体诊断学

舌淡白、脉细或结代。

(三)影像诊断学

陈瑞等 67 例充血性心力衰竭中有 32 例心阳虚证，男性 14 例，女性 18 例。年龄：51~84 岁，平均为(69.21 ±6.25)岁。病程 4~18 年，平均为(9.73 ±3.16)年。心功能Ⅰ级 1 例，Ⅱ级 3 例，Ⅲ级 17 例，Ⅳ级 10 例。舒张功能不全 1 例。测定下列心功能指标：①心衰心气虚证的舒张早期血流峰值速度(PFVE)/舒张晚期血流峰值速度(PFVA)即 E/A 的平均值为 0.90 ±0.21，明显高于心阳虚证的 0.78 ±0.13，$P<0.05$。②心气虚证的 EF 为(51.03 ±6.58)%，明显高于心阳虚证的(42.52 ±8.03)%，$P<0.05$。说明心气虚证的心功能下降，进一步发展我心阳虚证。

(四)血浆心房利钠素诊断学

周杰等 27 例心衰心气虚证的血浆心房利钠素上升，其平均值为(0.13 ±0.09)μg/L，正常人为(0.10 ±0.06)μg/L，心阴虚证、心血瘀证、心血瘀水肿证分别为(0.13 ±0.07)、(0.17 ±0.11)、(0.26 ±0.16)μg/L。心气虚证经过较长的时间进一步恶化，发展为心血瘀证。

(五)肿瘤坏死因子-α诊断学

陈瑞等 32 例心阳虚证的肿瘤坏死因子-α 明显上升，其平均值为(50.50 ±15.06)μg/L。说明心气虚证病情恶化，心肌纤维化加重。

三、心力衰竭心气阴虚证

（一）症状诊断学

万智等[4]将79例心衰患者分为两种证型：心肾阳虚证32例、心气阴虚证37例。心力衰竭心气阴两虚证临床表现为心悸，气短，疲乏，动则汗出，自汗或盗汗。其次有头晕、心烦，口干，面颧暗红。曹雪滨等的215例充血性心力衰竭中有心气阴虚证18例，占8.37%。在心气虚证的基础上进一步发展为心气阴虚证，表现为烦躁、颧红、口渴、舌质红、脉虚数。

（二）检体诊断学

舌红少苔，脉细数无力或结代。

（三）血清白细胞介素诊断学

万智等的37例充血性心力衰竭心气阴虚证，血清白细胞介素-6明显上升，其平均值为(19.41 ± 5.34)U/L，33例正常人为(4.71 ± 3.03)U/L，$P<0.001$。充血性心力衰竭心肾阳虚证为(35.45 ± 9.55)U/L。三者之间有明显差异，$P<0.05$。白细胞介素-6明显上升可以作为心气阴虚证的诊断依据，也不难与心肾阳虚证鉴别。

（四）彩色多普勒超声诊断学

万智等的37例心力衰竭心气阴虚证采用彩色多普勒超声控测仪检查，左室射血分数明显下降，其平均值为$(46.53 \pm 3.77)\%$，正常人为$(63.15 \pm 5.36)\%$，$P<0.05$。心气阴虚证明显大于心肾阳虚的$(41.41 \pm 3.79)\%$，$P<0.05$。

（五）甲状腺功能诊断学

周杰等的17例充血性心力衰竭心气阴虚证的血清总三碘甲状腺原氨酸（T_3）下降，其平均值为(0.33 ± 0.14)μg/L，正常人为(0.34 ± 0.16)μg/L，心水肿血瘀证明显下降为(0.22 ± 0.08)μg/L，$P<0.01$。心气阴虚证的总血清甲状腺素（T_4）明显上升为(114.23 ± 46.98)μg/L，正常人为(83.14 ± 31.56)μg/L，$P<0.05$。心气虚证、心气阴虚证、心血瘀证、心水肿血瘀证的促甲状腺激素均上升，分别为(0.86 ± 0.29)μg/L、(0.89 ± 0.20)μg/L、(0.99 ± 0.19)μg/L、(0.87 ± 0.33)μg/L，正常人为(0.78 ± 0.33)μg/L。

四、充血性心力衰竭心肾阳虚证

心肾阳虚证是指心肾阳气虚衰，温动无力，致使血行瘀滞，水湿内停，并见虚寒现象。

（一）症状诊断学

心悸怔忡，形寒肢冷，肢体浮肿，小便不利，神疲乏力，甚则唇甲青紫。

（二）检体诊断学

舌质淡暗青紫，苔白滑，脉沉细微。

(三)彩色超声诊断学

1. 万智等的32例心衰心肾阳虚证左室射血分数明显下降，其平均值为(41.41±3.79)%，正常人为(63.15±5.36)%，$P<0.05$。心气阴虚证明显小于心肾阳虚证的(46.53±3.77)%，$P<0.05$。

2. 冼绍祥等[5]的30例充血性心力衰竭心肾阳虚证：采用彩色多普勒超声诊断仪测定舒张期室间隔厚度、左室后壁厚度、左室舒张末期内径，计算出左室重量指数明显上升，其平均值为(179.52±82.700)g/m^2，明显高于30例充血性心力衰竭非肾阳虚证的(131.63±55.65)g/m^2，$P<0.05$。此组病例称之为心肾阳虚证较为妥当。

(四)血液检验诊断学

冼绍祥等的30例充血性心力衰竭肾阳虚证血管紧张素Ⅱ明显上升，其平均值为(68.35±13.14)pg/ml，明显高于30例充血性心力衰竭非肾阳虚证的(65.35±8.51)pg/ml，$P<0.01$。

充血性心力衰竭肾阳虚证脑钠素明显上升为(68.35±13.14)pg/ml，明显高于30例充血性心力衰竭肾阳虚证的(3.82±2.98)ng/ml，$P<0.01$。此组病例称之为心肾阳虚证较为妥当。

(五)运动耐量诊断学

周晓玲等[6]的100例充血性心力衰竭心肾阳虚证，50例口服加味参附五苓汤，药物组成：黄芪30g，人参10g，附片10g，白术10g，桂枝10g，猪苓20g，茯苓10g，泽泻10g，水煎，每次口服200~250ml，每日3次。其中冠心病24例，原发性心肌病10例，高血压心脏病8例，肺源性心脏病5例，风湿性心脏病3例。心功能Ⅳ级者29例，Ⅲ级者21例。用西药的对照组50例，口服多巴胺异丁脂片50毫克/次，硝酸甘油缓释片2.5毫克/次，双氢克尿塞片25毫克/次，均为每日2次。为避免出现耐药现象，用3天停2天。10~14天为1个疗程。测定运动耐受时间。静息及运动终止时心率(HR)与收缩压乘积及运动耐受时间。周晓玲等50例心衰心肾阳虚证的运动耐受时间明显缩短，治疗后明显延长，其平均值为(11.96±3.4)min，明显长于西药治疗组的(6.88±3.42)min。50例中医治疗组静息的心率(HR)$\times 10^2$与收缩压(kpa)乘积为92.6±16.4，运动终止时HR$\times 10^2$与收缩压乘积为123.8±18.4。50例西医治疗组静息的HR$\times 10^2$与收缩压乘积为91.6±16.4，运动终止时HR$\times 10^2$与收缩压乘积为120.7±16.8。两个不同治疗组静息的HR$\times 10^2$与收缩压乘积，运动终止时HR$\times 10^2$与收缩压乘积基本接近。提示加味参附五味汤能在不增加心肌耗氧的情况下改善患者的运动能力。

(六)血流动力诊断学

周晓玲等100例充血性心力衰竭心肾阳虚证用无创血流动力学仪测定下列数据：①心率明显上升，其平均值为(88±15)次/分，治疗后明显下降为(74±9)次/分，$P<0.05$。西药对照组的心率由(87±13)次/分明显下降为(78±11)次/分，$P<0.05$。②每搏心输出量(SV)明显下降为(76±24.2)ml，治疗后明显上升为(87.3±22.3)ml，$P<0.01$。西药对照组的SV由(74±24.2)ml明显上升为(79.4±18)ml，$P<0.05$，没有中药组疗效明显。③左室射血分数明显下降为(66±10.4)%，治疗后明显上升为(73.8±9.8)%，$P<$

0.01。西药对照组由(66 ±11.2)% 明显上升为(72.48 ±8.8)%，$P<0.01$。④心脏指数(CL)明显下降为(1.5 ±0.13) L/min. m^2，疗后上升为(2.8 ±0.22) L/min. m^2，$P<0.05$。西药对照组由(1.5 ±0.16) L/min. m^2 明显上升为(2.2 ±0.14) L/min. m^2，$P<0.05$。⑤肺水肿指数(TEI)明显上升为(42 ±4.0) ohn，治疗后明显下降为31 ±3.8，$P<0.01$。西药对照组由(41 ±4.0) ohn 明显下降为32 ±3.2，$P<0.01$。⑥肌耗氧量(DP)明显上升为10546 ±2203，治疗后明显下降为8368 ±1346，$P<0.01$。西药对照组由10428 ±2864 明显下降为8726 ±1346，$P<0.05$。笔者曾遇见一例心衰西药治疗无法改善，面临死亡威胁，用中西医结合治疗，疗效极佳，仍健在。加味参附五苓汤的总有效率为92%，明显高于西药组的72%，$P<0.01$。中药治疗后 HR、SV、EF 等均有明显改善，与西药对照组比较，具有显著性差异，$P<0.01$。

(七)细胞因子诊断学

冼绍祥等30例充血性心力衰竭肾阳虚证的肿瘤坏死因子－α(TNF－a)明显上升，其平均值为(89.48 ±9.65) pg/ml，明显高于充血性心力衰竭非肾阳虚证的(65.35 ±8.51) pg/ml。

充血性心力衰竭肾阳虚证的白细胞介素－2 明显上升，其平均值为(19.60 ±13.69) pg/ml，$P<0.05$。明显高于30 例充血性心力衰竭非肾阳虚证的(12.60 ±8.60) pg/ml，$P<0.05$。此组病例称之为心肾阳虚证较为妥当。

五、充血性心力衰竭心血瘀证

(一)症状诊断学

胸闷胸痛，舌质紫黑，或有瘀斑，颈部青筋暴露，右胁下痞块。

(二)检体诊断学

舌质紫黑，或有瘀斑，舌下静脉怒张。脉细、涩或结代。

(三)甲状腺功能诊断学

周杰等40 例充血性心力衰竭心血瘀证血清总三碘甲状腺原氨酸(T_3)的平均值为(0.34 ±0.15) μg/L，心水肿血瘀证明显下降为(0.22 ±0.08) μg/L，正常人为(0.34 ±0.16) μg/L，$P<0.01$。心血瘀证的总血清甲状腺素(T_4)明显上升为(108.61 ±26.14) μg/L，正常人为(83.14 ±31.56) μg/L，$P<0.05$。心水肿血瘀证下降为(77.85 ±43.68) μg/L。心气虚证、心气阴虚证、心血瘀证、心水肿血瘀证的促甲状腺激素均上升，分别为(0.86 ±0.29) μIU/dl、(0.89 ±0.20) μIU/dl、(0.99 ±0.19) μIU/dl、(0.87 ±0.33) μIU/dl，正常人为(0.78 ±0.33) μIU/dl。

参考文献

[1]曹雪滨，等．充血性心力衰竭的中医辨证分型特点．甘肃中医学院学报，1999，16(3)：13～14.
[2]周杰，等．充血性心力衰竭中医辨证分型与心功能参数及甲状腺激素相关性的临床研究．中国中西医结合杂志，2004，24(10)：872～875.
[3]陈瑞，等．充血性心力衰竭心气虚、心阳虚证与肿瘤坏死因子－α 及白细胞介素关系的研究．中

国中西医结合杂志，2004，24(10)：872～875.
[4]万智，等．心力衰竭心肾阳虚、气阴两虚型与白细胞介素－6的关系研究．新疆中医药，2007，25(3)：16～18.
[5]冼绍祥，欧明等．慢性充血性心力衰竭肾阳虚证与血管紧张素Ⅱ、脑钠素的关系研究．浙江中医杂志 2007，42(1)：26～27.
[6]周晓玲，等．100例充血性心力衰竭心肾阳虚证的临床观察．湖南中医药导报，2000，6(7)：26～27.

第二节 冠状动脉粥样硬化性心脏病

冠状动脉粥样硬化性心脏病，简称为冠心病，十分常见，主证是心血瘀证，患者多服中成药，很少接受长期的辨证治疗。笔者认为心绞痛及心室束支阻滞，无法长期坚持一天吃3碗中药治疗，如果中药房能将各种饮片打成粉剂，提供一周、一个月或更长时间中药胶囊，就能解决长期辨证用药的问题。鞠镐等[1]89例冠心病心绞痛的分型诊断如后：标实证有14例心痰浊偏寒证、24例心痰浊偏热证、33例心气滞证、88例心血瘀证及16例心寒凝证。本虚证有15例心气虚证、9例心阳虚证及7例心阴虚证。提示心血瘀是冠心病的主证，任何时候都要重视活血化瘀药品的使用。胡业彬等[2]认为100例冠心病心绞痛均为血瘀证，用活血冲剂(含丹参、川芎、红花、赤芍、降香等)治疗的有效率为80%。68例合并心气虚证，25例合并心阴虚证，1例合并心阳虚证，38例合并心气滞证，20例合并心痰浊证。根据合并症用活血冲剂加减治疗，心气虚证或心气阴虚证加党参、麦冬、五味子或黄芪；肾虚证加女真子、淫羊藿、枸杞等；合并痰浊证加陈皮、法夏、茯苓等；合并气滞证加瓜蒌、薤白、郁金、香附、枳壳等。有效率提高为92.5%。王硕仁等[3]的103冠心病、马晓昌等[4]73例冠心病均诊断为心血瘀证。

一、冠心病心气虚证

(一)症状诊断学

胸闷痛，发作无规律，一般与劳累无关，气短乏力，心悸心慌，腰膝酸软，眩晕扑倒。

(二)检体诊断学

舌淡胖，齿痕明显，舌面有丝状裂纹。

(三)影像诊断学

1. 超声诊断学

(1)廖家桢等[5]的冠心病包括冠心病心绞痛，陈旧性心肌梗塞，急性心肌梗塞。均为心血瘀证，可以兼心气虚证、心阴虚证及心气阴虚证。其32例冠心病心气虚证超声检查的各项指标如后：①左室舒张末期内径稍增加，其平均值为(50.5±1.0)mm，50例正常人为(47.8±0.46)mm。②左室收缩末期内径增加为(38.0±1.3)mm，正常人为(28.0±0.58)mm。③每搏心输出量明显下降为(57.90±3.17)ml，正常人为(86.32±2.17)ml，*P*

<0.01。④每分钟输出量明显下降为(3.89 ±0.20)L/min，正常人的平均值为(5.20 ±0.17)L/min，$P<0.01$。⑤左室小轴缩短，百分率明显缩小为(25.20 ±1.60)%，正常人为(40.70 ±0.84)%，$P<0.01$。⑥射血分数明显下降为(48.55 ±2.56)%，正常人为(78.78 ±0.92)%，$P<0.01$。心气虚证的心功能明显下降，其下降的程度可作为冠心病心气虚证定性定量诊断的依据。

(2)王硕仁等的103例冠心病均诊断为心血瘀证，其中69例兼有心气虚证。34例心血瘀证不兼心气虚证，其中17例为单纯气滞证，即非心虚证，另17例为心虚证。103例冠心病中有稳定性劳累型心绞痛90例，不稳定性心绞痛4例，陈旧性心肌梗死症9例，合并高血压病22例。采用脉冲多普勒超声心动仪，记录用二尖瓣口血流频谱的方法测定左室舒张功能和左室收缩功能：①心血瘀气虚证左室舒张早期充血时间延长，其平均值为(0.24 ±0.05)s，10例正常人为(0.23 ±0.04)s。未兼心气虚证的血瘀证为(0.22 ±0.04)s，明显短于心血瘀气虚证，$P<0.05$。②心血瘀气虚证舒张早期血流峰值速度(PFVE)下降为(55.72 ±11.72)cm/s，正常人为(61.10 ±11.56)cm/s。明显低于未兼心气虚证血瘀证的(64.17 ±11.13)cm/s，$P<0.01$。③心血瘀气虚证舒张晚期血流峰值速度(PFVA)明显上升为(62.03 ±9.99)cm/s，正常人为(50.00 ±11.50)cm/s，$P<0.01$。未兼心气虚证的血瘀证也明显上升为(61.53 ±12.81)cm/s，$P<0.05$。④心血瘀气虚证的PFVA/PFVE(A/E)明显上升为1.19 ±0.29，正常人为0.82 ±0.11，$P<0.01$。未兼心气虚证的血瘀证也明显上升为0.98 ±0.22，$P<0.05$，明显低于心血瘀气虚证，$P<0.01$。⑤心血瘀气虚证的每搏心输出量(SV)明显下降为(0.05 ±0.01)L，正常人的平均值为(0.06 ±0.01)L，$P<0.05$。未兼心气虚证的血瘀证也明显下降为(0.05 ±0.01)L，$P<0.01$。⑥心血瘀气虚证的每分钟输出量(CO)下降为(3.80 ±0.89)L，未兼心气虚证的血瘀证为(3.85 ±0.78)L，正常人为(4.23 ±0.95)L。

冠心病心血瘀气虚证左室舒张早期充血时间、PFVE及A/E与未兼心气虚证血瘀证有显著性差异，冠心病心血瘀气虚证的心功能比无心气虚证心血瘀证的心功能差。两者不难鉴别。PFVA及A/E明显上升可以作为冠心病心血瘀气虚证的诊断依据。

通过对敏感性和特异性进行统计学处理，发现左室舒张功能评价对心气虚证的判定有较高的敏感性，为87%，左室收缩功能则对其有较高的特异性，为88%，其敏感性为61%。

50例稳定性劳累型心绞痛心血瘀气虚证用党参提取液(1ml内含1g生药)进行补气治疗，症状有改善，介绍其中10例，每日服用60ml党参提取液，分两次口服，疗程为2周。①左室舒张早期充血时间，治疗后明显缩短为(0.26 ±0.05)s，治疗前为(0.29 ±0.05)s，$P<0.05$。②PFVE治疗后明显上升为(64.80 ±8.43)cm/s，治疗前为(60.90 ±8.52)cm/s。③PFVA治疗后下降为(63.10 ±8.88)cm/s，治疗前为(66.90 ±6.23)cm/s。④A/E治疗后明显下降为0.99 ±0.20，治疗前为1.12 ±0.19，$P<0.05$。⑤SV治疗后上升为(0.07 ±0.02)L，治疗前为(0.06 ±0.02)L。⑥CO治疗后上升为(4.46 ±0.89)L，治疗前为(4.12 ±1.02)L。

2. 冠状动脉及左心室造影诊断学

鞠镐等对冠心病心绞痛病人进行冠状动脉造影。冠状动脉狭窄程度及记分方法见第4章第2节。89例冠心病心绞痛患者中有88例心血瘀证，89例冠心病心绞痛患者中同时诊断为心气虚证、心阳虚证及心阴虚证的积分为(2.7±3.3)、(6.0±3.0)及(2.6±3.6)分。心阳虚证的积分明显高于心气虚证及心阴虚证，心阳虚证不难与心气虚证及心阴虚证鉴别。

3. 核听诊器诊断学

贾宝善等[6]静脉“弹丸式”注射放射性示踪剂后，观察心室放射性计数变化曲线：①14例冠心病心气虚轻证的射血分数轻度下降，其平均值为(52.92±6)%，15例正常值平均为(57.53±8)%，30例心气虚重证的EF明显下降为(34.13±7)%，$P<0.01$。②心气虚轻证和重证心舒张功能的高峰充盈率明显下降，分别为(3.2±0.5)及(3.1±0.8)左心室舒张末期容积/秒，正常人为(4.4±0.9)左室舒张末期容积/秒，$P<0.01$。③心气虚证心舒张功能的高峰充盈时间明显延长，轻证患者和重证患者分别为(189±31)及(193±68)ms，正常人为(122±28)ms，$P<0.01$。34例心气虚证核听诊器检测异常者为88%。

(四)血液检验诊断学

1. 血浆血栓素$β_2$及6-酮前列环素诊断学

廖家桢等测定冠心病心气虚证的血浆TXB_2含量明显上升，其平均值为(260.28±67.97)ng/L，30例正常人为(79.18±5.48)ng/L。6-Keto-$PGF_{1α}$明显下降为(33.45±22.5)ng/L，而正常人为108ng/L。

2. 血浆核酸诊断学

廖家桢等28例冠心病心气虚血瘀证的血浆核酸均明显下降。核酸总含量、DNA含量、RNA含量的平均值分别为(48.02±2.25)μg/ml、(29.19±1.18)μg/ml及(18.83±1.83)μg/ml。10例正常人的平均值分别为(93.82±1.52)μg/ml、(36.6±0.66)μg/ml及(57.2±4.71)μg/ml。

3. 血液流变诊断学

(1)樊良卿等[7]测定了38例冠心病心气虚证血液流变性的表现：①全血黏度比($19.2S^{-1}$)明显上升，其平均值为50.70±16.70，40例正常人为35.02±8.13，$P<0.01$。②全血黏度比($192.00S^{-1}$)上升为4.43±0.94，正常人为4.06±0.89。③血浆黏度比明显上升为1.94±0.18，正常人为1.81±0.11，$P<0.05$。④红细胞电泳时间明显延长为(22.24±2.70)s，正常人为(17.79±1.16)s，$P<0.01$。⑤红细胞压积缩小，其平均值为0.45±0.86，正常人为0.47±0.04。⑥血沉加快为(26.00±14.90)mm/h，正常人为(21.63±12.41)mm/h，$P<0.01$。

(2)廖家桢等[5]报道，冠心病心气虚证和冠心病心气阴虚证血液流变性的有关指标均有不同程度的上升，特别是全血黏度和血浆黏度明显高于正常人，$P<0.05\sim0.01$。红细胞电泳时间显著减慢，细胞压积显著高于正常人，$P<0.05\sim0.01$。

4. 血清多巴胺-β-羟化酶诊断学

多巴胺-β-羟化酶(D-β-H)存在于交感神经末梢含儿茶酚胺的小囊泡内，多巴胺受此酶的作用形成去甲肾上腺素。樊良卿等83例冠心病中有38例心气虚证，12例心气阴虚证，3例肾气虚证，9例心阴虚证。冠心病心气虚证的D-β-H下降，平均值为(275.0±176.3)U。8例冠心病心气阴虚证为(238.97±130.5)U。3例冠心病肾气虚证为(152.0±68.1)U，8例心阴虚证为306.37U。9例消化系统脾气虚证为(136.5±74.9)U。

心阴虚证 > 心气虚证 > 肾气虚证 > 脾气虚证。

5. 血清淀粉酶、胰淀粉酶同工酶、胰脂肪酶诊断学

杨维益等[8]11 例冠心病心气虚证有关的检验学数据：①冠心病心气虚证血清淀粉酶活性上升，其平均值为(23.09 ± 6.01)U/L、明显高于 30 例脾气虚证的(15.77 ± 3.91)U/L，$P<0.01$。9 例患者以炙甘草 10g，桂枝 10g，麦冬 10g，丹参 20g，太子参 12g，熟地 15g，阿胶 12g，炙黄芪 30g，枣仁 15g 为主治疗。每日 1 剂，水煎 200ml，早晚分服，共服 2 周。治疗后下降为(21.45 ± 5.39)U/L。②胰淀粉酶同工酶上升为(12.13 ± 4.10)U/L，明显高于脾气虚证的(4.15 ± 1.72)U/L 及肝胃不和证的(8.52 ± 4.41)U/L，$P<0.01$。治疗后下降为(10.95 ± 2.62)U/L。③血清胰脂肪酶下降为(66.40 ± 13.99)U/L，明显高于脾气虚证的(45.67 ± 13.76)U/L，$P<0.01$。血清胰脂肪酶的测定有利于心气虚证与脾气虚证的鉴别。治疗后明显上升为(78.48 ± 5.90)U/L。血清淀粉酶、胰淀粉酶同工酶活性上升及胰脂肪酶明显下降可以作为心气虚证的诊断依据。血清淀粉酶、胰淀粉酶同工酶、胰脂肪酶的测定有利于心气虚证与肝胃不和证、脾气虚证的鉴别。

6. 血小板内环核苷酸诊断学

廖家桢等测定冠心病心气虚证血小板内环－磷酸腺甙(cAMP)明显下降，平均值为(15.5 ± 1.2)PM/10^9 血小板，正常人为(19.8 ± 2.8)pg/10^9 血小板。而心阴虚证患者的血小板内环－磷酸腺甙正常，为(19.8 ± 2.8)PM/10^9 血小板。血小板内环－磷酸鸟甙(cGMP)的含量明显上升为(3.6 ± 0.5)PM/10^9。正常人为(2.2 ± 0.3)PM/10^9 血小板。血小板内 cAMP/cGMP 明显下降为 4.3，正常人为 9.0，而心阴虚证患者的 cAMP/cGMP 则无明显改变。

血小板内 cAMP 明显下降，血小板内 cGMP 明显上升及血小板内 cAMP/cGMP 明显下降，可以作为心气虚证的一个诊断依据，也有利于心气虚证与心阴虚证的鉴别诊断。

7. 血红蛋白 2，3－二磷酸甘油酸诊断学

廖家桢等测定冠心病心气虚证的血红蛋白 2，3－二磷酸甘油酸明显上升，其平均值为(22.84 ± 1.21)μM/ml，正常人的平均值为(14.15 ± 0.44)μM/ml，$P<0.01$。红细胞中 2，3－二磷酸甘油酸的含量越高，血液流经组织时释放的氧量越多。血红蛋白 2，3－二磷酸甘油酸的含量明显上升，可以作为心气虚证的一个诊断依据。

8. 血清乳酸脱氢酶及其同工酶诊断学

陈家旭等[9]11 例冠心病心气虚证的血清乳酸脱氢酶(LDH)及其同工酶 LDH_1、LDH_4、LDH_5 活性的平均值分别为(45.93 ± 17.87)U/L、(64.34 ± 22.66)U/L 及(43.88 ± 28.05)U/L。LDH_1 明显低于脾气虚证的(62.67 ± 23.50)U/L，$P<0.01$。LDH_4、LDH_5 的活性明显高于脾气虚证者，其平均值分别为(31.08 ± 24.15)U/L 及(5.03 ± 4.70)U/L，$P<0.01$。用益气活血宁心的方药治疗后，LDH_1 的活性明显上升为(72.93 ± 19.78)U/L，$P<0.01$。LDH_4、LDH_5 的活性明显下降，分别为(54.54 ± 42.59)U/L、(29.50 ± 19.75)U/L。LDH_1 的活性明显下降可以作为心气虚证的诊断依据，也不难与脾气虚证相鉴别。

（五）甲皱微循环诊断学

鲍延熙等[10]的 30 例冠心病中有 18 例心气虚证和 12 例心血瘀证。对甲皱微循环的评价：①正常：血管襻清晰，管襻以发夹型为主。②轻度灌汗不良：血管襻清晰或尚清晰，

形态有少数扭曲枝生，无出血点，血流速度基本正常，偶见血球聚集，枝数、长度基本正常，心血瘀证2例。③中度灌注不良：血管群尚清，形态明显扭曲枝生，有的血流变慢，有出血点，见到血球聚集，枝数、长度有异常。心血瘀证4例。④重度灌注不良：血管襻模糊不清，血球流速、枝数等均不易认辨，有明显出血点。冠心病心气虚证中3例正常，6例轻度灌注不良，2例中度灌注不良，3例重度灌注不良，中度以上灌注不良者占35.6%，心血瘀证中全部异常，中度以上灌注不良的病例明显多于心气虚证，占77.7%，$P<0.01$。心气虚证和心血瘀证，一个是本证，一个是标证，同时存在。心气虚证的病情比心血瘀证轻。心血瘀证者肯定同时存在严重的心气虚证，心血瘀证的临床表现突出，是冠心病的首证。治疗冠心病心气虚证要注意加上活血化瘀之品。

(六)内分泌诊断学

1. 下丘脑－垂体－肾上腺皮质轴功能诊断学

廖家桢等23例冠心病心气虚证24h尿的17－羟皮质类固醇及17－酮类固醇，均有上升，其平均值分别为(15.6±1.5)mg及(8.1±0.9)mg，10例正常人的平均值分别为(9.8±1.0)mg及(6.1±0.9)mg。10例冠心病心气阴虚血瘀证24h尿的17－羟皮质类固醇及17－酮类固醇值，也有上升，其平均值分别为(14.9±3.7)mg及(7.4±1.5)mg。认为心气虚证和心气阴虚证24h尿的17－羟皮质类固醇及17－酮类固醇不仅不减少，反而增多，说明心气虚证和肾阳虚证有所不同，设想这项指标可能有助于心气虚证和肾阳虚证的鉴别。笔者认为心气虚证尿的17－羟皮质类固醇及17－酮类固醇应该下降，但是这些病例同时存在心血瘀证，不是单纯的心气虚证。有必要对肺气虚证、心气虚证(非血瘀证)、脾气虚证及肾气虚证尿的17－羟皮质类固醇及17－酮类固醇值进行对比性研究。

2. 下丘脑－垂体－肾上腺髓质轴功能诊断学

廖家桢等13例男性、7例女性冠心病心气虚证24h尿肾上腺素明显上升，其平均值分别为(20.08±4.75)μg、(28.36±9.17)μg，8例正常男性、9例正常女性分别为(7.06±2.82)μg、(4.49±3.83)μg。去甲肾上腺素值明显上升，男女性分别为(15.28±4.13)μg、(16.07±7.96)μg，正常男女性分别为(6.85±2.22)μg及(8.14±2.13)μg。另外血胆碱酯酶活性功能偏亢进，28例冠心病心气虚证为(103.03±5.96)%，22例正常人为(97.85±6.61)%。

(七)免疫功能诊断学

廖家桢等的冠心病心气虚证、心气阴虚证的免疫功能，淋巴细胞转化率明显下降，$P<0.01\sim0.001$。E－花环形成率明显下降，29例心气虚证、7例心气阴虚证分别为(24.27±1.30)%、(26.57±2.88)%，24例正常人为(36.04±1.13)%。25例心气虚证、心气阴虚证淋巴细胞d－萘乙酸酯酶染色(ANAE)的阳性率明显下降，分别为(56.24±2.87)%、(52.10±2.98)%，24例正常人的平均值为(79.10±0.80)%。$P<0.05\sim0.01$。淋巴细胞转化率、E－花环形成率、淋巴细胞ANAE的阳性率明显下降是心气虚证的一个表现。

(八)心机图诊断学

1. 樊良卿等测定了38例冠心病心气虚证的下列数据：①左室射血前时间(PEP)明显

上升，其平均值为(158 ±9)ms，44 例正常人为(126 ±9)ms。②左室射血时间(LVET)明显下降为(402 ±35)ms，正常人为(417 ±17)ms。③PEP 加 LVET 称为心机械收缩时间(QS_2)，明显上升为(560 ±38)ms，正常人为(544 ±21)ms。④PEP/LVET 非常明显上升为0.45 ±0.07，正常人为 0.32 ±0.03。PEP/LVET 是了解左心室功能的可靠方法，接近心血管造影及直接测定的血液动力学变化的结论。

2. 廖家桢等测定 33 例无高血压的冠心病心绞痛心气虚证的下列数据：①心率明显变慢，其平均值为(69.26 ±1.93)次/分，30 例正常人为(71.46 ±8.55)次/分。②PEP 明显延长为(118.90 ±3.38)ms，正常人为(104.46 ±13.49)ms。③LVET 缩短为(278.81 ±5.22)ms，正常人为(280.13 ±15.93)ms。④QS_2 延长为(397.85 ±5.64)ms，正常人为(383.83 ±19.41)ms。⑤PEP/LVET 明显增大为 0.43 ±0.02，正常人为 0.37 ±0.054。⑥机械收缩时间(MST)为(338.91 ±6.73)ms，正常人为(331.7 ±18.15)ms。⑦等容收缩期(ICT)明显延长为(59.83 ±3.34)ms，正常人为(51.58 ±12.57)ms。⑧LVET/ICT 明显缩小为 5.06 ±0.50，正常人为 5.8 ±1.74。PEP/LVET、LVET/ICT 两者的诊断价值相同。⑨a% 为 a 波的起点至其顶点的垂直高度占心尖搏动图垂直高度(EO)的百分数。如果 IRP 的延长，a% 的增加，反映左心室顺应性的减低及舒张末期压力的增加。心气虚证 a% 明显上升为(13.82 ±1.58)%，正常人为(8.33 ±4.16)%。⑩快速充盈期(RFT)明显延长为(79.79 ±5.51)ms，正常人为(77.07 ±13.38)ms。⑪缓慢充盈期(SFT)明显延长为(279.18 ±25.86)ms，正常人为(222.27 ±93.22)ms。⑫等容舒张期(IRP)明显延长为(129.16 ±4.91)ms，正常人为(112.46 ±17.57)ms。⑬SFT/RFT 明显上升为 3.63 ±0.41，正常人为 2.77 ±1.39。

PEP、ICT、RFT 明显延长，LVET 缩短，PEP/LVET 明显增大、LVET/ICT 明显缩小、a% 明显上升可以作为心气虚证诊断依据。

3. 郑源庞等[11]的 102 例冠心病中有 73 例心气虚证，29 例非心气虚证。测得心机图的下列数据：①冠心病心气虚证、非心气虚证及健康人的心率加快，其平均值分别为(74.65 ±1.14)及(74.65 ±1.14)次/分。②冠心病心气虚证 PEP/LVET 明显上升为 0.388 ±0.066，明显高于非心气虚证和 20 例健康人，分别为 0.345 ±0.04、0.316 ±0.035，$P<0.01$。③冠心病心气虚证的 EF 明显下降为(64.00 ±7.8)%，明显低于非心气虚证和健康人，分别为(69.4 ±5)%、(73.1 ±4.4)%，$P<0.01$。④冠心病心气虚证的 SV 明显下降为(48.79 ±14.36)毫升/搏，健康人为(79.39 ±17.09)毫升/搏，$P<0.01$。冠心病非心气虚证明显下降为(69.16 ±17.13)毫升/搏，$P<0.01$。⑤冠心病心气虚证的每分钟心排血量(CO)下降为(3.83 ±1.01)L/min，健康人为(5.15 ±1.03)L/min，冠心病非心气虚证为(4.62 ±1.04)L/min，明显高于冠心病非心气虚证，$P<0.01$。⑥冠心病心气虚证心脏指数〔CI〕明显下降为(2.38 ±0.68)L/(min · m^2)，健康人为(3.35 ±0.70)L/(min · m^2)，$P<0.01$。冠心病非心气虚证明显下降为(2.91 ±0.64)L/(min · m^2)，$P<0.05$。⑦心气虚证的左室平均射血速率(SVI/LVET)明显下降为 119.46 ±29.82，健康人为 168.06 ±31.7，$P<0.01$。冠心病非心气虚证明显下降为 145.90 ±24.42，$P<0.05$，明显高于冠心病心气虚证，$P<0.01$。⑧冠心病心气虚证心缩力指数(HI)明显下降为 11.29 +3.40，健康人 17.19 ±4.81，$P<0.01$。冠心病非心气虚证明显下降为 14.90 ±4.04，明显高于冠心病心气虚证。⑨心率与收缩压的乘积(HR. SBP)，可以相当准确地代表心肌氧耗量，冠

心病心气虚证明显增加为9090±2069，健康人为6911±1147，$P<0.01$。冠心病非心气虚证明显增加为8726±2464，$P<0.01$。明显高于冠心病非心气虚证，$P<0.01$。⑩血液循环总外周阻力(TPR)明显地上升为(2016±725) dyn. s. cm^{-5}，健康人为(1248±228) dyn. s. cm^{-5}，$P<0.01$。冠心病非心气虚证明显下降为(1718.29±467) dyn. s. cm^{-5}，明显低于心气虚证，$P<0.01$。⑪冠心病心气虚证的血管顺应性(C波振幅)明显下降为(1.21±0.45)Ω/s，健康人为(2.07±0.56)Ω/s，$P<0.01$。冠心病非心气虚证明显下降为(1.53±0.63)Ω/s，$P<0.01$，明显大于心气虚证。C波与心室收缩力，心搏量密切相关，心功能受损的冠心病者，其C波均有不同程度的振幅减低。(12)A波增深，A波幅大于0.5Ω/s者占42.47%，健康人占5%，$P<0.01$。冠心病非心气虚证明显上升为24.14%，$P<0.01$，明显低于心气虚证，$P<0.01$。(13)A/C明显上升，大于0.28者占45.21%，健康人为0%，$P<0.01$。冠心病非心气虚证明显上升为20.69%，$P<0.01$，明显低于心气虚证。(14)冠心病心气虚证、非心气虚证和健康人的O/C大于0.25者，分别占4.11%、3.45%及5%。

PEP/LVET、TPR、HR. SBP、A波幅大于0.5Ω/s的百分数、A/C大于0.28的百分数明显上升，EF、SV、CO、CI、SVI/LVET、HI、C波振幅明显下降，可以作为心气虚证的诊断依据。

4. 鲍延熙等的30例冠心病中，18例心气虚证的PEP/LVET上升，其平均值为0.43±0.10，正常值在0.35以下。15例PEP/LVET在0.35以上，3例正常，异常率为83.3%。

心尖搏动图：心室收缩波形态呈单峰或双峰者为正常；收缩波末期膨出或高平顶者为可疑异常；全收缩期呈高平顶者为异常。心房波幅度/心室波幅度正常值小于15%，15~20%为可疑异常，大于20%为异常。两者均为可疑异常时，认为心尖搏动图异常。12例冠心病气虚证，心尖搏动图异常者占83.3%，上述3例左心室收缩间期时间正常者的心尖搏动图均异常。心尖搏动图和左心室收缩时间间期联合检查，100%异常。PEP/LVET在0.35以上者为异常，占83.3%，心尖搏动图异常者占83.3%，均可作为心气虚证的诊断依据。心气虚证中PEP/LVET正常者，其心尖搏动图异常。心尖搏动图和左心室收缩时间间期联合检查，100%异常。

5. 董其美等[12]的135例心虚证中有68例冠心病，41例风心病，4例肺心病，7例心肌病，6例高血压动脉硬化性心脏病，6例病态窦房结综合征及3例其他心脏病。其中有75例心衰，全心衰39例。28例心气虚证、34例心阳虚证、53例心气阴虚证、5例阴阳虚证及10例单纯心阴虚证，前4个证均以心或心肾虚证为主，心阴虚证则以肝肾阴虚证及心肝肾阴证为主(均属冠心病或其它心脏病，无风湿性心脏病者)，说明心虚证中常合并肝肾虚证。前4个证临床表现为心衰者分别有15例、25例、心气阴虚证15例及5例，心阴虚证无1例心衰。用RM-45型4导生理记录仪同步记录心电图、心音图、颈动脉搏动图及心尖搏动图。测定下列指标：①心气虚证、心阳虚证、心气阴虚证及心阴阳虚证的PEPI(心率对PEP值的影响是明显的，用心率对PEP进行校正，PEPI是PEP的校正值，即心率×0.76+PEP)明显延长，其平均值分别为(165.65±20.69)、(174.01±27.60)、(178.60±31.90)及(180.40±29.70)ms，107例正常人为(149.27±31.38)ms，$P<0.001$。10例单纯心阴虚证略延长为(154.70±12.30)ms。②心气虚证、心阳虚证、心气

阴虚证、心阴阳虚证和单纯心阴虚证的 LVETI 均明显缩短，分别为(364.80 ±27.70)、(365.40 ±30.77)、(355.50 ±25.80)、(340.80 ±32.50)及(363.50 ±0.70)ms，正常人为(386.36 ±15.93)ms，$P<0.001$。③心气虚证、心阳虚证、心气阴虚证及心阴阳虚证的 PEP/LVET 明显上升，其平均值分别为 0.458 ±0.08、0.484 ±0.11、0.507 ±0.11 及 0.531 ±0.11，单纯心阴虚证 PEP/LVET 轻度上升为 0.425 ±0.004，正常人为 0.399 ±0.060，$P<0.01$，心阴虚证 PEP/LVET 轻度上升为 0.425 ±0.004。

PEPI、PEP/LVET 依下列次序递升：正常人 < 心阴虚证 < 心气虚证 < 心阳虚证 < 心气阴虚证 < 心阴阳虚证。

心衰心气虚证、心阳虚证、心气阴虚证、心阴阳两虚证的 PEPI 明显增大，分别为 171.23 ±27.58、182.67 ±24.67、191.23 ±37.01 及 198.88 ±20.70。心衰心气虚证、心阳虚证、心气阴虚证、心阴阳两虚证的 PEP/LVET 明显增大，分别为 0.481 ±0.09、0.519 ±0.10、0.557 ±0.11 及 0.627 ±0.05。心气虚证 < 心阳虚证 < 心气阴虚证 < 心阴阳虚证，4 证之间的 $P<0.01$。无心衰的心气虚证、心阳虚证、心气阴虚证、心阳阴虚证及心阴虚证的 PEP/LVET，分别为 0.430 ±0.05、0.385 ±0.06、0.443 ±0.08 及 0.445 ±0.07 及 0.426 ±0.04，与正常人无明显差异。

二、冠心病心阳虚证

冠心病心阳虚证多由冠心病心气虚证发展而成。

(一)症状诊断学

形寒肢冷，夏天较耐热，神疲乏力，涎多，少渴，安静懒言，便溏，尿清长，奔跑后胸部针刺样痛，阴天胸痛，怕冷，卧不安，自汗，足胫水肿。

(二)检体诊断学

舌质淡胖嫩，苔白，脉沉细无力，迟或涩。

(三)影像诊断学

鞠镐等心气虚证、心阳虚证及心阴虚证的积分分别为(2.7 ±3.3)、(6.0 ±3.0)及(2.6 ±3.6)分。9 例心阳虚证的积分明显高于 15 例心气虚证及 7 例心阴虚证，说明心阳虚证由心气虚证发展而来。心阳虚证不难与心气虚证及心阴虚证鉴别。

(四)血液检验诊断学

1. 血清酪氨酸诊断学

吴瑞荣等[13]的 110 例冠心病中有 24 例心阳虚证，43 例心阴虚证。心阳虚证的血清酪氨酸上升，其平均值为(1.29 ±0.41)mg/dl，15 例男性冠心病心阳虚证为(1.25 ±0.34)mg/dl，17 例正常男性的平均值为(1.14 ±0.33)mg/dl。

2. 血脂诊断学

谭达人等[14]的 49 例冠心病中包括 15 例心阳虚证，34 例心阴虚证。冠心病心阳虚证血脂的数据：①胆固醇的平均值为(206 ±18.5)mg/dl，正常人为 125 ~120mg/dl。②甘油三脂为(104 ±14.6)mg/dl，正常人为 50 ~135mg/dl。③β - 脂蛋白为(744 ±79.1)mg/dl，正常人为 250 ~850mg/dl。胆固醇、β - 脂蛋白位于高值。冠心病心阳虚证的甘油三脂明显低于冠心病心阴虚证，$P<0.05$。

（五）尿17-羟皮质类固醇诊断学

吴瑞荣等[15]的83例冠心病中有28例心阳虚证，55例心阴虚证。11例男性心阳虚证的24小时尿17-羟皮质类固醇值稍下降，其平均值为(14.20±2.66)mg/100kg体重，15例正常男性为(14.41±2.55)mg/100kg体重。

（六）甲皱微循环诊断学

李宗梅[16]观察55例冠心病的甲皱微循环。34例心阳虚证管襻纤细者占11.8%，瘀张者占70.6%，正常人占17.6%。而16例心阴虚证分别为81.2%、6.25%及12.5%，可见心阴虚证管襻纤细者极多见，而心气虚证瘀滞者极多见。心阳虚证微血管线流占17.6%，而心阴虚证为62.5%。心阳虚证粒流或瘀滞占38.2%，而心阴虚证无粒流或瘀滞。可见心阳虚证和心阴虚证不难鉴别。

（七）血液流变诊断学

谭达人等[17]15例冠心病心阳虚证血液流变性的观察：①男性全血黏度比的平均值为4.02±0.70，女性为3.67±0.41，正常值男女分别为4.19±0.51、3.85±0.31。②血浆黏度比为1.61±0.15，正常人为1.61±0.02。③全血还原黏度比为7.66±0.85，正常人为7.74±0.87。④红细胞电泳时间明显缩短为(21.65±3.91)s，正常值为(23.50±1.73)s，$P<0.001$。⑤男性血沉为(22.29±14.10)mm/h，正常值为(18±7.00)mm/h。女性血沉明显加快为(28.20±16.60)mm/h，正常值为(18±7.03)mm/h，$P<0.01$。

三、冠心病心阴虚证

（一）症状诊断学

面红升火，咽干口燥，盗汗，心烦，易激动，少寐多梦，大便干结或便秘，尿少色深。

（二）检体诊断学

舌红苔少或舌尖红，脉弦细数。

（三）尿检验诊断学

吴瑞荣[15]等报道，冠心病心阴虚证24小时尿17-羟皮质类固醇值明显上升，23例男性的平均值为(16.80±2.25)mg/100kg体重，女性为(14.03±3.26)mg/100kg体重。15例正常男性的平均值为(14.41±2.55)mg/100kg体重。17例男性阳虚冠心病人稍下降，其平均值为(14.20±2.66)mg/100kg体重。中药治疗2个月后，22例男性冠心病心阴虚证24小时尿17-羟皮质类固醇值明显下降，已接近正常，为(14.52±3.96)mg/100kg体重。

（四）血液检验诊断学

吴瑞荣等[13]的67例冠心病人血清酪氨酸的含量明显高于正常人。43例冠心病心阴虚证明显上升，其平均值为(1.50±0.39)mg/dl，21例男性冠心病心阴虚证血清酪氨酸上升为(1.48 ±0.29)mg/dl，17 例正常男性的平均值为(1.14 ±0.33)mg/dl，$P<0.01$。

(五)血液流变诊断学

1. 谭达人等[17]的 28 例冠心病心阴虚证血液流变性的观察：①全血黏度比明显上升，19 例男性的平均值为 4.48 ±0.33，9 例女性为 4.43 ±0.41，男女正常值分别为为 4.19 ±0.51、3.85 ±0.31，$P<0.01\sim0.001$。②血浆黏度比明显上升为 1.66 ±0.12，124 例正常人为 1.61 ±0.02，$P<0.05$。③全血还原黏度比明显上升为 8.85 ±0.93，正常人为 7.74 ±0.87，$P<0.001$。④红细胞电泳时间明显缩短为(21.43 ±2.14)s，正常值为(23.50 ±1.73)s，$P<0.001$。⑤女性心阴虚证红细胞沉降率明显加快为(37.11 ±11.91)mm/h，117 例正常女性为(18 ±7.03)mm/h，$P<0.001$。男性血沉为(16.63 ±10.05)mm/h，正常值为(18 ±7.00)mm/h。

冠心病心阴虚证中，心阴虚火旺证比单纯的心阴虚证变化更大，血浆黏度、全血还原黏度、男性全血黏度比单纯心阴虚证上升更为明显：①7 例男性全血黏度比明显上升为 4.72 ±0.22。7 例女性全血黏度比明显上升为 4.56 ±0.33。②14 例血浆黏度比明显上升为 1.73 ±0.12，$P<0.01$。③14 例全血还原黏度比明显上升为 9.21 ±0.79。

从冠心病寒热辨证的角度考虑，由病情轻的寒证发展为热证的过程，按照心阳虚证发展为单纯心阴虚证，最后成为心阴虚火旺证的顺序进行排列，冠心病心血瘀证的程度逐步加重。心阳虚证、单纯心阴虚证、心阴虚火旺证的全血黏度比依次为 4.02、4.33 及 4.72。全血还原黏度比依次为 7.66、8.49 及 9.21。反映血液黏滞性的血黏度随着上述 3 证的排列顺序，依次递增的趋势。冠心病血液流变学的指标中，心阳虚证 1 项指标高于正常，单纯阴虚证 2 项指标高于正常，心阴虚火旺证 4 项指标高于正常。心阴虚火旺证的标证心血瘀证严重，此时冠心病的首证必然为心血瘀证。

2. 谭达人等[14]观察 20 例冠心病心阴虚证的血液流变性，全血黏度、全血还原黏度、血浆黏度及女性阴虚病人红细胞沉降率明显增高，红细胞电泳时间明显缩短。血黏度的增高水平可能与阴虚发热的程度成平行关系。20 例阴虚病人使用益气养阴活血的方剂：太子参 30g，五味子 9g，麦冬 15g，黄精 30g，川芎 15g，丹参 30g，赤芍 15g，降香 9g，莪术 30g，经治疗，全血黏度、全血还原黏度明显下降。用单纯的活血方：川芎 15g，丹参 30g，赤芍 15g，降香 9g，莪术 30g，经治疗，与益气养阴活血方比较，益气养阴活血方的血黏度有更明显的下降。心阳虚病人使用益气温阳活血的方剂：党参 15g，黄芪 30g，附子 15g，川芎 15g，丹参 30g，赤芍 15g，降香 9g，莪术 30g 治疗，与单纯活血方的疗效比较，无明显差异。

3. 廖家桢等报道冠心病心阴虚证患者的全血黏度、血浆黏度明显上升、红细胞电泳时间明显延长及红细胞压积明显增高。

(六)血脂诊断学

谭达人等[14]测定 34 例冠心病心阴虚证血脂的数据如后：①胆固醇的平均值为(177 ±10.2)mg/dl，正常人为 125 ~ 120mg/dl。②甘油三脂为(158 ±20.5)mg/dl，正常人为 50 ~ 135mg/dl。③β - 脂蛋白为(772 ±43.2)mg/dl，正常人为 250 ~ 850mg/dl。

四、冠心病心血瘀证

回顾血瘀证的资料，可以看出全身都有改变，古今中医文献在脏腑辨证时，很少提到某脏腑的血瘀证。血瘀证多因正气先虚，心阳不振，而致有形之邪痹阻心脉，故其性质属本虚标实的实证。廖奕华等[18]认为心血瘀证是冠心病最重要的证型，其实质可以理解为，机体在内外致病因素作用下，引起心血管系统、中间代谢及机体免疫状态等方面平衡失调，最终导致了以血液循环为主的多功能障碍。从现代医学的理论思考这个问题，冠状动脉粥样硬化性心脏病或称冠心病，缺血性心脏病是冠状动脉粥样硬化使管腔狭窄或阻塞，导致心肌缺血、缺氧而引起的心脏病。血瘀证的一种表现就是人体某处缺血，即某处动脉管腔狭窄或阻塞导致缺血。因此冠心病必然存在心血瘀证。廖奕华等 31 例冠心病，马晓昌等 73 例冠心病的资料支持了冠心病必然是心血瘀证的学术观点。鞠镐等对 89 例冠心病心绞痛病人进行冠状动脉造影，88 例诊断为心血瘀证，仅 1 例非心血瘀证。笔者认为，即使没有血瘀证的任何临床表现，也必须根据冠状动脉粥样硬化使管腔狭窄或阻塞，而诊断为冠心病心血瘀证。没有经过冠状动脉造影确诊的冠心病非心血瘀证，应该进行冠状动脉造影确认心血瘀证是否存在。冠心病心血瘀证是冠心病的一个标证，是冠心病的主证。现代医学解决冠心病主证的方法很多，搭桥术，风险大，至今仍有一定的死亡率，不能解决复发问题。1980 年德国放射学杂志报道，用外径为 7mm 带囊导管插入冠状动脉狭窄处，可以将冠状动脉扩张到 15mm，立刻改善心脏的血供解决心绞痛的问题，该手术可以在门诊进行。中医学治疗冠心病的效果是肯定的，应该加强冠心病分证诊断学的研究，根据证名诊断进行辨证施治，没有一个固定的成药能解决所有冠心病的治疗问题。

（一）甲皱微循环诊断学

鲍延熙等观察 9 例心血瘀证的甲皱皮肤微循环：①2 例轻度灌注不良。②4 例中等度灌注不良。③3 例重度灌注不良。

（二）免疫诊断学

廖奕华等的 31 例冠心病心血瘀证中有心绞痛 20 例，心肌梗塞 4 例，心律失常 7 例。心气虚血瘀证 19 例，心气滞血瘀证 12 例。健康对照组 30 例。心气滞血瘀证的红细胞 C_3b 受体（$RBC-C_3bR$）明显下降，其平均值为（13.96 ± 2.14）%，正常人为（18.5 ± 2.51）%，$P<0.01$。心气虚血瘀证明显下降为（14.36 ± 2.95）%，$P<0.01$。说明红细胞的免疫功能明显下降。心气滞血瘀证的红细胞花环率明显上升，其平均值为（7.45 ± 1.26）%，正常人为（5.0 ± 1.69）%，$P<0.01$。心气虚血瘀证上升为（5.27 ± 2.46）%。说明红细胞的免疫功能明显下降。

T 淋巴细胞亚群的检查：①心气滞血瘀证的 OKT_3 明显下降，其平均值为（58.0 ± 3.81）%，正常人为（66.7 ± 6.6）%，$P<0.01$。心气虚血瘀证明显下降为 57.21 ± 5.01，$P<0.01$。心气滞血瘀证与心气虚血瘀证无明显差异。②心气滞血瘀证的 OKT_4 明显下降为（31.58 ± 5.7）%，正常人为（42.4 ± 9.2）%，$P<0.01$。心气虚血瘀证明显下降为（30.79 ± 7.19）%，$P<0.01$。心气滞血瘀证与心气虚血瘀证无明显差异。③心气滞血瘀证的的 OKT_8 为（29.98 ± 5.09）%，正常人为（28.6 ± 4.8）%。心气虚血瘀证明显下降为（25.87 ± 4.27）%，$P<0.05$。心气滞血瘀证明显高于心气虚血瘀证，$P<0.05$。④心气滞

血瘀证的 OKT_4/OKT_8 明显下降为 1.13 ±0.34，正常人为 1.58 ±0.5，$P<0.05$。心气虚血瘀证明显下降为 1.21 ±0.42，$P<0.05$。心气滞血瘀证与心气虚血瘀证无明显差异。

免疫球蛋白的检查：①心气滞血瘀证的 IgG 明显上升为(14.1 ±2.26)mg/ml，正常人为(11.6 ±2.62)mg/ml，$P<0.01$。心气虚血瘀证明显上升为(14.9 ±2.81)mg/ml，$P<0.01$。②心气滞血瘀证的 IgA 下降为(1.26 ±0.45)mg/ml，正常人为(1.58 ±0.5)mg/ml，$P<0.01$。心气虚血瘀证下降为(1.38 ±0.48)mg/ml。③心气滞血瘀证的 IgM 下降为(0.98 ±0.25)mg/ml，正常人为(1.08 ±0.3)mg/ml。心气虚血瘀证下降为(0.95 ±0.12)mg/ml。

心气滞血瘀证的血清补体 C_3 下降为(1.20 ±0.45)mg/ml，正常人为(1.5 ±0.7)mg/ml。心气虚血瘀证明显下降为(1.10 ±0.37)mg/ml，$P<0.05$。

参考文献

[1]鞠镐，等．冠心病心绞痛病人冠状动脉造影与中医辨证分型关系的研究．中西医结合心脑血管病杂志，2005，3(7)：569～571.

[2]胡业彬，等．活血冲剂治疗冠心病心绞痛血瘀证的临床及血液流变性研究．中国中西医结合杂志，2005 (7)：25～26.

[3]王硕仁，等．冠心病心气虚证与左心室功能及心肌缺血相关性的临床研究．中国中西医结合杂志，1998，18(8)：457～560.

[4]马晓昌，尹太英，陈可冀，等．冠心病中医辨证分型与冠状动脉造影所见相关性比较研究．中国中西医结合杂志，2001，21(9)：573～575.

[5]廖家桢，等．冠心病心气虚证临床微观辨证初探．上海中医药杂志，87(11)：2～6.

[6]贾宝善，等．冠心病心气虚与核听诊器检测心功能关系的初步探讨．中西医结合杂志，1987 (7)：203～205.

[7]樊良卿，等．冠心病中医辨证分型的客观指标探讨．中医杂志，1981，22(7)：508～560.

[8]杨维益，等．脾气虚证与胰腺外分泌功能关系的临床研究．中国中西医结合杂志，1996，16 (7)：414.

[9]陈家旭，等．胃病脾气虚证与 LDH 及其同工酶关系的初步研究．辽宁中医杂志，1995，22(7)：298～299.

[10]鲍延熙，等．对冠心病气虚和血瘀型患者的实验指标观察．中医杂志，1981，22(4)：268～270.

[11]郑源庞，等．冠心病心气虚证阻抗心动图的临床意义评价与心气虚证分度初探．中国中医药科技，1997，4(1)：4～7.

[12]董其美，等．心脏病的中医虚证分型与左心功能．中西医结合杂志，1985(5)：148～150.

[13]吴瑞荣，等．阴虚冠心病人血清酪氨酸含量的变化．中医杂志，1983，24(3)：34.

[14]谭达人，等．冠心病阳虚和阴虚患者血液流变性再探．中医杂志，1982，23(7)：521～523.

[15]吴瑞荣，等．阴虚冠心病人尿 17－羟皮质类固醇昼夜节律变化与脑的关系．中西医结合杂志，1982(2)：100.

[16]李宗梅．冠心病心阴虚、心阳虚微循环的改变．中医药学报，1986(5)：11～12.

[17]谭达人，等．冠心病“阳虚”“阴虚”病人血液流变性的初步观察．中医杂志，1981，22(8)：591～593.

[18]廖奕华，等．冠心病血瘀证患者免疫功能的初步研究．辽宁中医杂志，1998，25(2)：58～59.

第三节 高血压病

高血压病又称原发性高血压，是指以动脉血压升高为主要临床表现的疾病。正常人血压的收缩压≤21.3kPa(160mmHg)舒张压≤12kPa(90mmHg)。成人高血压，收缩压≥21.3kPa(160mmHg)，及/或舒张压≥12kPa(90mmHg)。临界高血压在两者之间，多为缓进型，早期无症状。高血压病分三期：I期高血压病，血压达到高血压水平，140~159/90~99mmHg，临床无心脑肾等靶器官受损的表现；II期高血压病，血压160~179/100~109mmHg，并有左室肥大，或有眼底动脉狭窄，或有蛋白尿或血浆肌酐轻度增高；III期高血压病，收缩压180mmHg以上/舒张压100mmHg以上，并有下列一项者：①脑出血或高血压脑病，②左心室衰竭，③肾功能衰竭，④眼底出血或渗出，伴有或不伴有视神经乳头水肿。

我国高血压病的患病率不如西方国家高，但却呈上升趋势。血压高于140/90mmHg为高血压的标准，统计15岁以上人群高血压的患病率，按1959年全国普查739204人的材料计算，患病率为5.11%，1979年普查4012128人的患病率为7.73%，而1991年上升至11.88%。上世纪90年代初我国高血压患者已达9千万人左右，受检对象高血压的知晓率、治疗率和控制率，在城市分别为36.3%、17.4%和4.2%，在农村仅为13.7%、5.4%和0.9%[1]。

在外因刺激下，病人出现较长期或反复较明显的精神紧张、焦虑、烦躁等情绪变化时，表现为肝郁气滞证，交感神经活动增强，舒缩血管中枢传出收缩血管的冲动占优势，从而使小动脉收缩，周围血管阻力上升，导致血压上升，形成痰湿壅盛证；血压继续上升，发展为肝阳上亢证和肝火亢盛证。用逍遥丸治疗精神紧张导致的忧郁症，或许可以避免高血压的发生。痰湿壅盛证、肝阳上亢证和肝火亢盛证的中药治疗是有效的。高血压的病情继续发展，由实证转为虚证，阳盛伤阴，发展为肝肾阴虚证及肾阴阳虚证。

一、高血压病痰湿壅盛证

高血压病痰湿壅盛证处于邪实正盛期，实证为著。

(一)症状诊断学

眩晕，头痛，头重如裹，胸闷，心浮，食少，呕恶痰涎。

(二)检体诊断学

苔白腻，脉滑。

血压诊断学

吴启锋等[2]的84例高血压病，有肝火亢盛证25例，阴虚阳亢证22例，痰湿壅盛证20例，肾阴阳虚证17例。无严重心、脑、肾并发症，无糖尿病及其它内分泌疾患。痰湿壅盛证血压明显上升，收缩压的平均值为(20.40±1.11)kPa，舒张压为(12.84±1.00)kPa，30例正常人收缩压的平均值为(16.57±0.93)kPa，舒张压为(9.83±0.94)kPa，$P<0.01$。

（三）影像诊断学

张宝丰等[3]的研究指出，在升主动脉瓣上 1cm 处（B_1）的这个层面进行磁共振扫描，55 例患者前后径的正常平均值为（3.54 ±0.32）cm，冠状径为（3.63 ±0.32）cm。升主动脉弓下 1cm 处（A_1）扫描，主动脉前后径的正常平均值为（3.33 ±0.26）cm，冠状径为（3.38 ±0.37）cm。降主动脉弓下 1cm 处（A_2）扫描，降主动脉前后径的正常平均值为（2.65 ±0.34）cm，冠状径为（2.67 ±0.30）cm。降主动脉瓣上 1cm 处（B_2）的这个层面进行磁共振扫描，55 例患者前后径正常平均值为（2.46 ±0.32）cm，冠状径为（2.47 ±0.32）cm。郑新等[4]160 例高血压病胸主动脉的管径平均增粗 4～6mm，其中有 60 例痰湿壅盛证，52 例肝阳上亢证及 48 例肾阴阳虚证。60 例痰湿壅盛证的年龄为 36～94 岁，平均为 63.4 岁。病程：2～20 年，平均为 9.9 年。Ⅰ期 40 例，Ⅱ期 16 例，Ⅲ期 4 例合并糖尿病 50 例，冠心病 31 例。体重 55～101kg，平均为 69.3kg。胸主动脉钙化斑 82 块，58 例（96.7%）有钙化斑。①B_1 层面 CT 扫描，痰湿壅盛证的管径平均值为 4.26cm，明显大于肝阳上亢证、肾阴阳虚证。②A_1 层面痰湿壅盛证升主动脉的管径为 3.98cm，明显大于肾阴阳虚证、肝阳上亢证。③A_2 层面痰湿壅盛证升主动脉的管径为 3.12cm，明显大于肝阳上亢证、肾阴阳虚证。④B_2 层面 CT 扫描，痰湿壅盛证升主动脉的管径为 2.69cm，明显大于肝阳上亢证、肾阴阳虚证。痰湿壅盛证主动脉的管径明显大于肝阳上亢证、肾阴阳虚证，$P<0.01$。

（四）血液检验诊断学

1. 胰岛素诊断学

（1）胰岛素由胰岛 β 细胞内质网上的核糖体合成胰岛素原，它在胰蛋白酶和羧肽酶的作用下分解成胰岛素及 C 肽。从分泌到发挥生物效应，任何环节（包括受体前、受体、受体后）的缺陷均可导致胰岛素抵抗（IR）现象。IR 与高胰岛素血症被证实为心脑血管病重要和独立的危险因子，它的存在与否及严重程度对心脑血管病的发病、进展和预后均有直接或间接的作用。黄俊山等[5]的 120 例高血压病，包括痰湿壅盛证、肝火亢盛证、肾阴阳虚证及肝阴虚阳亢证各 30 例。测定 30 例高血压病痰湿壅盛证的下列数据：①血清胰岛素明显上升，平均值为（49.387 ±11.802）U/ml，30 例正常人为（12.476 ±5.360）U/ml，$P<0.01$。②血清游离胰岛素也明显上升为（27.186 ±7.852）mU/L，正常人为（7.472 ±2.373）mU/L，$P<0.01$。③血清 C 肽明显上升为（2.358 ±0.213）mol/L，正常人为（0.535 ±0.436）mol/L，$P<0.01$。④血糖为（5.138 ±1.252）mmol/L，正常人为（5.136 ±0.155）mmol/L。血清胰岛素及 C 肽值明显上升可以作为痰湿壅盛证的诊断依据。与高血压病其他诸证比较，明显高于肝火亢盛证、阴阳两虚证、肝阴虚阳亢证，说明血清胰岛素及 C 肽值的上升程度的差别有利于高血压病痰湿壅盛证与其他诸证的鉴别。上述表现说明高血压病痰湿壅盛证存在明显的胰岛素抵抗现象，多发生于高血压病的早期。

（2）吴启锋等测定 20 例高血压病痰湿壅盛证的下列数据：①痰湿壅盛证血清胰岛素（与黄俊山等的测定方法不同）明显上升，平均值为（16.63 ±4.88）μIU/ml，30 例正常人为（8.45 ±1.93）μIU/ml，$P<0.01$。②痰湿壅盛证的胰岛素敏感指数（ISI）明显下降为 −1.9304 ±0.1398，正常人为 −1.6029 ±0.1228，$P<0.01$。③痰湿壅盛证的血糖明显上升为（5.41 ±0.57）mmol/L，正常人为（4.89 ±0.84）mmol/L，$P<0.05$。

2. 血浆 b－内啡肽诊断学

郑关毅等[6]的93例高血压病中有22例痰湿壅盛证，25例肝火亢盛证，20例肾阴阳虚证及26例肝阴虚阳亢证。22例原发性高血压痰湿壅盛证平均年龄为(58.5±10.2)岁。血浆b－内啡肽明显下降，平均值为(119.1±56.5)μg/L，25例健康人为(236.6±60.4)μg/L，$P<0.01$。

3. 血浆神经降压素诊断学

郑关毅等22例高血压痰湿壅盛证的血浆神经降压素明显下降，平均值为(43.5±16.7)μg/L，25例健康人为(79.5±29.3)μg/L，$P<0.01$。

4. 血浆神经肽Y诊断学

郑关毅等22例高血压痰湿壅盛证的血浆神经肽Y明显上升，平均值为(259.3±48.7)μg/L，25例健康人的平均值为(159.2±45.4)μg/L，$P<0.01$。

5. 血浆甲肾上腺素诊断学

郑关毅等22例高血压痰湿壅盛证的血浆甲肾上腺素明显上升，平均值为(271.3±53.9)ng/L，25例健康人的平均值为(129.4±49.5)ng/L，$P<0.01$。

6. 脂蛋白脂酶基因诊断学

张道亮等[7]进行高血压痰湿壅盛证的脂蛋白脂酶基因内含子8多态性位点的研究，脂蛋白脂酶基因位于第8染色体短臂。将患者及对照组(均属Ⅰ期、Ⅱ期高血压病)的DNA经PCR扩增，产物为657bp的片段。酶切后产生3种基因型：①+/+型(存在酶切位点)，酶切产物为538bp和119bp两个片段。②－/－型(无酶切位点)，其酶切产物为657bp。③+/－型为3个片段并存的杂合体。

研究结果：①41例痰湿壅盛证+/+型的基因型频率明显上升为60.9%，正常人为30.0%，明显高于35例高血压病非痰湿壅盛证的34.3%，$P<0.05$。②－/－型基因型频率明显下降为7.3%，正常人为15.0%，明显低于非痰湿壅盛证的17.1%，$P<0.05$。③+/－型基因型频率明显下降为31.7%，正常人为54.0%，明显低于非痰湿壅盛证的48.6%，$P<0.05$。④等位基因+明显上升为76.08%，正常人为57.6%，明显高于非痰湿壅盛证的58.5%，$P<0.05$。⑤等位基因－明显下降为23.2%，正常人为42.4%，明显高于非痰湿壅盛证的41.4%，$P<0.05$。

张道亮等76例高血压病的其他临床资料：①痰湿壅盛证、非痰湿壅盛证的性别、年龄无明显差异。②痰湿壅盛证、非痰湿壅盛证的体重/体表面积分别为26.73±2.24、24.58±3.84，$P<0.01$。③痰湿壅盛证、非痰湿壅盛证的收缩压分别为160.2±19.2、159.6±13.3，舒张压分别为97.8±8.1、98.8±7.1，两者无明显差异。④痰湿壅盛证、非痰湿壅盛证的甘油三脂(TG)分别为(2.75±2.38)、(1.61±0.17)mmol/L，$P<0.01$。⑤痰湿壅盛证、非痰湿壅盛证的高密度脂蛋白(HDL)分别为(1.32±0.39)、(1.57±0.34)mmol/L，$P<0.05$。⑥痰湿壅盛证、非痰湿壅盛证的低密度脂蛋白(LDL)分别为(2.93±0.99)、(2.32±0.31)mmol/L，$P<0.05$。

(五)盐敏感性诊断学

在统一含钠量饮食3d基础上，受试对象于上午8时开始接受盐敏感性试验，安静休息10min后，用台式汞柱血压计测量血压3次，每次间隔1min，取其平均值作为负荷前血压。随后于30min内口服1%氯化钠液1000ml，2h后口服速尿40mg。试验中每小时测血压1次，直至服速尿后2h末。凡平均动脉压于盐负荷后2h末，较负荷前升高0.667kPa，或口服速尿后2h末较服药前下降≥1.33kPa者为盐敏感(SS)者，若盐负荷后平均动脉压升高不足0.667kPa或速尿利尿试验后下降不足1.33kPa，为非盐敏感(NSS)者。吴启锋等的25例高血压病痰湿壅盛证盐敏感(SS)者占75%，明显高于正常人的23.33%，$P<0.01$。

二、高血压病肝火亢盛证

(一)症状诊断学

眩晕，头痛，面红目赤，口苦，烦躁，便秘，尿赤。

(二)检体诊断学

舌红，苔黄，脉弦。金卓祥[8]的高血压分证诊断中没有肝火亢盛证，介绍了肝阳上亢证的临床表现：眩晕头痛，耳鸣，每因烦劳或恼怒而症状加剧，面红目赤，急躁易怒，口干口苦，尿赤便秘，舌红苔黄，脉弦数。肝阳上亢证与肝火亢盛证均属实证，前者可有腰酸膝软等肾虚症状，后者无明显虚证的表现。肝阳上亢，日久虚证逐渐明显。两证的临床表现相似，故列入肝火亢盛证。

血压诊断学

吴启锋等的25例高血压病肝火亢盛证血压明显上升，收缩压的平均值为(20.57±1.50)kPa，舒张压为(12.57±0.68)kPa，正常人收缩压的平均值为(16.57±0.93)kPa，舒张压为(9.83±0.94)kPa，$P<0.01$。肝火亢盛证的收缩压高于痰湿壅盛证。

(三)CT诊断学

郑新等52例肝阳上亢证，年龄：49～71岁，平均为62.7岁。病程：2～30年，平均为15.3年。Ⅰ期22例，Ⅱ期20例，Ⅲ期10例，合并糖尿病33例，冠心病21例。体重45～82kg，平均为66.9kg。胸主动脉钙化斑93块，52例(100%)均有钙化斑。①B_1层面CT扫描，肝阳上亢证的管径平均值为4.12cm，明显高于肾阴阳虚证的4.04cm，明显低于痰湿壅盛证的4.26cm。②A_1层面肝阳上亢证升主动脉的管径平均值为3.83cm，明显高于肾阴阳虚证的3.81cm，明显低于痰湿壅盛证的3.98cm。③A_2层面肝阳上亢证升主动脉的管径平均值为2.99cm，明显高于肾阴阳虚证的2.97cm，明显低于痰湿壅盛证的3.12cm。④B_2层面肝阳上亢证升主动脉的管径平均值为2.69cm，明显高于肾阴阳虚证的2.64cm，明显低于痰湿壅盛证的2.79cm。统计学分析说明，三证主动脉管径增粗的程度有显著性差异，$P<0.01$。

(四)血液检验诊断学

1. 胰岛素诊断学

(1)黄俊山等的30例高血压病肝火亢盛证，年龄45～65岁。测定下列数据：①血清胰岛素明显上升，平均值为(42.256±6.138)U/ml，30例正常人为(12.476±5.360)U/ml，$P<0.01$。②血清游离胰岛素明显上升为(26.268±9.035)mU/L，正常人为(7.472±2.373)mU/L，$P<0.01$。③血清C肽值明显上升为(2.015±0.526)mol/L，正常人为(0.535±0.436)mol/LL，$P<0.01$。④血糖为(5.267±2.163)mmol/L，正常人为(5.136

±0.155)mmol/L。血清胰岛素及C肽值的明显上升可以作为肝火亢盛证的诊断依据。高血压病肝火亢盛证血清胰岛素、血清游离胰岛素及血清C肽明显低于痰湿壅盛证，$P<0.01$。

(2)吴启锋等测定25例高血压病肝火亢盛证的下列数据：①肝火亢盛证血清胰岛素(与黄俊山等的测定方法不同)明显上升，平均值为(15.57±4.63)μIU/ml，30例正常人为(8.45±1.93)μIU/ml，$P<0.05$。低于痰湿壅盛证的(16.63±4.88)μIU/ml，高于肝阴虚阳亢证、肾阴阳虚证。血清胰岛素依次下降：痰湿壅盛证>肝火亢盛证>肝阴虚阳亢证>肾阴阳虚证>正常人。再一次说明高血压病痰湿壅盛证病情加重，发展为肝火亢盛证。②肝火亢盛证的ISI明显下降为-1.8989±0.1567，正常人为-1.6029±0.1228，$P<0.01$。肝火亢盛证明显高于阴虚阳亢证的-1.8129，$P<0.01$。③肝火亢盛证的血糖明显上升为(5.37±0.51)mmol/L，正常人为(4.89±0.84)mmol/L，$P<0.05$。

2. 血浆b-内啡肽诊断学

郑关毅等25例高血压病肝火亢盛证的平均年龄为(55.4±9.1)岁。血浆b-内啡肽明显下降，平均值为(112.5±58.9)μg/L，25例健康人为(236.6±60.4)μg/L，$P<0.01$。高血压病肝火亢盛证血浆b-内啡肽低于痰湿壅盛证。

3. 血浆神经降压素诊断学

郑关毅等22例高血压肝火亢盛证的血浆神经降压素明显下降，平均值为(45.2±18.5)μg/L，25例健康人的平均值为(79.5±29.3)μg/L，$P<0.01$。

4. 血浆神经肽Y诊断学

郑关毅等22例高血压肝火亢盛证的血浆神经肽Y明显上升，平均值为(275.3±55.9)μg/L，25例健康人的平均值为(159.2±45.4)μg/L，$P<0.01$。高血压病肝火亢盛证血浆神经肽Y低于痰湿壅盛证。血浆神经肽Y由肝火亢盛证、痰湿壅盛证、肝阴虚阳亢证、肾阴阳虚证向下递减，肝火亢盛证>痰湿壅盛证>肝阴虚阳亢证>肾阴阳虚证>正常人。反映了高血压病由轻至重的过程。黄俊山等测定血清胰岛素、血清游离胰岛素、血清C肽的资料，其高低顺序依次为痰湿壅盛证>肝火亢盛证>肾阴阳虚证>肝阴虚阳亢证>正常人，可以看出高血压病由痰湿壅盛证发展为肝火亢盛证的过程。黄俊山等与郑关毅等的研究结论不一致，从两证的临床表现来分析，肝火亢盛证的病情重于痰湿壅盛证，笔者支持黄俊山等的结论。

5. 血浆甲肾上腺素诊断学

郑关毅等22例高血压肝火亢盛证的血浆甲肾上腺素明显上升，平均值为(278.4±49.5)ng/L，25例健康人的平均值为(129.4±49.5)ng/L，$P<0.01$。高血压病肝火亢盛证血浆甲肾上腺素高于痰湿壅盛证。

(五)盐敏感性诊断学

吴启锋等的25例高血压病痰湿壅盛证盐敏感(SS)者占68.00%，明显高于正常人的23.33%，$P<0.01$。盐敏感者的阳性率依次下降：痰湿壅盛证>肝火亢盛证>肝阴虚阳亢证>肾阴阳虚证>正常人。再一次说明高血压病痰湿壅盛证病情加重，发展为肝火亢盛证。

(六)高血压诊断学

吴奕强等[9]的163例高血压病中有16例肝阳上亢证，17例肝阴虚阳亢证，13例肝肾阴虚证，18例肾阴阳虚证。高血压病中16例肝阳上亢证血液流变学的各种数据：①全血黏度低切比明显上升，其平均值为11.73±3.12，20例正常人为8.60±1.69，$P<0.01$。②全血黏度高切比明显上升为7.53±1.71，正常人为6.12±0.69，$P<0.01$。③红细胞聚集指数明显上升为1.56±0.19，正常人为1.45±0.12，$P<0.01$。④红细胞压积明显上升为0.51±0.06，正常人为0.46±0.06，$P<0.01$。⑤血浆黏度比明显上升为1.91±0.15，正常人为1.72±0.09，$P<0.01$。全血黏度低切、高切比、红细胞聚集指数、红细胞压积及血浆黏度比明显上升，并明显高于肝阴虚阳亢证肝肾阴虚证及肾阴阳虚证。

(七)性激素诊断学

祝向红等[10]的60例高血压病中有20例肝阳上亢证，16例痰浊上扰证，17例肝肾阴虚证，7例气血亏虚证。肝阳上亢证血清雌二醇明显下降，其平均值为(97.65±45.39)pmol/L，20例正常人为(140.29±43.44)pmol/L，$P<0.05$。血清睾酮上升为(12.66±4.01)nmol/L，正常人为(12.16±2.46)nmol/L。痰浊上扰证血清睾酮明显下降为(8.21±6.29)nmol/L，雌二醇明显上升为(159.45±84.66)pmol/L，$P<0.05$。

三、高血压病肝肾阴虚阳亢证

(一)症状诊断学

眩晕，头痛，腰膝酸软，耳鸣健忘，五心烦热，心悸失眠，头重如裹，胸闷，食少，呕恶痰涎。

(二)检体诊断学

舌质红，苔薄，脉弦细而数。

1. 血压诊断学

吴启锋等的22例高血压病肝肾阴虚阳亢证血压明显上升，收缩压的平均值为(20.88±1.01)kPa，舒张压为(12.47±1.28)kPa，正常人收缩压的平均值为(16.57±0.93)kPa，舒张压为(9.83±0.94)kPa，$P<0.01$。肝肾阴虚阳亢证的收缩压高于肝火亢盛证。

(三)超声诊断学

曹淞申等[11]的101例高血压病中，男59例，女42例。年龄：25~76岁，平均为50.5岁。病程5~36年。I期33例，II期42例，III期26例。肝阳上扰证36例，肝肾阴虚阳亢证40例，肾虚证25例(肾阴虚证13例，肾阳虚证4例，肾阴阳虚证8例)。正常人用M型与二维超声心动图两种方法测定左心室重量，其平均值分别为(129.0±17.0)g及(133.0±25.0)g。肝阳上扰证相当于痰湿壅盛证和肝火亢盛证，分别为(140.6±15.0)g及(148.8±17.0)g。肝阴虚阳亢证分别为(200.6±18.0)g及(210.6±20.0)g。肾虚证分别为(296.6±64.0)g，(301.0±62.0)g。肝阳上扰证的左心室重量明显增加，$P<0.01$。肝阴虚阳亢证左心室重量明显大于肝阳上扰证，肾虚证左心室质量明显大于肝阴虚阳亢证，$P<0.01$。

(四)血液检验诊断学

1. 胰岛素诊断学

(1)黄俊山等30例高血压病肝肾阴虚阳亢证的年龄42~67岁。测定下列数据：①血清胰岛素明显上升，平均值为(31.193±12.035)U/ml，30例正常人为(12.476±5.360)U/ml，$P<0.01$。②血清游离胰岛素明显上升为(12.016±3.436)mu/L，正常人为(7.472±2.373)mu/L，$P<0.01$。③血清C肽值明显上升为(2.015±0.526)mol/L，正常人的平均值为(0.535±0.436)mol/L，$P<0.01$。④血糖为(4.983±0.397)mmol/L，正常人为(5.136±0.155)mmol/L。血清胰岛素及C肽值的明显上升可以作为肝肾阴虚阳亢证的诊断依据。高血压病肝肾阴虚阳亢证血清胰岛素、血清游离胰岛素及血清的C肽明显低于痰湿壅盛证、肝火亢盛证及肾阴阳虚证，$P<0.01$。

(2)吴启锋等测定22例高血压病肝肾阴虚阳亢证的下列数据：①肝肾阴虚阳亢证血清胰岛素(与黄俊山等的测定方法不同)明显上升，平均值为(13.50±3.50)μIU/ml，30例正常人为(8.45±1.93)μIU/ml，$P<0.01$。低于痰湿壅盛证和肝火亢盛证。高血压病肝阴虚阳亢证血清胰岛素明显高于肾阴阳虚证，$P<0.01$。②肝肾阴虚阳亢证的ISI明显下降为-1.8129±0.2775，正常人为-1.6029±0.1228，$P<0.01$。③肝肾阴虚阳亢证的血糖上升为(5.11±0.85)mmol/L，正常人为(4.89±0.84)mmol/L。

2. 血浆b-内啡肽诊断学

郑关毅等93例高血压病包括26例肝阴虚阳亢证，男18例，女8例。平均年龄为(52.6±12.3)岁。血浆b-内啡肽明显下降，平均值为(128.9±54.3)ng/L，25例健康人为(236.6±60.4)ng/L，$P<0.01$。

3. 血浆神经降压素诊断学

郑关毅等高血压病肝阴虚阳亢证的血浆神经降压素明显下降，平均值为(49.4±17.6)μg/L，25例健康人的平均值为(79.5±29.3)μg/L，$P<0.01$。

4. 血浆神经肽Y诊断学

郑关毅等高血压病肝阴虚阳亢证的血浆神经肽Y明显上升，平均值为(250.9±41.1)μg/L，25例健康人为(159.2±45.4)μg/L，$P<0.01$。

5. 血浆甲肾上腺素诊断学

郑关毅等高血压病肝阴虚阳亢证的血浆甲肾上腺素明显上升，平均值为(265.7±50.9)ng/L，25例健康人为(129.4±49.5)ng/L，$P<0.01$。

(五)盐敏感性诊断学

吴启锋等的22例高血压病，肝肾阴虚阳亢证盐敏感者占45.45%，高于正常人的23.33%。

(六)血液流变诊断学

高血压病肝肾阴虚阳亢证血液流变学的各种数据：①全血黏度低切比明显上升，其平均值为9.08±1.64，20例正常人为8.60±1.69，$P<0.01$。②全血黏度高切比上升为6.15±0.75，正常人为6.12±0.69。③红细胞聚集指数上升为1.47±0.11，正常人为1.45±0.12。④红细胞压积上升为0.47±0.07，正常人为0.46±0.06。⑤血浆黏度比明

显上升为1.89±0.12，正常人为1.72±0.09，$P<0.01$。

四、高血压病肾阴阳虚证

(一)症状诊断学

眩晕，头痛，耳鸣，心悸，行动气急，腰酸腿软，失眠多梦。

(二)检体诊断学

舌淡或红，苔白，脉弦细。

血压诊断学

吴启锋等的17例高血压病肾阴阳虚证血压明显上升，收缩压的平均值为(21.02±1.40)kPa，舒张压为(12.48±0.84)kPa，正常人收缩压的平均值为(16.57±0.93)kPa，舒张压为(9.83±0.94)kPa，$P<0.01$。高血压病收缩压由痰湿壅盛证逐步上升：正常人<痰湿壅盛证<肝火亢盛证<肝阴虚阳亢证<肾阴阳虚证。

(三)CT诊断学

48例肾阴阳虚证中，男18例，女30例。年龄：45~78岁，平均为64.7岁。病程：2~40年，平均为19.8年。I期29例，II期15例，III期4例合并糖尿病36例，冠心病19例。体重40~85kg，平均为63.1kg。胸主动脉钙化斑123块，48例(100%)均有钙化斑。①B_1层面CT扫描，肾阴阳虚证的管径平均值为4.12cm，明显低于肝阳上亢证、痰湿壅盛证，$P<0.01$。②A_1层面CT扫描，肾阴阳虚证的管径平均值为3.81cm，明显低于肝阳上亢证、痰湿壅盛证，$P<0.01$。③A_2层面CT扫描，肾阴阳虚证的管径平均值为2.97cm，明显低于肝阳上亢证、痰湿壅盛证，$P<0.01$。④B_2层面CT扫描，肾阴阳虚证的管径平均值为2.69cm，明显低于肝阳上亢证、痰湿壅盛证，$P<0.01$。胸主动脉的直径依次递减：痰湿壅盛证>肝阳上亢证>肾阴阳虚证。

(四)血液检验诊断学

1. 胰岛素诊断学

(1)黄俊山等30例高血压病肾阴阳虚证中，男13例，女17例，年龄46~70岁。测定下列数据：①血清胰岛素明显上升，平均值为(31.193±12.035)U/ml，30例正常人为(12.476±5.360)U/ml，$P<0.01$。②血清游离胰岛素也明显上升为(16.777±5.276)mU/L，正常人为(7.472±2.373)mU/L，$P<0.01$。③血清C肽值，明显上升为(1.314±0.367)mol/L，正常人为(0.535±0.436)mol/L，$P<0.01$。④血糖为(5.056±1.323)mmol/L，正常人为(5.136±0.155)mmol/L。血清胰岛素及C肽值的明显上升可以作为肾阴阳虚证的诊断依据。高血压病肾阴阳虚证血清胰岛素、血清游离胰岛素及血清的C肽明显低于痰湿壅盛证及肝火亢盛证，$P<0.01$。但明显高于肝阴虚阳亢证，$P<0.01$。高血压病诸证比较，其高低顺序依次为痰湿壅盛证>肝火亢盛证>肾阴阳虚证>肝阴虚阳亢证>正常人，说明血清胰岛素及C肽值的上升程度的差别有利于高血压病诸证的鉴别诊断。

(2)吴启锋等测定17例高血压病肾阴阳虚证的下列数据：①肾阴阳虚证血清胰岛素(与黄俊山等的测定方法不同)上升，平均值为(10.52±3.83)μIU/ml，30例正常人为

(8.45 ±1.93) μIU/ml。血清胰岛素依次下降：痰湿壅盛证 > 肝火亢盛证 > 肝阴虚阳亢证 > 肾阴阳虚证 > 正常人。②肝火亢盛证的 ISI 明显下降为 -1.8989 ±0.1567，正常人为 -1.6931 ±0.1622。③肾阴阳虚证的血糖明显上升为(5.02 ±0.33) mmol/L，正常人为(4.89 ±0.84) mmol/L，$P<0.05$。血糖依次下降：痰湿壅盛证 > 肝火亢盛证 > 肝阴虚阳亢证 > 肾阴阳虚证 > 正常人。

2. 血浆 b - 内啡肽诊断学

郑关毅等 93 例高血压病中有 20 例肾阴阳虚证，其中男 15 例，女 5 例。平均年龄为(57.9 ±9.9)岁。血浆 b - 内啡肽明显下降，平均值为(179.6 ±53.5) μg/L，25 例健康人的平均值为(236.6 ±60.4) μg/L，$P<0.01$。

3. 血浆神经降压素诊断学

郑关毅等高血压病肝阴虚阳亢证的血浆神经降压素明显下降，平均值为(52.5 ±15.4) μg/L，25 例健康人的平均值为(79.5 ±29.3) μg/L，$P<0.01$。

4. 血浆神经肽 Y 诊断学

郑关毅等高血压病肝阴虚阳亢证的血浆神经肽 Y 明显上升，平均值为(210.6 ±50.5) μg/L，25 例健康人的平均值为(159.2 ±45.4) μg/L，$P<0.01$。血浆神经肽 Y 由肝火亢盛证、痰湿壅盛证、肝阴虚阳亢证、肾阴阳虚证向下递减，肝火亢盛证 > 痰湿壅盛证 > 肝阴虚阳亢证 > 肾阴阳虚证 > 正常人，肾阴阳虚证的血浆神经肽 Y 明显低于其他 3 证，$P<0.01$。血浆 b - 内啡肽及血浆神经降压素，由肝火亢盛证、痰湿壅盛证、肝阴虚阳亢证、肾阴阳虚证向上递增，肾阴阳虚证的血浆 b - 内啡肽及血浆神经降压素明显高于其他 3 个证。

5. 血浆甲肾上腺素诊断学

郑关毅等高血压病肝阴虚阳亢证的血浆甲肾上腺素明显上升，平均值为(215.4 ±49.8) μg/L，25 例健康人的平均值为(129.4 ±49.5) μg/L，$P<0.01$。血浆甲肾上腺素依序由肝火亢盛证、痰湿壅盛证、肝阴虚阳亢证肾阴阳虚证向下递减，肝火亢盛证 > 痰湿壅盛证 > 肝阴虚阳亢证 > 肾阴阳虚证 > 正常人，肾阴阳虚证的血浆神经肽 Y 明显低于其他 3 证，$P<0.01$。

（五）盐敏感性诊断学

吴启锋等的 17 例高血压病肾阴阳虚证盐敏感者占 35.29%，明显高于正常人的 23.33%，$P<0.01$。明显低于肝火亢盛证、痰湿壅盛证，$P<0.01$。盐敏感者的阳性率依次下降：痰湿壅盛证 > 肝火亢盛证 > 肝阴虚阳亢证 > 肾阴阳虚证 > 正常人，有利于高血压病诸证的鉴别诊断。

（六）血液流变诊断学

吴奕强等的 18 例高血压病肾阴阳虚证血液流变学的各种数据：①肾阴阳虚证全血黏度低切比明显下降，其平均值为 5.99 ±0.96，正常人为 8.60 ±1.69，明显低于肝阳上亢证、肝阴虚阳亢证及肝肾阴虚证。②肾阴阳虚证全血黏度高切比明显下降为 4.87 ±0.78，正常人为 8.60 ±1.69，明显低于肝阳上亢证、肝阴虚阳亢证及肝肾阴虚证。③肾阴阳虚证红细胞聚集指数明显下降为 1.22 ±0.05，正常人为 1.45 ±0.12，明显低于肝阳上亢证、肝阴虚阳亢证及肝肾阴虚证。④肾阴阳虚证红细胞压积明显下降为 0.41 ±0.06，正常人为0.46±0.06，明显低于肝阳上亢证、肝阴虚阳亢证及肝肾阴虚证。⑤肾阴阳虚证血浆黏度比明显下降为1.69±0.10，正常人为1.72±0.09，明显低于肝阳上亢证、肝阴虚阳亢证及肝肾阴虚证。

全血黏度低切、高切比、红细胞聚集指数、红细胞压积及血浆黏度比总的趋势表现为：肝阳上亢证>肝阴虚阳亢证>正常人>肝肾阴虚证>肾阴阳虚证。

（七）性激素诊断学

祝向红等7例高血压病气血亏虚证，相当于肾阴阳虚证，血清雌二醇明显下降，其平均值为(69.35±19.93)pmol/L。睾酮明显下降为(5.96±0.43)nmol/L，正常人分别为正常人分别为(140.29±43.44)pmol/L、(12.16±2.46)nmol/L，$P<0.05$。肝肾阴虚证睾酮明显下降为(8.23±8.19)nmol/L，雌二醇明显下降为(112.41±53.04)pmol/L，$P<0.05$。

参考文献

[1]程颢珠．实用内科学．北京：人民卫生出版社．2004：1430.

[2]吴启锋，等．高血压病中医证型与胰岛素抵抗关系临床研究．福建中医药，2001，32(6)：3~4.

[3]张宝丰，等．论MRI、CT的正常胸主动脉研究及高血压对胸主动脉的影响．中华放射学杂志，1994，28(7)：439~443.

[4]郑新，等．高血压中医辨证分型的血压变化及胸主动脉CT改变的研究．中国中西医结合杂志，1997，17(12)：733~734.

[5]黄俊山，等．高血压病患者血清胰岛素、C肽水平与中医辨证分型的关系．中国中西医结合杂志，2000，20(3)：190~191.

[6]郑关毅，等．原发性高血压辨证分犁与调节肽关系的研究．中国中西医结合杂志，2000，20(5)：297~299.

[7]张道亮，等．痰浊奎盛型原发件高血压患者脂蛋白脂酶基因内含子8多态性研究．中医药学刊，2002，20(1)：34~36.

[8]余绍源．中西医结合治疗内科常见病．广州：广东人民出版社．1996：206.

[9]吴奕强，等．高血压病血液流变学变化与中医辨证分型的关系．新中医，1994(3)：10~11.

[8]余绍源．中西医结合治疗内科常见病．广州：广东人民出版社．1996：206.

[10]祝向红，等．中老年高血压中医辨证分型与雌二醇、睾酮的关系．中国中医急症，2007，16(5)：561~562.

[11]曹淞申，等．高血压病患者左心室质量的超声心动图观察及其与中医分型的关系．中国中西医结合杂志，1995(3)：171.

第十五章　消化系统疾病

第一节　萎缩性胃炎

萎缩性胃炎为常见病，病变主要在胃窦区。90%以上有螺杆菌(Hp)感染，导致非萎缩性胃炎，固有膜内炎性细胞浸润为特征，胃腺体没有破坏或减少。萎缩性胃炎是在浅表性胃炎基础上，病变损累及腺体，腺体萎缩，数目减少，常见黏膜肌增厚。由于腺体萎缩或消失，胃黏膜有不同程度的变薄，胃黏膜中常见有肠上皮化生，称之为肠上皮化生萎缩性胃炎，与胃癌密切相关，被认为是胃癌的前期病变。中医界认为萎缩性胃炎属于胃脘痛、嘈杂、痞满、吞酸、呃逆、纳呆等范畴。萎缩性胃炎病机特点是脾虚为本，邪气侵胃为标。Hp 感染引起湿热的病理基础为胃黏膜充血水肿，炎细胞浸润至肌层，进一步纤维组织增生，黏膜固有腺管萎缩，明显，数量减少。血管显露迂曲，黏膜腺体萎缩呈颗粒状隆起增生，息肉、小结、糜烂、溃疡均为血瘀的病理改变。胃湿热证反复发作，发展为胃血瘀证，胃癌为重度血瘀证。这与乙肝的湿热和血瘀贯穿于病情发展、恶化的过程中，与发生肝硬化、肝癌的全过程非常类似。

一、萎缩性胃炎脾阳虚证

(一)症状诊断学

黄玉林等[1]的135例萎缩性胃炎，均经病理证实，包括34例脾阳虚证，93例胃湿热证，8例胃血瘀证。脾阳虚证仅有胃黏膜充血，炎细胞浸润，胃黏膜固有腺萎缩，但腺管缺失不足1/3。胃脘隐痛、胀满、喜热食或热饮、食少，便溏，体重不减。涂福音等[2]的103例慢性萎缩性胃炎中，20例脾阳虚证有胃痛隐隐，遇冷痛甚，喜按喜暖，口淡多涎或呕吐清水，四肢不温，纳少乏力等症状。

(二)检体诊断学

舌淡而胖，或边有齿痕，苔薄白或白腻，脉沉细或迟。

(三)X 线诊断学

黄玉林等胃钡气双重造影，34例脾阳虚证的胃小区轻度增大为3~4mm，正常人为1~3mm，大小比较均匀。胃小沟增宽，0.8~1mm左右，正常人为0.7mm，形状较规则，约半数患者的边界清楚。

(四)血清胃泌素诊断学

涂福音等[2]的29例慢性萎缩性胃炎脾胃虚寒证的血清胃泌素明显升高，平均值为(145.45±111.75)pg/ml，33例正常人为(77±39.6)pg/ml。

(五)尿检验诊断学

涂福音等20例慢性萎缩性胃炎脾阳虚证，晨起2h的尿胃蛋白酶明显上升，其平均值为(24.79±16.49)mg/h，正常人为(8.48±4.59)mg/h。

(六)胃黏膜活检组织诊断学

楼焕进等[3]报道，5年中缙云县胃镜室确诊1500例慢性萎缩性胃炎。根据胃固有腺体萎缩的程度，慢性萎缩性胃炎分为3级。轻度：固有腺体减少，不超过原有腺体的1/3，大部分腺体仍保留，共989例，其中311例脾阳虚证，占轻度萎缩性胃炎的31.44%。227例肝郁化热证，占轻度萎缩性胃炎的22.95%。309例胃湿热证，占轻度萎缩性胃炎的31.44%。142例胃阴虚证，占轻度萎缩性胃炎的14.36%，无1例胃血瘀证。中度：固有腺体数减少，超过1/3，但未超过2/3，残存腺体分布不规则，共407例。122例胃血瘀证，占29.98%，285例胃阴虚证，占70.02%，无1例脾阳虚证。重度：固有腺体数减少超过2/3，仅残留少数腺体，甚至完全消失，共104例。中度、重度萎缩性胃炎无1例脾阳虚证，均为胃血瘀证。萎缩性胃炎脾阳虚证，均为轻度萎缩性胃炎。

二、萎缩性胃炎胃湿热证

一般文献很少提到脾胃湿热证，笔者考虑脾胃湿热证主要与胃黏膜的Hp感染有密切的关系，故称之为胃湿热证。

(一)血清胃泌素诊断学

涂福音等57例慢性萎缩性胃炎气滞湿热证的血清胃泌素显著升高，平均值为(138.98±88.97)pg/ml，33例正常人为(77±39.6)pg/ml。

(二)尿胃蛋白酶诊断学

涂福音等57例慢性萎缩性胃炎气滞湿热证的尿胃蛋白酶显著升高，平均值为(20.57±16.18)mg/h，正常值为(8.48±4.59)mg/h。

(三)胃黏膜活检组织诊断学

楼焕进等轻度慢性萎缩性胃炎中有309例胃湿热证，占31.24%。中度、重度慢性萎缩性胃炎无胃湿热证。

三、慢性萎缩性胃炎胃阴虚证

胃阴虚证是指胃阴不足，胃失濡润、和降。

(一)症状诊断学

涂福音等6例慢性萎缩性胃炎胃阴虚证，胃区灼痛，嘈杂似饥，口干咽燥，五心烦热，尿赤便秘。黄玉林等135例萎缩性胃炎中有93例郁热证，相当于胃阴虚证。胃脘疼痛，食后尤甚，胃脘灼热，喜凉食，嗳气，便秘，尿黄，口臭，口干渴，体重下降，形体消瘦，面色无垢无华，舌红或绛，舌体瘦，苔黄而腻，脉实或数。

(二)检体诊断学

舌红绛而干，无苔或少苔花剥。脉细数或虚数。

(三)X线诊断学

黄玉林等胃钡气双重造影，93例郁热证，相当于胃阴虚证。其胃小区大小不等，约

3~5mm。胃小沟增宽，约1mm左右，宽窄不均，形态不规则，边界模糊。胃窦黏膜不能展平，常伴有结节状透亮区及靶样征，约有半数病例伴有狭窄性胃窦炎性改变。

(四)血清胃泌素诊断学

涂福音等血清胃泌素显著升高，平均值为(152.16±61.23)pg/ml，33例正常人为(77±39.6)pg/ml，明显低于胃湿热证、脾阳虚证及胃血瘀证。

(五)尿胃蛋白酶诊断学

涂福音等20例慢性萎缩性胃炎胃阴虚证，晨起2h的尿胃蛋白酶明显上升，其平均值(16.97±12.43)mg/h，正常人为(8.48±4.59)mg/h，低于胃湿热证、脾阳虚证及胃血瘀证。

(六)胃黏膜活检组织诊断学

1. 楼焕进等轻度慢性萎缩性胃炎，有227例胃阴虚证，占22.95%。中度、重度慢性萎缩性胃炎无胃阴虚证。

2. 黄玉林等的郁热证相当于胃阴虚证，病理基础为胃黏膜充血水肿，炎细胞浸润至肌层，脂肪和纤维组织增生，黏膜固有腺管萎缩明显，腺管缺失超过1/3，但不到2/3，并伴有肠上皮化生等。瘀血证病理基础是胃黏膜固有层大量炎性细胞浸润，腺管缺失2/3以上，常伴有中、重度肠上皮化生。

四、慢性萎缩性胃炎脾气滞证

脾气滞证在胃病中比较常见，在第八章未作为一个章节进行讨论，现将慢性胃病中的脾气滞证并入研究范畴。

(一)症状诊断学

葛惠男等[6]认为，萎缩性胃炎的病因以非免疫因素为主，主要与胃内容物郁积及胆汁返流有关。胃排空延迟是导致胃内容物郁积的直接根源。胃内返流液的迅速排除，有赖于健全的胃排空机制。葛惠男报道，41例慢性萎缩性胃炎脾气滞证患者的主要症状为腹胀、腹痛、嗳气及食欲不振，伴随症状为口苦、嘈杂、泛酸、恶心，均经纤维胃镜直视观察及病理组织切片证实为慢性萎缩性胃炎。

(二)超声诊断学

胃排空率试餐剂的制备：取藕粉50g，10%葡萄糖注射液500ml，调匀，加热为糊状胶体，冷却至37℃左右备用。于检查前2天停用一切药物，并禁食12h。受检者取端坐位，于2分钟内将试餐剂服完，立即作B超探测，探头沿胃最大长轴作垂直扫描，得到胃长轴矢状位切面积，受检者静坐30分钟后，以同样方法测得胃长轴矢状位切面积。胃排空率(GER)计算公式：GER=(胃长轴矢状位切面积/30分钟后胃长轴矢状位切面积)×100%。葛惠男等17例慢性萎缩性胃炎脾气滞证的排空率明显下降，其平均值为(20.1±6.2)%，8例正常人为(31.8±4.9)%，$P<0.001$。用胃炎丸治疗，胃炎丸由龙胆草、吴茱萸、苏梗、制香附、广木香、陈皮、代赭石、枳壳、大腹皮、五灵脂、菝葜、茯苓、焦六曲等药物组成，每天口服3次，每次10g。疗程为6个月。治疗后胃排空率上升为

(30.3 ±7.6)%，$P<0.001$。

(三)血清胃泌素诊断学

葛惠男等19例慢性萎缩性胃炎脾气滞证的血清胃泌素明显下降为(111.60 ±29.42) pg/ml，治疗后上升至(142.49 ±31.81) pg/ml，$P<0.001$。

(四)环核苷酸诊断学

尹光耀等[4]的21例慢性胃病脾虚证均作外科手术，胃部分切除术或胃大部分切除术。11例脾虚气滞证的手术病理学诊断为：胃癌5例，胃溃疡4例，慢性胃炎2例。9例患者的病变在胃窦部，2例病变在胃小弯。胃黏膜均有肠化生改变。10例脾气虚证的手术病理学诊断为：胃癌2例，胃溃疡6例，慢性胃炎2例。8例的病变在胃窦部，2例病变在胃小弯。胃黏膜均有肠化生改变。

脾虚气滞证的病灶胃黏膜的cAMP明显下降为(3.18 ±1.52) pmol/20mg，正常胃黏膜的cAMP为(9.53 ±7.85) pmol/20mg，$P<0.05$。脾气虚证病灶胃黏膜的cAMP明显下降为(7.64 ±2.29) pmol/20mg，正常胃黏膜的cAMP为(18.65 ±9.54) pmol/20mg，$P<0.01$。

脾气虚证正常黏膜的cAMP明显高于脾虚气滞证，$P<0.05$。脾气虚证病灶黏膜的cAMP更明显地高于脾虚气滞证，$P<0.001$。两证的cGMP、cAMP/cGMP无明显差异，$P>0.05$。

胃癌的病灶胃黏膜的cAMP明显下降为(3.25 ±1.90) pmol/20mg，正常胃黏膜的cAMP为(5.07 ±1.61) pmol/20mg，$P<0.05$。胃癌正常胃黏膜的cAMP明显低于非胃癌患者。胃癌脾气虚证病灶胃黏膜的cAMP明显下降为(7.76 ±0.05) pmol/20mg，正常胃黏膜的cAMP为(11.38 ±0.22) pmol/20mg，$P<0.05$。胃癌脾虚气滞证病灶胃黏膜的cAMP明显下降为(3.25 ±1.90) pmol/20mg，正常胃黏膜的cAMP为(5.07 ±1.61) pmol/20mg，$P<0.05$。胃癌脾虚气滞证胃黏膜cAMP的平均含量明显下降为(4.16 ±1.74) pmol/20mg，胃癌脾气虚证为(9.57 ±0.09) pmol/20mg，$P<0.001$。

cAMP是重点观察对象，参考上述资料，脾虚证的胃黏膜和血浆cAMP变化是一致的，均以cAMP下降为特征。可以作为脾气虚证、脾虚气滞证的诊断和鉴别诊断的依据。脾气虚证的病情恶化，发展为脾虚气滞证，两者不难鉴别。应该进一步研究，cAMP下降是不是脾气虚证、脾虚气滞证的普遍规律。

21例脾虚证中有18例肠上皮化生改变，仅3例脾气虚证无肠上皮化生，慢性胃病脾虚证胃黏膜肠上皮化生改变占80.90%，脾虚气滞证占100%。脾虚气滞证肠化生率明显高于脾气虚证，$P<0.05$，其中胃癌较多。胃黏膜中cAMP降低，则胃黏膜细胞的正常代谢受到干扰，细胞分化受到抑制，而细胞分裂加速，使一些非分裂周期的细胞进入分裂期，干扰了通过蛋白激酶对基因调节的过程，以致改变细胞遗传，引起胃黏膜的肠化生。有人认为肠化生改变是癌的前期改变，有文献报道，中药治疗是可以治愈此类病变的。

尹光耀等脾虚证血浆cAMP明显下降，脾气虚证、脾虚气滞证分别为(14.94 ±3.47) pmol/ml、(11.29 ±3.54) pmol/ml，正常人为(22.58 ±5.72) pmol/ml，$P<0.001$。脾气虚证明显高于脾虚气滞证，$P<0.001$。脾气虚证、脾虚气滞证的血浆cGMP分别为(7.09 ±

4.92)pmol/ml、(4.41±2.03)pmol/ml，正常人为(6.15±1.68)pmol/ml。血浆cAMP明显下降与胃黏膜cAMP的下降是一致的。cAMP的下降提示脾气滞证的存在，100%肠上皮化生，出现胃癌发生的危险。6例患者术后经中西药治疗，脾虚证缓解和消失，cAMP由(16.55±7.26)pmol/m上升至(24.04±2.15)pmol/ml，降低了胃癌的复发率。

（五）胃窦G细胞诊断学

张桂珍等[5]的53例脾虚气滞证及36例脾气虚证，脾虚气滞证中有非萎缩性胃炎14例，萎缩性胃炎7例，胃溃疡10例，十二指肠及复合性溃疡17例，胃癌5例。36例脾气虚证，包括非萎缩性胃炎11例，萎缩性胃炎6例，胃溃疡4例，十二指肠及复合性溃疡12例，胃黏膜基本正常3例。G细胞一般分布在胃窦黏膜上皮与腺体的移行区，低倍镜下呈连续带状分布，在腺体萎缩、肠化生部位的G细胞分布不均匀，较表浅或偏黏膜深层，呈间断的斑块状。部分病例，主要见于脾虚气滞证G细胞明显增生，一为弥漫性增生，G细胞带增宽，腺体横切面上可见3~5个G细胞，正常时仅见1~3个；一为集团状排列，形成由G细胞构成的内分泌细胞微结节，微结节中少则含有6~9个G细胞，多则达10余个，G细胞大都排列整齐，形成腺腔样结构。脾虚气滞证胃窦的G细胞数量明显多于脾气虚证，$P<0.001$。

脾气虚证的胃泌素上升，其平均值为(79.59±35.83)pg/ml，脾虚气滞证上升更明显，为(133.57±72.64)pg/ml，正常人为(74.02±37.90)pg/ml，$P<0.01$。脾气虚证的胃泌素明显低于脾虚气滞证，$P<0.01$。

五、萎缩性胃炎胃血瘀证

（一）症状诊断学和检体诊断

涂福音等20例慢性萎缩性胃炎瘀血内阻证，胃痛拒按，久痛不愈，痛如刺割有定处，呕血或黑便。黄玉林等8例萎缩性胃炎瘀血证有胃脘痛，子夜痛甚或刺痛，黑便，体重急剧下降，消瘦，面色黎黑，舌紫或有瘀斑，无苔。

（二）体检诊断学

舌暗红或有瘀斑，苔白或黄，舌下静脉曲张，脉细而涩。

（三）X线诊断学

黄玉林等胃钡气双重造影，8例胃血瘀证的胃小区明显扩大，4~5mm，大小不均。胃小沟增宽，大于1mm，多数在1、2mm左右，极不规则，边缘模糊。胃窦黏膜不能展平，常伴有结节状透亮区及靶样征，约有半数病例伴有狭窄性胃窦炎性改变。胃阴虚证的胃小区明显大于脾阳虚证，$P<0.01$。胃血瘀证又明显大于胃阴虚证，$P<0.01$。胃阴虚证结节状透光区的阳性率明显高于脾阳虚证，$P<0.01$。胃阴虚证胃小沟大于1毫米的阳性率明显高于脾阳虚证，$P<0.01$。胃血瘀证全部表现为胃小沟极不规则，阳性率明显大于胃阴虚证，$P<0.01$。胃小沟边界清晰度的百分率明显低于脾阳虚证，$P<0.01$。胃阴虚证胃黏膜不展平或不易展平者的百分率明显高于脾阳虚证，$P<0.01$。根据中医各型X线表现的特征，放射科医师对135例慢性萎缩性胃炎提出中医诊断意见，其脾阳虚证、胃

阴虚证及胃血瘀证的X线诊断与临床诊断的符合率分别为79.07%、89.09%及80%。

(四)血清胃泌素诊断学

涂福音等20例慢性萎缩性胃炎胃血瘀证的血清胃泌素显著升高，平均值为(246.3±161.1)pg/ml，正常人为(77±39.6)pg/ml。明显高于脾胃湿热证、脾阳虚证及胃阴虚证。

(五)尿胃蛋白酶诊断学

涂福音等20例慢性萎缩性胃炎胃阴虚证，日间晨起2小时的尿胃蛋白酶显著升高，平均值为(21.8±16.26)mg/h，正常人为(8.48±4.59)mg/h。

(六)胃黏膜活检组织诊断学

楼焕进等报道，5年中缙云县胃镜室确诊1500例慢性萎缩性胃炎。慢性萎缩性胃炎根据胃固有腺体萎缩的程度，分为3级。轻度慢性萎缩性胃炎，无1例胃血瘀证。中度慢性萎缩性胃炎，285例胃阴虚证，占70.02%。122例胃血瘀证，占29.98%。重度慢性萎缩性胃炎，固有腺体数减少，超过2/3，仅残留少数腺体，甚至完全消失，共104例，全部为胃血瘀证。

参考文献

[1]黄玉林，等．萎缩性胃炎中医分型的X线研究，首届中医影像学学术研讨会交流资料．
[2]涂福音，等．慢性萎缩性胃炎103例与血清胃泌素、尿胃蛋白酶关系探讨．福建中医药，1990，21(2)：11~12.
[3]楼焕进，等．慢性萎缩性胃炎的病理诊断与中医证型分析．中医药临床杂志，2007，19(3)：283~284.
[4]尹光耀，等．脾虚证慢性胃病患者胃黏膜与血浆cAMP和cGMP测定及其临床意义．中西医结合杂志，1985，5(1)：30~32.
[5]张桂珍，等．脾虚证患者胃窦G细胞体视学定量分析．中西医结合杂志，1989，9(12)：711~713.
[6]葛惠男，等．胃炎丸治疗气滞型萎缩性胃炎的研究．江苏中医，1997，18(2)：40.

第二节　消化性溃疡

70%~100%的消化性溃疡患者有螺杆菌(Hp)感染，从中医学理论的角度考量，可以与慢性胃炎一同研究。

一、消化性溃疡脾气虚证

(一)症状诊断学

便溏，食后腹胀，面色萎黄，食欲减退，肌肉酸困，肢体倦怠，神疲乏力。

(二)乳酸代谢诊断学

杨维益等[2]30例患者经胃镜确诊的消化性溃疡脾气虚证乳酸代谢的观察：①对乳酸

清除有重要作用的血清乳酸脱氢酶(LDH)明显下降，其平均值为(261.33±74.64)IU/L，明显低于13例消化性溃疡肝胃不和证以及11例心气虚证，分别为(310.83±42.22)IU/L及(302.36±95.09)IU/L，$P<0.05$。用“健脾强力口服液”治疗，其主要成分为党参、黄芪、麦芽、山楂等，由同仁堂第二制药厂制备，每日3次，每次1支。2周后脾气虚证血清LDH上升为(280.00±68.03)IU/L，4周后上升为(321.58±81.23)IU/L。其中20例经胃镜复查，6例溃疡从活动期转为愈合期，13例从活动期转为瘢痕期，无效1例，总有效率为95%。对照组脾气虚证与肝胃不和证分别用舒肝和胃及益气活血宁心的方药治疗2周后，LDH的变化无明显差异。可以认为，LDH明显下降可以作为脾气虚证的诊断依据，也有利于对脾气虚证与肝胃不和证、心气虚证做出鉴别诊断。②消化性溃疡脾气虚证血清乳酸明显上升为(1.98±0.52)mmol/L。明显高于心气虚证与肝胃不和证的(1.59±0.50)mmol/L、(1.75±0.52)mmol/L。治疗后明显下降为(1.60±0.41)mmol/L。血清乳酸明显上升可以作为脾气虚证的诊断依据，也有利于脾气虚证与肝胃不和证、心气虚证做出鉴别诊断。脾气虚证患者肢体懈怠、肌肉酸困、神疲乏力等症状的阳性率比较高，而且健脾益气方药能有效地改善这些症状，这一结果初步证明了中医学脾主肌肉的理论。现代医学认为：乳酸堆积及其代谢异常可引起肌肉酸困等症状，脾气虚证患者血清乳酸含量异常升高，且在治疗后随上述症状的改善而下降，说明乳酸堆积与脾气虚证有一定联系。③血清乳酸脱氢酶同工酶$_1$(LDH_1)明显下降为(62.67±23.50)IU/L，治疗后明显上升为(62.12±31.32)IU/L。明显高于心气虚证的(45.93±17.87)IU/L，$P<0.05$。④LDH_2明显上升为(92.18±36.56)IU/L，治疗后下降为(80.38±34.61)IU/L。明显高于心气虚证的(58.24±15.30)IU/L，$P<0.01$。⑤LDH_3明显上升为(71.82±29.89)IU/L，治疗后下降为(62.24±23.88)IU/L。⑥LDH_4明显下降，治疗后明显上升，其平均值由(31.08±24.15)IU/L上升为(48.58±24.64)IU/L，$P<0.01$。明显低于肝胃不和证及心气虚证的(55.35±19.50)IU/L、(64.34±22.66)IU/L，$P<0.01$。⑦LDH_5明显下降为(5.03±4.70)IU/L，治疗后明显上升为(27.69±16.19)IU/L，$P<0.01$。明显低于肝胃不和证及心气虚证的(67.22±32.56)IU/L、(43.88±28.05)IU/L，$P<0.01$。血清LDH_1、LDH、LDH_4、LDH_5下降，LDH、LDH_4、LDH_5下降明显，LDH_2、LDH_3、血清乳酸明显上升可以为胃或十二指肠溃疡病脾气虚证的诊断依据。

二、消化性溃疡肝胃不和证

消化性溃疡肝胃不和证乳酸代谢的观察：①LDH的平均值为(310.83±42.22)IU/L及(302.36±95.09)IU/L，明显高于脾气虚证，$P<0.05$。②血清乳酸为(1.75±0.52)mmol/L。低于脾气虚证。③LDH_1为(50.52±25.58)IU/L，低于脾气虚证。④LDH_2为(67.94±34.56)IU/L，明显低于脾气虚证。⑤LDH_3为(70.17±24.70)IU/L。⑥LDH_4为(55.35±19.50)IU/L，明显高于脾气虚证，$P<0.01$。⑦LDH_5为(67.22±32.56)IU/L，明显高于脾气虚证，$P<0.01$。胃或十二指肠溃疡病肝胃不和证的LDH、LDH_4、LDH_5明显高于脾气虚证，血清乳酸低于脾气虚证，LDH_2明显低于脾气虚证，有助于溃疡病脾气虚证与肝胃不和证的鉴别。

三、消化性溃疡脾阳虚证

(一)症状诊断学

牟德峻等[15-2-3]将消化性溃疡分为3个证型：脾阳虚证，胃阴虚证和寒热夹杂证。脾阳虚证于冬季和气候变化时发病，肢寒，喜热怕冷，神疲乏力，空腹隐痛，得热则适，稀便。

(二)检体诊断学

舌苔薄白，舌质淡胖而有齿印，脉沉细，或迟弱。

(三)检验诊断学

牟德峻等30例消化性溃疡脾阳虚证的血清胃泌素明显下降，其平均值为(28.69±15.16)pg/ml，$P<0.05$。治疗处方为黄芪建中汤：黄芪15g，桂枝10g，白芍15g，甘草10g，生姜3片，大枣6枚。4周后复查，血清胃泌素明显上升为(36.78±22.95)pg/ml，$P<0.05$。在病灶处及胃窦取活体组织，其胃泌素明显下降为(1360±528.19)pg/ml，正常人为(1660.13±22.95)pg/ml，$P<0.005$。治疗后明显上升为(1909±400.25)pg/ml，$P<0.001$。

消化性溃疡脾阳虚证基础胃酸的平均值为(5.09±2.49)mmol/h，明显低于胃阴虚证的(10.09±5.49)mmol/h，$P<0.025$。脾阳虚证最大排酸量为(30.38±9.10)mmol/h，明显高于胃阴虚证的(26.12±8.19)mmol/h，$P<0.05$。脾阳虚证最高排酸量为(29.14±8.11)mmol/h，明显高于胃阴虚证的(22.27±2.45)mmol/h，$P<0.01$。

血浆环核苷酸：①消化性溃疡脾阳虚证的血浆环－磷酸腺苷(cAMP)明显上升，其平均值为(20.82±9.75)pmol/ml，正常人为(17.56±8.06)pmol/ml，$P<0.05$。治疗后明显上升为(24.05±6.85)pmol/ml，$P<0.05$。②血浆环－磷酸鸟苷(cGMP)明显下降为(2.84±1.83)pmol/ml，正常人为(4.32±2.51)pmol/ml，$P<0.05$。治疗后明显上升为(4.04±2.90)pmol/ml，$P<0.05$。③cAMP/cGMP明显上升为7.59±2.75，正常人为4.84±1.25，$P<0.05$。治疗后明显下降为5.45±1.89，$P<0.05$。

胃壁活体组织环核苷酸：①30例脾阳虚证的胃壁活体组织cAMP明显下降为(400.20±216.95)pmol/mg，正常人为(865.95±291.71)pmol/mg，$P<0.01$。治疗后上升为(505.93±212.93)pmol/mg。②cGMP上升为(61.68±25.12)pmol/mg，正常人为(49.33±16.81)pmol/mg。治疗后为(61.13±17.54)pmol/mg。③cAMP/cGMP明显下降为6.95±2.25，正常人为17.33±5.62，$P<0.001$。治疗后明显上升为8.92±2.84。

四、消化性溃疡胃阴虚证

(一)症状诊断学

牟德峻等胃阴虚证上腹部灼痛，嘈杂，易饥，口干欲饮，或失眠多梦，手足烦热，大便干，小便赤或黄。

(二)检体诊断学

舌苔微黄或黄腻，舌质红瘦，脉细数，或弦细。

（三）胃泌素诊断学

12 例胃阴虚证的血清胃泌素明显上升，其平均值为（81.50 ± 26.25）pg/ml，$P < 0.005$。治疗处方为沙参麦冬汤：沙参 10g，麦冬 10g，白芍 15g，甘草 10g，花粉 15g，竹茹 10g。4 周后复查，血清胃泌素明显下降为（36.57 ± 20.08）pg/ml，$P < 0.025$。

在病灶处及胃窦取活体组织胃泌素明显下降为（1360 ± 528.19）pg/ml，正常人为（1660.13 ± 22.95）pg/ml，$P < 0.005$。治疗后明显上升为（1909 ± 400.25）pg/ml，$P < 0.001$。

（四）胃酸诊断学

胃酸的测定用五肽胃泌素法。12 例胃阴虚证基础胃酸的平均值为（10.09 ± 5.49）mmol/h。最大排酸量为（26.12 ± 8.19）mmol/h。最高排酸量为（22.27 ± 2.45）mmol/h。

（五）血浆环核苷酸诊断学

血浆环核苷酸：①12 例胃阴虚证的 cAMP 上升，其平均值为（18.72 ± 6.46）pmol/ml，正常人为（17.56 ± 8.06）pmol/ml。治疗后上升为（21.77 ± 10.22）pmol/ml，$P < 0.05$。②cGMP 明显上升为（7.03 ± 2.02）pmol/ml，正常人为（4.32 ± 2.51）pmol/ml，$P < 0.001$。治疗后明显上升为（4.47 ± 1.85）pmol/ml，$P < 0.05$。③cAMP/cGMP 明显下降为 2.59 ± 1.02，正常人为 4.84 ± 1.25，$P < 0.05$。治疗后明显上升为 4.84 ± 1.87，$P < 0.05$。

胃壁活体组织环核苷酸：①12 例胃阴虚证的胃壁活体组织 cAMP 下降为（653.87 ± 264.47）pmol/mg，正常人为（865.95 ± 291.71）pmol/mg，$P < 0.01$。治疗后上升为（733.75 ± 203.22）pmol/mg。②cGMP 明显上升为（63.39 ± 9.78）pmol/mg，正常人为（49.33 ± 16.81）pmol/mg，$P < 0.001$。治疗后明显下降为（44.42 ± 12.22）pmol/mg。③cAMP/cGMP 明显下降为 11.39 ± 4.85，正常人为 17.33 ± 5.62，$P < 0.001$。治疗后下降为 10.07 ± 5.65。

参考文献

[1]陈家旭，等．胃病脾气虚证与 LDH 及其同工酶关系的初步研究．辽宁中医杂志，1995，22(7)：298 ~ 299.

[2]杨维益，等．脾气虚证与胰腺外分泌功能关系的临床研究．中国中西医结合杂志，1996，16(7)：414 ~ 416.

[3]牟德峻，等．消化性溃疡中医辨证分型与胃酸、胃酸、胃泌素、环核苷酸关系的研讨．中西医结合杂志，1988(8)：531 ~ 533.

第三节　胆囊炎与胆石症

胆囊炎是常见病，多发病，常与胆石症同时存在。胆囊炎与胆石症在急腹症中仅次于阑尾炎，而居第二位，多为慢性，常常急性发作，易误诊为胃病。慢性胆囊炎并不罕见，有时胆石小看不见，或时有时无。胆石症在美国成年人中发病率约占 10%，而在 40 岁以上的人群中发病率达 20%，70 岁以上的老人中，约 1/3 的人患胆石症。我国还没有关于胆石症流行病学的资料，近来有报道称，胆石症在我国死亡病人中约占7%。随着B超的普及应用，胆石症的发现率明显增多，胃区痛者应进行B超检查。

一、胆囊炎、胆石症肝胆湿热证

一组137例慢性胆囊炎的资料中，肝郁气滞证、肝胆湿热证及胆囊阴虚证分别占67%、24%及9%。

(一)症状诊断学

肝胆湿热证起病较急，右胁疼痛拒按，阵发性加剧，发热，口苦，恶心呕吐，有时目黄肤黄，小便黄，大便不畅或秘结[1]。

(二)检体诊断学

舌质红，舌苔黄腻，脉弦滑数。

(三)影像诊断学

1. 超声诊断学

(1)祝德军等[2]用彩色七段编码配合B超检查的91例慢性胆囊炎中，有34例肝胆湿热证，17例肝郁气滞证，6例胆囊血瘀证，31例肝郁脾虚证，3例肝阴虚证。对照组为32例健康人，胆囊大小平均为(5.38×2.28)cm。纵径与横径之比为2.32，张力一般，胆囊壁光整，胆汁透声正常。胆囊区无压痛。在七段编码图上，胆囊壁为红色光带，胆汁区为蓝色，胆囊后方以红色为主，与胆汁区之色量级差约为4级。脂餐试验胆囊收缩率正常，平均为56.20%。34例慢性胆囊炎肝胆湿热证的胆囊略大，平均为(5.99×2.84)cm。纵径与横径之比值多数小于2.3，平均为2.1。张力较高，胆囊壁毛糙，胆汁内多有弥漫性小光点或中等强度的沉积性回声，胆汁透声性差。胆囊区压痛明显。在七段编码图上，胆囊壁多由红色光点组成。胆汁区以黄色为主，其中可杂有红点或片状红色区，胆囊后方以红色为主，与胆汁区之色量级差一般在二级以内。脂餐试验约半数患者的胆囊收缩率略低于正常，平均为50.26%。肝胆湿热证是慢性胆囊炎症比较明显的，由于炎症的渗出而导致胆汁混浊和透声性的降低，在黑白超声显示中透声性如何，只能以医生的感觉为标准，而在彩色七段编码图上可转化为半定量的色量级差来显示，使之更客观、更准确。胆囊张力较高，纵径与横径之比值较小，多数不超过2.3。

(2)恽敏、石莹等将胆囊炎、胆石症分为肝胆湿热证，肝郁气滞证、肝郁脾虚证及胆囊热毒证。肝胆湿热证的胆囊轮廓明显增大，胆壁毛糙，增厚明显，可呈双层，张力增高，透声差，囊内有弥慢性小光点或中等强度之沉积性回声，伴结石或结石嵌顿，结石可较多，以大中结石为主，肝内胆管，胆总管，肝总管可模糊毛糙，脂餐后胆囊收缩功能差或无功能。

(3)李世忠等的620例胆石症分为肝胆湿热证，肝郁气滞证，肝胃不和证，肝郁脾虚证，胆囊血瘀证及无症状者。肝胆湿热证占14.8%，胆囊血瘀证比其他诸证的胆囊略大，大于正常者多见，小于正常者少，2/3患者胆囊壁增厚和不光滑，胆石多而充满胆囊者占54.3%，单个结石占21.3%，长径小于0.5cm的小结石占41.4%。胆囊稍大。囊壁增厚或不光滑者居多，约占2/3。胆石数目多发及充满者胆囊者居多，占54.7%，单个结石者少见。小结石多见。

2. X线诊断学

恽敏、石莹胆囊炎、胆石症肝胆湿热证的口服法胆囊造影，胆囊常不显影，而静脉法可见胆管显影而胆囊仍不显影。当胆囊显影时可见显影浅淡，胆壁模糊毛糙，形状增大，收缩及排空功能均差，常伴有肝胆管扩张，狭窄或结石等征象。此证相当于急性胆囊炎或慢性胆囊炎的急性发作。

二、胆囊炎、胆石症肝郁气滞证

(一)症状诊断学

肝郁气滞证右上腹有轻度或短暂的隐痛，疼痛每因情志变化而增减，痛连肩背，胸闷不舒，饮食减少，嗳气频作，口苦咽干，无明显寒热或兼微热，无黄疸或有轻度黄疸，小便微黄。

(二)检体诊断学

舌苔薄白或薄黄，舌质淡红，脉弦。

(三)影像诊断学

1. 超声诊断学

(1)祝德军等[2]的17例胆囊炎、胆石症肝郁气滞证胆囊大小平均为(5.74×2.49)cm。纵径与横径之比为2.31，张力一般，胆囊壁略毛糙，胆汁透声略差或正常。胆囊区有压痛。在七段编码图上胆囊壁多呈红色，胆汁区蓝、绿色点混杂，胆囊后方为红和品红色点，与胆汁区色量级差约为3级。脂餐试验胆囊收缩率基本正常，平均为53.11%。

(2)恽敏、石莹肝郁气滞证的胆囊形态正常或略大，壁略毛糙，壁也稍增厚，透声正常或稍差。以中等结石为主，脂餐收缩功能多数正常或稍差。

(3)李世忠等的620例胆石症中，肝郁气滞证为最常见的一个证，其胆囊大小在正常范围的居多数，大于正常者很少见。急性发作时，胆囊较慢性期增大，平均增大(1×1.2)cm，慢性期有1/3患者的胆囊壁增厚或不光滑，急性发作时则有93.8%患者有此种改变，单个结石不到1/3，以中小结石居多。无症状者的胆囊多数正常，1/4的患者胆囊偏小，1/4的胆囊壁增厚和不光滑。

2. X线诊断学

恽敏、石莹胆囊炎、胆石症肝郁气滞证的口服法胆囊造影可见胆囊显影正常或延迟显影，显影浅淡，少数可不显影，胆囊收缩和排空功能稍差，常伴有结石。

三、胆囊炎、胆石症肝郁脾虚证

(一)症状诊断学

胁痛绵绵，疼痛时发，食少神倦，食后脘满，腹痞胀，面色萎黄或少华，大便不实。

(二)检体诊断学

舌质淡或边有齿印，苔薄白，脉细弦或濡。

(三)影像诊断学

1. 超声诊断学

(1)祝德军等的31例慢性胆囊炎肝郁脾虚证(Deficiency of the spleen and stagnation of the liver - Qi)胆囊平均为(5.57×2.01)cm。横径较小，纵径与横径之比值多数大于2.6，平均为2.76。张力较低，囊壁略毛糙。胆汁透声略差或正常。胆囊区有压痛。在彩色七段编码图上，胆囊壁多由红点组成，胆汁区蓝、绿色点混杂。胆囊后方为红色和品红色点，与胆汁区之色量级差约为3级。脂餐试验多数患者的胆囊收缩率明显降低(平均为37.61%)。胆囊横径小、张力差，因而多呈细长形。纵径与横径之比值较大，多数大于2.6。胆囊壁损害不明显而胆囊收缩率却明显降低，这可能是由于“脾气虚”而收缩无力所致。

(2)恽敏、石莹的肝郁脾虚证，B超见胆囊细长或缩小，甚则变形，囊壁增厚，厚薄不均，呈不规则形，与周围粘连，胆囊轮廓与肝脏分界不清或消失，透声差，张力差，胆汁少，紧裹结石，以中小结石为主，胆囊收缩率降低较明显。

(3)李世忠等的胆石症肝郁脾虚证，胆囊的长度偏短，其平均值在诸型中最短，为5.7cm，胆囊壁增厚和不光滑者近半数，胆囊充满结石者占半数，小结石居多，占51.6%。胆石症肝胃不和证的胆囊偏小，较多，其宽度小于正常者占43.3%，胆囊壁增厚、不光滑者比其他证更少，单个结石稍多，在各证中居首位，占35.1%。

2. X线诊断学

恽敏、石莹的胆囊炎、胆石症肝郁脾虚证的口服法，胆囊常不显影而静脉法可显影，见胆囊明显缩小，壁增厚，可有钙化，由于与周围粘连，可致形态不规划，其收缩及排空功能均丧失，相当于慢性胆囊炎后期。

四、胆囊炎、胆石症胆囊血瘀证

(一)症状诊断学

肝血瘀证因肝郁日久，气血瘀阻所致，证见右胁刺痛、隐痛，痛有定处。

(二)检体诊断学

舌质暗或有瘀斑，舌苔薄，脉弦细，较少见。

(三)影像诊断学

1. 超声诊断学

(1)祝德军等[2]6例慢性胆囊炎胆囊血瘀证的胆囊较小，平均为(4.77×2.12)cm。纵径与横径之比为2.25，张力一般。囊壁增厚，或厚薄不均匀，明显毛糙或因与周围粘连而不规整。胆汁透声略差。胆囊区有压痛。在七段编码图上，常因囊壁由不同色点组成，而使胆囊轮廓不清。胆汁区以绿色为主，可杂有黄点，胆囊后方为红色和品红色点，与胆汁区之色量级差为2~3级。脂餐试验胆囊收缩率多有较明显的降低，平均为41.87%。多数病程较久，胆囊壁因炎症的浸润、粘连而增厚或不规整。胆囊壁因损伤而弹性降低，体积偏小。胆囊壁增厚、毛糙，且本身的回声强弱不等，故在彩色七段编码图上胆囊轮廓不清。由于胆囊壁的损伤而导致胆囊收缩率降低。

(2)李世忠等的胆囊大小均不正常，或过长或过短，各占一半。胆囊壁均有病理变化，增厚和/或欠光滑。结石以多发、充满者，中等大小者居多。

五、胆囊炎、胆石症胆囊阴虚证

(一)症状诊断学

胁肋隐痛，疼痛绵绵不休，口干咽燥，心中烦热，头晕目眩。

(二)检体诊断学

舌红少津，多脉细弦。

(三)影像诊断学

祝德军等[2]3例慢性胆囊炎胆囊阴虚证的胆囊平均为(5.50×2.37)cm。纵径与横径之比为2.32，张力一般。胆囊壁略毛糙，胆汁透声略差或正常。胆囊区有压痛。在七段编码图上胆囊壁多呈红色，胆汁区蓝、绿色点混杂，胆囊后方为红和品红色点，与胆汁区之色量级差约为3级。脂餐试验胆囊收缩率接近正常，平均为50.47%。肝郁气滞证与肝阴虚证图像相似，不易区分。

六、胆囊炎、胆石症胆囊热毒证

(一)症状诊断学

恽敏、石莹的胆囊炎、胆石症胆囊热毒证表现为发热，黄疸色重，脘腹硬满，疼痛拒按，小便黄赤而少，甚则四肢厥冷，大汗淋漓，谵语神昏。

(二)检体诊断学

舌质红绛，苔黄燥，脉弦细数。

(三)影像诊断学

恽敏、石莹的热毒证，B超可见胆囊极度增大，壁增厚明显呈低回声暗带，囊后壁远端回声增强区不明显，胆囊内透声差，见散在不均细光点，无声影，往往以大结石为主，分布于胆囊颈、胆囊管，同时伴胆总管结石，胆总管壁毛糙增厚、模糊或扩张，胆囊区压痛明显。此型病情危重，一般不宜作X线检查。

参考文献

[1]张东友．中西医结合影像学．武汉：湖北科技出版社，2000：138～140.
[2]祝德军，等．彩色七段编码配合B超在慢性胆囊炎中医辨证中的应用．中国超声医学杂志，1994，10(7)：31.

第十六章　泌尿系统疾病

第一节　原发性肾小球疾病

原发性肾小球疾病(Primaryg lomerular disease)是临床常见病，发病率为0.49%[1]。其发病与感染有关，分析254例肾活检，其中免疫复合体肾炎占85%。各种致病微生物感染后，在体内形成免疫复合体，沉积于肾小球，引起肾小球肾炎，也是导致肾炎复发、加重和迁延不愈的重要因素。这一病理过程，中医学看作湿热毒邪所导致的病理变化。湿热毒邪就是致病微生物，热毒易解，而湿热黏滞难去，尽管控制了原发感染病灶，但湿热滞留伤肾。近些年，从病理角度来讲，湿热对原发性肾小球疾病的发生、发展、转归及预后的影响日益受到重视，清利湿热法也逐渐成为肾小球疾病的主要治法之一。在原发性肾小球疾病中，湿热证发病率为47.95%~100%。熊宁宁等湿热证发病率为65.30%，湿热伤肾是肾小球疾病的重要病理机制之一，说明肾湿热证在原发性肾小球疾病病程中很常见，且作为主证普遍存在于原发性肾小球疾病各证之中，常常由于原发性肾小球疾病的急性发作而被临诊中医师作为首证处理。湿热不但与肾炎或肾病的病情活动有关，而且也是导致以及加重肾功能损害的重要因素之一。笔者认为抗菌素可以杀灭湿热毒邪，中西医结合的治疗是必要的，但仍需强调中医治疗湿热证。湿热贯穿于肾小球肾炎全过程，“热毒”应该用“致病微生物”取而代之。

致病微生物第一次入侵人体，发生肾炎肾湿热证。肾湿热证反复发作，导致本虚，由肺虚而脾虚、肝虚，最后肾虚。由阳虚加重，甚而及阴，导致阴虚。具体表现为肺肾阳虚证，脾肾阳虚证及肝肾阴虚证。肾湿热证反复发作导致血瘀，最后出现严重的肾血瘀证，表现为肾衰而不治身亡。肾湿热证的发作，破坏了肾小球的功能单位，增加肾实质的纤维化，体积缩小。如果我们用中西医结合的治疗方法，切断慢性原发性肾小球疾病恶性发展的链条，可以大大减少肾衰的发生。降低原发性肾小球疾病死亡率的关键是医患合作，对该病患者进行严密的、长期的、系统的追踪观察。急性发作期的肾湿热证缓解，水肿消失，病人恢复正常生活，但是仍需要经现代中医诊断学检查，确诊后继续治疗。

一、原发性肾小球疾病肾湿热证

余江毅等[2]251例慢性原发性肾小球疾病的病程2~12年，平均3.73年。包括脾肾气虚证92例，肾气阴虚证91例，脾肾阳虚证4例，肝肾阴虚证56例，肾阴阳虚证8例，肾血瘀证53例，肾湿热证175例，肾湿热血瘀证44例。其中有的患者兼有两证。91例肾气阴虚证中肾湿热证占83.52%。56例肝肾阴虚证中肾湿热证占83.93%。肾湿热证的发病率明显高于其他虚证。肾湿热证常并存的本证是肝肾阴虚证及肾气阴虚证。肾湿热证是原发性肾小球疾病的主证，与现代医学的病毒、细菌等感染有密切的关系，在中药治疗的同时使用抗生素是必要的，但不能认为肾湿热证必然有感染的存在。原发性肾小球疾病肾血瘀证者容易发生肾湿热证，此时容易发生咽部感染溶血性链球菌，导致慢性原发性肾小球肾炎的急性发作。因此，对肾血瘀证的严密观察及治疗十分重要。

55例肾功能不全中，有46例肾湿热证，占83.64%，196例肾功能正常中，有129例肾湿热证，占65.82%，两者差异显著，$P<0.05$。肾湿热证和肾血瘀证同时见于肾功能不全者34例，占61.81%，见于肾功能正常者仅10例，占5.1%，两者差异显著，$P<0.001$。131例肾湿热证中兼肾血瘀证者44例，占25.14%，76例肾非湿热证中有9例肾血瘀证，占11.84%，两者差异显著，$P<0.05$。肾气阴虚证中兼肾血瘀证、肾湿热证者，分别占30.77%、83.52%，在肝肾阴虚证中分别占33.93%、83.93%。明显高于脾肾气虚证中的5.43%、52.17%，脾肾阳虚证的0%、25%。在肝肾阴虚证的19例肾血瘀证中，100%兼肾湿热证。肾气阴虚证的22例肾血瘀证中，78.57%兼肾湿热证。

（一）症状诊断学

尿浊、尿血、尿涩不利。口苦口干，或口中黏腻或口臭。咽喉肿痛或扁桃腺增大。便秘或大便不爽。腰酸重、胀痛，叩击痛多。

（二）检体诊断学

舌质红、苔黄腻，脉滑数。扁桃腺肿大。

（三）血液检验诊断学

1. 血β_2微球蛋白(β_2-m)诊断学

张福生等[3]35例慢性肾小球肾炎湿热证的血β_2微球蛋白明显上升为(3762.2±896.5)ng/ml，明显高于慢性肾小球肾炎非肾湿热证的(2528.8±762.4)ng/ml，

2. 血清维生素诊断学

杨世兴等[4]的85例肾小球肾炎中，有急性肾小球肾炎11例，慢性肾小球肾炎74例。8例肾湿热证的血清维生素A下降，其平均值为(91.500±36.205)μg/ml，血清维生素E上升为(21.125±15.801)μg/ml，血清维生素D_3下降为(4.766±2.221)μg/ml。100例正常人血清维生素A、E、D_3值分别为(97.74±22.52)μg/ml、(10.74±2.29)μg/ml及(6.2±1.29)μg/ml。肾小球肾炎肾湿热证的血清维生素与正常人无明显差异。

3. 血脂诊断学

血脂增高多为湿浊，湿证者载脂蛋白水平显著高于非湿证者。湿浊寒化则为水湿，热化则为湿热，水湿和湿热两者间载脂蛋白水平无明显差异。

(1)余江毅等测定251例慢性原发性肾小球疾病中175例肾湿热证的血脂：①肾湿热证的甘油三脂(TG)明显上升，其平均值为(1.84±0.41)mmol/L，$P<0.001$。低于肾湿热夹瘀证的(1.89±0.31)mmol/L。明显高于无肾瘀热证的(1.64±0.42)mmol/L，$P<0.001$。②肾湿热证的总胆固醇(TC)明显上升为(5.87±0.91)mmol/L，明显高于无肾湿热证，$P<0.05$。低于肾湿热夹瘀证的(6.03±0.89)mmol/L。低于肾血瘀证的(6.12±1.01)mmol/L。明显高于无肾瘀热证的(4.91±1.11)mmol/L，$P<0.001$。③肾湿热证的高密度脂蛋白胆固醇(HDL-C)明显下降为(1.16±0.21)mmol/L，明显低于无肾湿热证，$P<0.001$。高于肾湿热夹瘀证的(1.12±0.36)mmol/L。高于肾血瘀证的(1.06±1.01)mmol/L。明显低于无肾瘀热证的(1.31±0.33)mmol/L，$P<0.001$。④肾湿热证的低密度

脂蛋白胆固醇(LDL－C)明显上升为(3.99±0.64)mmol/L，明显高于无肾湿热证，$P<0.001$。低于肾湿热夹瘀证的(4.13±0.61)mmol/L。低于肾血瘀证的(4.22±0.58)mmol/L。高于无肾瘀热证的(3.67±0.67)mmol/L。⑤肾湿热证的载脂蛋白B(Apo－protein B，apoB)明显上升为(1.26±0.17)mmol/L，明显高于无肾湿热证，$P<0.001$。低于肾湿热夹瘀证的(1.33±0.20)mmol/L。高于肾血瘀证的(1.24±0.21)mmol/L。高于无肾瘀热证的(1.18±0.19)mmol/L。

上述资料说明肾湿热证均与高脂血症有密切的关系，慢性原发性肾小球疾病肾湿热证及肾湿热挟瘀证的TG、TC、LDL－C、apoB明显高于非肾湿热证，HDL－C则明显低于肾湿热证。TG、TC、LDL－C、apoB明显上升，HDL－C明显下降，可以作为肾湿热证的诊断依据。

从TG来看，由健康人的(1.050±0.310)mmol/L逐步上升＜无肾瘀热证的(1.64±0.42)mmol/L＜肾血瘀证的(1.65±0.36)mmol/L＜肾湿热证的(1.84±0.41)mmol/L＜肾湿热夹瘀证的(1.89±0.31)mmol/L。这说明慢性肾炎的TG上升，早期没有肾血瘀湿热的情况，肾发生病原体感染时，出现肾湿热证，血脂上升，经清热利湿治疗，肾湿热消失后，血脂明显下降。一旦肾湿热证反复发作，肾实质发生纤维化，表现为肾血瘀证。在肾血瘀证的基础上，肾发生病原体感染时，出现肾湿热证，血脂进一步明显上升。经清热利湿治疗，肾湿热消失后，血脂可以明显下降到肾血瘀证的水平。此时病人临床情况好转，往往容易忽视肾血瘀证的治疗，导致肾的本虚加重，为肾湿热证的再次发生提供了条件，一旦反复发作，肾血瘀证加重，最后发生尿毒症，只有肾移植才能挽救病人的生命。

(2)郭大庆等132例原发性肾小球疾病，原发性肾病综合征Ⅰ、Ⅱ型共58例，慢性肾小球肾炎35例，狼疮性肾炎4例，过敏性紫癜性肾炎5例，隐匿性肾炎4例，慢性肾功能不全26例。本证中包括脾肾气虚证57例，肾气阴两虚证49例，肝肾阴虚证20例，脾肾阳虚证6例。132例标证中有肾水湿证者48例，肾湿热证者42例，无肾水湿证者42例。有的病例会同时存在肾血瘀证。原发性肾小球疾病肾湿热证的载脂蛋白：①42例原发性肾小球疾病肾湿热证的载脂蛋白A－1(apoA－1)明显下降，其平均值为(1.15±0.06)g/L，135例正常人为(1.250±0.105)g/L，$P<0.05$，明显低于48例原发性肾小球疾病肾水湿证的(1.26±0.07)g/L，高于42例原发性肾小球疾病非肾水湿证的(1.09±0.08)g/L。②原发性肾小球疾病肾湿热证的载脂蛋白B(apoB)明显上升为(1.36±0.11)g/L，正常人为(0.856±0.126)g/L，$P<0.01$。低于原发性肾小球疾病肾水湿证的(1.48±0.18)g/L。高于原发性肾小球疾病非肾水湿证的(0.96±0.09)g/L，$P<0.01$。③原发性肾小球疾病肾湿热证的apoB/apoA－1明显上升为1.27±0.17，正常人为(0.690±0.110)g/L，$P<0.01$。高于原发性肾小球疾病肾水湿证的(1.25±0.18)g/L。明显高于原发性肾小球疾病非肾水湿证的(0.80±0.06)g/L，$P<0.01$。④脾肾气虚证多兼湿证，阴虚者兼湿证者较少，故脾肾气虚证载脂蛋白水平明显高于肾气阴虚证、肝肾阴虚证。因此，49例脾肾气虚证兼有湿证者apoB，apoB/apoA－1明显升高，分别为(1.495±0.129)g/L、(1.36±0.17)g/L，明显高于8例脾肾气虚证不兼湿证者，apoB，apoB/apoA－1分别为(1.441±0.146)g/L、(1.31±0.14)g/L。$P<0.05$。高脂血症可加重肾脏病变，并可导致心脑血管并发症，对肾脏病的预后有一定影响，因此，如何控制这种继发性高脂血症，对缓解肾脏病变进一步恶化、减少并发症、改善预后有着重要的临床意义。郭大庆等

应用中医药健脾益肾、化湿清利，在湿证消退的同时，apoB 及 apoB/apoA－1 也逐步下降，在一定程度上改善了肾脏病患者的脂质代谢紊乱。

4. 血浆过氧化脂质诊断学

张福生等 35 例慢性肾小球肾炎肾湿热证的血浆过氧化脂质明显上升，其平均值为(5.25 ±1.15)nmol/L，明显高于 30 例慢性肾小球肾炎非肾湿热证的(3.12 ±0.91)nmol/L，$P<0.05$。

5. 红细胞超氧化物歧化酶诊断学

张福生等 35 例慢性肾小球肾炎肾湿热证的红细胞超氧化物歧化酶(SOD)明显下降为(468.23 ±68.25)U/mlRBC。明显小于 30 例慢性肾小球肾炎非肾湿热证的(582.15 ±85.31)U/mlRBC，$P<0.05$。

6. 血肌酐诊断学

余江毅等 251 例慢性原发性肾小球疾病中有 55 例肾功能不全，其中 32 例为肾湿热证，占 58.18%；196 例肾功能正常，其中 21 例为肾湿热证，占 10.71%，$P<0.05$。

131 例肾湿热证的血肌酐(Scr)明显上升为(187.6 ±29.34)μmol/L，$P<0.001$。明显低于 44 例肾湿热夹瘀证的(242.1 ±46.32)μmol/L。明显高于 66 例无肾瘀热证的(118.4 ±30.67)μmol/L，$P<0.001$。明显低于 10 例血瘀证的(211.1 ±32.01)μmol/L。印证了血脂诊断学中的观点：说明慢性肾炎的早期没有肾血瘀湿热的情况，肾发生病原体感染时，出现肾湿热证，Scr 上升，经清热利湿治疗肾湿热消失后，Scr 可以明显下降。一旦肾湿热证反复发作，肾实质发生纤维化，出现肾血瘀证，Scr 明显高于非肾血瘀湿热证。在肾血瘀的基础上发生病原体感染时，出现肾血瘀湿热证，Scr 进一步明显上升。经清热利湿治疗肾湿热消失后，Scr 可以明显下降到肾血瘀证的水平。此时病人临床情况好转，往往容易忽视肾血瘀证的治疗，肾的本虚加重，为肾湿热证的再次发生提供了条件，一旦反复发作，肾血瘀证加重，最后发生尿毒症。

7. 血液流变学诊断学

(1)张福生等 35 例慢性肾小球肾炎肾湿热证血液流变学变化：①慢性肾小球肾炎肾湿热证全血高切黏度比明显上升，其平均值为 7.83 ±0.84，明显高于慢性肾小球肾炎非肾湿热证的 6.45 ±0.73，$P<0.05$。②慢性肾小球肾炎肾湿热证全血低切黏度比明显上升为 16.01 ±3.24，明显高于慢性肾小球肾炎非肾湿热证的 8.93 ±1.98，$P<0.01$。③慢性肾小球肾炎肾湿热证血浆黏度比为 2.01 ±0.11，明显高于慢性肾小球肾炎非肾湿热证的 1.71 ±0.07，$P<0.05$。④慢性肾小球肾炎肾湿热证血浆纤维蛋白原为(398.4 ±59.2)mg/dl，明显高于慢性肾小球肾炎非肾湿热证的(321.1 ±32.1)mg/dl，$P<0.05$。⑤慢性肾小球肾炎肾湿热证红细胞压积为(42.7 ±2.81)%，低于慢性肾小球肾炎非肾湿热证的 44.3 ±2.75。除红细胞压积外，各项指标的明显升高可作为肾湿热证的诊断依据。

(2)余江毅等 251 例慢性原发性肾小球疾病血液流变学变化：①肾湿热证的血浆黏度比明显上升，其平均值为 1.83 ±0.21，明显高于无肾瘀热证的 1.69 ±0.22，$P<0.001$。低于肾湿热夹瘀证的 1.91 ±0.16。低于肾血瘀证的 1.90 ±0.17。②肾湿热证的血沉明显上升为(47.2 ±7.28)mm/h，明显高于无肾瘀热证的(36.5 ±7.32)mm/h，$P<0.001$。低于肾湿热夹瘀证的(49.1 ±7.46)mm/h，肾血瘀证的(46.5 ±6.12)mm/h。③肾湿热证红细胞压积为(44.67 ±4.72)%，高于肾湿热夹瘀证的(41.01 ±3.98)%，高于肾血瘀证的

(43.21±4.28)%。④肾湿热证血沉K值明显上升为101.16±3.32，$P<0.001$。低于肾湿热夹瘀证的108.21±35.7，高于肾血瘀证的96.27±27.3。血液流变学检查显示，肾湿热证血浆黏度比、血沉、K值明显升高，肾湿热挟瘀证最为明显。血浆黏度比、血沉、K值明显升高可作为肾湿热证的诊断依据。

（四）尿检验诊断学

1. 尿β_2-mG诊断学

张福生等35例慢性肾小球肾炎肾湿热证尿的β_2-mG明显上升，其平均值为(382.3±88.7)ng/ml，明显高于30例慢性肾小球肾炎非肾湿热证的(285.8±76.4)ng/ml，$P<0.05$。

2. 尿N-乙酰b-D氨基-葡萄糖苷酶诊断学

(1)张福生等35例慢性肾小球肾炎肾湿热证尿N-乙酰-β-氨基葡萄糖苷酶(NAG酶)活性明显上升为(48.17±8.74)U/L，100例健康人为(10.8±4.9)U/L，$P<0.01$。慢性肾小球肾炎肾湿热证尿NAG活性明显高于慢性肾小球肾炎非湿热证的(26.83±6.72)U/L，$P<0.01$。

(2)熊宁宁等肾炎湿热证的尿唾液酸(SA)、尿NAG活性明显高于非肾炎湿热证，可作为肾炎湿热证的诊断依据；认为慢性肾炎急性发作时可以诊断为慢性肾炎湿热证。此时尿SA与尿NAG水平都随尿蛋白量增加而增加，呈高度正相关。尿蛋白量增加也是慢性肾炎湿热证的诊断依据。经清利湿热药治疗后(笔者认为可以配合抗菌素治疗)，尿SA、NAG均呈显著性下降，尿蛋白量亦明显减少。

3. 尿渗透压和溶质清除率诊断学

高菁[6]5例肾功能正常(内生肌酐清除率均大于(90±10)ml/min；血肌酐小于1.5mg/dl)的急性肾炎中，2例肾湿热证尿渗透压(Uosm)的平均值为(815±60.0)mosm/gH_2O，标准晨尿Uosm≥700mosm/kgH_2O。明显高于3例急性肾炎肾气不足卫表不固证(笔者认为这3例应该是肾气虚证合并肾湿热证)的(573±75.8)mosm/gH_2O，$P<0.001$。

肾功能正常急性肾炎中2例肾湿热证的溶质清除率(Cosm)为(3.88±0.25)ml/min，正常值为1~3ml/min，明显高于肾气虚证合并肾湿热证的(1.58±0.07)ml/min。

高菁16例肾功能正常的肾盂肾炎中，4例肾湿热证尿渗透压(Uosm)的平均值为(848.8±108.0)mosm/gH_2O，明显高于12例肾盂肾炎肾气虚证合并肾湿热证的(573±75.8)mosm/gH_2O，$P<0.001$。

肾功能正常肾盂肾炎肾湿热证的Cosm明显下降为(2.38±0.23)ml/min，正常人低于3.00ml/min。明显高低于肾气虚证合并肾湿热证的(1.40±0.30)ml/min。

急性肾炎、肾盂肾炎早期阶段无肾虚证，其Uosm正常。急性肾炎的Cosm也正常。但是肾盂肾炎的Cosm低于正常值。

4. 尿蛋白诊断学

张福生等35例慢性肾小球肾炎肾湿热证尿蛋白为(2.78±0.38)g/24h，明显高于慢性肾小球肾炎非湿热证的(1.91±0.29)g/24h，$P<0.05$。尿N-乙酰-β-氨基葡萄糖苷酶(NAG酶)明显上升为(48.17±8.74)U/L，明显高于慢性肾小球肾炎非湿热证的(26.83±6.72)U/L，$P<0.01$。尿蛋白为(2.78±0.38)g/24h，明显高于慢性肾小球肾炎非湿热证

的(1.91 ±0.29)g/24h，$P<0.05$。尿的 β_2-mG 明显上升，NAG 酶明显上升，尿蛋白明显增加，血 β_2 微球蛋白明显上升，血浆过氧化脂质明显上升，红细胞超氧化物歧化酶(SOD)明显下降，说明肾湿热证是慢性肾小球肾炎病情恶化的表现。

二、原发性肾小球疾病肺肾气虚证

周清发等[7]的58例慢性肾小球疾病中有肺肾气虚证16例，脾肾阳虚证18例，肾气阴虚证13例，肝肾阴虚证11例。肺肾阳虚证的 T_3 低于正常人，$P>0.05$。T_4 明显低于正常人，$P<0.05$。促甲状腺素明显低于正常人，$P<0.05$。T_3、T_4、TSH 低下可以作为肺肾阳虚证的诊断依据。

莫穗林等[8]的24例慢性原发性肾小球肾炎中有5例肺肾气虚证，6例脾肾阳虚证，7例肝肾阴虚证，6例肾气阴虚证。肺肾气虚证的外周血红细胞膜 C_3b 受体花环率明显下降，其平均值为(14.30 ±2.95)%，31例正常人为(18.09 ±1.6)%，$P<0.01$。

詹林达等[9]的66例原发性肾小球疾病中有10例肺肾气虚证，12例脾肾阳虚证，37例肝肾阴虚证，7例肾气阴虚证。原发性肾小球疾病肺肾阳虚证、脾肾阳虚证外周血肿瘤坏死因子(TNF)明显上升，其平均值为(1.51 ±0.68)μg/ml、(2.02 ±0.76)μg/ml，30例正常人为(1.14 ±0.40)μg/ml，$P<0.05$。TNF 明显上升，可以作为原发性肾小球疾病脾肾阳虚证的诊断依据。肺肾气虚证的 TNF 明显低于脾肾阳虚证、肝肾阴虚证及肾气阴虚证，分别为(2.02 ±0.76)μg/ml、(2.40 ±0.80)μg/ml 及(1.55 ±0.71)μg/ml，$P<0.05$。说明原发性肾小球疾病病情恶化，向肾气阴虚证、脾肾阳虚证及肝肾阴虚证发展。

三、原发性肾小球疾病脾肾阳虚证

原发性肾小球疾病致病微生物第一次入侵人体，发生肾炎肾湿热证。若肾湿热证治疗不当，反复发作，导致本虚，肺肾气虚证恶化而成为脾肾阳虚证。

(一)症状诊断学

易于感冒，面色苍白或㿠白，腰膝酸痛，疲乏无力，畏寒，肢冷，腰背冷痛，便溏，晨泄，夜尿量多于日尿量，食欲差，皮肤干燥，嗜睡，精神萎靡，性功能减退，面浮，下肢水肿或全身浮肿。

(二)检体诊断学

舌淡嫩胖，边有齿印，苔薄白，脉沉细或脉沉无力，脉细或微弱。

(三)超声诊断学

韩家强等[10]的30例慢性肾衰脾肾阳虚证中有肾小球疾病10例，肾动脉硬化8例，慢性肾盂肾炎4例，糖尿病肾病3例，肾间质性病变2例，肾囊肿2例，泌尿系结石1例。慢性肾功能衰竭(CRF)脾肾阳虚证超声多普勒诊断仪检测下列数据：①肾动脉收缩期峰值血流速度(SR)，明显下降，其平均值为(48.42 ±17.23)cm/s。病人入院后进行低蛋白质饮食，控制高血压，消除感染，纠正水电解质及酸碱失衡等。在此基础上，加服温脾汤，早晚各150ml，温服。温脾汤组成：大黄10g，人参10g，甘草10g，干姜10g，附子10g，随症加减治疗后 SR 明显上升为(66.47 ±13.43)cm/s。②B 助指数(RI = 收缩期峰值血流速度与舒张期血流速度之差/收缩期峰值血流速度）明显上升为0.87±0.43，治疗后明显下降为0.64±0.22。③血流峰速加速度（AC）明显下降为（326.52±38.42）cm/s，治疗后明显上升为（427.32±65.74）cm/s。SR、RI、AC治疗前后有明显改变，$P<0.001$。SR明显下降、RI明显上升、AC明显下降对于肾小球疾病脾肾阳虚证诊断有一定的帮助。

（四）血液检验学诊断

1. 血清维生素诊断学

杨世兴等85例肾小球肾炎中，有急性肾小球肾炎11例，慢性肾小球肾炎74例。有脾肾阳虚证、肝肾阴虚证、肾气血两虚证和肾湿热证。56例脾肾阳虚证的血清维生素A上升，其平均值为（111.185±70.905）μg/ml，正常人血清维生素A为（97.74±22.52）μg/ml。血清维生素E、血清维生素D_3明显上升，分别为（17.785±14.361）μg/ml及（10.359±8.327）μg/ml，正常人血清维生素E、D_3值分别为（10.74±2.29）μg/ml及（6.2±1.29）μg/ml，$P<0.01$、0.05。6例肝肾阴虚证分别为（129.500±73.132）μg/ml、（18.166±10.358）μg/ml及（5.100±2.290）μg/ml。4例肾气血两虚证分别为（122.00±43.504）μg/ml、（12.075±5.252）μg/ml及（5.100±1.697）μg/ml。血清维生素A、E、D_3的上升可以作为脾肾阳虚证的诊断依据。脾肾阳虚证与肝肾阴虚证也不难加以鉴别。

2. 血浆肾素诊断学

吕仁和等[11]的318例慢性肾炎前期患者，血肌酐＜177μmol/L（正常值为88.4～176.8μmol/L），肌酐清除率在80～30ml/min。平均病程7.29年。慢性肾炎前期患者的本证有81例脾肾阳虚证，154例肝肾阴虚证，83例肾阴阳两虚证。标证有121例肾血瘀证，85例肾气郁证，11例肾痰湿证，26例肾湿热证及23例肾热毒证。30例慢性肾炎前期脾肾阳虚证的血浆肾素平均值为（2.83±0.76）pg/ml，明显高于慢性肾炎前期肝肾阴虚证的（1.37±0.47）pg/ml，$P<0.01$。318例患者辨证治疗后，2.83%临床治愈，34.27%显效，31.77%有效，31.13%无效。对照组用肾炎五味片治疗，无1例临床治愈，5.55%显效，33.33%有效，61.12%无效。68.23%慢性肾炎患者的病情受到控制，不发展为尿毒症。说明运用原发性肾小球疾病研究分证诊断学的重要意义。

3. 血浆前列腺素E_2诊断学

吕仁和等30例慢性肾炎前期脾肾阳虚证的血浆前列腺素E_2平均值为（0.95±0.57）mg/（ml·h），明显高于肝肾阴虚证的（0.43±0.28）mg/（ml·h），$P<0.01$。脾肾阳虚证的血浆前列腺素E_2、血浆肾素明显高于肝肾阴虚证，说明脾肾阳虚证病情恶化，发展为肝肾阴虚证。

4. 血浆白蛋白诊断学

刘宏伟等[12]的35例原发性肾病综合征中有6例脾肾阳虚证，占17.1%，有18例肝肾阴虚证和11例肾气阴虚证。脾肾阳虚证的血浆白蛋白明显下降，其平均值为（2.42±0.08）mg/dl，低于肾阴虚证和肾阴气虚证，分别为（2.61±1.59）mg/dl、（2.49±0.55）mg/dl。

5. 血脂诊断学

郭大庆等测定20例原发性肾小球疾病肝肾阴虚证的载脂蛋白：①载脂蛋白A－1（apoA－1）下降，其平均值为（1.208±0.052）g/L，135例正常人为（1.250±0.105）g/L。

②原发性肾小球疾病肝肾阴虚证的载脂蛋白 B(apo B)和 apoB/apoA－1 明显上升为(1.487 ±0.134)g/L、(1.25 ±0.16)g/L，健康成人分别为(0.856 ±0.126)g/L、(0.69 ±0.11)g/L，$P<0.01$。肝肾阴虚证明显低于脾肾气虚证，$P<0.05$。说明脾肾阳虚证病情恶化发展为肝肾阴虚证。

（五）尿的检验诊断学

1. 尿蛋白量诊断学

刘宏伟等 6 例脾肾阳虚证尿蛋白的平均值为(7.97 ±3.02)g/24h，明显高于 18 例肝肾阴虚证的(5.62 ±2.74)g/24h，$P<0.01$。正常人尿蛋白低于 100mg/24h，大于 150mg/24h 者称之为蛋白尿。肝肾阴虚证尿蛋白明显增加及血浆白蛋白明显下降，说明脾肾阳虚证病情恶化发展为肝肾阴虚证。

2. 尿酶活性诊断学

(1)尿乳酸脱氢酶活性诊断学

周清发等的 18 例慢性肾小球疾病脾肾阳虚证尿液中乳酸脱氢酶(LDH)的活性明显上升，平均值(66.50 ±60.40)U/dl，30 例健康人为(26.88 ±9.04)U/dl，$P<0.01$。20 例肺肾气虚证明显上升为(50.45 ±22.33)U/dl，$P<0.01$，低于脾肾阳虚证。7 例肝肾阴虚证明显上升为(90.60 ±27.70)U/dl，$P<0.01$，高于脾肾阳虚证。11 例肾气阴虚证明显上升为(90.50 ±65.50)U/dl，$P<0.01$，高于脾肾阳虚证。LDH 明显上升可以作为脾肾阳虚证的诊断依据。脾肾阳虚证也不难与肺肾气虚证、肝肾阴虚证、肾气阴虚证进行鉴别。LDH 上升的趋势：健康人＜肺肾气虚证＜脾肾阳虚证＜肝肾阴虚证，反映了慢性肾小球疾病恶化的趋势是从上焦传至中焦而下焦，阳损及阴。说明慢性肾小球疾病肺肾气虚证病情恶化，发展为脾肾阳虚证，再进一步发展为肝肾阴虚证。

(2)尿 N－乙酰 b－D 氨基－葡萄糖苷酶活性诊断学

周清发等测定慢性肾小球疾病尿 N－乙酰 b－D 氨基－葡萄糖苷酶(NAG)的活性：①18 例慢性肾小球疾病脾肾阳虚证 NAG 的活性明显上升为(46.05 ±7.72)U/L，100 例健康人为(10.8 ±4.9)U/L，$P<0.01$。②14 例肺肾气虚证上升为(29.76 ±15.32)U/L，$P<0.01$，低于脾肾阳虚证。③7 例肝肾阴虚证明显上升为(52.00 ±7.72)U/L，$P<0.01$，高于脾肾阳虚证。④11 例肾气阴虚证明显上升为(37.54 ±17.93)U/L，$P<0.01$，低于脾肾阳虚证。NAG 明显上升可以作为脾肾阳虚证的诊断依据。脾肾阳虚证也不难与肺肾气虚证、肝肾阴虚证、肾气阴虚证进行鉴别。

(3)尿乳酸碱性核糖核酸酶活性诊断学

周清发等测定慢性肾小球疾病尿碱性核糖核酸酶(RNase)的活性：①18 例慢性肾小球疾病脾肾阳虚证 RNase 活性明显上升为(31.50 ±10.60)U/L，41 例健康人为(17.03 ±7.75)U/L，$P<0.01$。②21 例肺肾气虚证上升为(19.60 ±5.91)U/L，$P<0.01$。明显低于脾肾阳虚证，$P<0.01$。③13 例肝肾阴虚证明显上升为(51.9 ±15.5)U/L，$P<0.01$，明显高于脾肾阳虚证，$P<0.01$。④11 例肾气阴虚证明显上升为(38.5 ±11.6)U/L，$P<0.01$，明显高于脾肾阳虚证，$P<0.01$。RNase 明显上升可以作为脾肾阳虚证的诊断依据。脾肾阳虚证也不难与肺肾气虚证、肝肾阴虚证、肾气阴虚证进行鉴别。Rnase 的情况与 LDH、NAG 的情况相同。反映了慢性肾小球疾病恶化的趋势，由肺肾气虚证病情恶化发

展为脾肾阳虚证、肝肾阴虚证的过程。

（六）内分泌诊断学

1. 下丘脑－垂体－肾上腺皮质轴功能诊断学

吕仁和等30例慢性肾炎前期脾肾阳虚证的尿17－羟皮质类固醇（17－OHS）明显下降，其平均值为（4.70±0.60）mg/24h，明显低于肝肾阴虚证的（8.38±0.14）mg/24h，$P<0.01$。

30例慢性肾炎前期脾肾阳虚证的尿17酮类固醇（17－KS）为（7.24±0.70）mg/24h，明显低于肝肾阴虚证的（14.31±0.81）mg/24h，$P<0.01$。

2. 下丘脑－垂体－甲状腺轴功能诊断学

乔成林等[13]的58例慢性肾小球疾病，男35例，女23例。年龄最大者63岁，最小13岁，平均41岁。病史最长21年，最短1年。包括慢性肾炎33例，肾病综合征21例，隐匿性肾炎4例。肺肾阳虚证16例，脾肾阳虚证18例，肾气阴虚证13例，肝肾阴虚证11例。脾肾阳虚证 T_3 和 T_4 均明显低于正常人，$P<0.05$。肝肾阴虚证的 T_3、T_4 明显高于正常对照人，$P<0.05\sim0.01$。脾肾阳虚证促甲状腺素（TSH）明显低于正常人，$P<0.05$。脾肾阳虚证与肝肾阴虚证不难鉴别。

（七）免疫学诊断学

1. 细胞免疫诊断学

（1）E玫瑰花细胞形成率诊断学

卢君健等[14]46例肾病综合征或慢性肾小球肾炎脾肾阳虚证的玫瑰花结略有下降，其平均值（56.6±10.05）%，正常人的均值为（59.5±7.2）%。47例脾肾阳虚证的植物血球凝集素（PHA）皮肤试验10例阴性，正常人无1例阴性。

（2）淋巴细胞转化诊断学

卢君健47例肾病综合征或慢性肾小球肾炎脾肾阳虚证淋转率的平均值为（61±9.1）%，正常人为（60.0±5.7）%。

（3）外周血红细胞膜 C_3b 受体性诊断学

莫穗林等6例慢性原发性肾小球肾炎脾肾阳虚证的外周血红细胞膜 C_3b 受体花环率（$E-C_3bR$）明显下降，其平均值为（8.00±3.10）%，31例正常人为（18.09±1.6）%，$P<0.01$。脾肾阳虚证明显低于肺肾阳虚证的（14.30±2.95）%。说明慢性原发性肾小球肾炎肺病加重，发展为脾病，进一步恶化，发展为慢性原发性肾小球肾炎。这与慢支炎恶化的规律是一致的，由上焦向中焦，进一步侵犯下焦。

2. 体液免疫诊断学

（1）血清补体诊断学

卢君健等认为补体系统是非特异性免疫手段之一，其对机体的有利方面在于使细菌溶解破坏，中和病毒，增强吞噬作用等。不利方面在于补体引起过强炎症反应，变态反应，免疫性溶血等自身组织损伤病变加重，故补体过多过少均为病态。总补体（CH_{50}）明显上升，显示 $C_1\sim C_8$ 总的增加，为虚证的标志，提示患者有潜在感染或慢性持续性感染的存在，治疗时需要益气扶止，清热解毒以祛邪。

吕仁和等[11]的30例慢性肾炎前期脾肾阳虚证血清 C_3 补体的平均值为（1.65±0.27）

mg/ml，明显高于30例肝肾阴虚证的(1.30±0.35)mg/ml，$P<0.001$。

刘宝厚等[15]的慢性肾炎脾肾阳虚证、肺脾气虚证及肝肾阴虚证血清C_3补体下降，脾肾阳虚证<肝肾阴虚证<肺脾气虚证。3证之间有明显差异。

脾肾阳虚证、肺脾气虚证及肝肾阴虚证的IgA和IgG均降低，脾肾阳虚证、肺脾气虚证明显高于肝肾阴虚证。脾肾阳虚证、肺脾气虚证IgM明显上升，肝肾阴虚证偏低。

卢君健等47例肾病综合征或慢性肾小球肾炎脾肾阳虚证C_3补体的平均值为(1.14±0.52)mg/ml，正常人为(1.07±0.20)mg/ml。CH_{50}明显上升为(0.45±0.28)mg/ml，正常人为(0.37±0.07)mg/ml，$P<0.05$。

(2)血清免疫球蛋白诊断学

吕仁和等30例慢性肾炎前期脾肾阳虚证血清免疫球蛋白IgM的平均值为(173±36)IU/ml，明显低于30例肝肾阴虚证的(229±85)IU/ml、(173±36)IU/ml，$P<0.05$。脾肾阳虚证的IgA为(236±44)IU/ml，明显高于肝肾阴虚证的(142±11)IU/ml，$P<0.001$。脾肾阳虚证的IgD为(32±4)IU/ml，明显高于肝肾阴虚证的(26±6)IU/ml，$P<0.001$。

卢君健等50例肾病综合征或慢性肾小球肾炎脾肾阳虚证IgA上升，其平均值为(167.34±106)IU/ml，正常人为(163.6±85.62)IU/ml。IgG下降为(1055±807)IU/ml，正常人为(1210±315)IU/ml。IgM明显上升为(175.87±109)IU/ml，正常人为(125±65.48)IU/ml，$P<0.01$。

(3)外周血肿瘤坏死因子诊断学

詹林达等66例原发性肾小球疾病中有23例慢性肾炎，30例隐匿性肾炎，13例肾病综合征。10例肺肾气虚证，12例脾肾阳虚证，37例肝肾阴虚证，7例肾气阴虚证。原发性肾小球疾病脾肾阳虚证TNF明显上升，其平均值为(2.02±0.76)ng/ml，30例正常人为(1.14±0.40)ng/ml。TNF明显上升，可以作为原发性肾小球疾病脾肾阳虚证的诊断依据。脾肾阳虚证的TNF明显低于肝肾阴虚证的(2.40±0.80)ng/ml，$P<0.05$。说明原发性肾小球疾病病情恶化，由脾肾阳虚证发展为肝肾阴虚证。

(八)微量元素诊断学

杨世兴等[16]测定了59例慢性肾小球肾炎及肾病综合征阳虚证，其中28例脾肾阳虚血清锌明显下降，其平均值为(58.63±14.18)μg/dl，65例正常人的均值为(91.61±11.15)μg/dl，$P<0.01$。19例脾阳虚、12例肾阳虚的血清锌分别为(60.00±11.52)μg/dl、(70.59±14.02)μg/dl。脾肾阳虚证血清铜的含量明显上升为(136.11±17.28)μg/dl，正常人为(125.91±17.74)μg/dl，$P<0.01$。脾阳虚、肾阳虚的血清铜分别为(145.25±15.12)μg/dl、(122.55±14.17)μg/dl。

(九)肾活检病理诊断学

1. 刘宏伟等35例原发性肾病综合征中，有6例脾肾阳虚证，其中膜增生性肾炎2例，轻微病变、微小病变、膜性肾病、系膜增生性肾炎各1例。

2. 施赛珠等[17]的85例慢性肾炎肾穿刺活检，有24例脾肾阳虚证，48例肝肾阴虚证和13例脾气虚弱证。24例脾肾阳虚证中有2例微小肾小球病变，7例膜性肾炎，3例局灶性节段性病变，4例硬化性肾小球肾炎。3例增生性肾炎，占12.5%。

四、原发性肾小球疾病肝肾阴虚证

(一)症状诊断学

头晕目眩，耳鸣，心烦失眠，手足心热，腰酸腰痛，疲乏无力，两目干涩或视物模糊，口干咽燥，尿黄便干。施赛珠等[17]的48例肝肾阴虚证中，41例有血尿史，25例有浮肿史。11例有高血压史。

(二)检体诊断学

舌质红少苔，脉弦数或细数。

(三)肾活检病理诊断学

1. 我国肾小球疾病常见的病理分型有轻微肾小球病变、局灶性/节段性病变、弥漫性肾小球肾炎(膜性、增生性、新月体性、硬化性)等等。刘宏伟等的35例原发性肾病综合征中，有11例肾气阴虚证，6例脾肾阳虚证，18例肝肾阴虚证。①11例原发性肾病综合征肾气阴虚证中，有系膜增生性肾炎4例，占36.36%。轻微病变3例，IgA肾病2例，膜性肾病、膜增生性肾炎各1例。②18例肝肾阴虚证中，有系膜增生性肾小球肾炎7例，占38.89%。膜性肾病5例，轻微病变4例，新月体性肾炎、局灶硬化性肾炎各1例。6例脾肾阳虚证中有膜增生性肾炎2例，占33.33%。轻微病变、微小病变、膜性肾病、系膜增生性肾炎各1例。35例原发性肾病综合征中包括系膜增生性肾小球肾炎12例，肝肾阴虚证7例，占58.33%，系膜增生性肾小球肾炎应该考虑诊断为肝肾阴虚证。

2. 施赛珠等[17]的85例慢性肾炎经肾穿刺活检，48例肝肾阴虚证中有2例微小肾小球病变，5例膜性肾炎，3例局灶性节段性病变，7例硬化性肾小球肾炎。31例增生性肾炎，占64.58%。明显高于脾肾阳虚证的12.5%，说明脾肾阳虚证病情恶化，肾纤维化加重而发展为肝肾阴虚证。

(四)血液检验诊断学

1. 血脂诊断学

郭大庆等测定20例原发性肾小球疾病肝肾阴虚证的载脂蛋白：①载脂蛋白A-1(apoA-1)下降，其平均值为(1.245±0.015)g/L，135例正常人为(1.250±0.105)g/L。②原发性肾小球疾病肝肾阴虚证的载脂蛋白B(apo B)和apoB/apoA-1明显上升为(1.167±0.102)g/L、(0.99±0.12)g/L，健康成人分别为(0.856±0.126)g/L、(0.69±0.11)g/L，$P<0.01$。肝肾阴虚证明显低于脾肾气虚证，$P<0.05$。

2. 血浆肾素诊断学

吕仁和等318例慢性肾炎前期患者，血肌酐<177μmol/L，肌酐清除率在80~30ml/(m.h)，男116例，女202例；平均年龄48.08岁；平均病程7.29年。其中30例肝肾阴虚证的血浆肾素(PRA)平均值为(2.83±0.76)pg/ml，明显高于30例脾肾阳虚证的(1.37±0.47)pg/ml，$P<0.01$。

3. 血浆前列腺素E_2诊断学

吕仁和等的318例慢性肾炎前期患者，血肌酐<177μmol/L(正常值为88.4~176.8μmol/L)，肌酐清除率在80~30ml/m.h。男性116例，女性202例，平均年龄48.08

岁，平均病程7.29年。本证有81例脾肾阳虚证，154例肝肾阴虚证，83例肾阴阳两虚证。标证有121例肾血瘀证，85例肾气郁证，11例肾痰湿证，26例肾湿热证及23例肾热毒证。

吕仁和等30例慢性肾炎前期肝肾阴虚证的前列腺素 E_2（PGE_2）的平均值为(0.43±0.28)mg/(ml·h)，明显低于30例脾肾阳虚证的(0.95±0.57)mg/(ml·h)，$P<0.01$。

4. 血清维生素诊断学

杨世兴等的6例肝肾阴虚证的血清维生素A上升，其平均值为(129.500±73.132)μg/ml，正常人为(97.74±22.52)μg/ml。血清维生素E上升为(18.166±10.358)μg/ml，正常人为(10.74±2.29)μg/ml。血清维生素 D_3 下降为(5.100±1.697)μg/ml，正常人血清维生素 D_3 为(6.2±1.29)μg/ml。

5. 血浆白蛋白诊断学

刘宏伟等的18例原发性肾病综合征肝肾阴虚证的血浆白蛋白明显下降，其平均值为(2.61±1.59)mg/dl，高于肾阳虚证、肾阴气虚证，分别为(2.42±0.08)mg/dl、(2.49±0.55)mg/dl。说明原发性肾病综合征的病情恶化，由肝肾阴虚证发展为肾气阴虚证，再发展为肾阳虚证。

（五）尿的检验诊断学

1. 尿蛋白量诊断学

刘宏伟等18例肝肾阴虚证尿蛋白的含量明显上升，其平均值为(5.62±2.74)g/24h，正常人低于100mg，大于150mg称之为蛋白尿。原发性肾病综合征肾阴气虚证的尿蛋白上升为(6.82±1.80)g/24h。原发性肾病综合征脾肾阳虚证的尿蛋白上升为(7.97±3.02)g/24h。

2. 尿酶活性诊断学

(1)尿乳酸脱氢酶活性诊断学

周清发等的7例慢性肾小球疾病肝肾阴虚证尿乳酸脱氢酶明显上升为(90.60±27.70)U/dl，30例健康人为(26.88±9.04)U/dl，$P<0.01$。明显高于脾肾阳虚证的(66.50±60.40)U/dl，$P<0.01$。

(2)尿N-乙酰b-D氨基-葡萄糖苷酶活性诊断学

周清发等7例慢性肾小球疾病肝肾阴虚证的尿N-乙酰b-D氨基-葡萄糖苷酶(NAG)的活性明显上升为(52.00±7.72)U/L。100例健康人为(10.8±4.9)U/L，$P<0.01$。高于脾肾阳虚证的(46.05±7.72)U/L。

(3)尿乳酸碱性核糖核酸酶活性诊断学

周清发等7例证慢性肾小球疾病肝肾阴虚证尿碱性核糖核酸酶(RNase)的活性明显上升为(51.9±15.5)U/L，41例健康人为(17.03±7.75)U/L，$P<0.01$。明显高于慢性肾小球疾病脾肾阳虚证的(31.50±10.60)U/L，$P<0.01$。

（六）内分泌诊断学

1. 下丘脑-垂体-肾上腺皮质轴功能诊断学

吕仁和等认为肾气虚是慢性肾炎的病理学基础。318例慢性肾炎前期患者，血肌酐<177μmol/L(正常值为88.4~176.8μmol/L)，肌酐清除率在80~30ml/min。男性116例，

女性202例。平均年龄48.08岁。平均病程7.29年。本证有81例脾肾阳虚证，154例肝肾阴虚证，83例肾阴阳两虚证。标证有121例肾血瘀证，85例肾气郁证，11例肾痰湿证，26例肾湿热证及23例肾热毒证。

30例慢性肾炎前期肝肾阴虚证的尿17－羟皮质类固醇（17－OHS）明显上升，其平均值为（8.38±0.14）mg/24h，明显高于脾肾阳虚证的（4.70±0.60）mg/24h，$P<0.01$。

30例慢性肾炎前期肝肾阴虚证的尿17－酮类固醇（17－KS）为（14.31±0.81）mg/24h，明显高于脾肾阳虚证的（7.24±0.70）mg/24h，$P<0.01$。

2. 下丘脑－垂体－甲状腺轴功能诊断学

乔成林等58例慢性肾小球疾病中包括慢性肾炎33例，肾病综合征21例，隐匿性肾炎4例。分别为肺肾阳虚证16例，脾肾阳虚证18例，肾气阴虚证13例，肝肾阴虚证11例。肝肾阴虚证的T_3、T_4明显高于正常对照人，$P<0.05\sim0.01$。脾肾阳虚证T_3和T_4均明显低于正常人，$P<0.05$。肝肾阴虚证高于正常，$P>0.05$。而脾肾阳虚证的促甲状腺素（TSH）明显低于正常人，$P<0.05$。脾肾阳虚证与肝肾阴虚证不难鉴别。

（七）免疫诊断学

1. 细胞免疫诊断学

莫穗林等24例慢性原发性肾小球肾炎中，7例慢性原发性肾小球肾炎肝肾阴虚证的外周血红细胞膜C_3b受体花环率（$E-C_3bR$）明显下降，其平均值为（8.43±2.89）%，31例正常人为（18.09±1.6）%，$P<0.01$。明显低于肾阴气虚证、肺肾阳虚证的（10.50±3.05）%、（14.30±2.95）%。$E-C_3bR$是依此顺序下降的，肺肾气虚证＞肾气阴虚证＞肝肾阴虚证＞脾肾阳虚证。$E-C_3bR$明显下降可以作为慢性原发性肾小球肾炎肝肾阴虚证的诊断依据，有利于肝肾阴虚证与肺肾气虚证、肾气阴虚证的鉴别诊断。

吕仁和等30例肝肾阴虚证的血清免疫球蛋白IgM明显高于30例脾肾阳虚证，分别为（229±85）IU/ml、（173±36）IU/ml，$P<0.05$。肝肾阴虚证的血清免疫球蛋白IgA明显低于脾肾阳虚证，分别为（142±11）IU/ml、（236±44）IU/ml，$P<0.001$。肝肾阴虚证的血清免疫球蛋白lgD明显低于脾肾阳虚证，分别为（26±6）IU/ml、（32±4）IU/ml，$P<0.001$。肝肾阴虚证的血清免疫球蛋白IgG高于脾肾阳虚证，分别为（162±45）IU/ml、（147±14）IU/ml。

2. 体液免疫诊断学

（1）免疫球蛋白诊断学

吕仁和等30例肝肾阴虚证的血清免疫球蛋白IgM明显高于30例脾肾阳虚证，分别为（229±85）IU/ml、（173±36）IU/ml，$P<0.05$。肝肾阴虚证的血清免疫球蛋白IgA明显低于脾肾阳虚证，分别为（142±11）IU/ml、（236±44）IU/ml，$P<0.001$。肝肾阴虚证的血清免疫球蛋白lgD明显低于脾肾阳虚证，分别为（26±6）IU/ml、（32±4）IU/ml，$P<0.001$。肝肾阴虚证的血清免疫球蛋白IgG高于脾肾阳虚证，分别为（162±45）IU/ml、（147±14）IU/ml。

（2）外周血肿瘤坏死因子诊断学

詹林达等的66例原发性肾小球疾病中有23例慢性肾炎，30例隐匿性肾炎，13例肾病综合征。分别为10例肺肾气虚证，12例脾肾阳虚证，37例肝肾阴虚证，7例肾气阴虚证。原发性肾小球疾病肝肾阴虚证的外周血清肿瘤坏死因子水平(TNF)明显上升，其平均值为(2.40±0.80)ng/ml，30例正常人为(1.14±0.40)ng/ml。TNF明显上升可以作为原发性肾小球疾病脾肾阳虚证的诊断依据。肝肾阴虚证患者的TNF明显高于肺肾气虚证、脾肾阳虚证及肾气阴虚证，分别为(1.51±0.68)ng/ml、(2.02±0.76)ng/ml、(1.55±0.71)ng/ml。肝肾阴虚证的TNF明显高于于脾肾阳虚证，$P<0.05$。说明原发性肾小球疾病病情恶化，由脾肾阳虚证发展为肝肾阴虚证。

五、原发性肾小球疾病肾阳阴虚证

肾气阴虚证及肾阴阳虚证，两者病情的程度不同，前者病情轻，而后者病情重，怕冷。将肾气阴虚证并入此节介绍。吕仁和等的318例中，有83例肾阴阳两虚证，占26.10%。原发性肾小球疾病肾阳阴虚证是肝肾阴虚证的病情恶化所致。

(一)症状诊断学和检体诊断学

面色少华，短气乏力或易感冒，肢冷而手足心热，口干咽燥或咽干咽痛，腰脊酸痛，大便时干时稀，舌淡红，有小齿痕，苔白润，脉弦细或细弱。

(二)血液检验诊断学

郭大庆等的132例原发性肾小球疾病中有气阴两虚证49例，apoB和apoB/apoA－1明显下降，其平均值分别为(0.948±0.076)g/L、(0.86±0.08)g/L，明显低于脾肾气虚证，也低于肝肾阴虚证。

詹林达等的66例原发性肾小球疾病中，有肺肾气虚证10例，脾肾阳虚证12例，肝肾阴虚证37例，肾气阴虚证7例。肾气阴虚证外周血肿瘤坏死因子(TNF)明显上升，其平均值为(1.55±0.71)μg/ml，30例正常人为(1.14±0.40)μg/ml。明显低于肝肾阴虚证、脾肾阳虚证的(2.40±0.80)μg/ml、(2.02±0.76)μg/ml。TNF明显上升可以作为原发性肾小球疾病中肾气阴虚证的诊断依据，明显低于肝肾阴虚证、脾肾阳虚证，有利于鉴别诊断。

六、原发性肾小球疾病肾血瘀证

吕仁和等318例慢性肾炎前期患者的实证中有121例肾血瘀证，占38.53%。余江毅等观察251例慢性原发性肾小球疾病的病历过程，认为湿热与血瘀互为因果。资料显示，肾湿热中合并肾血瘀证者明显多于非湿热证合并肾血瘀证。91例慢性原发性肾小球疾病肾气阴虚证合并肾血瘀证、肾湿热证，分别占30.77%、83.52%。血瘀和湿热是原发性肾小球疾病发病、发展、好转、恶化的核心问题。肾功能不全中的血瘀证明显高于肾功能正常者，肾功能不全血瘀证的阳性率为58.18%，而肾功能正常血瘀证占10.71%，$P<0.001$。肾功能不全者要注意湿热或/和血瘀的存在，湿热和瘀血同时见于肾功能不全者，计34例，明显多于肾功能正常者的10例，$P<0.001$。

在慢性原发性肾小球疾病的发展过程中，肾纤维化增多，血瘀不断加重，肾血瘀证一直作为兼证存在；肾纤维化严重，肾血瘀证的临床表现突出，才作为首证得到积极治疗。认识肾血瘀证的一个简单方法，严密观察慢性原发性肾小球疾病肾脏大小的变化，肾脏不断缩小就是肾血瘀证不断加重的过程。患者需要保存超声检查关于肾脏大小的纪录。运用血液检验学的手段了解肾脏纤维化的程度，测定血清人前胶原肽Ⅲ、血清透明质酸、血清层粘素、血清腺苷脱氨酶、谷胱甘肽－S－转移酶等等，可能有助于肾血瘀证的定性定量诊断。

参考文献

[1]熊宁宁，等．慢性肾炎湿热证病理机制的研究．辽宁中医杂志，1995，22(8)：342.
[2]余江毅，等．慢性肾病瘀血与湿热病理的临床和实验研究．辽宁中医杂志，1995，22(2)：91.
[3]张福生，等．慢性肾炎湿热证客观指标的变化．浙江中医杂志，1995(7)：322～323.
[4]杨世兴，等．85 例肾小球肾炎病人血清维生素 A、E、D_3 值测定及其与中医辨证分型的关系．西安医科大学学报，1988，9(1)：83～85.
[5]郭大庆，等．132 例原发性肾小球疾病载脂蛋白(Apo－protein)水平与中医辨证分型的关系．中国中西医结合杂志，1994，14(7)：409.
[6]高菁．尿渗透压测定与中医证的关系探讨——附 185 例病案分析．北京中医药大学学报，1995，18(1)：53.
[7]周清发，等．慢性肾小球疾病尿酶变化与辨证分型的研究．中医研究，1995，8(6)：25～26.
[8]莫穗林，等．慢性原发性肾小球肾炎患者外周血 C_3b 受体活性与中医证型相关性的初步研究．浙江中医杂志，1996(10)：459～460.
[9]詹林达，等．原发性肾病外周血肿瘤坏死因子与中医辨证．辽宁中医杂志，1999，26(12)：536～537.
[10]韩家强，等．温脾汤治疗慢性肾衰脾肾阳虚证对肾血流动力学的影响．黑龙江中医药，2001(1)：11～12.
[11]吕仁和，等．慢性肾炎(前期)中医证候规范化研究．北京中医，1996(1)：10～12.
[12]刘宏伟，等．35 例原发性肾病综合征中医辨证分型与病理类型的相关性研究．中西医结合杂志，1991(11)：97～99.
[13]乔成林，等．慢性肾小球疾病中医分型与甲状腺素的关系．中医研究，1996，9(4)：11～12.
[14]卢君健，等．100 例虚证分型与免疫关系的探讨．中西医结合杂志，1982 (2)：142～144.
[15]刘宝厚，等．慢性肾炎中医辨证分型的探讨．中西医结合杂志，1991，11(6)：366.
[16]杨世兴，等．59 例阳虚病人血清锌铜值测定及其意义．陕西中医，1989(10)：374.
[17]施赛珠，等．慢性肾炎微观辨证的研究．中国医药学报，1987，2(6)：333～336.

第二节　输尿管结石症

泌尿系结石属于中医学“石淋”、“砂淋”的范畴。刘旭生、李奋提到[1]泌尿系结石病位在肾和膀胱，《丹溪心法》指出：“诸淋所发，皆肾虚而膀胱热也”。尿石分为肾结石、输尿管结石、膀胱结石及尿道结石，其病因、临床表现、预后、治疗方法均不同，应该分开研究。一般情况下，结石在肾小管中形成，进入肾盂，小的肾结石会自然进入输尿管，再进入膀胱，容易排出，病人常常并不知道。由于超声检查的普及，细小肾结石十分常见，尤其常见于输尿管结石症及肾输尿管结石患者。输尿管结石症分为三种证型：①肾湿热证，②肾气滞血瘀证，③肾虚证，以肾阳虚证为主。此三证相当于梁定等谈到的湿热蕴结、瘀血阻滞及肾元亏虚三型。孙品英等 100 例病程迁延的输尿管嵌顿性结石症中，49

例临床辨证为肾阳虚证，40例无特殊见证，10例肾阴阳两虚证，1例单纯肾阴虚证。99例按温肾利水论治，用附块、桂枝、川断、仙灵脾、黄精、川椒、牛膝、枳实、车前子等药组成的汤剂治疗，单纯肾阴虚者去附块、桂枝，加生地、白芍，有效率为88%。排石后只有2例复发，文献报道5年复发率为12%。肾阳虚证的动物易产生结石，用温肾利水的药物治疗，方剂：附片，桂枝，补骨脂，仙灵脾，川椒，车前子，泽泻，海金沙。服药后肾阳虚证动物患肾的血浆环-磷酸腺甙含量上升，血浆去甲肾上腺素、多巴胺升高，肾内压升高，输尿管蠕动频率增加，减少肾石的发生，减轻肾小管扩展性质的损害。

肾虚证，主要是肾阳虚证为输尿管结石症的主证，贯穿于输尿管结石的发病，起病、加重、治愈及恶化的全过程。大量的研究资料证实，肾阳虚证的人体免疫力下降，为微生物的感染提供条件，微生物的感染表现为湿热证，微生物杀灭后湿热证可以继续存在，又为微生物的再次感染提供条件。肾湿热证反复发作，病情加重，由肾气滞、肾血瘀，发展为肾气滞血瘀证。正常人肾盂、肾盏、输尿管蠕动时，将尿液推向输尿管下端，输尿管口括约肌松弛，输尿管口开放，尿液喷入膀胱中，左右输尿管口轮流关闭和开放。气滞证表现为肾盏、肾盂、输尿管蠕动时，肾盏、肾盂、输尿管内压力下降，蠕动减弱，喷入膀胱中的尿量减少。静脉尿路造影可见结石上方输尿管的直径因痉挛而变窄，结石下方的输尿管变细。不蠕动时肾盏、肾盂、输尿管内压力高于正常人，肾实质受压，逐渐萎缩、变薄。肾绞痛时气滞的程度达到高峰，结石处输尿管痉挛明显加重，结石上方输尿管的蠕动明显增强，甚至出现逆蠕动，所有我们可以见到结石在输尿管中向上移动的现象。肾血瘀证表现为肾实质的反复微生物感染，发生纤维化，或因肾动脉及其分支痉挛，进入肾的血量减少，甚至血流的阻力增加。从肝血瘀证患者门静脉血流量增加[2]的启示，可能因肾静脉痉挛，肾血管内血流量增加导致肾实质增厚。血瘀证达到高峰时，肾动脉痉挛，血液不能进入肾脏，静脉尿路造影出现暂时的肾盏、肾盂及输尿管不显影的现象。笔者50例输尿管结石症中有3例静脉尿路造影出现肾盏、肾盂及输尿管不显影的现象，2例手术切除不显影的肾脏，可能是一个严重的错误，笔者的诊断报告提到第3个病例不显影可能是肾绞痛引起反射性肾动脉痉挛所致，排石后再作一次静脉尿路造影，肾盏、肾盂及输尿管显影，肾实质明显变薄，肾脏缩小。肾湿热证反复发作，肾虚加重，最后发展为典型的肾虚证，绝大多数为肾阳虚证。沈子尹院士、梁月华教授等中西医结合学专家的研究指出，肾阳虚证可用某些检查数据揭示病情发展或治疗过程中出现的阴阳转换，由肾阳虚证转化为肾阴虚证，笔者也遇见几例，如谢某某经温肾治疗一个月，结石消失，但转化为肾阴虚证。

输尿管结石症由肾虚、气滞、血瘀、湿热4个因素决定其千变万化的临床现象[4]。肾阳虚证为本证，肾气滞证、肾血瘀证、肾湿热证为标证。患者常常因为严重的肾气滞证导致肾绞痛而就诊，其他的病理过程与原发性肾小球疾病完全一样，最后肾纤维化加重，发展为肾血瘀证，有人认为10%的输尿管结石症可以发展为肾功能衰竭。绝大多数输尿管结石症的病人排石后中断治疗，脱离了医师的监测。

一、输尿管结石肾湿热证

轻度肾阳虚，临床上尚无法确认，但其免疫力下降，发生致病微生物的感染，出现肾湿热证。

（一）症状诊断学

腰痛如绞，牵引少腹，连及会阴，尿频、尿急、尿痛。尿色黄赤或血尿，或有寒热，口苦，呕恶，汗出淋漓。

（二）体检诊断学

舌苔黄腻，脉弦数。

（三）影像诊断学

1. 腹部平片X线诊断学

梁定等[4]报告79例输尿管结石病肾膀胱湿热证的X线表现：①结石均位于输尿管下段，中上段的输尿管结石可以不考虑为肾气滞血瘀证和肾虚证。②绝大多数结石为单个。③96.3%以上的结石密度不均匀。④全部结石的边缘不规则。⑤94.95%以上的结石为颗粒状，结石的直径平均值为0.4cm。说明结石小，形成的时间短，肾虚的程度轻，输尿管蠕动力略差，但结石仍容易被输尿管蠕动挤到下段。结石的密度不均匀，说明结石结构松散，易碎，由许多小结石黏在一起，密度均匀者，由一个小结石慢慢加大的，形成的时间较长。这里介绍的是南京地区输尿管结石的X线表现，与毕节地区的输尿管结石的X线表现存在许多差别，因此肾湿热证的X线表现也会不同，但是南京地区输尿管结石肾湿热证的X线表现对我们辨证时可能有一定的帮助。

2. 静脉尿路造影诊断学

正常人肾小盏穹窿部在去掉腹部加压后的30分钟，片上常常是尖的，输尿管结石症肾气滞血瘀证者的穹窿部变钝。乳头部变平，或膨出。结石上段输尿管的直径略大于健侧，盆腔输尿管结石的输尿管排空延迟。个别病人没有肾盂输尿管积水。

3. 超声诊断学

肾集合系统分离，肾盂暗区增大，代表肾盂积水。结石呈一强回声光团，后方伴声影。可见结石上方输尿管扩张。两侧输尿管应该进行对比，以便发现轻度输尿管扩张，如例1的超声检查：左侧肾盂暗区为1.26cm，输尿管宽度0.46cm，长度3cm，右侧肾盂暗区为0.8cm，输尿管宽度0.36cm。患侧输尿管口开放时，尿液向膀胱中的喷射量减少。

例1：谢某，女，26岁因血尿、左肾区疼痛，尿痛而求诊。舌阴性，脉细，手冷，面色欠光泽。尿检：白细胞+。超声检查发现左肾盂输尿管积水，左侧膀胱壁段输尿管结石，长0.3cm，直径0.1cm，现代医学诊断：左侧膀胱壁段输尿管结石症。中医诊断：肾膀胱湿热证。静滴左氧氟沙星、先峰5号及甲硝唑。按温肾清热利湿论治，处方：党参、黄芪、牛膝、泽泻、石苇、淫羊藿、白术、茯苓、车前子、海金沙、枳实、桂枝、补骨脂、金钱草、扁蓄及瞿麦。2月后超声检查左侧肾盂暗区为1.26cm，输尿管宽度0.46cm，长度3cm，右侧肾盂暗区为0.8cm，输尿管宽度0.36cm，左侧输尿管口开放，尿液向膀胱中的喷射量减少。中药治疗4月后超声检查正常。

例2：胡红，女，20岁。因左侧肾绞痛就诊，尿频，尿急。体检：脉细弱，苔微黄，润。超声见左侧肾盂积水，肾盂内见多枚回声增强的光点。尿检：红血球+++，白血球2~4个。现代医学诊断：左侧肾盂输尿管结石症。中医诊断：肾膀胱湿热证。按温肾清热利湿论治，处方：黄芪，党参，淮山药，泽泻，茯苓，白芍，黄柏，牛膝，瞿麦，石苇，扁蓄，当归，车前草，甘草。次日，尿中排出黑色细砂状结石。静脉尿路造影，左侧输尿管末段有许多点状透明区，呈串珠状。我院 X 线片号，86773。处方：黄芪，党参，淮山，泽泻，茯苓，白芍，黄柏，牛膝，瞿麦，石苇，扁蓄，当归，车前草，甘草。服 6 剂。

例 3：张某，男，21 岁。右铡肾绞痛 2 小时就诊，2 日前 B－超见右肾集合系统分离 1cm。8 日前第一次发病，尿检：＋＋＋＋。血象：白细胞 11600/mm^3，中性细胞为 92%。现代医学诊断：右侧输尿管结石症。中医诊断：肾膀胱湿热证。针右精灵穴，精灵穴位于手背第 4、5 掌骨基底部之间，针刺时穴位剧疼，约 1 分钟止痛。10 分钟后又痛，刺右三阴交，肾俞，缓解后起针。于肾俞穴注入 654－2 及 V－K_3。静滴先锋 5 号、氟哌酸及甲硝唑。中药按清热利湿论治，处方：猪苓、茯苓、泽泻、金钱草、石苇、扁蓄、黄柏、当归、仙鹤草、滑石粉、甘草、瞿麦、佩兰、路路通、地榆、白芍、牛膝及川芎。中药服 2 次，5 小时后结石排出。腹平片阴性。再静滴西药 2 次，服中药 3 剂。

例 4：周某，男，51 岁。左侧肾绞痛 3 天而就诊，血尿。2 年前超声检查先发现左肾盂积水，后发现右肾上极有一结石，0.7cm，左肾中部有一结石，1.1cm。现代医学诊断：右侧肾盂输尿管结石症。中医诊断：肾膀胱湿热证。静滴氟哌酸、洁霉素、庆大霉素、地塞米松、V－C 及 V－K_3。针刺左侧精灵穴，三阴交，肾俞，疼痛缓解。次日静滴西药、针刺同前。9 天后复诊：舌红，脉弦。X 线片确诊为右输尿管下段结石，中心透明，圆形，豌豆大小。我院 X 线片号 87426。针刺右侧的三阴交，太冲，肾俞，3 穴均有压痛。按清热利湿论治，处方：金钱草、海金沙、车前草、木通、滑石、白芍、牛膝、甘草、石苇、瞿麦、扁蓄、黄柏、泽泻、茯苓、柴胡及生地。服 3 剂，5 日后排出一个结石。

二、输尿管结石肾气滞血瘀证

有肾阳虚存在，肾膀胱湿热证没有及时得到温阳补肾治疗的情况下，仅清热利湿治疗效果差，不能纠正肾阳虚的病态，肾输尿管的感染反复发作，即肾膀胱湿热证反复出现，使肾阳虚加重。肾实质发生纤维化，或因肾小动脉痉挛，进入肾的血量减少，阻力增加，出现血瘀。肾盂、肾盏、输尿管蠕动进一步减弱，肾盂、肾盏、输尿管内压力继续下降，出现气滞。最终发展为肾气滞血瘀证。

（一）症状诊断学

腰酸胀痛或刺痛，少腹胀满隐痛，痛处固定，小便淋沥不畅，尿色深红或挟有血块，舌质紫暗或有瘀点，苔黄，脉弦涩。笔者认为多半合并肾膀胱湿热证，因肾绞痛而求诊。一般中医仍按清热利湿法治疗显然是不妥当的，应该按温肾活血理气论治。

（二）体检诊断学

舌质紫暗或有瘀点，苔黄，脉弦涩。笔者认为多半合并肾湿热证，因肾绞痛而求诊。一般中医仍按清热利湿法治疗显然是不妥当的，应该按温肾活血理气论治。

（三）影像诊断学

1. 腹部平片 X 线诊断学

梁定等[4]报告 66 例输尿管结石病肾血瘀气滞证的 X 线表现：①92.4% 以上的结石位

于输尿管中段，5 例位于上段，1 例位于下段。输尿管中段结石基本上不考虑肾膀胱湿热证和肾虚证。②全部结石为长圆形。③全部结石的密度均匀。④96.9%以上结石的边缘光滑。⑤绝大多数结石为单个。⑥结石直径的平均值为 0.8cm。大于肾膀胱湿热证的结石，其形成的时间较长，肾虚的程度重于肾膀胱湿热证，输尿管蠕动时，肾内压较低，输尿管蠕动差，结石不容易被输尿管蠕动挤到下段。结石的密度均匀，说明结石是由小结石慢慢增大的，形成的时间较长。

2. 静脉尿路造影诊断学

肾小盏穹窿部明显扩大，肾小盏颈部增粗。结石上段输尿管的直径明显大于健侧，结石上方输尿管的直径因痉挛而变窄，结石下方的输尿管变细。

3. 超声诊断学

肾集合系统分离明显，代表肾盂积水较重。结石呈一强回声光团，后方伴声影。可见输尿管明显扩张。肾实质增厚，如例5。肾血瘀证更常见的表现是肾实质变薄，肾缩小。

例5：谢某，男，56 岁，因血尿 3 天而就诊。无腰痛、尿急、尿频，有时尿道痛。1 年前偶然发现 1~2 次血尿，无排石史。体检：舌脉无明显异常，肾区无扣击痛。尿检：红细胞 + + +，白细胞 0~2 个。超声检查发现左侧膀胱壁段输尿管结石，直径 0.7cm，未见肾盂输尿管积水。现代医学诊断：左侧膀胱壁段输尿管结石症。中医诊断：肾膀胱湿热证。按温肾、清热、利湿论治。处方：党参、黄芪、牛膝、泽泻、石苇、淫羊藿、白术、茯苓、车前子、海金沙、补骨脂、金钱草、扁蓄、瞿麦及黄柏。治疗 30 日后，超声检查未见左侧膀胱壁段输尿管结石，右肾实质厚度变薄 0.8cm，厚度为 1.9cm；左肾实质变薄 0.7cm，厚 2.0cm。中医诊断：肾气滞血瘀证。患者排尿时认真观察，未见结石排出。复诊：患者自诉睡眠时足喜伸出被外。体检：舌边红，白薄苔，左脉弱。腋温 36.75℃，右劳宫穴皮温 36.47℃，95 例正常人劳宫穴皮温的平均值为(30.68 ±1.09)℃。出现阴阳转化。中医诊断：肾阴虚证。服六味地黄丸。

中药治疗可增强肾盂、肾盏、输尿管的蠕动功能。肾盂、肾盏、输尿管蠕动时，提高了肾盂、肾盏、输尿管内的压力，挤碎结石后，排出体外，故未被患者发现，笔者遇见 2 例输尿管结石症，针刺、中药治疗后患者发现排出细沙状结石。

三、输尿管结石肾阳虚证

肾盂积水产生肾小管扩展性质的损害，导致肾纤维化，肾萎缩，肾性高血压。由于肾湿热证反复发作，由肾气虚血瘀证发展为典型的肾阳虚证，个别情况下阴阳转化，表现为肾阴虚证。根据笔者的诊治经验，肾盂积水量大、肾实质受压严重、明显变薄是肾阳虚的一种表现。考虑左右输尿管结石可以轮番发生，导致双肾萎缩，肾功能不全，可能此时才会表现为典型的肾阳虚证，所以应该观察双侧肾实质是否变薄。

（一）症状诊断学

腰膝酸痛、神疲乏力，100% 畏寒肢冷，可见阳痿、遗精及早泄，耳聋耳鸣，尿频、尿急、尿痛、淋沥不已，脘腹胀闷，纳呆，便溏。

（二）体检诊断学

舌淡、苔白、脉细弱。舌苔黄腻，脉弦迟或数。

(三)影像诊断学

1. 腹部平片X线诊断学

梁定等29例输尿管结石病肾阳虚证的X线表现：①结石均全部位于输尿管上段，中下段的输尿管结石可以不考虑肾虚证。②全部结石为长圆形。③全部结石的密度均匀。④绝大多数结石的边缘光滑。⑤绝大多数的结石为单个。⑥梁文的51例肾输尿管结石的直径平均值为1.35cm，肾结石要大得多，29例输尿管结石直径的平均值必定明显小于1.35cm。

2. 静脉尿路造影诊断学

肾小盏扩大成圆形，有时穹窿部稍凹入。肾盂明显扩大，正常人肾盂下缘与输尿管外缘呈弧线，此时变成锐角。结石上段的输尿管明显增粗。结石上方输尿管的直径因痉挛而明显变窄，结石下方的输尿管明显变细或消失。病情严重时发生肾绞痛，肾动脉痉挛，血液不能进入肾脏，静脉尿路造影出现肾盏、肾盂及输尿管不显影的现象。肾实质明显变薄。孙品英等对100例病程迁延的输尿管嵌顿性结石进行静脉尿路造影检查，99例肾盂及结石近侧输尿管积水，1例肾盏、肾盂及输尿管不显影，排石后肾盏、肾盂及输尿管显影。

3. 超声诊断学

肾集合系统分离明显，代表肾盂积水很重。结石呈一强回声光团，后方伴声影。可见结石上方的输尿管明显扩展。肾实质明显变薄。在静脉尿路造影出现肾盏、肾盂及输尿管不显影时，可见肾集合系统分离明显及肾实质的存在。输尿管口向膀胱中的喷尿量明显减少。

(四)放射性核素肾图诊断学

孙品英等介绍92例病程迁延的输尿管嵌顿性结石的放射性核素肾图，肾图灵敏度较高，主要反映肾小管的功能。其中61例梗阻，23例不完全梗阻，8例通畅。温肾利水法治疗后，13例梗阻、19例不完全梗阻及50例通畅。说明放射性核素肾图发现梗阻或不完全梗阻时，为肾阳虚证的一种表现。1例排石后，静脉尿路造影正常，但放射性核素肾图峰值较低。说明排石后应作放射性核素肾图检查，了解患肾的肾功能，以判断肾阳虚证是否存在，决定是否继续温肾治疗。

参考文献

[1]余绍源．中西医结合治疗常见病．广州：广东人民出版社，1996.
[2]刘庆寿．输尿管结石的影像诊断学研究．华夏医药，2007，2(6)：478～483.
[3]唐智敏，等．肝病血瘀证与门脉血液动力学的关系．中国中西医结合杂志，1996，16(4)：216～217.
[4]梁定，惲敏．200例尿石症中医影像辨证探讨．南京中医药大学学报，1996，12(5)：20～22.

第十七章　骨关节系统疾病

第一节　脊柱结核

戴会生等[1]将300例胸、腰椎结核分为3个证：①阳虚痰凝证，②阴虚内热证，③肝肾亏虚证。笔者认为脊柱结核的3个证是此病发展过程中的不同阶段，符合此病初期、中期、后期的发展规律。

(一)脊柱结核阳虚痰凝证

戴会生等的300例胸、腰椎结核中，有67例阳虚痰凝证患者：①椎体均受到破坏，29.85%的患者仅有1个椎体受到破坏；64.18%的患者2个椎体受到破坏；4.48%的患者3个椎体受到破坏；1.49%的患者4个椎体受到破坏。②55.22%患者的椎体受到轻度破坏；29.85%患者的椎体受到中等度破坏；14.93%患者的椎体受到重度破坏。③35.82%的患者无椎间隙变窄；48.84%患者的椎间隙轻度变窄；25.58%患者的椎间隙中等度变窄；25.58%患者的椎间隙重度变窄。④82.07%无后突畸形；10.45%患者轻度后突畸形；5.97%的患者中等度后突畸形；1.49%的患者重度后突畸形。⑤44.77%的患者有死骨形成。⑥38.81%的患者有寒性脓肿形成。阳虚痰凝证的椎体破坏数在1~2个，破坏程度及椎间隙变窄均属轻度，尚无死骨、寒性脓肿或后突畸形出现。

(二)脊柱结核阴虚内热证

戴会生等的300例胸、腰椎结核中，有173例阴虚内热证患者：①椎体均受到破坏，6.94%的患者仅有1个椎体受到破坏；68.21%的患者2个椎体受到破坏；15.03%的患者3个椎体受到破坏；7.51%的患者4个椎体受到破坏；2.31%的患者5个椎体受到破坏。②6.36%患者的椎体受到轻度破坏；12.14%患者的椎体受到中等度破坏；81.50%患者的椎体受到重度破坏。③21.39%的患者无椎间隙变窄；5.78%患者的椎间隙轻度变窄；21.39%患者的椎间隙中等度变窄；51.45%患者的椎间隙重度变窄。④36.42%无后突畸形；24.86%患者轻度后突畸形；19.08%的患者中等度后突畸形；19.65%的患者重度后突畸形。⑤84.97%的患者有死骨形成。⑥81.50%的患者有寒性脓肿形成。阴虚内热证的椎体破坏数在2~3个，破坏程度及椎间隙变窄达中度以上，可伴发后突畸形并见有死骨和寒性脓肿形成。

(三)脊柱结核肝肾亏虚证

戴会生等的300例胸、腰椎结核中，有60例肝肾亏虚证患者：①椎体均受到破坏，1.67%的患者仅有1个椎体受到破坏；53.33%的患者2个椎体受到破坏；21.67%的患者3个椎体受到破坏；20.00%的患者4个椎体受到破坏；3.33%的患者5个椎体受到破坏。②100%患者的椎体受到重度破坏。③均有椎间隙变窄，21.67%患者的椎间隙轻度变窄；16.67%患者的椎间隙中等度变窄；61.67%患者的椎间隙重度变窄。④11.67%无后突畸形；10.00%患者轻度后突畸形；26.67%的患者中等度后突畸形；51.67%的患者重度后突畸形。⑤100%的患者有死骨形成。⑥100%的患者有寒性脓肿形成。⑦100%的患者有瘘管形成。肝肾亏虚证：椎体破坏数达3个以上，破坏程度达重度，椎间隙明显变窄甚至消失，可产生明显后突畸形，除见有死骨或寒性脓肿外，更有瘘管形成。

参考文献

[1]戴会生，等．脊柱结核中医临床证型的X线特征．辽宁中医杂志，1999，26(1)：7~8.

第二节 腰椎间盘突出症

腰椎间盘纤维环破裂症，亦名腰椎间盘突出症。本病主要病理为纤维环的幅射状断裂，髓核组织的一部分经纤维环向周围组织突出，而根本原因为纤维环破裂，在中医属于筋断，又称损伤性腰痛，简称损腰，俗称闪腰，这是腰部伤筋中最为严重的疾病，也是骨伤科、推拿科临床常见病之一。

腰椎间盘由软骨板、纤维环与髓核3部分组成，髓核位于椎间盘中央，灰白而有弹性，为含水分很高的胶状体。新生儿含88%水分，70岁以后则下降为60%，随着年龄的增长，髓核内的黏液间质逐渐减少，纤维增加并有钙盐沉着，甚至整个髓核钙化、当受到体重，肌肉和韧带张力的影响时，髓核产生强大的反抗弹力，使整个脊椎像弹簧一样，能缓冲外力，吸收振荡、髓核的反弹力，有时会冲破纤维环而脱出[1]。直接致痛的原理是中央型椎间盘突出肿块压迫硬膜囊及中央管部分之马尾神经，表现为双侧腰腿运动及感觉异常。

椎间盘突出导致神经根及马尾神经受压。椎间盘突出是一种异常肿块，为血瘀证的一种表现，血瘀证贯穿于腰椎间盘突出症发生、发展的全过程。将腰椎间盘突出症分为腰椎间盘突出症腰椎血瘀证、腰椎间盘突出症腰椎湿热证、腰椎间盘突出症腰椎寒湿证和腰椎间盘突出症肾虚证，这也是该病的4个发展阶段。腰椎间盘突出部分作为病理性肿块系血瘀证的一个征象，血瘀证为腰椎间盘突出症的主证。本病从外伤性血瘀证开始，随病程延长，患者年龄增加，体质下降，外感风湿热邪及扭伤，出现湿热血瘀证。随病程继续加长，患者年龄增大，体质虚弱，阳气不足，更易外感风寒湿邪，出现寒湿血瘀证，最后，年老体衰，肾虚筋惫，出现肾虚血瘀证，为此病必然的结局。后面的三个证型中，血瘀已不是腰椎间盘突出症的主要问题，临床表现以湿热证、寒湿证和肾虚证为主。有了这些认识，我们不难理解腰椎间盘突出症的四个中医证型在X线影像检查时将会出现相应的影像学征象。因此，我们根据X线影像征象，结合临床病史、体征及症状表现，对腰椎间盘突出症不难做出正确证的诊断。湿热证、寒湿证是标证，此时合并存在脾阳虚证、脾肾阳虚证等本虚证，我们应该有清醒的认识。

一、腰椎间盘突出症腰椎血瘀证

腰椎间盘突出症腰椎血瘀证者椎间盘受到强力牵拉、扭转、挫撞而卒然受伤、损伤后经脉破损，血离经隧，瘀血贯脊，气血瘀阻经络，运行不畅，不通则痛，导致此证。此证的根本原因为纤维环破裂出血，髓核组织的一部分经纤维环破裂处向周围组织突出，突出的肿块加上血肿，压迫马尾神经和/或腰神经。腰椎间盘突出症中血瘀证具备腰椎间盘突出症的典型表现，随着影像诊断学的发展，影像学腰椎间盘突出的征象已成为腰椎间盘突出症诊断的主要依据。血瘀证常见于青壮年急性外伤所致的腰椎间盘突出症，余朝骏等[2]的127例腰椎间盘突出症中，84例小于40岁，48例为腰椎间盘突出症腰椎血瘀证，小于40岁的病例占81.36%。

（一）症状诊断学

余朝骏等127例明显急性、慢性外伤史患者，其中51例有外伤史，44例为气滞血瘀证，59例腰椎间盘突出症腰椎血瘀证中，74.58%的患者有外伤史，8.47%的患者无外伤史。因此，对40岁以上又无外伤史的病例做出血瘀证的诊断时要十分慎重。腰部损伤急性者，多由于卒然暴力损伤所引起，如过度后伸与前压，扭转弯曲超过了腰部的正常活动范围，或搬运重物用力过度，以及跌扑或暴力直接打击腰部。伤后疼痛，痛有定处，日轻夜重，痛如针刺，行走困难，两手插腰，挺胸。如瘀血凝结在后方的中央，则两侧腰腿痛、麻木、腰部活动受限，或两侧腰部疼痛、麻木交替出现，这相当于现代医学的中央型腰椎间盘突出症。如瘀血凝结在椎管的右侧，则右侧腰腿痛、麻木、腰部活动受限，这相当于右侧腰椎间盘突出症。瘀血凝结在左侧，则为左侧腰椎间盘突出症。

（二）检体诊断学

舌质紫暗，或有瘀斑，舌光，脉涩或弦数。

（三）影像诊断学

1. 丁沧清等[3]的418例腰椎间盘突出症中，156例腰椎间盘突出症腰椎血瘀证的影像学表现：①124例有腰椎生理弧度的异常（变小、消失、后凸），占79.49%。②129例有侧弯（向健例、向患侧），占82.69%。③61例椎体边缘骨质增生，占39.10%。④40例椎间隙变窄，占25.64%。⑤无1例椎间盘钙化，发现椎间盘钙化，可以考虑除腰椎间盘突出症外腰椎血瘀证。⑥2例有许氏结节。⑦腰椎间盘突出以侧后型椎间盘突出为主，有151例，占96.79%，以左侧后方更著，计109例。中央型5例，因为青壮年后纵韧带完整坚固，椎间盘很难向后正中突出。⑧64例的硬膜囊受压变形，占41.03%。⑨椎间盘与硬膜囊的脂肪间隙有27例变小，65例消失，计92例，占58.97%。⑩椎间盘与神经根位置关系18例紧贴，占11.54%，59例神经根受压，占37.82%。⑪132例椎间盘超越椎体后缘大于3mm，占84.62%，43例大于5mm，占27.56%，为中、重度突出。

笔者认为156例腰椎间盘突出症腰椎血瘀证常常是青壮年急性外伤所致的腰椎间盘突出症。或腰椎间盘突出症患者再一次受伤后的急性发作期，如39.10%的椎体边缘有骨质增生中的一些患者就属于此种情况。

此证与局部出血有关，中医治疗应该可以取得良好的效果，并在X线影像学的表现上反映出来。椎间盘与硬膜囊的脂肪间隙扩大；硬膜囊受压减轻；椎间盘与神经根位置关系不再紧贴，神经根受压减轻；椎间盘超越椎体后缘的距离缩小。手术治疗显然是错误的。

2. 彭晓惠等[4]的100例腰椎间盘突出症中，32例腰椎间盘突出症腰椎血瘀证的影像学表现：①中央型椎间盘突出13例，占41.94%，向后或偏左或右突出者19例，椎间盘突出的程度较重，一般为中度或重度突出。②椎间孔变窄5例，占15.63%。③无1例髓核钙化。④纤维环膨出6例。⑤小关节增生错位2例，占6.25%。

此证椎间盘突出的类型以偏侧型突出为主，椎间盘突出的程度较重，一般为中度或重度突出。与丁沧清等的观察比较，彭晓惠等的腰椎间盘突出症血瘀证中，中央型椎间盘突出者占41.94%，明显高于丁沧清等的3.21%。

3. 李晓陵等[5]的89例腰椎间盘突出症中，29例腰椎间盘突出症腰椎血瘀证的影像学表现：①中央型椎间盘突出11例，占37.93%，向后或偏左或右突出者18例，椎间盘一般为中度或重度突出。②椎间孔变窄4例，占13.79%。③无1例髓核钙化。④纤维环膨出4例。⑤小关节增生错位2例，占6.89%。

4. 余德胜[6]的30例腰椎间盘突出症中，5例腰椎间盘突出症腰椎血瘀证的影像学表现：①椎体后缘软组织密度影为椎间盘突出部分，CT值低于骨质而高于硬膜囊，椎间盘向正中或侧方局限性突出。②使椎间盘邻近的椎管和硬膜囊脂肪间隙消失。③神经根受压移位。④椎体后缘椎管内有不规则的略高密度影。⑤硬膜囊受压移位，严重时可使椎管变形。

5. 邵稚华等[7]的200例腰椎间盘突出症，44例腰椎间盘突出症腰椎血瘀证的影像学表现：①腰椎间盘突出中央型13例，占29.54%，侧后型31例。②椎间孔及侧隐窝狭窄12例，占27.27%。③小关节增生错位9例，占20.45%。④无1例髓核钙化。

6. 李亚甫等[8]的应用碘肽葡胺腰骶神经根造影术观察用中医牵引推拿法治疗腰椎间盘突出症的机理。对66例患者77处突出的椎间盘治疗前后造影资料进行分析，发现77处突出的髓核中，治疗前后比较，80.5%病变形态有不同的改变。完全复位者为2.6%，均为临床治愈。位置变换10处，占13%，9处临床治愈，1处好转。突出加重3处，占3.9%，临床治愈2处，好转1处。部分回缩47处，占61%，临床治愈39处，好转8处。无改变15处，占19.5%，临床治13处，好转2处。笔者得出结论，突出的髓核，经中医治疗后可以复位，但多数只是部分复位。李亚甫等的病例多属于腰椎间盘突出症腰椎血瘀证，血肿经治疗后缩小、吸收而引起上述变化。

结论：腰椎间盘突出症腰椎血瘀证者椎间盘突出的类型以偏侧型为主，处于发病初期，后纵韧带完整坚固，中央型少。突出的程度一般较重，为中度或重度。无1例髓核钙化。硬膜囊、神经根受压变形。

二、腰椎间盘突出症腰椎湿热证

腰椎间盘突出症为纤维环断裂，髓核组织的一部分经纤维环向周围组织突出，断裂处修复，髓核回纳原处的可能性是很小的。腰椎间盘突出症的反复发作，是由于血瘀加重，被压迫的神经不能适应而产生症状。湿热就是血瘀的加重的一个原因。湿热证患者素体脾虚，痰湿留滞，久之则化热。痛处有热感，遇热或雨天加重。湿热证常常与外感温热之邪引起的热毒有关，称之为热毒血瘀证，温热之邪即致病病原体，热毒即致病病原体释放的毒素，加重了血瘀。此时应按清热解毒论治。腰椎间盘突出症腰椎湿热证的病程明显短于腰椎间盘突出症寒湿证。

(一)症状诊断学和检体诊断

长期腰酸腿痛，下肢沉重，酸胀，沉重发困，乏力，一侧腰腿重，肌肉麻木不仁，面色不华，痛苦貌。

（二）检体诊断学

舌质红，苔黄腻，脉濡数。

（三）影像诊断学

1. 丁沧清等的418例腰椎间盘突出症中，61例腰椎间盘突出症腰椎湿热证的影像表现：①41例有腰椎生理弧度的异常，占67.21%，而腰椎间盘突出症腰椎血瘀证为79.49%。②55例有侧弯，占90.16%，而腰椎血瘀证为82.69%。③46例椎体边缘骨质增生，占75.41%，明显高于腰椎间盘突出症腰椎血瘀证39.10%。④26例椎间隙变窄，占42.62%，明显高于腰椎间盘突出症腰椎血瘀证的25.64%，椎体边缘骨质增生、椎间隙变窄出现时，与腰椎湿热证比较，先考虑腰椎间盘突出症腰椎湿热证。⑤1例椎间盘钙化，占1.64%。出现椎间盘钙化时，先考虑腰椎间盘突出症腰椎湿热证。上述数据说明湿热证患者病程长，年龄偏大。腰椎退行性改变较重，患者不处于腰椎间盘突出症受伤后的急性发作期。⑥无1例有许氏结节。⑦侧后型椎间盘突出有36例，中央型25例，占40.98%，明显低于腰椎血瘀证的96.79%。在148例中央型椎间盘突出者中，腰椎湿热证、腰椎血瘀证分别占3.38%及16.89%，因此，腰椎间盘向后突出时先考虑腰椎湿热证。⑧椎间盘与硬膜囊的脂肪间隙，有14例变小，25例消失，计39例，占63.93%。⑨22例的硬膜囊受压变形，占36.07%，低于腰椎间盘突出症腰椎血瘀证的41.03%。⑩椎间盘与神经根位置关系，12例紧贴，占19.67%，32例神经根受压，占52.46%。⑪45例椎间盘超越椎体后缘大于3mm，占73.77%。11例大于5mm，占18.03%，低于腰椎血瘀证的27.56%。在111例椎间盘超越椎体后缘大于5mm的患者中，腰椎湿热证、腰椎血瘀证各占9.90%及38.74%。因此，患者椎间盘超越椎体后缘大于5mm时，先应考虑为血瘀证。

2. 彭晓惠等的100例腰椎间盘突出症中，23例腰椎间盘突出症腰椎湿热证的影像学表现：①髓核钙化5例，占21.74%。②侧后型椎间盘突出者明显多于中央型。③椎间孔变窄3例，占13.04%。④纤维环膨出6例。⑤小关节增生错位失稳7例，占30.43%。

3. 李晓陵等的89例腰椎间盘突出症，18例腰椎间盘突出症腰椎湿热证的影像学表现：①髓核钙化5例，占27.78%。②中央型椎间盘突出8例，占44.44%，偏侧型突出者9例。③椎间孔变窄3例，占16.67%。④纤维环膨出6例。⑤小关节增生失稳6例，占33.33%。

4. 申华军等的326例腰椎间盘突出症中48例腰椎间盘突出症腰椎湿热证的影像学表现：①垂直型1例。②腰椎间盘突出症的类型：中央型3例，占6.25%，偏侧后型42例。③椎间孔型2例。

5. 邵稚华等的200例腰椎间盘突出症中，53例腰椎间盘突出症腰椎湿热证的影像学表现：①髓核钙化7例。②腰椎间盘突出中央型31例，侧后型22例。③椎间孔及侧隐窝狭窄4例。④小关节增生失稳6例。

6. 余德胜的30例腰椎间盘突出症中，9例腰椎间盘突出症腰椎湿热证的影像学表现：①椎间盘常呈中央型或一侧突出。②小关节骨赘形成，关节面硬化，关节间隙狭窄。③椎间盘有真空性改变、系髓核变性所产生的气体积聚于椎间盘内，CT见椎间盘内出现斑片状气性密度影，边缘不规则。

三、腰椎间盘突出症腰椎寒湿证

腰椎间盘突出症腰椎寒湿证患者均有明显的劳伤劳损病史，病程较长，为风寒湿邪留滞足太阳膀胱经，痹阻经络，久而不散，气血运行不畅，肌肉筋膜失养。或风寒湿外侵，或寝卧湿地，或涉水冒雨，引起腰腿肌肉、筋膜、筋络抽搐疼痛，腰腿麻木不仁、腰腿转侧不能、俯仰不能，静卧痛不减，受寒及阴雨加重。年龄偏大患者，易外感风寒湿邪，或先后发生腰扭伤，由寒凝而致血瘀加重。同时合并脾肾阳虚证。

(一)症状诊断学检体诊断

均有明显的劳伤劳损病史，病程较长，腰腿疼痛，麻木不仁，活动受限，不能转侧俯仰，无痛苦表现，行动困难，不能远行。

(二)检体诊断学

舌体胖，有齿印。舌质淡红，苔白腻，脉沉缓而弦。

(三)影像诊断学

1. 丁沧清等418例腰椎间盘突出症中，115例椎间盘突出症腰椎寒湿证的影像学表现：①81例有腰椎生理弧度的异常，占70.43%。②89例有侧弯，占77.39%。③90例椎体边缘骨质增生，占78.26%。④62例椎间隙变窄，占53.91%。⑤5例椎间盘钙化，占4.35%。⑥3例有许马氏结节。⑦侧后型椎间盘突出有56例，中央型59例占51.30%。⑧椎间盘与硬膜囊的脂肪间隙有19例变小，59例消失。⑨37例的硬膜囊受压变形，占32.17%。⑩椎间盘与神经根位置关系31例紧贴，占26.96%，51例神经根受压，占44.35%，33例神经根被淹没。⑪83例椎间盘超越椎体后缘大于3mm，占79.05%，22例大于5mm，占19.13%。

关于腰椎间盘突出症中，腰椎寒湿证与腰椎血瘀证的鉴别诊断，腰椎寒湿证椎体边缘的骨质增生，占78.26%；椎间隙变窄，占53.91%。腰椎寒湿证的阳性率明显高于腰椎血瘀证39.10%椎体边缘的骨质增生及25.64%的椎间隙变窄，可以作为两证鉴别诊断的的重要根据。腰椎血瘀证未见椎间盘钙化，而4.35%腰椎寒湿证者椎间盘有钙化。发现椎间盘钙化时，首先考虑寒湿证，而不考虑血瘀证。上述数据说明，腰椎寒湿证患者病程长，年龄偏大。腰椎退行性改变较重，患者不处于腰椎间盘突出症受伤后的急性发作期。腰椎寒湿证中央型椎间盘向后突出者占51.30%，明显高于腰椎血瘀证的3.2%，腰椎寒湿证、腰椎血瘀证在148例中央型椎间盘突出者分别占39.86%及3.38%，因此椎间盘突出的位置可以作为两证鉴别诊断的的重要根据，腰椎间盘向后突出时先考虑为寒湿证。腰椎血瘀证硬膜囊受压变形的阳性率明显高于腰椎寒湿证，分别为41.03%及32.17%。观察椎间盘与神经根位置关系，腰椎寒湿证紧贴者为26.96%，明显高于腰椎血瘀证的11.54%，说明血瘀证患者的神经受压严重。腰椎血瘀证椎间盘突出的程度明显重于腰椎寒湿证，寒湿证椎间盘超越椎体后缘大于3mm，占72.17%，明显低于腰椎血瘀证的84.62%。腰椎血瘀证椎间盘突出的程度明显重于腰椎寒湿证，椎间盘超越椎体后缘大于3mm，占72.17%，明显低于腰椎血瘀证的84.62%。椎间盘超越椎体后缘大于5mm，占

19.13%，明显低于腰椎血瘀证的27.56%。111例椎间盘超越椎体后缘大于5mm的患者中腰椎寒湿证、血瘀证各占19.82%及38.74%。因此，患者椎间盘超越椎体后缘大于5mm时，先应考虑为腰椎血瘀证。腰椎血瘀证神经根及马尾神经受压的程度比腰椎寒湿证严重。

关于腰椎湿热证与腰椎寒湿证的鉴别诊断，腰椎湿热证椎体边缘骨质增生，占75.41%，椎间隙变窄，占42.6%，与腰椎寒湿证比较，腰椎湿热证的阳性率低于腰椎寒湿证的75.41%及42.6%。1.64%腰椎湿热证者椎间盘有钙化，阳性率也低于腰椎寒湿证的4.35%。说明腰椎湿热证的病程较腰椎寒湿证短，年龄较小。腰椎湿热证中央型椎间盘突出者占40.98%，明显低于腰椎寒湿证的51.30%。观察椎间盘与神经根位置的关系，紧贴者19.67%，低于寒湿证的26.96%，说明腰椎湿热证的神经受压比腰椎寒湿证严重。这些数据有利于腰椎湿热证与腰椎寒湿证的鉴别，但仍有一定的困难。从寒热辨证的角度考量，两证的鉴别并不困难。

2. 彭晓惠等100例腰椎间盘突出症中，40例腰椎寒湿证腰椎间盘突出症的影像学表现：①髓核钙化8例，占20%；②中央型突出29例，占72.5%，偏侧型突出11例；③椎间孔变窄3例，占7.5%；④纤维环膨出10例；⑤小关节增生错位失稳7例，占17.5%。此证椎间盘突出的类型以中央型突出为主。常伴有纤维环膨出，小关节增生失稳及椎间孔狭窄，髓核钙化。

与丁沧清等的观察比较，72.5%的腰椎寒湿证为中央型突出，明显高于血瘀证的41.94%。小关节增生错位失稳代表病程长，17.5%的腰椎寒湿证患者小关节增生错位失稳，明显高于腰椎血瘀证的6.25%。20%腰椎寒湿证髓核钙化明显高于丁沧清等的资料。但最后的结论是一致的。

3. 李晓陵等89例腰椎间盘突出症中35例腰椎寒湿证的影像学表现：①7例髓核钙化，占20.0%；②中央型椎间盘突出26例，占74.29%，偏侧型突出者9例；③椎间孔变窄3例，占8.57%；④纤维环膨出10例；⑤小关节增生失稳6例，占17.14%。

与丁沧清等的观察比较，74.29%的腰椎寒湿证为中央型突出，明显高于血瘀证的37.93%。小关节增生错位失稳代表病程长，17.14%的腰椎寒湿证小关节增生错位失稳，明显高于腰椎血瘀证的6.89%。20%腰椎寒湿证髓核钙化明显高于丁沧清等的资料。但最后的结论是一致的。

4. 余德胜30例腰椎间盘突出症中9例腰椎间盘突出症腰椎寒湿证的影像学表现：①椎间盘常呈中央型突出。②硬膜囊受压推移不明显。③神经根受压移位不明显；与笔者分析丁氏资料得出的结论是一致的。④有的椎体内可见不规则的片状密度减低区，边缘有骨质硬化。

5. 邵稚华等200例腰椎间盘突出症中68例腰椎间盘突出症腰椎寒湿证的影像学表现：①髓核钙化12例；②腰椎间盘突出中央型47例，侧后型21例；③椎间孔及侧隐窝狭窄6例；④小关节增生错位9例。

四、腰椎间盘突出症肾虚证

《灵枢·经脉篇》说："腰者肾之府，转摇不能，肾将惫矣"。一般认为诸般腰痛都是以肾虚为本。有时患者虽无外伤，也无外因，由于患者素体禀赋不足，或长期患有慢性病，以致肾虚精亏，发生腰腿疼痛。肾阳虚者阳气不足，加重血瘀，肾阴虚者阴血不足，也加重血瘀，为腰椎间盘突出症最后结局。或由于年老骨关节退行性变，韧带松弛，没有明显的外伤，腰椎间盘也可以突出。邵稚华等的病例年龄偏大，均在50~66岁之间。国家中医药管理局《中医病证诊断疗效标准》将腰椎间盘突出症分为血瘀证、寒湿证、湿热证和肝肾亏虚证，将腰椎间盘突出症的病人生硬的划入这4个证中的一个证，显然不妥，对病人的治疗是有害的。肝肾亏虚证应该改为肾虚证，晚期腰椎间盘突出症不可能存在单纯的肝肾亏虚证，必然合并不同程度的肾阳虚证。

（一）症状诊断学和检体诊断

长期腰酸腿痛，下肢沉重，无力，缠绵数年，时重时轻。肾阳虚者伴畏寒肢冷，面色淡白，尿后余沥，甚则不禁，气喘。舌质淡，脉沉细。伴肾阴虚者伴有头晕目眩，耳鸣耳聋，面部潮红，口干咽燥，五心烦热。

（二）检体诊断学

舌红少津，苔薄少，脉细数。

（三）影像诊断学

1. 丁沧清等的418例腰椎间盘突出症中，86例腰椎间盘突出症肝肾亏虚证的x线影像表现：①61例有腰椎生理前曲异常，占70.93%。②64例有侧弯，占74.42%。③63例椎体边缘骨质增生，占73.26%。④37例椎间隙变窄，占43.02%。⑤3例椎间盘钙化，占3.49%。⑥2例有许氏结节。⑦侧后型椎间盘突出有27例，中央型59例，后者占68.60%。⑧椎间盘与硬膜囊的脂肪间隙有22例变小，31例消失。⑨33例硬膜囊受压变形。⑩椎间盘与神经根位置关系，18例紧贴，26例神经根受压。⑪66例椎间盘超越椎体后缘大于3mm，占76.74%，为中、重度突出。35例大于5mm，占40.69%。

关于腰椎间盘突出症肾虚证与腰椎血瘀证的鉴别诊断，肾虚证椎体边缘的骨质增生，占73.26%，椎间隙变窄，占43.02%，明显高于腰椎血瘀证的25.64%，可以作为两证鉴别诊断的的重要根据。腰椎血瘀证未见椎间盘钙化，而3.49%肾虚证椎间盘有钙化。发现椎间盘钙化时，先考虑肾虚证，而不考虑腰椎血瘀证。肾虚证中央型椎间盘突出者占68.60%，明显高于腰椎血瘀证，也高于腰椎寒湿证、腰椎湿热证。在148例中央型椎间盘突出者中，腰椎血瘀证、腰椎寒湿证、腰椎湿热证及肾虚证，分别占3.38%、39.86%、16.89%及39.86%。因此椎间盘突出的位置可以作为诸证鉴别诊断的的重要根据。

2. 彭晓惠等的100例腰椎间盘突出症中，5例腰椎间盘突出症肾虚证的影像学表现：①中央型椎间盘突出2例，偏侧型突出3例，突出的椎间盘块影CT值偏高或有钙化。②纤维环膨出4例。③小关节增生错位失稳3例。

3. 李晓陵等的89例腰椎间盘突出症中，7例腰椎间盘突出症肾虚证的影像学表现：①3例髓核钙化。②中央型椎间盘突出3例，偏侧型椎间盘突出者4例，突出的椎间盘块影CT值偏高或有钙化。③纤维环膨出7例。④小关节增生失稳5例。突出的椎间盘块影CT值偏高或有钙化为肾虚证的一个诊断依据。

4. 余德胜的30例腰椎间盘突出症中，7例腰椎间盘突出症肾虚证的影像学表现：①

椎间盘常呈中央型或一侧突出。②硬膜囊受压移位。③神经根受压移位。④纤维环向椎体四周均匀膨出，为密度均匀的软组织影并超出椎体边缘之外，若有椎间盘骨化，则为软组织密度中可见条状或弧状高密度影。⑤小关节骨赘形成，关节面硬化，关节间隙狭窄。⑥椎间盘有真空性改变、系髓核变性所产生的气体积聚于椎间盘内，CT 见椎间盘内出现斑片状气性密度影，边缘不规则。

5. 邵稚华等的 200 例腰椎间盘突出症中，35 例肾虚证的影像学表现：①髓核钙化 7 例。②28 例椎间盘突出范围弥漫，边缘不清，突出的间盘块 CT 值偏高或有钙化。③椎间孔及侧隐窝狭窄 4 例。④纤维环膨出合并突出 7 例。⑤绝大多数小关节增生错位。⑥23 例髓核有真空性改变。⑦多累及 2～3 个腰椎间盘。小关节增生错位、髓核有真空性改变并累及多个腰椎间盘可以作为肾虚证的诊断依据，不难与上述 3 个证型鉴别。

参考文献

[1]蔡成君，等．腰椎间盘突出中医证型与旋切治疗．辽宁中医杂志，2001，28(6)：324.

[2]余朝骏，等．腰腿痛各证型 CT 征象研究．中国中西医结合影像学杂志．2003，1(2)：75～79.

[3]丁沧清，等．腰椎间盘突出中医证型与影像指标的相关研究．辽宁中医杂志，1998，25(8)：342～344.

[4]彭晓惠，等．100 例腰椎间盘突出症的 CT 表现及中医证型分析．中国骨伤，1995(4)：34.

[5]李晓陵，等．腰椎间盘突出症中医辨证分型与 CT 诊断关系的探讨(附 89 例临床分析)．中医药学报，2002，30(3)：50～51.

[6]余德胜．腰椎间盘突出的中医辨证分型与 X 线 CT 影像学诊断的初探．浙江临床医学，2001，5(2)：151.

[7]邵稚华，等．腰椎间盘突出症的 CT 表现与中医证型分析．黑龙江中医药，1999(1)：27.

[8]李亚甫．等。对腰椎间盘突出复位问题的探讨(附 63 例 77 处突出物治疗前后 X 线片资料分析，安徽中医学院学报，1984(3)：50.

第十八章　不孕症分证诊断学

一、不孕症肾虚证

世界范围内不孕症的发病率高达20%左右，而在不孕的诸多病因中，女性内分泌失调引起的不孕占40%左右。许小凤等[1]的118例不孕症中，原发性不孕68例，继发性不孕50例，排除外卵巢、输卵管、子宫等生殖道器质性病变及免疫、男性不育等因素，诊断为内分泌失调引起的排卵障碍性不孕。其中属小卵泡排卵者9例，黄体功能不全16例，黄素化未破裂卵泡综合征11例，多囊卵巢综合征18例，高睾酮血症11例，高泌乳素血症14例，尿促黄体生成素早期阳性6例，促性腺素正常16例，低促性腺素11例，高促性腺素6例。27例肾阴虚火旺证，26例肾阳虚证兼痰湿证，29例肾阳虚证兼胞宫血瘀证，36例肝郁证，分别采用滋肾阴、温肾阳、化痰、活血、疏肝等法。滋肾阴基本方：熟地黄10g，山茱萸10g，山药10g，女贞子10g。温肾阳基本方：巴戟天10g，续断10g，菟丝子10g，紫石英30g。化痰基本方：青礞石30g，苍术、白术各10g，茯苓10g，陈皮10g。活血基本方：当归10g，丹参10g，川芎10g，泽兰叶10g。疏肝基本方：赤芍、白芍各10g，制香附10g，夏枯草15g，延胡索10g。随症加减。西药治疗：根据监测排卵多项指标，采用因人而异的个体化方案，适时选择性加用血清雌二醇(E_2)，达因-35、安体舒通等，促进卵泡生长发育、诱发排卵、健全黄体，所有药物的具体应用方法及剂量按常规。经净后服用中药，经期停服。1个月经周期为1个疗程，治疗1~12个疗程。治疗后100%临床受孕。其中21.19%为纯中药治疗。此文献资料说明正确的中医分证诊断的重要意义。

(一)症状诊断学

丁沧清等[2]的73例不孕症肾阳虚证，婚久不孕，月经后期，量少色淡，面色晦暗，腰酸腿软，小便清长，大便不实。不孕症肾阴虚证，婚后不孕，月经量少，色红无块，头晕失眠，心悸，腰膝酸软，手足心热。

李超荆等[3]的100例无排卵功能失调性子宫出血肾虚证的病程较长，43%患者在5年以上，最长达19年。89%为生育年龄。临床表现为不规则子宫出血。月经周期紊乱，经期长短不一，经量时多时少，甚至大量出血。

于红娟等[4]的15例肾虚脾弱证的临床表现：婚后久不孕，月经后期、量少，腰膝酸软，腹胀便溏，神疲乏力，性欲淡漠，舌质淡红，脉细。

李超荆等的133例多囊卵巢综合症临床表现为宫血、月经后期及闭经等3种月经失调及不孕。多毛，肥胖，卵巢包膜增厚，大于子宫1/4以上。

(二)检体诊断学

舌淡苔白，脉沉细或沉迟。或舌红苔少，脉沉细或细数。

（三）子宫输卵管造影诊断学

丁沧清等73例不孕症中，有23例为不孕症肾虚证，其中有5例输卵管完全性梗阻，14例输卵管不完全性梗阻，4例子宫输卵管正常。6例子宫有先天畸形，19例子宫及附件有后天疾病。不孕症胞宫血瘀证和肾虚证碘油造影，以输卵管不完全性梗阻为主，占两证的2/3，认为输卵管不完全性梗阻是病理变化程度较轻的，经治疗后怀孕可能性较大，怀孕率较高。笔者认为胞宫血瘀证和肾虚证分别是不孕症的标证和本证，常常是共存的，23例不孕症肾虚证同时并存胞宫血瘀证，31例不孕症胞宫血瘀证肾虚证必然并存肾虚证。

恽敏等[5]的100例不孕症中，有13例为不孕症肾阳虚证，其中有7例子宫畸形，占53.85%。7例子宫向前倾屈，1例子宫向后倾屈，8例有轻度输卵管炎症，1例有重度输卵管炎症，4例无输卵管炎症。3例有轻度输卵管梗阻，1例有重度输卵管梗阻，9例无梗阻。8例有轻度盆腔炎症，2例有中等度盆腔炎症，2例盆腔无造影剂。

14例不孕症肾阴虚证中，6例子宫形态异常，子宫肌瘤、子宫内膜炎各3例，3例子宫向前倾屈，2例子宫向后倾屈。10例有轻度输卵管炎症，2例有中等度输卵管炎症，1例有重度输卵管炎症。6例有轻度输卵管梗阻，1例有重度输卵管梗阻。10例有轻度盆腔炎症，2例有中等度盆腔炎症，1例有重度盆腔炎症，1例盆腔无造影剂。

（四）阴道脱落细胞涂片诊断学

用阴道脱落细胞涂片检查来测定雌激素的水平，以检测卵巢的功能。正常生育妇女排卵前阴道脱落细胞涂片上嗜依红细胞指数约20～25%；排卵期约60%；排卵后约10～20%。李超荆等报道，100例无排卵功能失调性子宫出血肾虚证的基础体温均为单相型，在无排卵周期中，嗜依红细胞指数在30%以下，说明患者的雌激素水平过低；嗜依红细胞指数在70%以上者，雌激素水平过高。将其中85例无排卵功能失调性子宫出血分为3个证：①13例不孕症单纯肾阴虚证中，81.8%单纯肾阴虚证的嗜依红细胞指数在70%以上，无1例过低。②46例不孕症肾阴虚证兼肾阳虚证中，60.8%肾阴虚证兼肾阳虚证者雌激素水平偏高，其嗜依红细胞指数在70%以上，雌激素水平过低者仅占13.1%。③28例不孕症肾阳虚证兼肾阴虚证中，40.7%肾阳虚证兼肾阴虚证的雌激素水平偏低，嗜依红细胞指数在30%以下，高水平者仅占22.2%。

中药治疗的疗效：①13例单纯肾阴虚证采用单纯补阴治疗，12例排卵，4例受孕。诊断正确，疗效好。②56例肾阴虚证兼肾阳虚证中29例阴阳双补，以养阴为主，有28例排卵，排卵率为96.6%，6例受孕，诊断正确，疗效好。18例单纯补阴，5例排卵，排卵率仅为27.8%，没有温阳，疗效差。9例脾阳虚的症状明显，单纯补脾胃，仅2例排卵，排卵率为22.2%，诊断错误，没有补肾，疗效极差。③31例肾阳虚证兼肾阴虚证中，16例阴阳双补，以温阳为主，全部排卵，诊断正确，疗效好。2例单纯补阴，仅1例排卵，没有以温肾为主，疗效差。12例仅补脾胃，2例排卵，排卵率为16.7%，诊断错误，没有补肾，疗效极差。从治疗的效果可以看出，3种肾虚证的诊断及鉴别诊断十分重要。无排卵功能失调性子宫出血确诊后，即使脾阳虚的症状明显，也要诊断为肾虚证，这个学术观点就是对中医学的发展，是中医诊断现代化的一个典型范例。

多囊性卵巢综合征是由于肾虚不能蒸腾津液，致凝聚成痰，宜用补肾化痰法治疗。李超荆等将133例多囊性卵巢综合征分为3个证：①36例多囊性卵巢综合征痰实证，治以化痰为主，兼补肾。此证称之为多囊性卵巢综合征痰实证兼肾虚证，则更好。中药治疗后，34 例排卵，排卵率为 94.5%，受孕率为 52.8%。②60 例多囊性卵巢综合征肾虚痰实证，治以补肾化痰，排卵率为 86.7%，受孕率为 26.7%。③37 例多囊性卵巢综合征肾虚证治以补肾为主，兼化痰，排卵率为 64.9%，受孕率仅为 2.7%。87 例多囊性卵巢综合征中 49 例嗜依红细胞指数在 30% 以下，占 56.3%，高水平者仅占 22.2%。由于肾虚证中主要是肾阳虚证的雌激素水平偏低，所以痰实证的排卵率明显高于肾虚证，$P<0.01$。9 例进行下丘脑－垂体－性腺轴功能的测定，其功能失常。尿促卵泡成熟激素（FSH）均下降，低于 6 个小白鼠单位，治疗后均明显上升，排卵，3 例受孕。5 例嗜依红细胞指数在 30% 以下，治疗后明显上升。

（五）下丘脑－垂体－卵巢轴功能诊断学

1. 李超荆等的 9 例多囊性卵巢综合征进行中医治疗，测定下丘脑－垂体－性腺轴的功能，其功能失常。尿促卵泡成熟激素均下降，前 4 例低于 6 个小白鼠单位，治疗后均明显上升，黄体生成激素（LH）在低值或正常范围，3.25～6.25mμg/ml，促黄体生成激素释放激素垂体兴奋试验反应正常。后 5 例 FSH 均下降，而 LH 为高值，10mμg/ml 以上，1 例促黄体生成激素释放激素垂体兴奋试验反应阳性，4 例无反应。治疗后均排卵，4 例已婚妇女，3 例受孕。5 例嗜依红细胞指数在 30% 以下，治疗后明显上升。

2. 许小凤等测定 27 例肾阴虚火旺证下丘脑－垂体－卵巢轴的功能：①FSH 的平均值为（13.13 ± 8.17）IU/L，明显高于其他诸证，$P<0.05$。②LH 为（8.67 ± 6.96）IU/L，明显高于其他诸证，$P<0.05$。③LH/FSH 为 0.85 ± 1.35，明显高于其他诸证，$P<0.05$。④血清泌乳素（PRL）为（14.13 ± 9.64）ng/ml，明显低于低于不孕症肝郁证，$P<0.05$。正常人为（12.87 ± 6.2）ng/ml[6]。⑤血清雌二醇（E_2）下降为（36.74 ± 25.64）pg/ml，明显低于其他诸证，$P<0.05$。⑥肾阴虚证的血清睾酮明显上升为（68.87 ± 31.65）ng/dl。⑦肾阴虚证的 E_2/T 为 0.76 ± 0.42，明显低于其他诸证，$P<0.05$。

（六）宫腔镜诊断学

1. 于红娟等的 15 例不孕症肾虚脾弱证，于月经干净的 3～5 天，约月经周期的第 10～12 天，进行宫腔镜检查。宫内膜异常改变明显多于 15 例不孕症对照组，对照组无肾虚脾弱的临床表现，无黄体功能不健表现，基础体温高温相大于 12 天以上。肾虚脾弱证以宫内膜苍白、肥厚，局部呈息肉样增生最为多见，占 60%，而对照组仅 3 例，占为 20%，$P<0.01$。3 例宫内膜紊乱发育不同步，2 例宫腔狭小，6 例输卵管开口息肉，6 例单侧、双侧输卵管开口周围炎，2 例宫颈管狭长，无 1 例正常。肾虚脾弱证宫腔镜显示，阳性表现者多于对照组，对照组 3 例宫内膜紊乱发育不同步，1 例宫腔狭小，2 例输卵管井口息肉，5 例单侧、双侧输卵管开口周围炎，无 1 例宫颈管狭长，2 例宫腔镜检查正常。

子宫内膜增生中晚期宫内膜间质细胞的雌激素受体（ER）、孕酮受体（PR）明显下降。腺上皮细胞的 ER. PR 经 ABC 染色后，在光学显微镜下，细胞内出现棕黄色颗粒为阳性细胞。再按染色深浅程度、范围确定阳性反应的强弱，记分示之，强阳性 3 分，阳性 2 分，弱阳性 1 分，阴性 0 分。①不孕症肾虚脾弱证间质细胞 PR 的平均值为（0.72 ± 0.28）分，明显低于对照组的（1.27 ± 0.21）分，$P<0.01$。②腺上皮细胞 PR 为（0.36 ± 0.14）分，明显低于对照组的（1.07 ± 0.29）分，$P<0.01$。③间质细胞 ER 为（1.35 ± 0.31）分，明显低

于对照组的(2.00±0.35)分，$P<0.05$。④腺上皮细胞 ER 为(1.17±0.26)分，对照组为(1.47±0.37)分。血清 E_2 偏低，宫内膜 ER 与 PR 明显下降可以作为黄体功能不健性不孕症肾虚脾弱证的诊断依据。

2. 谭彩群等[7]的 80 例不孕症中，肾阴虚证 20 例，肾阳虚证 12 例，肝郁证 13 例，痰湿证 15 例，胞宫血瘀证 20 例。不孕症肾阴虚证宫腔镜所见的主要征象：①宫颈管狭长、扭曲、口紧。②宫腔狭小畸形，鞍形或单角，偶见息肉。③宫内膜肥厚充血或血管纹理不清。④输卵管开口小或正常，开口周围血管呈放射状排列或有小息肉。⑤注水显示良好，部分患者需加压注水。肾虚证以子宫发育不良或畸形改变为主，19 例排卵规则，12 例排卵不规则，1 例不排卵。9 例输卵管有病变。1 例宫腔有占位性病变。5 例宫腔位态异常。3 例女方免疫性不孕，2 例男方免疫性不孕。谭彩群等的宫腔镜所见与于红娟等的观察结论不一致，不孕症肾虚证中子宫发育不良或畸形者仅占少数。

二、不孕症肝气郁滞证

(一)症状诊断学

肝郁型多年不孕，经期先后不定，经来腹痛，行而不畅，量少色暗，有血块，经前乳房胀痛，烦躁易怒。

(二)检体诊断学

舌红苔薄，脉弦。

(三)子宫输卵管造影诊断学

1. 丁沧清等 73 例不孕症中有 10 例肝郁证，1 例输卵管完全性梗阻，8 例输卵管不完全性梗阻，1 例输卵管正常，7 例子宫有先天畸形，8 例子宫及附件有后天疾病。

2. 恽敏等 100 例不孕症中，有 43 例肝气郁滞证，1 例子宫畸形，12 例子宫向前倾屈，12 例子宫向后倾屈。23 例有轻度输卵管炎症，9 例有中等度输卵管炎症，9 例有重度输卵管炎症，2 例无输卵管炎症。15 例有轻度输卵管梗阻，1 例有中等度输卵管梗阻，6 例有重度输卵管梗阻。17 例有轻度盆腔炎症，16 例有中等度盆腔炎症，4 例有重度盆腔炎症。4 例盆腔无造影剂，2 例盆腔内有少量造影剂。

(四)下丘脑－垂体－卵巢轴功能诊断学

①许小凤等 29 例不孕症肝郁证 FSH 的平均值为(5.88±4.23)IU/L，明显低于肾阴虚火旺证的(13.13±8.17)IU/L，$P<0.05$。②肝郁证的 LH 为(6.98±6.83)IU/L。明显低于肾阳虚痰湿证的(12.23±7.31)IU/L，$P<0.05$。③肝郁证的 LH/FSH 为 1.33±1.02。明显低于肾阳虚痰湿证的 2.26±1.24，$P<0.05$。④肝郁证的血清泌乳素为(29.73±9.68)ng/ml。明显高于其他 3 证，$P<0.05$。⑤肝郁证的血清雌二醇明显上升为(78.40±40.23)pg/ml，明显高于肾阴虚证，$P<0.05$。⑥肝郁证的血清睾酮明显上升为(58.03±30.14)ng/dl。⑦肝郁证的 E_2/T 为 1.50±0.58，明显高于肾阴虚证，$P<0.05$。

(五)宫腔镜诊断学

谭彩群等 13 例肝郁证宫腔镜所见的主要征象：①宫颈管基本正常，部分外口松，内口紧，颈管黏膜粗糙或息肉。②宫腔偏大、宽或粘连狭窄，腔内息肉或黏膜下小肌瘤或见到疏松粘连带，易分离，较多絮状漂浮物及黏液栓。③宫内膜厚薄不均，形态欠平整，部分可见黄白透亮的内膜，病理证实为结核性宫内膜。④输卵管开口形态不规则或正常，开口周围血管纹理不清，管腔黏膜充血或见到息肉样增生，黏液堵塞输卵管管腔。⑤注水有阻力，加压显示良好。肝郁证病程较长，宫腔宽大，内膜厚薄不均或息肉形成及宫腔中炎性分泌物形成的黏液增多，结核性改变及免疫性不孕者居多。9 例排卵规则，3 例排卵不规则，1 例不排卵，10 例输卵管有病变，2 例宫腔有占位性病变，4 例宫腔位态异常。2 例女方免疫性不孕，2 例男方免疫性不孕。肝郁证病例病程较长，宫腔宽大，内膜厚薄不均或息肉形成，宫腔中炎性分泌物形成的黏液增多，此证中结核性改变及免疫性不孕者居多。

三、不孕症胞宫血瘀证

（一）症状诊断学

胞宫血瘀证婚后不孕，月经后期，量偏少，色紫黑，有血块，经血排泄不畅，少腹疼痛。继发性不孕症胞宫血瘀气滞证因孕产后，处理不慎，致瘀血停着，血瘀致气滞，日久络脉不通。月经周期正常，经前、经期小腹疼痛且胀，经色紫黯，伴血块，经后稍缓，半月之后，小腹痛胀不适，如此反复。舌质暗或有瘀斑，脉弦涩。有慢性盆腔炎、输卵管部分阻塞、盆腔粘连、子宫内膜异位症等。B 超提示：子宫正常，附件增粗增厚。B 超卵泡监测，可有排卵。输卵管通水或碘造影可见输卵管通而不畅或阻塞。基础体温呈双相[8]。张哲明提出，将继发性不孕症和原发性不孕症分开来研究其分证诊断学，认为：①无排卵性不孕、多囊卵巢综合征、黄体功能不全可参照肾阳虚证治疗。②有的无排卵性不孕、卵泡发育不良、黄体功能不全及免疫性不孕可参照肾阴虚证治疗。③子宫发育不良可参照血虚证治疗。④因精神紧张或过度焦虑造成的不孕，或不孕伴有经前期紧张综合征者可参照肝郁证治疗。⑤多囊卵巢综合征可参照痰湿证、肾虚证治疗。⑥输卵管阻塞性不孕症可参照胞宫血瘀证治疗，慢性盆腔炎、盆腔粘连所造成的不孕症可参照胞宫血瘀湿证治疗。

（二）检体诊断学

舌质黯有瘀点，脉沉细或细弦。

（三）子宫输卵管造影诊断学

丁沧清等 73 例不孕症中，有 31 例胞宫血瘀证，2 例输卵管完全性梗阻，22 例输卵管不完全性梗阻，7 例输卵管正常。加上 23 例肾虚证，共 54 例，占 73.97%。肾虚证多合并胞宫血瘀证，胞宫血瘀证多合并肾虚证，特别是肾阳虚证，一个是本证，一个是标证。54 例患者中 7 例输卵管完全性梗阻，36 例输卵管不完全性梗阻，11 例子宫输卵管正常。34 例子宫及附件有后天疾病，大多数为输卵管梗阻。43 例输卵管梗阻多半由炎症所致，必然合并盆腔炎症、粘连，血流阻滞，导致血瘀。炎症粘连、纤维化也是血瘀的一种表现。

恽敏等 100 例不孕症中，有 30 例胞宫血瘀证，1 例子宫畸形，4 例子宫向前倾屈，9 例子宫向后倾屈，9 例有轻度输卵管炎症，8 例有中等度输卵管炎症，13 例有重度输卵管炎症。7 例有轻度输卵管梗阻，2 例有中等度输卵管梗阻，16 例有重度输卵管梗阻。1 例有轻度盆腔炎症，5 例有中等度盆腔炎症，6 例有重度盆腔炎症。7 例盆腔无造影剂，11 例盆腔内有少量造影剂。

胞宫血瘀证中重度输卵管炎症占 43.33%，明显高于肝气郁滞证的 20.93%。胞宫血瘀证中重度输卵管梗阻占 53.33%，明显高于肝气郁滞证的 13.95%。胞宫血瘀证中轻度输卵管炎症占 30%，明显低于肝气郁滞证的 53.49%；胞宫血瘀证中轻度输卵管梗阻占 23.33%，明显低于肝气郁滞证的 34.88%。

肝郁气滞证及胞宫血瘀证均为标证，其本证为肾虚证，轻度输卵管炎症的百分率从肾阴虚证、肾阳虚证、肝郁气滞证及胞宫血瘀证依次下降，分别为 92.86%、61.54%、53.49% 及 30%。说明中重度输卵管炎症的百分率不断上升即输卵管炎症不断加重的过程，肾虚证不断加重的过程。肾虚证由肾阴虚证开始，损及阳而发展为肾阳虚证，发展下去出现标证肝郁气滞证，最后发展为胞宫血瘀证。

(四)宫腔镜诊断学

谭彩群等 80 例不孕症中，13 例肝郁证宫腔镜所见的主要征象：①宫颈管基本正常，部分外口松，内口紧，颈管黏膜粗糙或息肉。②宫腔偏大、宽或粘连狭窄，腔内息肉或黏膜下小肌瘤或见到疏松粘连带，易分离。较多絮状漂浮物及黏液栓。③宫内膜厚薄不均，形态欠平整，部分可见黄白透亮的内膜，病理证实为结核性宫内膜。④输卵管开口小或正常，开口周围血管呈放射状排列或有小息肉。输卵管开口形态不规则或正常，开口周围血管纹理不清，管腔黏膜充血或见到息肉样增生，黏液堵塞输卵管管腔。⑤注水有阻力，显示良好，加压显示良好。肝郁证病程较长，宫腔形态以宽大、内膜厚薄不均或息肉形成及宫腔中炎性分泌物形成的黏液增多，该型中结核性改变及免疫性不孕者居多。9 例排卵规则，3 例排卵不规则，1 例不排卵。9 例输卵管有病变。1 例宫腔有占位性病变。3 例宫腔位态异常。2 例女方免疫性不孕，2 例男方免疫性不孕。

四、不孕症胞宫痰实证

不孕症胞宫痰实证多并存肾阳虚证，常见于多囊卵巢综合症。由于痰在胞宫，故称之为胞宫痰实证。

(一)症状诊断学

婚后久不受孕，形体肥胖，经行后期，甚则闭经，带下量少，质黏稠。胸脘痞闷，恶心泛呕。血 419 – Z – 型婚后不孕，月经后。

(二)检体诊断学

面色㿠白，舌苔白腻，脉滑。

(三)子宫输卵管造影诊断学

丁沧清等 73 例不孕症中，有 9 例胞宫痰实证，4 例输卵管完全性梗阻，5 例输卵管不完全性梗阻，无 1 例输卵管正常。6 例有先天性子宫畸形。9 例有后天性子宫、附件疾病。

(四)阴道脱落细胞涂片诊断学

多囊性卵巢综合征是由于肾虚不能蒸腾津液致凝聚成痰，均诊断为肾虚证及痰实证，前者为多囊性卵巢综合征的本证，后者为多囊性卵巢综合征的标证。沈子尹在《肾的研究续集》中认为多囊性卵巢综合征多为肾阳虚证，李超荆等的9例多囊性卵巢综合征：①7例嗜依红细胞指数在30%以下，4例肾虚为主的痰实证。②1例占30%～60%，为肾虚痰实证。③1例占70%～90%，符合以痰实证兼肾虚证，但是临床诊断为肾虚为主的痰实证。

（五）下丘脑－垂体－卵巢轴功能诊断学

①许小凤等26例不孕症肾阳虚痰实证的FSH明显上升，其平均值为(5.92±3.69)IU/L，明显低于肾阴虚火旺证，$P<0.05$。②肾阳虚痰实证的LH为(12.23±7.31)IU/L，明显高于其他3证，$P<0.05$。③肾阳虚痰实证的LH/FSH为2.26±1.24，明显高于其他3证，$P<0.05$。④肾阳虚痰湿证的PRL为(15.43±7.94)ng/ml，明显低于肝郁证，$P<0.05$。⑤肾阳虚痰湿证的E_2为(63.92±42.18)pg/ml，明显高于肾阴虚证，$P<0.05$。⑥肾阳虚痰湿证的血清睾酮为(48.93±30.16)ng/dl。⑦肾阳虚痰湿证的E_2/T为1.47±0.63，明显高于肾阳虚证兼胞宫血瘀证，$P<0.05$。

许小凤等118例不孕症，治疗前主卵泡发育异常、宫颈黏液评分(CS)达不到排卵前水平、尿LH出现早期阳性或排卵前无LH峰值。中西医结合治疗后受孕周期排卵前主卵泡直径达(20.88±2.18)mm，子宫内膜厚度增加为(10.01±1.89)mm，CS上升为(9.02±3.12)分，尿LH早期阳性消失，排卵前尿LH阳性22例、弱阳性25例、阴性71例。表明卵泡期后，卵泡成熟、子宫内膜及宫颈黏液的准备均能实现。治疗前基础体温(BBT)双相型39例，其中正常典型的双相型5例，高温相不足12天者11例，体温上升幅度小于0.3℃者6例，呈爬坡样上升或锯齿状者17例，BBT单相型79例。

（六）宫腔镜诊断学

谭彩群等的15例不孕症胞宫痰实证宫腔镜所见的主要征象：①宫颈外口光滑，口圆且小，管腔尚规则。②宫腔或大或小。③宫内膜厚薄基本均匀，色偏淡，部分血管纹理紊乱。④输卵管开口基本完整，口圆，部分患者见到黏液栓堵塞。⑤注水顺利，勿需加压。痰湿证部分病例宫腔狭小、黏液堵塞外，大部分病例未见形态异常，其不孕机理大多系卵巢功能障碍。5例排卵规则，8例排卵不规则，2例不排卵。3例输卵管有病变。1例男方免疫性不孕。

参考文献

[1]许小凤，等．优化中西医结合方案治疗不孕症118例临床观察．中医杂志，2006，47(9)：670～672.

[2]丁沧清，等．73例不孕症的中医证型与子宫输卵管造影分析．辽宁中医杂志，1996，23(1)：3.

[3]李超荆，等．肾主生殖与排卵机理的初步探讨．中医杂志，1982，23(6)：469～471.

[4]于红娟，等．肾虚脾弱型黄体功能不健性不孕症临床研究．南京中医药大学学报(自然科学版)，2002，18(4)：211～213.

[5]恽敏，等．不孕症的影像辨证探讨．南京中医药大学学报，1997，13(4)：208.

[6]王希浩，等．肝郁型月经病与血清泌乳素关系的研究．中医研究，1992，5(2)：26～28.

[7]谭彩群，等．女性不孕症患者中医辨证分型与宫腔镜诊断的关系．现代医院，2005，5(6)：43～44.

[8]张哲明．继发性不孕症常见的两种证型及其治疗．浙江中医杂志，2006，41(12)：692～693.

附 篇

中西医结合学概论

（由于《中西医结合学概论》是现代中医诊断学的理论基础，尚不成熟，需要继续修改完善，笔者迫不得已，暂作序二介绍）

长期以来，笔者与国内许多医学专家从宏观的角度探索中国医学的发展问题。笔者从1949年开始学习医学，从事临床医疗、医学教育和研究工作，1985年创建并发展中医影像学，也称之为中西医结合影像学，1991年提出创建中医检验学及中医检验诊断学。1996年提出创建一个崭新的中国新医学（Chinese New Medicine），2003年撰文指出，中国新医学就是中西医结合学。中西医结合学由3个部分组成：中国现代医学（Chinese Modern Medicine）、现代中医学（Modern Traditional Chinese Medicine）及中西医结合治疗学（Therapeutics of Integrated Science of Traditional Chinese Medicine and Modern Medicine）。

一、概述

自现代医学传入我国后，出现了不少中西医结合著作，其中19世纪张锡纯的《医学衷中参西录》是较著名的一本。中西医结合是解放初期三大卫生工作方针之一，在贯彻执行这个方针的过程中，我国的医学家取得大量的中西医结合研究成果，一致要求建立学会，出版杂志。1981年建立了中国中西医结合研究会，创建中国中西医结合杂志，进一步推动中西医结合的研究工作蓬蓬勃勃地向前发展。1991年中国中西医结合杂志第1期第1页上刊登了以中国中西医结合学会名义发布的一条关于1991年中国中西医结合学会工作计划的消息，将中国中西医结合研究会更名为中国中西医结合学会，从而确认中国存在第三种医学，中西医结合学（Integrated Science of Traditional Chinese Medicine and Modern Medicine）。另外两种医学是现代医学（Modern Medicine）和中医学（Traditional Chinese Medicine）。简介如后：

（一）现代医学

笔者将现代医学翻译为Modern Medicine，译为Western Medicine是错误的，因为现代医学是全世界医学家的努力，在西方医学的基础上发展起来的。西欧于公元前460~370年在“Hiptespocra”一书中出现了疾病方面的记载。17世纪进入资本主义社会，物理学、化学、生物学等科学迅速发展，立刻吸收这些学科中的研究成果来发展西方医学。19世纪中叶，由于解剖学、病理学、生理学、麻醉学、抗菌学等学科的出现和发展，奠定了西方医学的基础。1929年发明了青霉素，这在现代医学的治疗上，具有划时代的意义，确定了现代医学在国际医学界的霸主地位。

现代医学建立在现代自然科学发展的基础上，对人体组织结构、生理病理变化的认识比较详细，充分运用现代生物学、物理学、化学及数学的研究成果，不断发明各种先进的检测手段，对疾病病因、病理、性质及临床表现的认识，从定性到定量，日趋精确，医师根据各种医学检查提供的信息和数据，不断提高疾病的诊断质量。这使人们对疾病的认识由抽象变得更加直观，由宏观向微观发展，现在已经达到分子学、遗传基因学层次的水平。现代医学发展如此迅速，是不断运用现代科学技术发展现代医学的结果，即不断吸收其他学科的成果来发展现代医学。一方面批判并纠正谬误，去其糟粕，留其精华；一方面发现疾病新的规律，增加新的诊疗内容，发展新的理论。世界医学家在参与西方医学发展的过程中，也不断吸收了各个民族的民族医学，运用其精华来发展自己。例如我国发明种人痘以预防天花，16世纪传入西欧后，英国医生Edward Jenner受到启发而发明牛痘疫苗，也为巴斯德发明减毒疫苗奠定了基础。又如麻黄素是本草纲目中的麻黄中提炼出来的，人们早已认为它是一味西药。

明末清初，西方医学传入我国，1846年鸦片战争以后，西方医学如潮水般涌进中国，一个世纪以来，我国现代医学的理论研究、临床实践均和国际医学紧密地联系在一起，改革开放以来，某些领域已经处于领先地位，为现代医学的发展做出了许多重大贡献。我国和其他发展中国家人民所患疾病尚以感染性疾病为主，而抗菌素由于疗效好，经济且方便，从而以绝对的优势占领着我国的医疗市场。

（二）中医学

中医学是中国传统文化的重要组成部分，已出土的3000年前商代甲骨文显示，当时的人们就已经知道洗手，洗脸，打扫卫生，并有疾病的记载，如疾口，疾齿，龋齿。中医学突出整体观念，强调毒邪与正气的关系，治疗上要求局部和整体并重，早就具备了朴素的系统论、控制论及信息论的哲学基础。中医学是中华民族优秀文化遗产中的瑰宝，对世界医学的发展曾产生过巨大影响，今后将继续产生巨大影响，我们要主动地运用中医学促进现代医学的发展。中医学具有强大的生命力，经久不衰，这一点我们应该有清醒的认识。尽管中央政策非常英明，一贯重视并扶持中医，创办了许多中医学院、中医院及中西医结合医院，培养出大批中医师及中西医结合医师。但由于各种复杂的原因，中医的诊疗水平不断下滑。1987年上海中共市委机关报《文汇报》某日头版头条通栏标题报导有关中医方面的信息，用大量的事实说明中医在萎缩，现在新闻媒介普遍认为中医市场萎缩。现在，随着社会主义市场经济的发展，中医学已走出低谷，笔者认为中医开始走向繁荣。目前中医市场萎缩表现为，看病先找中医的情况没有改变，单纯的中医诊所举步为艰，不少中医院为了生存，在实际运转中更像一个西医院。在过去中医院、中医科的设置是非常正确的，而目前如此的设置不符合医学发展的规律，人们往往患有西医疗效不著的病才去看中医，这使中医师不能接触各式各样的病人，这一情况需要改变。由于中医没有现代化，只依靠现代教育制度来解决中医学的继承问题，是不行的。由于没有广泛运用中医学传统的继承方式，即师带徒的方法传授医术，所以中医学院的毕业生上岗后，无法合理运用望闻问切诊法，对患者做出正确的证名诊断和辨证施治。年轻中医师的诊疗水平提高缓慢，如果没有 10~20 年的中医学的医疗实践，很难达到一定水平，能运用中药治疗来解决患者的疾病问题，当一个称职的中医师。

（三）中西医结合学

中西医结合学是解放初期贯彻执行中西医结合卫生工作方针的过程中出现的一门新医学。政府组织了许多西医向老中医学习，举办西学中班。现在有中西医结合内科医师，中西医结合内科硕士、博士，中西医结合医院及中西医结合研究所，中西医结合杂志创刊等等，这些是中西医结合事业发展的必然产物。但仅杂志的中、英文名称就使总编季钟朴教授等专家费了不少心思，例如，如何将 Chinese Journal of Integrated Traditional and Western Medicine 译为中文，这应该是一本中国出版的杂志，一本传统医学和西方医学相结合的杂志，但没有说明什么是传统医学。用西方医学取代现代医学也不够恰当。后来中西医结合杂志改名为中国中西医结合杂志，说明是中国出版的中西医结合杂志，笔者认为最好称之为中国中西医结合学杂志。杂志的英文名称肯定是要修改的，但其中的问题反映了中西医结合专家们对中西医结合学认识上的困惑。2006 年中国中西医结合学会编撰《中国中西医结合医学家传》，有几篇文章探讨“中西医结合”的问题，提到了“中西医结合医学”，“中国中西医结合学会”的名称，而不是“中国中西医结合医学会”，并没有提到“中西医结合学”5 个字，笔者这是不行的。故笔者的文章对《中西医结合学》的定义、概念、研究范畴进行了初步的探讨。

二、现代医学与中医学的异同

现代医学与中医学唯一的共同点是观察和研究的对象都是人，研究如何保障人们的健康，疾病的预防、诊断和治疗。两种医学都是科学，都有完整的理论及诊断、治疗体系。“实践是检验真理的唯一标准”。真理就是反映事物的客观规律，通过这两门医学治愈无数病人的事实，世界医学家早已确认其为真正的科学，承认中医学是科学，是一个思想方法的大问题，也是解决中西医结合学定义的一个核心问题。人人都承认现代医学是较为完善的科学，但不少人对中医学却常常持否定的态度。中医学在几千年中，经历了无数次临床实践的检验，证明其理论、诊断和治疗反映了疾病的客观规律，因此它是真理，是一门真科学。

这两种医学是在不同的历史条件下形成和发展起来的，有着西方、东方不同的哲学基础，完全不同的理论体系，是两种截然不同的医学科学，两者处于不同的发展层次，目前尚无法融为一体。他们之间的关系像物理学和数学，西方画和国画。如何进行中西医结合是医学工作者要进行探讨和解决的重要问题。中西医并存 400 年，而无法融合，这个事实本身就说明中西医结合是一个巨大的难题。

西方哲学是现代医学的哲学基础，认为宇宙是由原子或更小的粒子构成的，原子构成分子，如蛋白质，葡萄糖等。再由分子构成细胞、组织、器官及各种系统。然后用相加的论点构成一个人。再将人分解为系统、器官、组织、细胞进行研究，直至分子水平。这种思维方法就是原子论，机械的还原论。

《周易》是中华民族传统文化的哲学基础，当然也是中医学的哲学基础和精髓。没有《周易》，就没有中医学。《周易》认为宇宙为一团混沌元气，称太极，太极生两仪，即阴阳。再分四气，春夏秋冬，东南西北，木火金水。进一步分为象征世界万物的八卦，64卦。核心是阴阳，由其变化形成万物的运动和变化。阴阳今而为人，人位于天地之间，与之形成一个整体。整个宇宙为一个大的系统。因此，中医学的思路是从天地之间来考虑人，天地应包括大自然和人类社会。人也是一个系统，是宇宙这个大系统中的一个小系统。金木水火土五行学说概括了万物之间的联系。与原子论最根本的区别是：《周易》认为宇宙是一个整体，包括许多部分，各部分之间存在着密切的联系，形成整体。一旦整体分解为部分，部分加起来不能正确地说明整体，再不是原来的整体。这就是中华民族文化传统的思维方式。

西方哲学常常人为地将整体分解为部分，习惯于用分割的方法，实验的方法来研究部分，企图以此了解整体。虽然对了解整体有所帮助，但《周易》认为这种方法是无法了解实实在在的整体，有时反而导致错误的结论。在这种哲学基础上发展起来的现代医学，其不足之处是显而易见的。

中医学的整体观念贯穿于藏象、经络、病机、诊法、辨证，治则等理论之中，从未脱离整体来研究人体的各个部分。《周易》重视阴阳变化，因而中医学侧重于从功能、行为及其关系方面来观察和理解，常常是从机能，特别是从病理生理学的角度来研究疾病发生、发展及防治的规律。强调动态观察，中医学的概括性高，较易接触疾病的本质。

西方哲学中宇宙组合式的发生机制必然导致加和式的整体观和拆卸式的研究方法，这种哲学概念贯穿在整个现代医学的理论体系和临床实践之中。运用拆卸式的研究方法，可深入揭示人体各层次、各个系统的局部规律，缺点是只见树木，不见森林。

有人对中西医的优势作了比较：西医在生物性、正常值、化学性、西药副作用、辨病及现代治疗技术方面强于中医，但在整体性、心理性、社会性、环境性、系统性、动态观、自然性、治未病、辨证、保健性、修身养性及哲学思想水平方面都不如中医。中医学哲学风格是中华民族文化的组成部分，其整体观是动态整体观，阴阳侧重于事物的运动和变化，五行侧重于整体内部的联系。阴阳是事物变化的动力，不在事物的外部，而在事物的内部，即内部阴阳对立统一的矛盾运动。

综上所述，由于中华民族和西方国家具有不同的文化传统，不同的哲学思想，在这样的哲学基础上发展起来的两种医学，也是两种科学。中医学和现代医学的结合，只能像物理学和数学之间的关系，可以运用物理学的研究成果来发展数学，也可以运用数学的研究成果来发展物理学。这是笔者对中西医结合医学认识的基本立足点。

三、中西医结合学的定义、概念及其研究范畴

（一）中国现代医学

现代医学是现代科学的产物，其疗效神奇，能置换器官，甚至能起死回生，但是，现代医学发展到今天仍存在谬误和不足之处，这是必然的。从中医学诊断和治疗的角度来看目前的现代医学，问题就更多了。例如，支气管哮喘，西医认为治愈后此病容易复发。中医师却认为标证治愈后，尚有肾虚，需要补肾，补肾后减少了支气管哮喘的发作次数，减轻症状，甚至可完全治愈，不再复发。实践证明中医学的观点是正确的。

运用中医学促进现代医学的发展，形成一门新的学科，称之为中国现代医学。中国现代医学作为现代医学的一个组成部分，是具有中国特色，即具有中医学特征的现代医学。前面已经提到，现代医学是在中医学及世界各国民族医学的基础上，吸收现代科学技术的精华而发展起来的。现代医学在不断吸取现代科学技术发展自身的同时，也应该继续积极地运用中医学，吸收其精华来发展现代医学。

中国的现代医学研究是一片宽阔而未开垦的处女地，有待于我国广大医务工作者来耕耘。解放后，由于中西医结合工作的蓬勃开展，我们在运用中医学促进现代医学的发展方面做了很多工作，但没有从宏观高度及战略上来思考这个课题。《中医影像学研究的进展及发展的战略问题》一书中的第 4 节，介绍了许多运用中医学提高影像学检查质量的方法，文中提到胃窦部狭窄患者接受针刺后，很容易将胃窦癌，胃窦部溃疡及慢性胃窦炎 3 个病区别开来。例如一位 78 岁老人清洁灌肠时，液体立刻排出，针刺两侧交感穴抑制了患者排便，灌入 1000ml 的钡剂后，顺利完成钡灌肠检查，笔者查阅国内外现代医学的文献后发现，治疗胃病有时回肠末端需要灌入 2000ml 的钡剂，但由于病人无法忍受而失败，目前仍是世界上尚未能解决一个难题。有人根据中医理论采用双氢克尿塞来治疗腹泻，取得良效。吴元黔教授运用中医理论，进行西药组方治病，大大提高了疗效。说明我们运用中医学促进了现代医学的发展。

中医学和现代医学对疾病的诊断常常是相通的，有时中医学和现代医学对同一个疾病的诊断名称却不一样，如中医诊断的蛔厥，而西医诊断为胆系蛔虫。中医学和现代医学类似的疾病很多，中医学的诊断也可能对西医的诊断提供帮助。简而言之，某些中医学提供的诊断资料可以作为现代医学重要的诊断依据。我国的医学文献中介绍了不少运用中医学发展现代医学的资料，临床医师也积累了大量的经验，但多半未提高到理论的高度进行总结，写出论文，而公开发表的中国现代医学研究成果没有得到推广和应用，更谈不上纳入现代医学的专著。大部分西医对中医学方面的文献所知甚少，国际上许多现代医学家对中国现代医学的研究成果更是一无所知。因此，运用中医学来发展现代医学，将其研究成果用于临床的工作，基本上被忽视。

笔者常常根据中医学的理论，运用望闻问切的方法，做出中医学及现代医学的相应诊断，运用西药治疗而愈。尤其是某些患者没有典型的症状体征，仅有说不清道不明的全身

不适，舌象、脉象却有典型改变，可做出中医诊断而用西药治疗。例如肝阳上亢，脉弦，应考虑有无高血压的存在。肠胃功能紊乱或有炎症时，足三里有压痛，甚至有胀痛感。胆结石或胆囊炎表现为胃脘痛，常被误诊为慢性胃炎，胃镜也呈现浅表性胃炎的改变，因未作B超检查，长期误诊者仍大有人在。笔者常用望闻问切的方法，发现肝经太冲、血海等穴位有明显压痛，做出了正确的诊断，并被B超检查所证实。

中医学有一个重要论点是“扶正祛邪”，现代医学强调杀灭微生物，只管祛邪，扶正仅限于运用一些提高人体抵抗力的药品。而中医学的扶正具有丰富的内容。现代医学应当根据这个论点，研究现有西药的扶正功能，开发具有杀灭微生物而又具有扶正功能的西药。例如文献报告红霉素有抗组织胺作用，笔者提出，其是否具有温补肾阳的功能值得研究。

在运用现代医学研究肾开窍于耳的过程中，发现了内耳与肾的新关系，发展了现代医学的理论。从根本上来看，运用中医学来发展现代医学的核心问题是如何运用中医学基本理论来发展现代医学，实际上是运用阴阳五行的哲学思想来促进现代医学的发展。目前中医学书籍和文献浩如烟海，许多中医学院校、中医院、研究机构拥有大量精通中医学的人材，这都为我们运用中医学研究和发展现代医学提供极其有利的条件。

（二）现代中医学

运用现代科学，特别是现代医学促进中医学的发展，实现中医现代化，创建现代中医学，是中西医结合学的主要任务。

1. 积极利用先进科学和现代化手段促进中医学的发展

中医学正在发展，应在发展中创建现代中医学，促进中医现代化。1985年中共中央书记处关于卫生工作的决定中指出：“中国医药学是我国医药卫生事业独具的特点和优势，中医不能丢，必须保存和发展。中医必须积极利用先进的科学和现代化的手段，促进中医事业的发展。”决定中两次提到“发展”，显然是总结了中医学研究和实践中获得的认识，比过去使用“发扬”要准确得多。“中医现代化”实际上给我们提出了一个建立现代中医学的任务，也可以认为是发展中医学的一个战略性措施。“发展”的概念是什么？发展中医学，就要将中医学看作一门科学，其首要任务是让中医学增加新的内容，新的治疗方法。例如沈自尹教授对肾本质的研究，孙弼纲、王建华教授对脾本质的研究及陈可冀院士对血本质的研究等均取得丰硕的成果，这是运用现代医学发展中医学的典型范例。但是没有从脏腑气血整体的角度来研究肾本质、脾本质和血本质，其次是批判中医学谬误，要持慎重的态度，过去曾经大张旗鼓地将中医学的精华“阴阳五行”作为糟粕来进行批判的做法，显然是错误的。

1986年中西医结合杂志特辑，陈敏章的题词为“以现代科学技术的新进展新成就来开拓和发扬祖国传统医学之宝”；黄树则的题词为“用现代科学方法研究祖国传统医学，……。”编后语提到“——以现代科学（包括现代医学）的知识和方法继承和发扬中医药学……。”这些观点显然不同于1985年中共中央书记处关于卫生工作的决定。1996年中共中央、国务院关于卫生改革的决定中再次提到“利用现代科学技术促进中医药理论和实践的发展”，我们应该如何实现1985年中共中央书记处提出“中医现代化”的号召。发展和发扬，仅一字之差，用“发扬”这两个字来指导卫生工作，就偏离了中共中央决定中发展中医药学的原则。综上所述，笔者提出“运用现代科学，特别是运用现代医学来发展中医学”。

2. 如何发展中医学

20世纪70年代，在中华大地上出现了中医多学科研究的思潮，对中医研究、发展的战略，具有重大的突破，解决了如何发展中医学的问题。1986年6月贵州率先成立贵州省中医多学科研究会，一年要召开几次全国性的学术会议，还召开了2次国际学术会议，成为全国中医多学科研究和发展中医学的中心。这对中医学的发展起了很大的促进作用，学术交流的论文资料都是运用现代医学来研究并发展中医学。例如中医杂志外文版发表了一篇光学物理学家撰写的论文，研究指出，肝经有病时，肝经的井穴大敦穴的亮度减弱，所以笔者强调运用现代医学来研究并发展中医学。我国的医师大多具有运用现代医学发展中医学的体会和经验，但没有意识到这是每一个炎黄子孙义不容辞的责任，没有将这些经验提高到理论的高度，写成论文，为发展中医学做贡献，促进中医学早日现代化。

3. 现代医学的有关内容如何成为中医学有机的组成部分

如何将现代医学的有关部分变成中医学的有机组成部分之一，这个问题十分重要。中医学应该采用“拿来主义”的态度，将现代医学对发展中医学有用的部分拿过来，融入中医学的理论体系，成为中医学的有机组成部分。例如笔者创建的中医影像诊断学有一个通俗的比喻，X线诊断学姓“西”，但也可以姓“中”。90%的脾气虚证，钡餐时胃肠运动变快，这个X线征象对于西医来讲，几乎没有任何意义，“钡头于6小时以前到达脾曲”却是脾气虚证的一个比“便溏”还要重要的诊断依据，这个X线征象一旦纳入中医学的理论体系，就不再称之为现代医学。同理，笔者1991年在贵阳市南明区医院成立“中医影像检验学研究室”，提出创建中医检验学、中医检验诊断学，让检验学成为中医学的一个有机组成部分。检验诊断学姓“西”，当然也可以姓“中”，我们可将尿17－羟明显下降视为肾阳虚的一个诊断指标，一些支气管哮喘、输尿管结石症的尿17－羟明显下降，没有典型的肾阳虚证临床表现，从发展中医学的角度考虑，将其诊断为肾阳虚证是对中医学的重大发展。温肾阳的治疗实践证明：根据尿17－羟明显下降，做出肾阳虚证诊断的学术思想是正确的。现代医学的体格检查诊断也可以姓“中”，体温、血压等体检资料也可以为中医证名的诊断服务，从而创建中医体检诊断学。特别是穴位皮温的测定，对于阴阳辨证是一个简单易行的方法。现代医学的症状诊断学也可以姓“中”，创建中医症状诊断学，不仅通过问诊，而是从诊断学的角度观察和研究病人症状的敏感性和可靠性。

笔者认为“中医诊断客观化”的提法是不恰当的，中医辨证即中医的诊断是客观的，“中医诊断客观化”是“中医不科学”的翻版。反之，现代医学过分依靠各种检查资料，忽视临床医师应具备认识疾病的综合能力，正是当前现代医学诊断极其危险的倾向，也是现代医学不科学的重要表现，往往可能导致错误的诊断。笔者曾诊断一例化脓性髋关节炎及肺化脓症，经过X线片、手术及病理切片检查，临床病理学诊断为髋关节结核及肺结核，很久以后，笔者在研究化脓性髋关节炎的诊断问题时，复习这个病例，通过综合分析才纠正了过去错误的诊断。人们普遍认为X线片、病理切片客观反映了病人的情况，但看片子的医师却可能对X线片、病理切片上的图像做出错误的判断。故现代医学中就没有诊断客观化的提法。

有人提出中医的“微观辨证”，笔者认为也不太合适。宏观和微观两者之间很难界定。现代医学何尝不存在宏观和微观的诊断问题。辨证就是证名诊断，最好按照现代医学的模式，称之为“中医CT诊断学”、“中医血液检验诊断学”、“中医心电图诊断学”、“中医病理诊断学”、“中医超声诊断学”等等。中医现代化的过程应该尽量沿用现代医学词汇，避免“微观辨证”之类的提法。中西医结合学家将尿17－羟明显下降作为肾阳虚证的诊断依据已经取得共识，称之为微观辨证，不如称之为检验诊断学更为合适。

4. 中医诊断现代化与现代中医诊断学

运用现代医学发展中医学的重点之一是提高中医学的诊断水平，促进中医诊断现代化。许多研究及其论文由于对“发展”认识不足，往往不知道中医学研究的最后目的何在。但我们可以从这些论著中发现许多提高中医诊断的资料。在临床实践中，多数中医师在现代医学提供资料的帮助下，根据中医理论进行中医辨证，即做出证名诊断，确定治疗方案。1988年笔者在辽宁中医杂志上撰文指出中医影像学研究的重点是“证”的影像诊断学研究，现在辽宁中医杂志上开辟了“证型和指标初探”专栏，中医杂志也有“证的研究”专栏，这是中医学发展中的一个重大事件，若能改名为“证的诊断学研究”则更好。十几年前笔者就希望能尽快写出一本以中医影像诊断学、中医检验诊断学为主体的，简而易行的现代中医诊断学，以提高中医辨证的水平。在《英汉对照中医诊断学》一书就有这方面的内容。现在与中医诊断学、中西医结合影像学有关的书已出版了不少，如朱文锋教授的《中医诊断学》、《现代中医临床诊断学》，恽敏教授的《中医影像诊断学》及张东友教授的《中西医结合影像学》等，均对中西医结合影像学的发展做出了重大的贡献。笔者1989年写成的《中医影像学研究》因故未能出版，从1990年开始将书稿增加大量的检验学内容，书名改为《中医影像检验诊断学研究》，以后又加入许多影像检验学以外的资料，最后定稿，书名为《现代中医诊断学》，由中医古籍出版社出版，欢迎同行尽早订购此书，相信会对中医师及使用中药的西医师进行证名诊断时提供一些有益的帮助。

中医诊断现代化就是除了用传统中医诊断方法来处理临床资料外，还要整理现代医学的相关临床资料，对人体的健康状态及所患疾病做出概括性的判断，即做出中医“病名”和“证名”的诊断。

（1）医学现代化，首先是证名诊断现代化

证的诊断不能再墨守成规，继续使用传统中医诊断方法，将证的诊断仅仅建立在传统中医望闻问切的基础上，还要建立在现代医学提供的临床资料上。例如，根据门脉主干内径明显增粗，门脉血流速度明显变慢及门脉血流量明显增加，可以做出肝血瘀证的诊断，给予血府逐瘀汤加减，治疗1个月后病情好转，门脉平均血流速度明显加快，门脉血流量明显下降。有时仅仅依靠现代医学的临床资料，可以对证做出正确的定性定量诊断。

(2) 中西医结合辨证分型

中西医结合辨证分型，实质是中医学发展的一种表现，应属于中医学的一个组成部分。中西医结合杂志上发表了许多疾病中西医结合辨证分型的方法及各种证型的诊断标准，都是全国知名的中医学专家在有关的学术会议上拟订的。笔者手边有一本《中医儿科临床手册》介绍了慢性肾炎的证型：脾肾阳虚证；脾阳虚弱证；肝肾阴虚证；阴阳两虚证。分别提出各证相应的治疗方剂：真武汤合黄芪汤加减；黄芪补中汤加减；地黄饮子加减；金匮肾气丸加减。这些中西医结合分型诊断治疗的内容对一个初学者不能说没有帮助，但运用起来却有困难。对于有经验的中医来讲，基本上帮助不大。何况此病仅分4个证是不够的，不同的作者还会提出许多不同的分型，治疗时各人使用的方剂均不相同，某些方剂一旦加减使用，则处方更难掌握。总的来说，中医学的特点是具体病人具体对待，证是不断变化的。而目前这种中西医结合分型诊断治疗的方法是不符合中医学的基本理论及其哲学思想的。西医对某一个病的治疗，往往是千篇一律的，例如结核都用雷米封、利福平等抗痨药物治疗。在辨病名后，运用中医学的理论，根据该病发生、发展、变化的整个过程，结合患者各种临床表现，综合分析后做出证名诊断。所有的中医书籍都是列出中医病名，然后将该病分为几个证，进行辨证施治。至今，浩如烟海的中医文献中，并没有，也无法由某一位医学大师把某一个病的分证统一起来，但是并不影响中医师的诊断和治疗。

病的全部过程作为整体，证作为部分，在中医文献证的分型诊断过程中，从来没有脱离该病的整个病程进行思考。现在中西医结合分型诊断的方法并不是这样，其具体作法是：第一步是做出现代医学的诊断，如上述的慢性肾炎，将这个病机械地分成4个证，根据制订的诊断标准，对病人做出证名诊断，而后进行治疗。制订的诊断标准时，没有考虑这4个证之间的关系及这些证是在该病发生、发展、变化的整个过程中，在什么情况下出现的。《周易》指出整体分成部分，这些部分加起来就不是原来的整体。举例说明：某个现代医学诊断的100例疾病是一个整体，机械地分成几个证，每一个证有几十例，再把这几个证的病例再加起来的100例，已经不再是原来的100例病人了，不是原来的那个整体。

在中西医结合分型诊断治疗的研究工作中，笔者认为第一步是做出现代医学的病名诊断，从现代医学的角度了解该病发生、发展、变化的整个过程。然后再运用中医的理论来分析该病相应的发生、发展、变化过程，在这个基础上进行辨证，这样的证名诊断才可能对临床中医师的治疗提供帮助。

(3) 中医病名的变革

人们都知道中医师看病是辨证施治，其实辨证之前的辨病也是十分重要的。中西医结合辨证论治的发展，必然带来中医病名的变革。中医病名的诊断，或以病因命名，如中暑、伤食；或以病位命名，如舌疮、肠痈；或以症状命名，如呕吐、腹泻。而目前中医病名显然不能适应中医学发展的需要，大量的中医病名已经名存实亡。现在中、西医都存在病名诊断的问题。例如现代医学中的结核病可分为肺结核、腹膜结核；肺结核又可分若干型；中医学的消渴病也可以分若干证，然后辨证施治。各种中医学的病，如消渴病、胃脘痛、痛经、崩漏等病均分许多证。中医学的特点是各种疾病的证是相通的，即所谓“异病同证”，而后辨证施治。从运用现代医学发展中医学的观点出发，笔者认为，中医学引入现代医学的病名促进了中医学的发展。现代医学的病名用多了，中医学的相关病名就会自然被淘汰。“糖尿病”这个病名用多了，“消渴病”这个病名逐渐地被弃用。但是用一个现代医学的病名取代中医学的病名，必须采取极其慎重的态度，目前让糖尿病、消渴病同时存在比较稳妥。

现代医学的一个优势就是病名具有高度的精确性，不仅定性而且予以量化。将现代医学的病名大量使用于中医学书籍中，这是运用现代医学发展中医学的一个重要方面。中医学的文摘大多数用现代医学的病名，如中医药学高级丛书中的《中医内科学》的57个病名，在中医临床实际工作中，几乎没有几个病名被临床使用。有的《中医内科学》大量采用了现代医学的病名，现代医学的病名取代过去中医学的病名是一个必然的趋势。中医学应该让现代医学和中医学的病名同时合法的存在，可以取消中西医结合分型的提法。

我们要让现代医学的病名成为中医学的一个有机的组成部分，对于冠以现代医学病名的疾病，从现代医学的角度了解该病发生、发展、变化的整个过程，还要运用中医的理论来分析该病相应的发生、发展、变化过程。笔者发表的许多论文以及《现代中医诊断学》的第3篇疾病分证诊断学可以充分说明这一学术观点。

（4）中药的研究及其剂型的改革

现代医学在发展过程中一直注重对中药进行研究，使得人们对大量中药的化学结构及药理均有了深入的了解，而这作为中医师治病的参考，提高了中药处方的质量。众所周知，中药剂型的改革取得了重大进展，随着社会主义市场经济的发展，新的片剂、胶囊及口服液层出不穷。目前许多名方的片剂、胶囊及口服液已被制成针剂，提高了疗效，有的针剂在重危病人的抢救中起了重要作用。但是针剂的普及还不够，许多中医院药房内中药针剂品种较少。许多名方的片剂、胶囊、口服液及针剂，在其些情况下并不能代替祖传的汤剂。在当前工作、生活节奏极快的情况下有些病人服一周，甚至更长时间的中药，是十分困难的。即使机器煎药，一天服3袋也不易做到。这个情况必须设法改变。

（5）中医学的继承是当前中医学发展中的一个非常重要的问题。

如果我们不能把中医学很好地继承下来，就失去了创建现代中医学的基础。笔者在《试论运用传统师带徒的方式继承中医学的问题》[1]一文中对这个问题进行了详细的阐

---

〔1〕王镭，等．中国医学教育研究进展（第十一卷）．北京：学苑出版社．2004：76～80.

述。几千年以来，中医学继承的主要方式是师带徒，常常是世代相传，它与中医学的发展水平相适应。解放后，全国各地名中医带了一批医学院的毕业生或高中生，其中许多人已成为现在中医界的骨干和中坚，有的在运用现代医学发展中医学方面做出了重大贡献。举一个典型的例子，1956 年，陈可冀院士有幸成为名老中医冉雪峰的关门弟子，跟师学中医达 6 年之久。10 年动乱后，在工作极其繁忙的情况下，他深信任何科学技术有效的继承都是不可缺少的，感到跟师学习的时日不会太多了，所以每周要抽出 1、2 个半天跟岳老临诊。这充分说明“师带徒”在中医学继承工作中是非常重要的。遗憾的是，由于各种各样的原因，北京第一批名老中医师带徒的经验没有很好地总结并发扬，十年动乱中断了师带徒这种传统的中医学的继承方式。名老中医都进了国家医院，无徒弟可带，即使其子女为中医药院校的毕业生，也无法将其留在身边，以师带徒的方式，让其全面地继承祖传医术。

现在，我们总结了中医学继承的经验和教训，从目前中医学的发展水平出发，肯定了师带徒是继承中医学的一个重要方式。国家人事部、卫生部、国家医药管理局印发了《全国老中医药专家学术经验继承工作管理办法》。根据文件精神，1997 年中央批准我省第二批 11 名老中医药专家带 11 名徒弟继承其学术经验。然而，我省还有许多经验丰富的老中医，包括第一批健在的带过徒弟的老中医药专家，他们应该继续招收学徒，人专承精湛的医术。

实践证明，在医院里，上级中医师通过西医查房的方式，很难迅速有效地提高下级中医师辨证施治的水平。许多中医院查房、门诊带学生，讲的都是现代医学，没有教学生摸脉、看舌象，用中医理论来分析病人是什么病？什么证？用什么方，为什么用这些中药？每味药为什么用这个量？而中医师带徒的学术继承方式弥补了这一不足，值得推广和发扬光大。

中医学的继承必然要涉及到中医药院校的教育问题。现代医学教育已有了上百年的历史，一方面注意理论学习，一方面通过实验，尸体解剖，提高教学水平，着重培养学生在实际工作中，提高对病人诊断、治疗的工作能力。

相比而言，中医学只依靠现代教育制度来解决中医学的继承问题，存在某些弊端。仅在中医院校学习 5 年无法将中医学很好地继承下来，难以在临床上成为一个合格的中医师。在这种情况下，作为卫生行政部门应该为“师带徒”开绿灯，承认其存在的合法性，并采取强有力的措施：组织年轻医师拜师；动员名老中医出山带徒；为中医师带徒提供场所。同时，希望政府制定相应政策，维护老中医带徒合法权益，调动他们的积极性。

（6）发展中医学的大敌是崇洋思想

在中医学的研究中可能存在崇洋思想，表现为疗效要用现代医学来确认等。其实质上认为中医不科学，西医才是真科学。笔者认为应反其道而行之，对西医治疗的效果应当从中医学的角度给予评价。比如由于手术破坏了人的整体，影响其阴阳平衡，今后应从中医学的角度来研究手术并发症和后遗症。

(7) 中医西化的问题

笔者指的不是中医用西药，而是在现代医学学术思想的指导下使用中药，也可以认为是用“原子论”的哲学思想来指导中医的治疗。腰痛治腰，咳嗽治肺，缺乏中医的整体观念，没有用中医学的理论来指导使用中药。这种情况应该引起我们的高度关注。中医西化另一个重要表现是：多数中医院为了生存，采用了许多西医的疗法，忽略了中医的特色。我们必须重新组建具有真正强大的西医技术力量的中医院，改造一些有条件的中医院，或用国家投资的方式，大力支持这种民办医院，发展现代化的中医院。

(8) 解决中西医共用一个名词引起的混乱

中西医名的内涵完全不同。例如中医学的五脏，肾、心、肝、肺、脾，代表5个系统，5个概念，而现代医学中的肾、心、肝、肺、脾代表五个解剖器官。

(9) 现代中医师必须有雄厚的现代医学为根底，才能很好的运用发展中医学过程中涌现的新成果，并进一步为发展中医学做出贡献。

发展中医学，就是中医学现代化的过程，也就是中医学与现代医学、现代科学技术及现代教育制度接轨的过程。这样中医学才能更好地为世界人民的健康服务。过去笔者在《中医影像学研究的进展及其发展的战略问题》一文提到中医影像学的创建和发展将给国际医学家学习中医学架起一座金色的桥梁。医学影像学和检验医学在现代医学中占有十分重要的地位，它们相当于现代医学的两支翅膀。中医学一旦插上这两支翅膀，就可以腾空而起，直冲云霄，走向世界，为世界人民的健康服务，进一步促进中医诊断现代化。笔者的《现代中医诊断学》将为国际医学家学习中医学，铺设一条宽广的阳光大道。

(三) 中西医结合治疗学

中西医结合学中大部分内容可以划为中医学的范畴，笔者认为中西医结合治疗学应当是中西医结合学的主要内容。早在19世纪张锡纯《医学衷中参西录》中就提出中西医结合的治疗方法，如石膏阿斯匹林汤，以阿斯匹林发表，配合石膏清热治病。我国有的医师能同时使用中药、西药和针灸治病，这个问题需要提高到理论的高度来认识。事实上，每一个中国的医师都应争取掌握如何运用中医学、现代医学和针灸3种方法治病，特别是属于个人专业的疾病。即使对其他两种诊疗技术不熟悉，也应当略知一二，以便必要时请其他两种医师来会诊、协助治疗。卫生行政部门及院长应当为医师学习、使用其他两种诊疗技术创造条件。以全面提高整个医疗队伍的业务水平。

应该运用现代医学的理论来分析每一个病人是什么病，如何用西药或手术治疗；同时运用中医的理论来分析是什么证，如何使用针灸、中药治疗。最后决定使用一种治疗方法，或者先、后、同时使用两种以上的方法，进行治疗，为患者提供方便、优质、廉价的医疗服务。有的病必须同时或先后用3种治疗方法才能解决问题。在目前能精通并同时掌握3种诊疗手段的医师并不多的情况下，3种医师可以联合作战，共同来解决病人的问题。笔者认为各个诊室、病房最好同时有3种医师存在，以便必要时共同协商处理病人，让病人获得一个最佳的治疗方案。30年前，笔者创造了中西医结合治疗胆系蛔虫症的3

部曲：先针刺镇蛔穴（可能就是鸠尾穴）止痛，针刺于剑突软骨上，笔者曾诊治一患儿，止痛后竟即刻入睡，长达36小时；第二步输液消炎、补充液体，纠正酸中毒等酸硷失衡；第三步服乌梅汤加减，平均6天治愈，蛔虫全部退出胆系。胆绞痛、肾绞痛先针刺或穴位注射药物止痛；第二步输液消炎；第三步服中药及针刺排石。地塞米松等肾上腺皮质分泌的激素类药物，使用十分广泛，对某些病是救命良药。但它会损坏下丘脑—脑垂体—肾上腺皮质轴的功能，损坏其反馈机制，导致肾上腺皮质的萎缩，发生不可恢复性损坏。配合使用滋阴降火的中药可以避免激素类药物副作用。

许多医学书籍都提到中西医结合的治疗方法，但大多罗列中西医各种治疗方法，却没有介绍如何灵活结合运用。各种医学杂志均有大量的论文介绍中西医结合的治疗方法，效果很好，可惜没有在临床治疗中很好地推广。任何中西医结合的治疗均要认真观察所使用药物间的配伍禁忌问题。目前尚缺乏专著来进行整理、总结和提高。

2003年5月9日国家主席胡锦涛在北京防治非典的工作讲话中指出："重视发挥专家的作用，积极采取中西医结合的治疗方法实施科学防治，提高诊治水平。"4月13日国务院总理温家宝在全国非典防治工作会议上的讲话中提到："要采取中西医结合等有效办法，积极探索和提高治疗效果。"卫生部部长吴仪指出："中医是抗击非典型性肺炎的一支重要力量，要充分认识中医药的科学价值……，中西医结合共同完成防治非典型性肺炎的使命。"实际上，这是中央政府向全体医务工作者发出了号召：要求我们对任何疾病均应积极采取中西医结合的治疗方法，提高诊治水平，探索和提高治疗效果。实践证明中央政府关于积极采取中西医结合的方法防治非典型性肺炎指示的正确性，使此项工作取得了举世瞩目的成就，震惊世界，大大提高了医务人员运用中西医结合防治疾病的积极性。今后会有更多的西医希望提高中医学的诊疗水平。现代的大多数中医师在学校里系统地学习过西医，中医病房常见运用中西医结合的方式治疗疾病。如果中国的每一个医师都用中西医结合的方式治疗疾病，必然会全面提高我国的医疗诊治水平。

（四）概括中西医结合学的概念及其研究范畴

中西医结合学的概念及其研究范畴，可以简化为如下表述：运用中医学来发展现代医学，创建中国现代医学。将运用现代科学来发展中医学，作为中医学发展的主要方法，创建现代中医学。处理具体病例时，从中医理论来分析病情，做出中医诊断，考虑如何使用中药或针灸进行治疗。再用现代医学的理论来分析病情，做出现代医学的诊断，考虑如何使用西药或手术来进行治疗。然后，根据病情、患者的喜好、经济条件，可以使用一种方法治疗。也可以先后或同时使用针灸、中药及西药的方法治疗，或选用其中的几种治疗方法，以提高医疗质量，治疗一些疑难病证，让病人得到简便、价廉、高水平的医疗服务，这就是中西医结合治疗学。任何中西医结合的治疗均要认真观察所使用药物间的配伍禁忌的问题。

四、中西医结合学的发展战略

（一）创建中西医结合医科大学

中西医结合医科大学由一个现代医学院和一个中医学院合并而成。解放后中央非常重视中医学的发展，把全国各地的名中医都请到高等医学院校来，成立了中医系。然后在20世纪50年代率先成立了4个中医学院，并在中央的统一安排下，把中医系从高等医学院校中分离出来，每个省市成立了一个中医学院，有的后来发展为中医药大学，培养出大量掌握一定现代医学知识的中医师。要发展中西医结合治疗学，医师必须同时具备丰富的现代医学和中医学的知识。

中西医结合医科大学的性质和任务：中西医结合医科大学辖管的现代医学院和中医学院分别是独立的医学院。中西医结合医科大学一级的机构简单而不能庞大，目的是培养精通现代医学和中医学的学士、硕士及博士。必须实行学分制，对中医学感兴趣的学生在修完必修学分的基础上，有机会选修一些中医学的课程，而中医学院对现代医学感兴趣的学生在修完自己必修学分的基础上，有机会选修一些现代医学的课程。为今后任何一个毕业生运用中西医结合防治疾病打好现代医学、中医学的理论基础。培养能综合运用中医学、现代医学及针灸学等方法防治疾病的中西医结合学人才，能从事中国现代医学和现代中医学方面的研究，促进中医学尽快地现代化，创建和发展中西医结合治疗学。

由于采用学分制，两个学院中高智商或十分勤奋的学生，可以选修另一个学院的课程，这样就可以培养出同时精通现代医学和中医学的学士、硕士及博士。毕业证书上说明就学时期攻读的学分的内容、学时、成绩、导师等，可以为用人单位提供受聘毕业生的参考信息。

高等医学院校的研究生，一年级课堂学习，二、三年级从事专项研究，写一篇学位论文，通过论文答辩，就可以取得学位证书。有了中西医结合医科大学，研究生可以大量选修另一个医学院的课程。中西医结合医科大学的任务是培养同时具备丰富的中医学及现代医学知识的人才。在继承传统中医学的基础上，发展中医学和现代医学，创建和发展中西医结合治疗学。在这个历史进程中，应尽快地实现中医现代化。

现在我国已有许多西医学院以及综合性院校大学，笔者建议把中医学院也并入这些大学。这样才能落实“运用现代科学促进中医学的发展”。如果缺乏具有其他方面科学知识的医学人才，要运用现代科学促进中医学的发展，只能是一句空话。

（二）中医研究生的培养

笔者在《试论运用传统师带徒的方式继承中医学的问题》一文中，提到了中医研究生的培养问题。笔者认为中医学、中西医结合博士、硕士，不管攻读是那一个专业，首先他（她）们应该是中医药技术较全面的一个中医师。在《全国老中医药专家学术经验继承工作管理办法》的实施中，山东28名老中医药专家带了47名中青年中医，包括硕士、博士18人，其成功经验使我们受到启发。中央审批的老中医药专家学术经验继承工作应该纳入培养研究生的轨道，继承者必须具备研究生的入学资格。由高等中医学院校聘请这些老中医为硕士研究生导师，为了保证培养研究生的质量，可以派一个有经验的研究生导师予以协助。老中医药专家的学术经验继承者不是硕士、博士出师前后必须学完规定的研究生必修课，然后发给学位证书。

中医学院校的研究生教学工作，应该运用师带徒的方式来继承和发展中医学，培养出的人才能够解决中医学的诊断和治疗问题，能治愈常见疾病及一些疑难杂症。每个研究生应该紧跟其导师出诊，继承导师的医术。在几年的学习时间内，应该地多跟几个老中医学习，提高自己用中药或针灸治疗疾病的能力。西医院校也要招收中医研究生，同样也应该运用师带徒的方式来培养。

（三）中医院与西医院应该合并

过去建立大量中医院的做法是正确的，而现在这样的中医院阻碍了中医学的发展。笔者根据当前国有中医院与西医院共存的现实，提出中医院与西医院的合并问题。建议在中西医结合医科大学的统一管理下设置两个独立的现代医学医学院和中医学院。其附属的中医院与西医院也可以合并，成立中西医结合医院，在此医院的统一管理下设置两个或两个以上各自独立的西医院和中医院，有利于提高医疗质量和教学质量，培养出高水平的中医学、中西医结合学学士、硕士和博士。

一般同级市县的中医院与西医院也应该合并，按照市场经济的规律，成立中西医结合医院。轮流安排西医院的西医师到中医院工作，其工资待遇不变，而中医院的中医师到西医院工作，西医院根据其贡献大小，增加其工资收入。

中医院的中医师到西医院工作，能接触到各式各样的病人，可使危重病人有机会接受中医学的治疗；并有利于其提高现代医学的业务水平。

西医院的西医到中医院工作可以提高中医院的医疗质量，增加中医院的收入，便于拜老中医为师，学习中医。充分利用两个医院的医疗资源，促进中西医结合治疗工作的开展，同时提高两个医院的医疗水平。

注：此文已先后在多家刊物及杂志发表，刊载于王恩光等主编的《中国现代医学论文选》131～139页，该书由北京中医古籍出版社于2004年出版。此文做过多次修改，藉《现代中医诊断学》的出版介绍此文。欢迎广大医务工作者指正，愿我们共同为创建和发展中国医学不懈努力奋斗。